中国毕业后医学教育省际联盟住院医师规范化培训教材

住院医师
临床诊疗能力提升手册

主　编　杨娉婷　孙　备

副主编　张惠茅　崔满华　尚　东　孙德俊

U0207792

人民卫生出版社

·北　京·

图书在版编目（CIP）数据

住院医师临床诊疗能力提升手册 / 杨娉婷，孙备主编 . —北京：人民卫生出版社，2023.12（2025.1重印）

ISBN 978-7-117-35285-7

Ⅰ.①住… Ⅱ.①杨…②孙… Ⅲ.①疾病 - 诊疗 - 手册 Ⅳ.①R4-62

中国国家版本馆 CIP 数据核字（2023）第 177781 号

| 人卫智网 | www.ipmph.com | 医学教育、学术、考试、健康，购书智慧智能综合服务平台 |
| 人卫官网 | www.pmph.com | 人卫官方资讯发布平台 |

住院医师临床诊疗能力提升手册

Zhuyuan Yishi Linchuang Zhenliao Nengli Tisheng Shouce

主　　编：杨娉婷　孙　备
出版发行：人民卫生出版社（中继线 010-59780011）
地　　址：北京市朝阳区潘家园南里 19 号
邮　　编：100021
E - mail：pmph @ pmph.com
购书热线：010-59787592　010-59787584　010-65264830
印　　刷：北京瑞禾彩色印刷有限公司
经　　销：新华书店
开　　本：889 × 1194　1/32　印张：23
字　　数：876 千字
版　　次：2023 年 12 月第 1 版
印　　次：2025 年 1 月第 2 次印刷
标准书号：ISBN 978-7-117-35285-7
定　　价：98.00 元

打击盗版举报电话：010-59787491　E-mail：WQ @ pmph.com
质量问题联系电话：010-59787234　E-mail：zhiliang @ pmph.com
数字融合服务电话：4001118166　E-mail：zengzhi @ pmph.com

编委名单

主　　编　杨娉婷　孙　备
副 主 编　张惠茅　崔满华　尚　东　孙德俊
编　　委　(按姓氏笔画排序)

丁　爽　中国医科大学附属第一医院
于长青　大连医科大学附属第一医院
王小丛　吉林大学第一医院
王文波　哈尔滨医科大学附属第一医院
王佳烈　内蒙古自治区人民医院
王景宇　吉林大学第一医院
付　莉　吉林大学第二医院
刘　喜　内蒙古自治区人民医院
刘慧招　内蒙古自治区人民医院
许天敏　吉林大学第二医院
孙　备　哈尔滨医科大学附属第一医院
孙晓峰　吉林大学第一医院
孙德俊　内蒙古自治区人民医院
李　静　中国医科大学附属第一医院
李异玲　中国医科大学附属第一医院
杨娉婷　中国医科大学附属第一医院
张　健　中国医科大学附属第一医院
张志伟　大连医科大学附属第一医院
张国伟　哈尔滨医科大学附属第一医院
张铁娃　哈尔滨医科大学附属第一医院
张惠茅　吉林大学第一医院
范秋灵　上海交通大学医学院附属第一人民医院
林　杨　吉林大学第二医院
尚　东　大连医科大学附属第一医院
赵鸣雁　哈尔滨医科大学附属第一医院
柳　林　吉林大学中日联谊医院

出版说明

为了深入贯彻落实党和国家关于教育体制改革、医药卫生体制改革的方针政策，服务医药卫生人才培养，推动毕业后医学教育的改革和创新发展，由从事毕业后医学教育培训的各医院（基地）、相关院校自愿组成全国性、开放性、非营利性的中国毕业后医学教育省际联盟（以下简称"联盟"）。

联盟以"根植医药卫生、创新教育模式、提升教育质量、服务人才培养"为宗旨。通过加强各成员单位间的广泛深入合作，强化全国优秀住培基地和相关院校、专家、教学资源的优势互补，促进中国特色的高质量毕业后医学教育教材体系建设，推动优质教学资源共享，加强医教协同，完善我国医师培养体系特别是毕业后医学教育的模式、教学方法、教学手段，适应高素质、创新性、复合型医药卫生人才的培养需要，服务广大民众健康。

2018年9月，联盟启动了本套教材（共4种）的编写工作，涵盖临床诊疗、急症处理、技能操作规范、公共科目培训等，是对"国家卫生健康委员会住院医师规范化培训规划教材"有力的补充。本套教材主要围绕住培学员综合能力的培养，包括职业素养、知识技能、患者照护、沟通合作、教学科研和终身学习，并结合了住培过程中的常见问题，对中期考核、结业考核等有一定的指导作用。本套教材主要基于联盟成员单位住培工作的成功经验，其所涉及领域是当前住培实践急需的，同时注重创新编写模式，按需配套数字资源。希望可以通过本套教材，建立一定的区域性行业规范，指导学生培养工作，缩短各基地探索的过程，促进学员培养同质化。

前 言

　　为提高住院医师的临床诊疗能力,我们组织富有临床经验的内科、外科、妇产科和影像科专家一起,用一个个典型的临床病例生动地展现临床实践中的诊疗思路和应对方法,旨在编写一本可供住院医师随时查阅的临床手册。

　　对于每一名住院医师来讲,初为"医生",面临的重要挑战是如何能够及时、准确、有效地应对疾病诊疗。本册口袋书正是从以上需求出发,注重为住院医师提供最为方便、快捷的指导和帮助。以下就使用本书提几点建议:

　　1. 如何迅速找到相关疾病诊疗建议?

　　建议先熟悉本书目录,了解本书病例所包含的主诉、现病史、诊断结果等。当临床工作中遇到类似疾病便可对号入座,查找相应诊疗措施。

　　2. 如何迅速诊断疾病?

　　熟悉疾病特征性的辅助检查手段及诊断要点,从辅助检查中把握疾病的特征性表现,掌握相关辅助检查的鉴别诊断特征,注意细节,及时与相关科室沟通,排除可能的检验误差及影像学检查者主观因素的干扰。

　　3. 如何深入掌握疾病的诊断及治疗?

　　本书以病例形式指导学习,每个病例呈现的都是一个不断模拟诊断和治疗的过程。希望住院医师能充分地利用这一形式,阅读中不断地提出问题并逐层分析,不断地验证自己的答案,如此将能够养成很好的诊断思路,也就掌握了基本的诊疗技能。

　　4. 扫码扩展知识面

　　受文本限制,本书只将必要的内容以纸书形式呈现。为了方便住院医师查看本书涉及的扩展知识,本书设置了数字资源,扫描书中二维码即可查阅。

　　路漫漫其修远兮,希望这本口袋书能够成为各位住院医师的帮手和朋友!

编委会

2023 年 10 月

目 录

内 科 部 分

外 科 部 分

妇产科部分

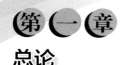

总论

第一节　住院医师应该具备的能力

　　住院医师规范化培训(简称"住培")是毕业后医学教育的重要组成部分,也是住院医师成为优秀临床医师的必经之路。随着医疗卫生体制改革的不断深入,以及现代医学的快速发展,传统的医学模式已转变为"生物-心理-社会"模式;医疗服务从"以疾病为中心"转向"以患者为中心";医疗方式也由"诊断—治疗"型转变为"预防—诊断—治疗—康复"型;医学生培养模式从"传统带教方式"型转变为"以学生为中心"型等。这些变化,对毕业后医学教育提出了更高的要求。进入住培系统后,住院医师不仅需要掌握扎实的医学临床技能,还需要具备良好的医患沟通能力,以及高尚的医师职业素养。住培基地培养目标应当从传统的只注重临床技能培养转变为培养新时期全方位医学人才,着力于将住院医师培养成为既有高超医疗技术,又集人文精神、科学素养为一体的高素质医学人才。对此,将医师"六大核心能力"融入住培过程中有助于住院医师全方位能力的提升。

　　1998 年 1 月,美国医学院协会(AAMC)首先发表医学院培育目标方案计划的第一份报告,"医学生教育的培育目标",由此确立 21 世纪医学院毕业生所应具备的知识、技能、态度、素质及价值观。而后,成立于 1981 年的美国毕业后医学教育评价委员会(ACGME),于 1999 年 2 月制定了各专科住院医师必须具备的六大核心能力,并要求各专科住院医师在其训练规则中,必须纳入六大核心能力的培养,以确保及改进住院医师教育的品质,而借此改善患者健康及照护品质。ACGME 提出的住院医师必须具备的六项核心能力,包括患者照护(PC)、医学知识(MK)、基于系统的临床实践(SBP)、基于实践的学习与改进(PBL)、职业素养(PROF)和人际关系与医患沟通技巧(ICS)。

　　将 ACGME 制定的"六大核心能力"应用到住培中的研究在国内已开展。姜燕等报道了"基于 ACGME 胜任能力的全方位住院医师规范化培训评估表的构建";茅凯凯等报道了关于"ACGME 六大核心能力评价在住院医师规范化培训中的应用"。美国住培中"六大核心能力"应用到中国住培系统中,并不一定意味着在住培过程中完全照搬该种培训模式,应该汲取其精髓并结合当前我国住培实情,建立一种行之有效的培训模式。比如:黄涝基于经典"六大核心能力",扩展得到九项核心胜任能力。王瑜呈通过结合理论研究与实证调查的研究方法,结合岗位胜任力的相关理论,指出临床医师培养模式的不足并进行优化和完善。石羽茜等人构建的基于临床医师核心胜任力的 360° 评价体系,在临床医学博士后的培养中得到了较好的应用,为进一步探索与完善医学人才评价体系打下了较好的基础。

针对中国目前的住培现状,中南大学湘雅医学院在 2007 年的耶鲁 - 湘雅住院医师培训项目中,制定出符合中国住培的"六大核心能力",包括职业道德、职业技能、患者安全、医学伦理、团队精神、创新和自我提高六个方面。北京协和医院、美国中华医学基金会和中国医师协会联合主办的"2018 协和住院医师培训国际论坛",发布了中国首个住院医师核心胜任力框架共识,阐述了现阶段住院医师培训的核心要求,包括知识技能、职业素养、患者照护、沟通合作、教学能力、终身学习六个方面,具体如下:

(1)知识技能:医学知识技能是住院医师从事医疗诊治所需的医学专业知识和疾病诊治能力,包括医学理论知识和临床操作能力,它是医务工作者从事医疗诊治活动的基础。

(2)职业素养:它是指住院医师在医疗、卫生服务中应当具备的高尚的职业精神和遵循的职业道德规范,崇高的医学职业素养对于提高医疗服务质量、改善医患矛盾、培养符合当代医学发展所需的医学人才有着不可或缺的作用。

(3)患者照护:医务工作者在诊疗过程中,应时刻保持仁爱之心,减少患者的身心损伤,应坚持不伤害原则或者最小伤害原则,以最小的损伤代价换取患者的最大利益,并努力避免各种伤害的可能,同时也应当关注患者心理健康,时刻给予信心及鼓励。

(4)沟通能力:包括医患沟通能力和医务人员间的沟通能力。良好的医患沟通能力和熟练的沟通技巧对于促进医患关系和谐化必不可少,拥有和谐的医患关系是医生为患者诊治的重要前提。同时,应处理好与科室内护士及上下级医师之间的关系,做到充分沟通,包容理解。

(5)教学能力:住院医师是临床教学队伍的重要组成部分,住院医师在临床教学中主要负责医学生实习及见习等床旁教学工作,教学能力的培养,一方面有利于提升住院医师自身临床水平,提高其自主学习能力,使其能够更好地完成自身临床技能的培训目标;另一方面,通过带教过程的开展,有利于促进医学实习生及见习生等对于知识的掌握,同时住院医师也能够发现自我的不足并不断改进,成长为一名合格的住院医师。

(6)终身学习:常言道"活到老,学到老",终身学习是我们当今社会发展的必然趋势,一劳永逸只会被社会所淘汰。医学技术日新月异的今天,医师需要不断学习和掌握各种最新医学理论和技能,了解最新医学技术。只有具备终身学习的能力并加以运用,才能够不被时代所遗忘。

通过将"六大核心能力"应用到住培过程中,对住院医师进行六大核心能力评估,进行更加有针对性的培训,进而保障其能够达到最终的临床胜任标准。住培工作应该是多维度、多层次、多形式、全方位开展的。通过一系列教学培训,使住院医师能够清楚地认识到不应只注重临床知识和临床技能,更应当提升自我综合素质。现阶段住培体系正在不断完善,需要我们不断探索、总结,开辟出一条利于住培体系健全发展的道路,为国家培养更多优秀医学人才。最终使我们每一位住院医师得以成为一个具有"医德、医品、医格、医术"的合格的临床医师。

(孙　备)

第二节　提高住院医师诊疗能力的方法

提高住院医师诊疗能力,主要从以下几个方面入手:

一、注意基础理论的学习

提高临床诊疗能力,首先要具有坚实的医学理论基础。所谓基础理论,并不单纯指生理学、解剖学、病理学、生物化学和各种疾病的诊断、治疗等理论,它还包括许多与之纵向和横向联系的知识。现代医学,已经分离出许多相对独立的临床亚专业体系,但是人体是一个统一的有机整体,各种疾病的病理变化与机体各种复杂的功能之间存在着千丝万缕的联系;因此,现代医学一方面分科越来越细,另一方面各学科间进一步相互交叉、相互联系,而对医学的某些难点则需要多学科的协同攻关。所以医生必须合理地运用医学知识,在临床上才能避免或少走弯路,才能牢固地掌握临床工作的主动权。

二、坚持实践第一

对于一个医生来说,医学理论知识固然重要,但是没有实践,任何好的理论都不能很好地发挥作用。医学理论中有关疾病的症状体征和诊断依据都是前人实践经验的总结,虽然它归根结底还是来自患者,来自一个个各不相同的个体,但这只是别人经验体会的总结,就医生自身而言,需要把别人的经验理论变成自己的认识,这就需要亲身实践。只有多接触不同的患者,多参加临床实践,不断地丰富和增加感性认识,使思维建立在丰富的感性认识的基础之上,才能提高自己的思维能力,增强思维的正确性、敏感性。

三、全面整合资料

在诊断具体患者的具体疾病时,全面系统地掌握病史及症状体征变化过程中的真实资料,是取得正确结论的基础;相反,仅仅依靠零散的、片面的资料或者因强调典型而以偏概全,则都将导致错误的诊断结果。在诊断过程中,既要注意疾病的典型性,也不能忽略对疾病的全面分析。要全面地整合病史资料并非一件易事,因为它涉及与疾病有关的所有资料,如疾病的原因、诱因、表现特点、症状体征、发病和治疗过程及对药物的反应等。这些资料的取得需要通过询问病史、体格检查、辅助检查及临床观察等一系列复杂的过程,有时这个过程还要反复进行,才能得到疾病的真实情况。这些经常性的工作可以体现出医生的工作能力,但更重要的是检验着医生的临床思维能力。

四、不断更新知识

临床医学与整个社会的相关学科的发展是同步的。随着科学的发展,经常会有许多新的知识进入医学领域,使人们对机体自身的认识和对疾病本质的认识不断地深化。因此,要提高临床诊疗能力,就要注意使自己的知识不断地吐故纳新,否则就无法顺应医学的发展。

综上所述,临床诊疗能力的提高,首先来自临床实践。在实践中,针对具体的疾病和患者,依靠已学到的专业理论及相关知识,运用正确的思维方法进行科学的分析,这样做不仅能有效地为临床实践服务,而且能提高自己的理性认识,积累起丰富的经验。另外,随着时代的进步,医生的理论知识需要及时地更新,实践的方法也需要相应地变更。

（杨婷婷）

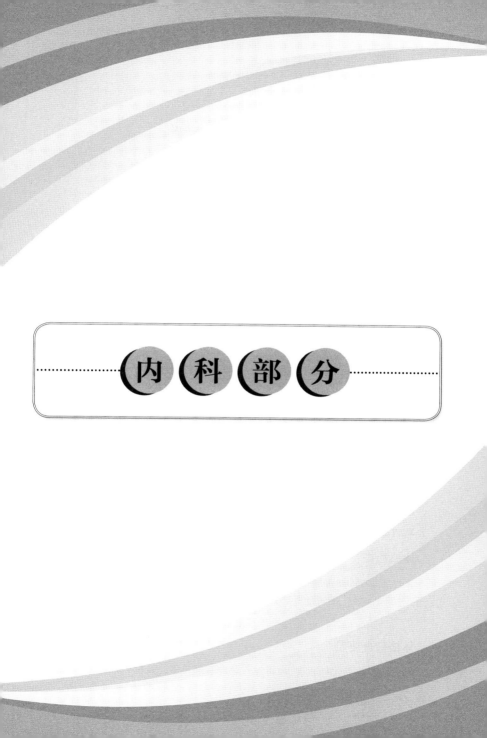

内科部分

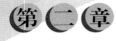

呼吸科

第一节　急性气管-支气管炎

临床病例

患者,男性,60岁。以"咳嗽、咳痰伴发热6天"入院。患者6天前无明显诱因出现咳嗽,咳白色黏痰,伴发热,体温最高38.8℃,自行口服"复方氨酚烷胺片、止咳药"症状不缓解。于门诊就诊,给予口服"莫西沙星、镇咳合剂"2天,热退,但咳嗽较剧烈,咳黄色黏痰,为进一步诊治入院。患者发病以来无胸闷、气促,无咯血、胸痛,无乏力及盗汗。精神差,饮食、睡眠尚可,大小便正常。

既往体健,否认冠心病、高血压、糖尿病病史,否认药物过敏史。

病史采集要点

● 常见症状:起病较急,通常全身症状轻,可有发热,初为干咳或咳少量黏液痰,随后痰量增多,咳嗽加剧,可伴有痰中带血;伴支气管痉挛时,可出现程度不同的胸闷、气促。

● 诱因:受凉、感冒。

● 诊治经过:抗感染、止咳、对症治疗。

● 与之鉴别的常见症状:咳嗽、咳痰、发热、胸闷、气促。

本例患者:既往体健,急性起病,发热、咳嗽、咳痰。

体格检查

体温37.0℃,心率75次/min,呼吸20次/min,血压118/75mmHg。口唇无发绀,咽部无充血,双侧扁桃体无肿大。双肺叩诊呈清音,听诊:双肺呼吸音粗,未闻及干湿啰音。心率75次/min,律齐,各瓣膜听诊区未闻及病理性杂音。

体格检查要点

查体可无明显阳性表现,也可在双肺闻及散在干、湿啰音,部位不固定,咳嗽后可减少或消失。

本例患者

听诊:双肺呼吸音粗,未闻及干、湿啰音。

辅助检查

血常规:WBC $12.93 \times 10^9/L$,中性粒细胞百分比80.24%,Hb 130g/L,PLT $150 \times 10^9/L$。

炎性指标:CRP 43.3mg/L,ESR 35mm/h,PCT 0.2μg/L。

尿常规正常。

痰培养:无致病菌生长。

胸部 X 线:两肺纹理增强、紊乱。

血气分析:pH 7.44,$PaCO_2$ 40mmHg,PaO_2 72mmHg,HCO_3^- 22.4mmol/L。

肺功能:肺通气功能正常,肺弥散功能正常,肺总量、残气量、残总气量百分比均正常。

辅助检查要点

- 外周血白细胞总数可正常,也可见白细胞总数和中性粒细胞百分比升高。
- CRP 增高,ESR 加快。
- 痰培养可发现致病菌。
- 胸部 X 线检查大多为肺纹理增强,少数无异常发现。

本例关键线索:血常规提示白细胞计数、中性粒细胞百分比增高,CRP 增高,ESR 增快,胸部 X 线片提示双肺纹理增强。

诊断标准

根据病史,咳嗽、咳痰等呼吸道症状,和／或两肺散在干、湿啰音等体征,结合血常规和胸部 X 线检查,可作出临床诊断。病毒和细菌学检查有助于病因诊断。

本例患者:老年男性患者,急性起病,有咳嗽、咳痰、发热等症状,白细胞计数、中性粒细胞百分比增高,CRP 增高,ESR 增快,胸部 X 线片提示双肺纹理增强,临床诊断急性气管 - 支气管炎。

鉴别诊断

- 流行性感冒:急性起病,体温较高,全身中毒症状明显,呼吸道局部症状较轻。流行病学史、分泌物病毒分离和血清学检查有助于鉴别。
- 急性上呼吸道感染:鼻咽部症状明显,咳嗽轻微,一般无痰。肺部无异常体征。胸部 X 线正常。

- 其他：其他肺部疾病如支气管肺炎、肺结核、肺癌、肺脓肿等多种疾病可表现为类似的咳嗽、咳痰症状。但上述疾病胸部 X 线片或胸部 CT 有异常表现。

治疗原则

- 对症治疗：咳嗽少痰，可用右美沙芬镇咳；咳嗽、有痰不易咳出，可用化痰药；发生支气管痉挛时，可用平喘药如茶碱类、β_2 受体激动剂、胆碱能阻滞剂等；发热可用解热镇痛药。
- 抗菌药物治疗：有细菌感染证据时应及时使用抗生素，可选用大环内酯类、青霉素类，也可选用头孢菌素类或喹诺酮类药物。
- 一般治疗：多休息，多饮水，避免劳累。

本例患者：给予左氧氟沙星注射液、氨溴索粉针静脉滴注，口服止咳药治疗。

（刘慧招）

第二节　慢性阻塞性肺疾病和慢性肺源性心脏病

临床病例

患者，男性，67 岁。以"慢性咳嗽、咳痰 10 年，活动后喘息、气短 5 年，加重伴腹胀 1 周"为主诉入院。患者 10 年前出现慢性咳嗽、咳痰，晨起咳白色泡沫样痰，好发于冬春季节，每年持续 2~3 个月，未予重视。5 年前出现活动后喘息、气短，活动耐力逐年下降，伴有心悸、乏力，间断双下肢水肿，每次感冒可诱发加重，于当地医院输液治疗（具体不详），症状可缓解，未系统诊治。一周前受凉后咳嗽、咳痰再次加重，咳黄脓痰，喘息、气急明显，伴双下肢水肿、腹胀。于家中自行口服"头孢氨苄、氨茶碱"3 天，效果不佳，为进一步系统诊治入院。患者自发病以来无发热，无咯血及胸痛，无夜间阵发性呼吸困难。饮食、睡眠差，尿量减少，大便干燥，体重无明显变化。

既往无高血压、冠心病、糖尿病病史；吸烟 30 年，20 支 /d，未戒烟。无家族遗传病史。

病史采集要点

- 常见症状：咳嗽、咳痰，逐渐加重的呼吸困难、气促；可有心悸、乏力，腹胀、恶心、尿量减少。晚期常有体重下降、食欲减退、精神抑郁或焦虑等。急性加重时常有发热,咳脓性痰,痰量增多,后期可出现呼吸衰竭表现如头痛、失眠、嗜睡、谵妄等。

- 诱因:感染(病毒、细菌、非典型病原体)、吸烟、大气污染、吸入变应原。
- 诊治经过:稳定期治疗包括支气管扩张剂、吸入糖皮质激素及祛痰药、抗氧化剂,家庭氧疗。急性加重期治疗包括支气管扩张剂、吸入糖皮质激素、抗生素、化痰、平喘药。
- 与之鉴别的常见症状:咳嗽、咳痰、呼吸困难、气促、水肿、腹胀。
- 吸烟史、粉尘接触史。

本例患者:吸烟史。慢性咳嗽、咳痰,逐渐出现的呼吸困难,双下肢水肿,腹胀。加重时咳黄脓痰,痰量增加,发热。

体格检查

体温 37.1℃,脉搏 100 次 /min,呼吸 25 次 /min,血压 140/75mmHg,神清语利,呼吸急促,口唇、颜面发绀,球结膜充血、水肿,颈静脉怒张,肋间隙增宽,桶状胸。双肺触觉语颤减弱,双肺叩诊过清音。听诊:双肺呼吸音减弱,呼气相延长,双肺可闻及干湿啰音。剑突下心尖搏动明显,心音遥远,肺动脉瓣区第二心音(P_2)较主动脉瓣区第二心音(A_2)强($P_2>A_2$),剑突下可闻及收缩期杂音。肝脏肋下可触及,肝区压痛,肝颈静脉回流征阳性,双下肢水肿。神经系统病理征阴性。

体格检查要点

重点关注生命体征、肺部体征、呼吸衰竭、右心衰竭表现。

- 肺气肿体征:桶状胸、肋间隙增宽,双肺触觉语颤减弱,双肺叩诊过清音;听诊:双肺呼吸音减弱,呼气相延长。
- 呼吸衰竭表现:呼吸频率增快,口唇、颜面发绀,球结膜充血、水肿。
- 肺部感染体征:双肺可闻及干湿啰音。
- 右心衰竭体征:颈静脉怒张,心率增快,剑突下心尖搏动明显;听诊:心音遥远,$P_2>A_2$,剑突下可闻及收缩期杂音。腹水,肝大且有压痛,肝颈静脉回流征阳性,双下肢水肿。

本例患者:呼吸频率增快,25 次 /min,口唇、颜面发绀,球结膜充血、水肿,颈静脉怒张,肋间隙增宽,桶状胸。双肺触觉语颤减弱,双肺叩诊过清音;听诊:双肺呼吸音减弱,呼气相延长,双肺可闻及干湿啰音。剑突下心尖搏动明显,$P_2>A_2$,剑突下可闻及收缩期杂音。肝脏肋下可触及,肝区压痛,肝颈静脉回流征阳性,双下肢凹陷性水肿。

辅助检查

肺通气功能检查:FVC 占预计值 80%,FEV_1 占预计值 52%,FEV_1/FVC 57%,DL_{CO} 占预计值 59%,残总气量百分比 53%。

动脉血气分析:pH 7.37,$PaCO_2$ 54mmHg,PaO_2 55mmHg,SaO_2 87%,BE 2mmol/L,HCO_3^- 26mmol/L。

胸部 X 线:肺气肿,肺动脉高压征象,右下肺动脉干增宽,其横径≥15mm,肺动脉段突出(图 2-2-1)。

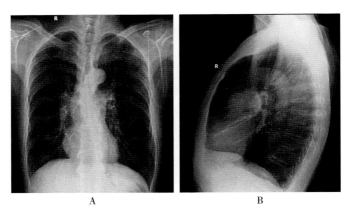

A B

图 2-2-1　肺动脉高压胸部 X 线

A. 正位片;B. 侧位片。

胸部 CT:肺气肿、肺大疱,双肺多发索条,双侧胸膜增厚(图 2-2-2)。

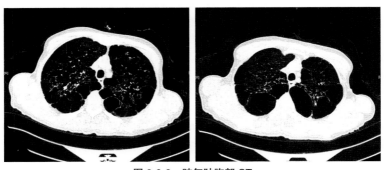

图 2-2-2　肺气肿胸部 CT

血常规：WBC 12.7×10^9/L，中性粒细胞百分比 85%，RBC 6.1×10^{12}/L，Hb 165g/L，HCT 57%，PLT 265×10^9/L。

炎性指标：CRP 86mg/L，PCT 1.0μg/L。

心衰指标：pro-BNP 8 000ng/L。

痰培养无致病菌生长。

肝肾功能正常。

心电图检查：肺型 P 波，电轴右偏，V_1 R/S $\geqslant$ 1，V_5 R/S $\leqslant$ 1，R_{V_1}+S_{V_5} $\geqslant$ 1.05mV。

超声心动图检查：右心室流出道内径 34mm、右心室内径 25mm、右肺动脉内径 23mm，肺动脉干 29mm；右心增大、右室壁增厚、三尖瓣反流（中度），肺动脉高压（重度）。

腹部彩超：肝淤血，胆囊、双肾、胰、脾未见异常。

辅助检查要点

实验室及影像学检查可确诊慢性阻塞性肺疾病（简称慢阻肺）、呼吸衰竭、慢性肺源性心脏病（慢性肺心病）及慢阻肺肺功能分级，并且评估病情。

● 肺通气功能检查是判断气流受限的客观指标，对慢阻肺的诊断、肺功能严重程度评估、疾病进展、预后及治疗反应等均有重要意义。气流受限是以第 1 秒用力呼气容积（FEV_1）占用力肺活量（FVC）百分比（FEV_1/FVC）和 FEV_1 占预计值百分比降低来确定的。

● 重要的影像学检查：胸部 X 线、胸部 CT。

● 反映感染的指标：血常规、CRP、PCT。

● 反映肺心病及心功能的指标：胸部 X 线、心脏彩超、心电图、腹部彩超及 B 型钠尿肽前体（pro-BNP）。

● 反映呼吸衰竭的指标：血气分析。

本例关键线索：肺功能是确诊慢阻肺的金标准，可评估气流受限程度。胸部 X 线、胸部 CT、动脉血气、心脏彩超、心电图评估有无并发症，炎症指标提示有无合并感染。

诊断标准

慢阻肺和肺心病的诊断应根据危险因素、症状、体征及辅助检查等综合分析确定。

● 慢阻肺的诊断：慢性咳嗽、咳痰、渐进性呼吸困难的症状及相应体征，同时有吸烟等危险因素暴露史，临床疑诊慢阻肺；肺功能检查吸入支气管扩张剂后 FEV_1/FVC<70% 确定持续存在的气流受限，可明确诊断慢阻肺。

● 慢性肺心病的诊断：根据患者有慢阻肺、肺气肿病史，并出现肺动脉压增高、右心室增大或右心功能不全的征象,如颈静脉怒张,$P_2>A_2$,剑突下心尖搏动明显,肝脾大,肝颈静脉回流征阳性,双下肢水肿。胸部 X 线片、心电图、超声心动图有肺动脉增宽、右心增大、肥厚征象,可作出诊断。

- 依据 FEV_1 下降程度进行气流受限的严重程度分级(表 2-2-1)。

表 2-2-1　慢阻肺患者气流受限严重程度的肺功能分级(吸入支气管扩张剂后的 FEV_1)

肺功能分级	气流受限程度	FEV_1 占预计值百分比 /%
GOLD　1 级	轻度	≥80
GOLD　2 级	中度	50~79
GOLD　3 级	重度	30~49
GOLD　4 级	极重度	<30

注:FEV_1,第 1 秒用力呼气容积。

本例患者:有吸烟高危因素,有慢性咳嗽、咳痰,逐渐出现的呼吸困难,加重时咳黄脓痰,痰量增加等典型症状;查体有肺气肿、呼吸衰竭、右心功能不全的体征,肺功能提示阻塞性通气功能障碍,血常规示白细胞、中性粒细胞百分比增高,提示合并感染,红细胞、血红蛋白增高,提示患者长期缺氧;血气分析提示 II 型呼吸衰竭;胸部 X 线、心电图、超声心动图均提示肺动脉高压、右心增大,故可确诊为慢阻肺急性加重、II 型呼吸衰竭、慢性肺心病、心功能失代偿、肺功能 2 级。

病情评估

- 症状评估:推荐采用改良的英国医学委员会(mMRC)呼吸困难量表和慢阻肺患者生活质量评估问卷(CAT 评分表)对症状全面评估(表 2-2-2、表 2-2-3)。

表 2-2-2　mMRC 呼吸困难量表

mMRC 分级	呼吸困难症状
0 级	剧烈活动时出现呼吸困难
1 级	平地快步行走或爬缓坡时出现呼吸困难
2 级	由于呼吸困难,平地行走时比同龄人慢或需要停下来休息
3 级	平地行走 100m 左右或数分钟后即需要停下来喘气
4 级	因严重呼吸困难而不能离开家,或在穿衣脱衣时即出现呼吸困难

表 2-2-3 慢阻肺患者生活质量评估问卷（CAT 评分表）

症状		评分					症状
我从不咳嗽	0	1	2	3	4	5	我一直咳嗽
我一点痰也没有	0	1	2	3	4	5	我有很多痰
我没有任何胸闷的症状	0	1	2	3	4	5	我有很严重的胸闷
当我爬坡或上一层楼梯时，我没有气喘的感觉	0	1	2	3	4	5	当我爬坡或上一层楼梯时，我感觉非常喘不过气来
我在家里能做任何事情	0	1	2	3	4	5	我在家里做任何事情都很受影响
尽管我有肺部疾病，但我对离家外出很有信心	0	1	2	3	4	5	由于我有肺部疾病，我对离家外出一点信心都没有
我的睡眠非常好	0	1	2	3	4	5	由于我有肺部疾病，我的睡眠相当差
我精力旺盛	0	1	2	3	4	5	我一点精力都没有

评分标准：0~10 分为"轻微影响"；11~20 分为"中等影响"；21~30 分为"严重影响"；31~40 分为"非常严重影响"。

本例患者：该患者 mMRC 分级 3 级，CAT 评分 32 分。

● 急性加重风险评估：慢阻肺急性加重定义为咳嗽、咳痰加重，痰量增加，或咳黄黏痰，需要改变用药方案。慢阻肺急性加重可分为高风险和低风险。高风险患者：过去一年≥2 次急性加重或≥1 次且导致住院；低风险患者：0 或 1 次急性加重（未导致住院）。

本例患者：一周前咳嗽、咳痰加重、咳黄脓痰，喘息、气急明显，伴腹胀、双下肢水肿，故考虑慢阻肺急性加重，去年有 2 次以上的急性加重，属高风险患者。

020201

慢阻肺的诊断及
肺功能分级

● 稳定期慢阻肺患者病情严重程度的综合性评估及其主要药物治疗（图 2-2-3）：根据患者的临床症状、急性加重风险进行综合评估，最终指导治疗。

本例患者：该患者评估属于 E 组。

鉴别诊断

● 支气管哮喘：慢阻肺多为中年发病，症状缓慢进展，多有长期吸烟史。哮喘多为儿童或青少年期起病，常伴有过敏史，多数哮喘患者的气流受限是可逆的。

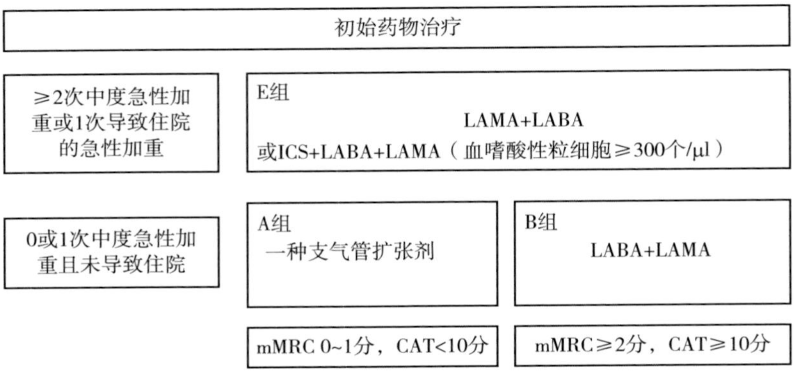

初始药物治疗

≥2次中度急性加重或1次导致住院的急性加重	E组 LAMA+LABA 或ICS+LABA+LAMA（血嗜酸性粒细胞≥300个/μl）	
0或1次中度急性加重且未导致住院	A组 一种支气管扩张剂	B组 LABA+LAMA
	mMRC 0~1分，CAT<10分	mMRC≥2分，CAT≥10分

图 2-2-3 慢阻肺综合评估及其主要药物治疗

LAMA. 长效抗胆碱能药；LABA. 长效 β_2 受体激动剂；ICS. 吸入性糖皮质激素。

● 支气管扩张症：反复大量咳嗽、咳痰，咯脓痰或反复咯血，胸部高分辨率 CT 可确诊。

● 肺结核：常有低热、乏力、盗汗及消瘦等症状。胸部 X 线、胸部 CT、痰查抗酸杆菌可鉴别。

● 支气管肺癌：多有顽固性刺激性咳嗽或过去有咳嗽史，近期咳嗽性质发生改变，常有痰中带血。胸部 CT 及支气管镜检查可确诊。

● 冠心病：冠心病多有典型的心绞痛、心肌梗死病史或心电图表现，冠状动脉造影提示冠状动脉狭窄可鉴别。

● 风湿性心脏病：往往有风湿性关节炎和心肌炎病史，其他瓣膜如二尖瓣、主动脉瓣常有病变，X 线、心电图、超声心动图可鉴别。

本例患者：该患者需与支气管哮喘、支气管扩张症、肺结核、支气管肺癌、冠心病、风湿性心脏病等相鉴别。

急性加重期治疗原则

● 吸入短效支气管扩张剂作为急性加重的首选治疗。

● 糖皮质激素的应用可以改善肺功能和缺氧情况，缩短恢复时间和住院时间，治疗疗程 5~7 天。

● 有抗生素使用指征的情况下，可以缩短恢复时间和住院时间，降低早期复发和治疗失败的风险。

● 控制性氧疗一般吸入氧浓度为 28%~30%。

● 对于并发严重呼吸衰竭的患者可使用机械通气治疗。

● 心功能失代偿期治疗：控制感染，保持呼吸道通畅，纠正缺氧和二氧化碳潴留,控制心力衰竭,防治并发症。

本例患者:该患者给予低流量吸氧,局部雾化吸入支气管扩张剂和激素,应用抗生素、祛痰药、糖皮质激素、小剂量利尿剂等综合治疗,监测水电解质平衡。利尿药使用原则:需要用利尿药时,宜选用作用温和的利尿剂,联合保钾利尿剂;小剂量、短疗程使用。

稳定期其他治疗

- 戒烟、避免职业暴露,减少有害气体或有害颗粒的吸入。
- 规律吸入药物治疗。
- 长期家庭氧疗:鼻导管吸氧,流量 1~2L/min,每日吸氧时间大于 15 小时。
- 肺康复、教育和自我管理。
- 疫苗:定期注射流感疫苗和肺炎球菌疫苗。

本例患者:该患者稳定期评估属于 E 组,给予噻托溴铵粉吸入剂 18μg,每日 1 次,沙美特罗替卡松粉吸入剂(50μg/500μg)1 吸,每日 2 次;长期家庭氧疗,流量 1~2L/min,每日吸氧时间大于 15 小时;嘱其戒烟,行肺康复锻炼,门诊定期随访,监督及指导吸入剂的使用方法。

慢阻肺诊疗流程(图 2-2-4)

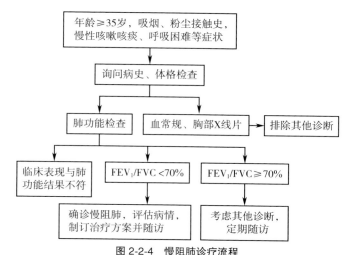

图 2-2-4 慢阻肺诊疗流程
FEV$_1$. 第 1 秒用力呼气容积;FVC. 用力肺活量。

(刘慧招)

第三节　支气管哮喘

临床病例

患者,女性,52 岁。以"反复咳嗽、喘息 3 年,再发伴发热 2 天"入院。患者 3 年前开始每遇刺激性气味及冷空气出现咳嗽,咳少量白黏痰,伴喘息、气急,咳嗽以夜间为著,当地医院诊断"支气管哮喘",给予"布地奈德福莫特罗干粉吸入剂、孟鲁司特钠片"治疗后症状缓解。以后每次感冒可诱发喘息、气急发作,使用上述药物,症状可缓解,未规律用药。2 天前感冒后咳嗽、喘息再次加重,咳黄黏痰,伴发热,最高体温 38.5℃,自服"氨酚黄敏颗粒、止咳药、孟鲁司特钠片",吸入"布地奈德福莫特罗干粉吸入剂",上述症状不缓解,为进一步系统诊治收入院。患者发病以来无咯血及胸痛,无夜间阵发性呼吸困难。精神、饮食欠佳,大小便正常,体重无明显变化。

既往患"过敏性鼻炎"5 年;其母亲患"支气管哮喘";否认高血压、糖尿病、冠心病病史,无药物过敏史。

病史采集要点

● 常见症状:发作性喘息、气急、胸闷,可伴有咳嗽、咳痰,夜间及凌晨发作或加重。
● 诱因:接触变应原、冷空气、物理、化学性刺激,呼吸道感染,运动等。
● 诊治经过:抗炎、扩张气道治疗,局部吸入药物,口服药物。
● 与之鉴别的常见症状:喘息、气急、胸闷、呼吸困难、咳嗽。
● 既往史、家属史、过敏史。

本例患者:发作性喘息、气急,咳嗽,对刺激性气味敏感;此次呼吸道感染诱发;既往有过敏性鼻炎病史;其母亲患"支气管哮喘"。

体格检查

体温 38.0℃,脉搏 106 次/min,呼吸 24 次/min,血压 120/77mmHg,神清语利,自动体位,精神差,口唇、颜面无发绀,无桶状胸;双肺叩诊清音,听诊:双肺可闻及散在干啰音,呼气相延长,未闻及湿啰音,心界不大,心率 106 次/min,律齐,各瓣膜听诊区未闻及病理性杂音。

体格检查要点

● 生命体征:体温、呼吸频率、脉搏、血压。

- 神志、体位、讲话方式。
- 口唇、颜面有无发绀，有无三凹征，肺部听诊情况。

本例患者：体温高，神清语利，自动体位，呼吸频率快，口唇、颜面无发绀，心率快，听诊双肺可闻及散在干啰音，呼气相延长。

辅助检查

肺功能检查：肺通气功能呈阻塞性通气功能障碍（FVC 占预计值 82%，FEV_1 占预计值 62%，FEV_1/FVC 53%），支气管舒张试验阳性（吸入硫酸沙丁胺醇气雾剂后 FEV_1 改善率 15%，绝对值增加 280ml）。

血气分析：pH 7.40，$PaCO_2$ 37mmHg，PaO_2 62mmHg，SaO_2 92%。

胸部 X 线：双肺透过度增高。

血常规：WBC 12.5×10^9/L，中性粒细胞百分比 85%，嗜酸性粒细胞百分比 5%，RBC 5.03×10^{12}/L，Hb 120g/L，HCT 48%，PLT 165×10^9/L。

CRP 46mg/L，PCT 0.4μg/L。

诱导痰细胞学分析：中性粒细胞百分比 77%，嗜酸粒细胞百分比 8%，巨噬细胞百分比 13%。

辅助检查要点

实验室检查及肺功能检查可确诊支气管哮喘，并评估病情严重程度。

- 支气管哮喘确诊检查：肺功能。
- 评估病情：动脉血气分析。
- 反映体内炎症水平：血常规、CRP、PCT。
- 诱导痰细胞学分析嗜酸粒细胞增高可协助诊断支气管哮喘。

本例关键线索：肺通气功能提示阻塞性通气功能障碍，支气管舒张试验阳性；血、痰嗜酸粒细胞增高。

诊断标准

1. 反复发作喘息、气急、胸闷或咳嗽，夜间及清晨好发，多与接触变应原、冷空气、物理、化学性刺激、上呼吸道感染、运动等相关。

2. 发作时双肺可闻及散在或弥漫性哮鸣音，呼气相延长。

3. 上述症状或体征可经治疗缓解或自行缓解。

4. 除外其他疾病所引起的喘息、气急、胸闷和咳嗽。

符合上述症状和体征，同时具备可变气流受限客观检查中的一条：①支气管激发试验或运动激发试验阳性；②支气管舒张试验阳性；③最大呼气流量（PEF）日内变异率 >10% 或周变异率 >20%。可以诊断为哮喘。

本例患者：有家族遗传史，既往有过敏性鼻炎病史，有典型的发作性喘息、气急、咳嗽症状，对刺激性气味、冷空气敏感，此次因呼吸道感染诱发，听诊：双肺可闻及散在哮鸣音，呼气相延长；肺功能提示阻塞性通气功能障碍，支气管舒张试验阳性，故可确诊。

支气管哮喘分期

● 急性发作期：喘息、气急、胸闷或咳嗽等症状突然发生，或原有症状急剧加重，伴有呼气流量降低。

● 非急性发作期（慢性持续期）：相当长时间内有不同程度和／或不同频度的喘息、咳嗽、胸闷症状，严重程度的评估方法为哮喘控制水平（表 2-3-1）。

表 2-3-1　非急性发作期哮喘控制水平分级

A. 目前临床控制评估

临床特征	控制 （满足以下所有条件）	部分控制 （出现以下任何 1 项临床特征）	未控制
日间症状	无（或≤2 次／周）	>2 次／周	出现≥3 项哮喘部分控制的表现 或任何 1 周出现 1 次哮喘急性发作
活动受限	无	有	
夜间症状／憋醒	无	有	
需要使用缓解药的次数	无（或≤2 次／周）	>2 次／周	
肺功能（PEF 或 FEV_1）	正常	＜正常预计值或个人最佳值的 80%	

B. 未来风险评估（急性发作风险，病情不稳定，肺功能迅速下降，药物不良反应）

与未来不良事件风险增加的相关因素包括：临床控制不佳；过去一年频繁急性发作；曾因严重哮喘而住院治疗；FEV_1 低；高剂量药物治疗

注：PEF，最大呼气流量；FEV_1，第 1 秒用力呼气容积。

本例患者：属于支气管哮喘急性发作期。

哮喘急性发作的严重程度评估：通过患者的症状、体征、肺功能及动脉血气分析等指标，可将哮喘急性发作的严重程度分为轻度、中度、重度和危重度 4 级。

● 轻度：步行、上楼时气短，可有焦虑、尚安静，呼吸频率轻度增加，可闻及散在哮鸣音，肺通气功能和血气分析正常，使用 β₂ 受体激动剂后 PEF 占预计值 >80%。

- 中度:稍事活动感气短,讲话常有中断,时有焦虑,呼吸频率增加,可有三凹征,闻及响亮、弥漫的哮鸣音,心率增快,可出现奇脉,使用 $β_2$ 受体激动剂后 PEF 占预计值 60%~80%,SaO_2 91%~95%。

- 重度:休息时感气短,端坐呼吸,只能发单字,常有焦虑和烦躁,大汗淋漓,呼吸频率 >30 次/min,常有三凹征,闻及响亮、弥漫的哮鸣音,心率增快常 >120 次/min,奇脉,使用 $β_2$ 受体激动剂后 PEF 占预计值 <60% 或绝对值 <100L/min 或作用时间 <2 小时,血气分析 $PaO_2<60mmHg$,$PaCO_2>45mmHg$,$SaO_2≤90\%$,pH 可降低。

- 危重度:不能讲话,嗜睡或意识模糊,胸腹矛盾运动,哮鸣音减弱或消失,脉率减慢或不规则,严重低氧血症和高碳酸血症,pH 降低。

本例患者:哮喘急性发作时的病情评估属于中度。

鉴别诊断

- 左心衰竭引起的呼吸困难:此类患者多有高血压、冠心病、风湿性心脏病等心脏病的病史和特征,突发气急,端坐呼吸,咳粉红色泡沫样痰,两肺可闻及广泛湿啰音和哮鸣音,心率增快,心尖部可闻及奔马律。胸部 X 线可见"蝴蝶征"、肺淤血征象。

- 慢性阻塞性肺疾病:多见于中老年人,多有吸烟史,长期慢性咳嗽、喘息病史,肺功能检查提示阻塞性通气功能障碍,支气管舒张试验阴性,胸部 X 线提示肺气肿表现。

- 上气道阻塞:大气道发生炎症或气管吸入异物,导致支气管狭窄,可出现喘鸣或呼吸困难,肺部可闻及哮鸣音,胸部 CT、支气管镜检查可明确诊断。

- 变应性支气管肺曲菌病(ABPA):以反复哮喘发作为特征,痰液黏稠,痰嗜酸性粒细胞数升高,痰真菌培养可有曲霉菌,胸部 CT 提示中央型支气管扩张,血清总 IgE 明显升高,曲霉菌抗原特异性沉淀抗体(IgG)阳性。

本例患者:该患者需与左心衰竭引起的呼吸困难、慢性阻塞性肺疾病、上气道阻塞、变应性支气管肺曲菌病鉴别。

治疗原则

支气管哮喘的治疗包括急性发作期治疗、非急性发作期治疗。

支气管哮喘治疗药物分为控制性药物和缓解性药物。控制性药物指需要长期使用的药物,主要用于治疗气道慢性炎症而使哮喘维持临床控制,也称抗炎药。缓解性药物指按需使用的药物,通过迅速解除支气管痉挛从而缓解哮喘症状,也称解痉平喘药物。各类药物介绍见表 2-3-2。

表 2-3-2　哮喘治疗药物分类

类别	药物
缓解性药物	短效 β_2 受体激动剂（SABA）、短效抗胆碱能药物（SAMA）、短效茶碱、全身用糖皮质激素
控制性药物	吸入性糖皮质激素（ICS）、白三烯调节剂、长效 β_2 受体激动剂（LABA）、缓释茶碱、色甘酸钠、抗 IgE 抗体、联合药物（如 ICS/LABA）、长效抗胆碱能药物（LAMA）

急性发作期治疗原则

分级治疗,尽快缓解症状,解除支气管痉挛,改善缺氧,恢复肺功能,预防进一步恶化或再次发生,防治并发症(表 2-3-3)。

表 2-3-3　哮喘急性发作期治疗

分级	治疗
轻度	吸入短效 β_2 受体激动剂（SABA）（雾化或定量吸入器）,在第 1 小时内每 20min 吸入 1~2 喷。之后每 3~4h 吸入 1~2 喷;效果不佳时可加用缓释茶碱片,或加用短效抗胆碱药气雾剂
中度	第 1 小时持续雾化吸入 SABA,可联合应用雾化吸入短效抗胆碱药、激素混悬液。也可联合静脉注射茶碱类药物。治疗效果不佳,加用全身糖皮质激素,同时吸氧;呼吸道感染诱发的患者,加用抗生素
重度	持续雾化吸入 SABA,联合雾化吸入短效抗胆碱药物、激素混悬液及静脉注射茶碱类药物,吸氧。尽早静脉应用糖皮质激素,待病情控制后改为口服给药。维持水、电解质平衡,纠正酸碱失衡;合并感染时给予抗生素治疗;合并呼吸衰竭时给予机械通气治疗

本例患者:给予低流量吸氧,局部雾化吸入硫酸特布他林雾化液、布地奈德混悬液,静脉应用多索茶碱、甲泼尼龙、抗生素。

慢性持续期治疗

治疗目标:长期控制症状,预防未来风险的发生;慢性持续期的治疗应在评估和监测患者哮喘控制水平的基础上,选择适当的治疗药物达到控制水平;长期治疗方案分为 5 级(表 2-3-4)。

表 2-3-4 哮喘长期治疗方案

第 1 级	第 2 级	第 3 级	第 4 级	第 5 级
		哮喘教育、环境控制		
按需使用短效 β_2 受体激动剂		按需使用短效 β_2 受体激动剂		
控制性药物	低剂量 ICS[①]	低剂量 ICS 加 LABA	中等 / 高剂量 ICS 加 LABA	加其他治疗, 口服糖皮质激素
	白三烯调节剂	中等 / 高剂量 ICS	中等 / 高剂量 ICS 加 LABA 加 LAMA	加 LAMA
		低剂量 ICS 加白三烯调节剂	高剂量 ICS 加白三烯调节剂	加 IgE 单克隆抗体
		低剂量 ICS 加缓释茶碱	高剂量 ICS 加缓释茶碱	加 Ig5 单克隆抗体

注:ICS,吸入性糖皮质激素;LABA,长效 β_2 受体激动剂;LAMA. 长效抗胆碱能药。
①低剂量 ICS 指每日吸入布地奈德(或等效其他 ICS)200~400μg,中等剂量为 >400~800μg,高剂量为 >800~1 600μg。

本例患者:该患者出院时给予布地奈德福莫特罗干粉吸入剂(4.5μg/160μg)1 吸,每日 2 次。嘱其避免接触变应原,避免感冒,1 个月后门诊随诊。

支气管哮喘诊疗流程(图 2-3-1)

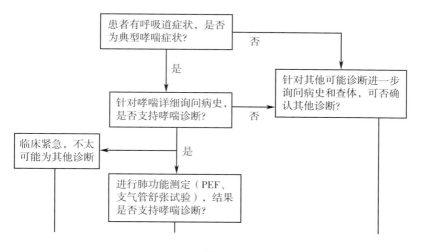

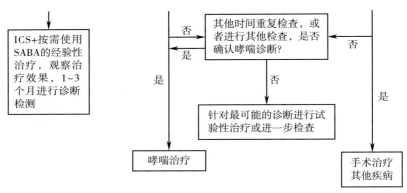

图 2-3-1　支气管哮喘诊疗流程

PEF. 最大呼气流量；ICS. 吸入性糖皮质激素；SABA. 短效 β_2 受体激动剂。

（刘慧招）

第四节　支气管扩张症

临床病例

患者,女性,65 岁。以"反复咳嗽、咳痰 20 年,加重 1 周"为主诉入院。患者 20 年前感冒后出现咳嗽、咳痰,于社区医院抗感染、对症治疗后好转。之后反复于受凉或感冒后出现咳嗽、咳黄脓痰,未予重视。1 周前受凉后再次出现咳嗽,咳大量黄绿色脓痰,痰中带血,伴发热,最高体温 38.5℃,痰量多,无臭味,于社区诊所静脉滴注"左氧氟沙星注射液"2 天,症状无改善,为系统诊治收入院。患者发病以来无胸闷及胸痛,无喘息、气促,饮食差,睡眠、二便尚可,体重无明显变化。

5 岁时曾患"支气管肺炎";无高血压、冠心病、糖尿病病史;无吸烟、饮酒史。无药物过敏史。

病史采集要点

1. 常见症状
- 咳嗽、咳痰:持续或反复咳嗽、咳痰或咳脓痰。
- 咯血:可发生咯血,可为痰中带血或大咯血。
- 发热:感染加重时可伴有发热。
- 其他伴随症状:活动耐力下降、呼吸困难、胸痛等。

2. 诱因 感冒、受凉,也可无明显诱因。

3. 诊治经过 具体用药(抗生素)情况及效果,既往痰培养是否发现致病菌。

4. 与之鉴别的常见症状 慢性咳嗽、咳痰,咯血,活动后喘息、气短。

5. 既往有无反复肺部感染、肺结核、麻疹、百日咳等相关疾病。

本例患者:老年女性患者,幼年时有支气管肺炎病史;反复咳嗽、咳痰,此次加重咳大量黄绿色浓痰,伴咯血、发热。

体格检查

体温37.5℃,脉搏90次/min,呼吸19次/min,血压136/80mmHg,神清语利,口唇无发绀。听诊:双肺呼吸音粗,左下肺可闻及固定湿啰音。心界不大,心率90次/min,律齐,各瓣膜听诊区未闻及病理性杂音。双下肢无凹陷性水肿。神经系统病理征阴性。

体格检查要点

重点关注肺部体征,有无湿啰音,啰音是否固定;是否有缺氧表现。皮肤黏膜表现:有无口唇、甲床发绀,有无杵状指。

- 肺部听诊:可闻及湿啰音,有时可伴有哮鸣音。
- 并发肺源性心脏病、右心衰竭的相应体征。

本例患者:无杵状指,口唇、甲床无明显发绀。听诊:双肺呼吸音粗,左下肺可闻及固定湿啰音。

辅助检查

血常规:WBC 14.93×10^9/L,中性粒细胞百分比88.24%,Hb 129g/L,PLT 383×10^9/L。

炎性指标:CRP 123.3mg/L,ESR 49mm/h,PCT 1.0μg/L。

痰培养结果阴性。

肺功能:肺通气功能正常,弥散功能正常。

胸部高分辨率CT:左肺下叶多发囊状支气管扩张,支气管管壁增厚(图2-4-1)。

血气分析:pH 7.41,$PaCO_2$ 45mmHg,PaO_2 68mmHg,SaO_2 93%,HCO_3^- 24mmol/L。

心脏彩超:左室舒张功能减低,无肺动脉高压。

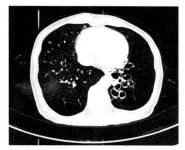

图 2-4-1 支气管扩张胸部CT

辅助检查要点

影像学检查可确诊支气管扩张症,实验室检查中炎性指标可反映疾病活动性及感染严重程度,肺功能、动脉血气、心脏彩超可评估病情的严重程度。

- 炎性指标:血常规、C 反应蛋白、血沉、降钙素原等。
- 影像学检查:疑诊支气管扩张症时应先行胸部 X 线检查,可表现为环形阴影或双轨征;胸部高分辨率 CT 可明确诊断,典型表现为支气管呈柱状及囊状改变,气道壁增厚;当 CT 扫描层面与支气管平行时,可有"双轨征"或"串珠"状改变;当 CT 扫描层面与支气管垂直时,扩张的支气管与伴行的肺动脉形成"印戒征"。
- 肺功能:行肺通气功能检查,明确有无阻塞性通气功能障碍。
- 动脉血气:可评估是否合并低氧血症及高碳酸血症。
- 痰培养及药敏可明确病原学,指导抗生素应用。

本例关键线索:胸部高分辨率 CT 可确诊支气管扩张症,炎性指标升高提示感染,动脉血气、心脏彩超提示患者无并发症。

诊断标准

根据反复咳嗽、咳痰和咯血病史及既往呼吸道感染史,胸部高分辨率 CT 显示支气管扩张的特异性影像学改变,即可明确诊断支气管扩张症。

本例患者

- 老年女性患者,幼年时有支气管肺炎病史。
- 反复咳嗽、咳大量黄脓痰,此次加重伴咯血、发热,痰量增多。
- 查体口唇无明显发绀,听诊:双肺呼吸音粗,左下肺可闻及固定湿啰音。
- 炎性指标升高,同时胸部高分辨率 CT 提示明确的支气管扩张影像学改变,可确诊为支气管扩张症合并感染。

判断病情

诊断明确后需判断患者的病情严重程度和活动性,以及是否存在并发症,以便采取相应的治疗措施。

本例患者:除肺部支气管扩张症合并感染外,血气分析、心脏彩超正常,未提示呼吸衰竭及慢性肺源性心脏病。

鉴别诊断

- 慢性支气管炎:多中年以后起病,有长期吸烟史,慢性咳嗽、咳痰,常在冬、春季节明显,痰多为白黏痰,急性发作时可出现脓性痰,无反复咯血病史。

- **肺脓肿**：常急性起病，表现为高热、咳大量脓臭痰、咯血，胸部 X 线片表现为局部浓密炎症阴影，内有空腔液平。
- **肺结核**：常有低热、盗汗、乏力、消瘦等结核中毒症状，可有咳嗽、咳痰、咯血等症状，胸 CT 常为上叶后段，下叶背段病灶，痰查结核分枝杆菌可作出诊断。
- **先天性肺囊肿**：先天发育不良，胸部 X 线或 CT 检查可见多个边界纤细的圆形或椭圆形阴影，壁较薄，周围组织无炎症浸润，继发感染时可有渗出。
- **弥漫性泛细支气管炎**：有慢性咳嗽、咳痰、活动后呼吸困难及慢性鼻窦炎。胸部 X 线片和 CT 显示弥漫分布的小结节影。

本例患者：该患者需与肺结核、肺脓肿、慢性支气管炎急性发作、肺囊肿、弥漫性泛细支气管炎相鉴别。

治疗原则和药物治疗要点

1. **控制感染** 出现痰量增多或脓性成分增加等急性感染征象时需应用抗生素；针对支气管扩张症常见致病菌，如铜绿假单胞菌、肺炎链球菌、流感嗜血杆菌予以经验性抗生素（喹诺酮类、β- 内酰胺类抗生素、氨基糖苷类）治疗，完善病原学检查，调整抗生素使用。

2. **清除气道分泌物**

- 使用化痰药物：包括黏液溶解剂、痰液促排剂、抗氧化剂等，如 N- 乙酰半胱氨酸具有化痰和抗氧化作用。
- 物理排痰：振动、拍背、体位引流。

3. **改善气流受限** 支气管扩张剂可改善气流受限，利于分泌物排出，改善呼吸困难症状。

4. **咯血的治疗**

- 如果咯血量少，可口服止血药对症治疗，如口服肾上腺色腙片、云南白药。
- 若出血量中等，可静脉予以垂体后叶激素。
- 若出血量大，内科治疗无效，可考虑介入栓塞治疗或手术治疗。

5. **外科治疗** 经内科治疗仍反复发作，病变局限者可考虑外科手术切除病变肺组织。对于那些尽管采取了所有治疗仍致残的病例，合适者可行肺移植手术。

本例患者：该患者支气管扩张症合并感染诊断明确，予以头孢他啶 2g，每 8 小时 1 次，静脉滴注；左氧氟沙星注射液 0.5g，每日 1 次，静脉滴注；氨溴索 30mg，每日 2 次，静脉滴注；振动排痰日 2 次。

支气管扩张症诊疗流程（图 2-4-2）

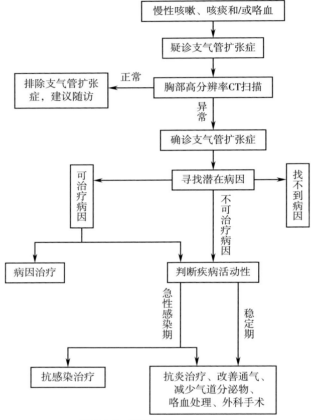

图 2-4-2　支气管扩张症诊疗流程

（刘慧招）

第五节　社区获得性肺炎

临床病例

患者,35 岁,女性。以"咳嗽、咳痰 5 天,加重伴发热 3 天"为主诉入院。患者 5 天前受凉后出现咽痛,咳嗽、咳黄黏痰,量少,未予重视。3 天前咳嗽加重,痰量增多,伴发热,最高体温 39.7℃,全身乏力、呼吸急促,于社区诊所静脉滴注"头孢(具体药名及剂量不详)"2 天,效果不佳,仍发热、咳嗽,门诊就诊,胸部 X 线提示右肺上叶实变影,为进一步诊治收入院。患者发病以来无胸痛及痰中带血,痰无臭味,精神、食欲差,大小便正常,体重无明显变化。

既往体健,家人及同事无类似疾病,无禽类接触史。无高血压、冠心病、糖尿病病史,无药物过敏史。

病史采集要点

- 常见症状:发热、寒战;咳嗽、咳痰,咳脓血痰或铁锈色痰;胸痛、呼吸困难等。
- 诱因:劳累、受凉;出差或使用空调;肺炎患者接触史;禽类接触史。
- 诊治经过:应用抗生素、抗病毒药物情况。
- 与之鉴别的常见症状:咳嗽、咳痰、胸痛、发热。
- 基础疾病:是否有糖尿病、免疫功能低下病史,是否有用药史。

本例患者:受凉为诱因,咳嗽、咳痰、发热。无基础疾病,周围无聚集性发病情况。

体格检查

体温 39.7℃,脉搏 90 次 /min,呼吸 31 次 /min,血压 132/75mmHg,急性病面容,神清语利,呼吸急促,咽充血,双侧扁桃体不大,浅表淋巴结未触及肿大。右上肺叩诊浊音,触觉语颤增强,听诊:右肺呼吸音粗,右上肺可闻及湿啰音。心率 90 次 /min,律齐,各瓣膜听诊区未闻及病理性杂音。双下肢无凹陷性水肿。

体格检查要点

重点关注肺部体征。

- 望诊:急性病面容,鼻翼扇动,呼吸频率增快,发绀等。
- 触诊:病变部位触觉语颤增强,胸膜摩擦感。
- 叩诊:肺实变时叩诊可出现浊音。
- 听诊:可闻及支气管呼吸音,呼吸音增粗或呼吸音减弱、湿啰音等。
- 出现并发症时要观察生命体征、意识状态。

本例患者:体温高,急性病面容,呼吸急促,咽充血,右上肺叩诊浊音,触觉语颤增强。听诊:右肺呼吸音粗,右上肺可闻及湿啰音。

辅助检查

血常规:WBC 15.64×10^9/L,中性粒细胞百分比 84.1%,PLT 201×10^9/L。
PCT 1.7μg/L,CRP 76.18mg/L。

生化:尿素氮 7.5mmol/L,肌酐 90μmol/L。

胸部 X 线:右肺上叶可见片状高密度影(图 2-5-1)。

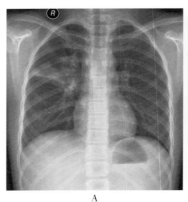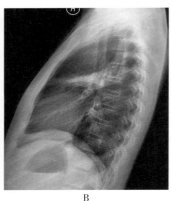

A   B

图 2-5-1　肺炎胸部 X 线

A. 正位片;B. 侧位片。

胸部 CT:右肺上叶可见大片状实变影,内见支气管充气征(图 2-5-2)。

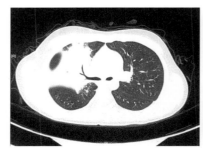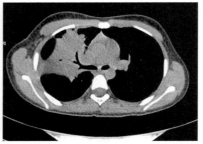

图 2-5-2　肺炎胸部 CT

痰涂片提示革兰氏阳性球菌。

痰培养阴性、血培养阴性。

辅助检查要点

- 炎性指标:血常规、CRP、PCT。
- 影像学检查:胸部 X 线、胸部 CT。
- 病原学检查:痰涂片、痰培养、血培养。

本例关键线索:炎性指标高;胸部 X 线片、胸部 CT。

诊断标准

1. 症状　咳嗽、咳痰,发热,伴或不伴胸痛。
2. 体征　体温高,急性病面容,肺部实变体征,听诊:肺部可闻及湿啰音。
3. 血常规、CRP、PCT。
4. 胸部 X 线、胸 CT 提示肺部实变影。

以上 1~3 项中任何 1 项加第 4 项即可诊断肺炎。

本例患者:社区急性起病,受凉为诱因,咳嗽、咳痰、发热。查体右上肺叩诊浊音,触觉语颤增强,听诊:右肺呼吸音粗,右上肺可闻及湿啰音。炎性指标高,胸部影像学检查结果支持,故可确诊社区获得性肺炎(CAP)。

评估严重程度

目前对肺炎严重程度评价有多种标准,其中 CURB-65 评分简洁、灵敏度高,易于临床操作(表 2-5-1)。

表 2-5-1　社区获得性肺炎 CURB-65 评分

项目(每项 1 分)			
意识障碍		评估死亡风险	
尿素氮 >7mmol/L			
呼吸频率≥30 次 /min	0~1 分	低危	门诊治疗
收缩压 <90mmHg 或舒张压≤60mmHg	2 分	中危	住院治疗
年龄≥65 岁	3~5 分	高危	紧急住院或住重症监护室

重症 CAP 诊断标准

符合下列 1 项主要标准或≥3 项次要标准可诊断为重症肺炎,考虑收入重症监护室(ICU)治疗。

主要标准:①需要气管插管行机械通气治疗;②脓毒症休克经积极液体复苏

后仍需血管活性药物。

次要标准：①呼吸频率≥30次/min；②氧合指数≤250mmHg；③多肺叶浸润；④意识障碍/定向障碍；⑤血尿素氮≥7.14mmol/L；⑥收缩压<90mmHg需要积极的液体复苏；⑦白细胞减少（WBC<4.0×10⁹/L）；⑧血小板减少（PLT<100×10⁹/L）。

本例患者：CURB-65评分2分，属于中危，非重症CAP，入住普通病房治疗。

鉴别诊断

● **肺结核**：多有低热、乏力、盗汗等全身中毒症状，胸部X线见病变多在肺尖或锁骨上下，密度不均，可形成空洞或肺内播散。痰中可找到结核分枝杆菌。

● **肺癌**：多无急性感染症状，可有咯血或痰中带血，炎性指标不高；肺癌伴发阻塞性肺炎时，经抗感染治疗炎症消退后肿瘤阴影逐渐明显；此时做胸部CT、支气管镜检查进一步明确。

● **肺血栓栓塞症**：多有血栓形成的高危因素，如手术、创伤、恶性肿瘤、卧床、制动等；呼吸困难明显，可出现咯血、晕厥；D-二聚体、动脉血气分析、CT肺动脉造影等可协助诊断。

本例患者：需与以上疾病相鉴别。

治疗原则

1. CAP的常见病原构成　肺炎球菌、非典型病原体（肺炎支原体、肺炎衣原体、军团菌）、流感嗜血杆菌，以上病原占CAP病原的80%~85%，其他少见病原包括葡萄球菌、肠杆菌属、病毒感染等。

2. CAP经验性治疗方案

● **门诊患者**：①青霉素类/酶抑制剂复合物；②一代、二代头孢菌素；③多西环素/米诺环素；④呼吸喹诺酮；⑤大环内酯类。

● **住院患者**：①氨基青霉素、青霉素类/酶抑制剂复合物；②二代、三代头孢菌素、头霉素类；③上述药物单用或联合多西环素/米诺环素或大环内酯类药物；④呼吸喹诺酮类药物。

● **ICU患者**：①青霉素类/酶抑制剂复合物；②三代头孢菌素或其酶抑制剂的复合物；③厄他培南联合大环内酯类或呼吸喹诺酮。

本例患者：该患者CAP诊断明确，根据辅助检查，考虑细菌感染可能性大，且患者无基础疾病，给予莫西沙星注射液静脉滴注治疗。

社区获得性肺炎诊疗流程（图 2-5-3）

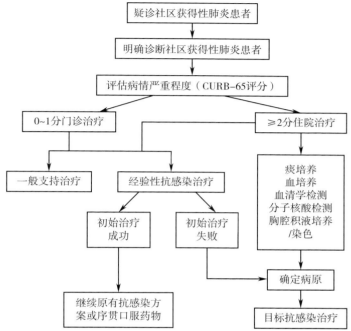

图 2-5-3　社区获得性肺炎诊疗流程

（刘慧招）

第六节　肺脓肿

临床病例

　　患者,男性,43 岁。以"发热、咳嗽、咳痰 3 周"为主诉入院。患者于 3 周前醉酒后出现发热,最高体温达 39.9℃,伴寒战、咳嗽、咳黄脓痰,有臭味,量不多,易咳出,偶有痰血。无盗汗、无胸痛、胸闷及气短,就诊于当地社区医院给予"青霉素"(具体剂量不详)抗感染治疗 7 天,体温降至 38℃左右,仍咳嗽,咳黄脓臭痰,为系统诊治入院。患者发病以来饮食、睡眠差,二便正常,体重无明显变化。

　　既往体健。吸烟 40 年,20 支 /d,未戒烟。无家族遗传性疾病。

病史采集要点

● 常见症状

吸入性肺脓肿：畏寒、高热、咳嗽、咳黏液脓性痰、脓臭痰、胸痛、有不同程度的咯血、精神不振、乏力、食欲减退等。

血源性肺脓肿：多先有原发病灶引起的畏寒、高热等全身脓毒症的表现，经数日或数周后才出现咳嗽、咳痰、痰量不多，极少咯血。

慢性肺脓肿：常有咳嗽、咳脓臭痰、发热、咯血，可有贫血、消瘦等慢性中毒症状。

● 诱因：吸入性肺脓肿患者多有齿、口、咽喉的感染灶，或手术、醉酒、劳累、受凉和脑血管病等病史。

● 诊治经过：应用抗生素及对症支持治疗情况。

● 与之鉴别的常见症状：咳嗽、咳黄痰、高热。

本例患者：饮酒史，发热、咳嗽、咳黄脓痰，痰有臭味、量多，偶有痰血，吸烟史。

体格检查

体温37.7℃，脉搏95次/min，呼吸19次/min，血压130/70mmHg。神清语利，呼吸平稳。听诊双肺呼吸音粗，右肺可闻及湿啰音。心界不大，心率95次/min，律齐，各瓣膜区未闻及病理性杂音。

体格检查要点

肺部体征与肺脓肿的大小和部位有关。初起时肺部可无阳性体征，或患侧可闻及湿啰音；病变继续发展，可出现肺实变体征，可闻及支气管呼吸音；肺脓腔增大时，可出现空瓮音；病变累及胸膜可闻及胸膜摩擦音或呈现胸腔积液体征。血源性肺脓肿大多无阳性体征。慢性肺脓肿可有杵状指/趾。

本例患者：体温37.7℃，听诊双肺呼吸音粗，右肺可闻及湿啰音。

辅助检查

血常规：WBC 20.1×10^9/L，中性粒细胞百分比87.2%。

CRP 203.73mg/L；PCT 2μg/L。

痰培养：阴性。

胸CT：右肺上叶前段肿块影，大小约66mm×52mm，上叶支气管管腔通畅，内可见厚壁空洞，内壁不光滑，空洞内可见气体及液体密度影（图2-6-1）。

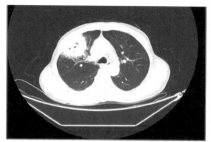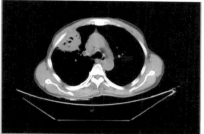

图 2-6-1　肺脓肿胸部 CT

辅助检查要点

急性肺脓肿血白细胞总数达（20~30）× 10^9/L，中性粒细胞在 90% 以上，核左移明显，常有毒性颗粒。慢性患者的血白细胞可稍升高或正常，红细胞和血红蛋白减少。

● 细菌学检查：涂片革兰氏染色，痰、胸腔积液和血培养包括需氧和厌氧培养，以及药物敏感试验，有助于确定病原体和选择有效的抗生素。尤其是胸腔积液和血培养阳性对病原体的诊断价值更大。

● 影像学检查：早期的炎症 X 线检查表现为大片浓密模糊的浸润阴影，边缘不清，或为团片状浓密阴影。在肺组织坏死、肺脓肿形成后，脓腔出现圆形透亮区及气液平面。慢性肺脓肿脓腔壁增厚，内壁不规则，有时呈多房性，周围有纤维组织增生及邻近胸膜增厚，肺叶收缩纵隔可向患侧移位。并发脓胸时，患侧胸部呈大片浓密阴影。血源性肺脓肿，病灶分布在一侧或两侧，呈散在局限炎症，中央有小脓腔和气液平面。肺部 CT 能更准确地定位及区别肺脓肿和有气液平面的局限性脓胸，发现体积较小的脓肿和葡萄球菌肺炎引起的肺气囊，并有助于体位引流和外科手术治疗。胸部超声检查，可协助明确胸腔积液量和初步定性，以及协助超声下穿刺治疗。

● 支气管镜检查：有助于明确病因和病原学诊断，并可用于治疗。如有气道内异物，可取出异物使气道引流通畅。疑为肿瘤阻塞，则可取病理标本。还可取痰液标本行需氧和厌氧菌培养。

本例关键线索：血常规、CRP、PCT、胸部 CT 检查。

诊断标准

对有口腔手术、昏迷呕吐或异物吸入后，突发畏寒、高热、咳嗽和咳大量脓臭痰等病史的患者，其血白细胞总数及中性粒细胞显著增高，胸部 X 线片示浓密的炎性阴影中有空腔、气液平面,作出急性肺脓肿的诊断并不困难。有皮肤创伤感染、疖、痈等化脓性病灶,或静脉吸毒者患心内膜炎,出现发热不退、咳嗽、咳痰等症状,胸部 X 线片示两肺多发性肺脓肿,可诊断为血源性肺脓肿。痰、血培养,包括厌氧菌培养及药物敏感试验,对确定病因诊断和抗生素的选用有重要价值。

本例患者: 发病前醉酒,有畏寒、高热、咳嗽和咳大量脓臭痰等典型症状;血常规、炎性指标、胸 CT 均符合肺脓肿诊断。

鉴别诊断

● 细菌性肺炎:早期肺脓肿与细菌性肺炎的症状和胸部 X 线片表现很相似。胸部 X 线片示肺叶或肺段实变或呈片状淡薄炎症病变,没有空洞形成。当肺炎用抗生素治疗后高热不退,咳嗽、咳痰加剧并咳出大量脓痰时应考虑肺脓肿。

● 肺结核纤维空洞继发感染:肺结核起病缓慢,病程长,有长期咳嗽、午后低热、乏力、盗汗,食欲减退或反复咯血。胸部 X 线片显示空洞壁较厚,一般无气液平面,痰中可找到结核分枝杆菌。当合并肺部感染时,可出现急性感染症状和咳大量脓臭痰,应与肺脓肿鉴别。

● 支气管肺癌:支气管肺癌阻塞支气管常引起远端肺化脓性感染,要考虑支气管肺癌引起阻塞性肺炎的可能。肺癌也可发生坏死液化,形成空洞。

● 肺囊肿继发感染:肺囊肿继发感染时,囊肿内可见气液平面。

本例患者: 该患者须与细菌性肺炎、肺结核纤维空洞继发感染、支气管肺癌相鉴别。

治疗原则和药物治疗要点

● 抗生素治疗:吸入性肺脓肿多合并厌氧菌感染,一般均对青霉素敏感,仅脆弱拟杆菌对青霉素不敏感,但对林可霉素、克林霉素和甲硝唑敏感。可根据病情严重程度决定青霉素剂量。也可选用其他抗生素如 β- 内酰胺类抗生素。血源性肺脓肿可选用耐 β- 内酰胺酶的青霉素或头孢菌素。抗甲氧西林金黄色葡萄感染应选用万古霉素、替考拉宁或利奈唑胺。如为阿米巴原虫感染,则用甲硝唑治疗。

● 脓液引流:是提高疗效的有效措施。痰黏稠不易咳出者可用祛痰药、支气管扩张剂促进脓液引流。支气管镜冲洗及吸引也非常有效。

● 手术治疗:需具备一定适应证。①肺脓肿病程超过 3 个月,经内科治疗脓腔不缩小,或脓腔过大(5cm 以上)估计不易闭合者;②大咯血经内科治疗无效或危及生命;③伴有支气管胸膜瘘或脓胸经抽吸、引流和冲洗疗效不佳者;④支气管阻塞限制了气道引流,如肺癌。对病情重不能耐受手术者,可经胸壁插入导管到脓腔进行引流。术前应评价患者一般情况和肺功能。

本例患者：诊断明确肺脓肿，给予三代头孢联合甲硝唑静脉输液治疗。治疗两周后复查血常规、CRP、PCT 正常，三周后复查肺部 CT 脓肿明显缩小，1 个月后脓肿消失。

预防

要重视口腔、上呼吸道慢性感染病灶的治疗。口腔和胸腹手术前应注意保持口腔清洁，手术中注意清除口腔和上呼吸道血块和分泌物，鼓励患者咳嗽，及时取出呼吸道异物，保持呼吸道引流通畅。昏迷患者更要注意口腔清洁。

肺脓肿诊疗流程（图 2-6-2）

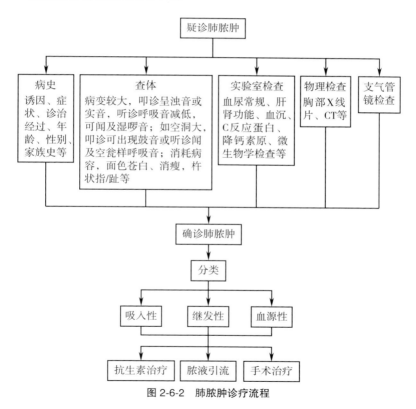

图 2-6-2　肺脓肿诊疗流程

（王佳烈）

第七节 肺结核

临床病例

患者,女性,61岁。以"反复发热、咳嗽、咳痰1个月,咯血1日"为主诉入院。患者1个月前"感冒"后出现发热,体温最高38.3℃,多于下午出现,伴咳嗽、咳少量黄白黏痰,于当地医院就诊,给予口服"感冒和止咳药物"后反复低烧,有时夜间盗汗,同时出现乏力,伴活动后气短。昨日出现咯血一次,鲜红色,量30~40ml,为系统诊治收入院。患者病程中无胸痛,无夜间阵发性呼吸困难及咳粉红色痰。食欲、睡眠差,二便正常,体重无明显变化。

既往2个月前因"胆囊结石"行切除术;否认高血压、冠心病、糖尿病病史。否认吸烟、饮酒史。否认食物、药物过敏史。否认家族性遗传病史。有肺结核患者接触史。

病史采集要点

● 常见症状:咳嗽、咳痰、咯血、胸痛(随呼吸运动和咳嗽加重)、气短、发热(长期午后低热)、怠倦乏力、盗汗、食欲减退、体重减轻、月经不调或闭经(育龄女性)。

● 诱因:劳累、受凉、免疫力低下(使用免疫抑制剂、化疗等)。

● 诊治经过:使用抗炎药物等情况,有无效果。

● 与之鉴别的常见症状:咳嗽、咳痰、咯血、发热、乏力。

● 流行病学史(有肺结核患者接触史);既往史(曾有肺结核或肺外结核病史,糖尿病病史及控制情况,慢性疾病等);用药史(免疫抑制剂等);预防接种史(卡介苗)。

本例患者:反复低热、咳嗽、咳痰,有乏力、盗汗、痰中带血,食欲差,有肺结核患者接触史。

体格检查

体温37.8℃,脉搏104次/min,呼吸22次/min,血压138/82mmHg,发育正常,营养一般,呼吸急促,口唇无发绀。听诊:双肺呼吸音弱,可闻及少许干啰音,右肺为著。心率104次/min,律齐,各瓣膜听诊区未闻及病理性杂音。

体格检查要点

重点关注肺结核的呼吸系统体征。病变范围小时,体征不明显。

- 渗出性病变范围较大或干酪样坏死:肺实变体征(触觉语颤增强、叩诊浊音、闻及支气管呼吸音和细湿啰音)。
- 较大空洞性病变:听诊可闻及支气管呼吸音。
- 较大范围纤维索条形成:气管向患侧移位,患侧胸廓塌陷,叩诊浊音、听诊呼吸音减弱并可闻及湿啰音。
- 结核性胸膜炎:胸腔积液体征(气管向健侧移位,患侧胸廓望诊饱满、触觉语颤减弱、叩诊实音、听诊呼吸音消失)。
- 支气管结核:局限性哮鸣音。
- 其他:原发性肺结核可伴有浅表淋巴结肿大,血行播散性肺结核可伴肝脾大、眼底脉络膜结节,儿童患者可伴皮肤粟粒疹。

本例患者:体温 37.8℃,脉搏 104 次 /min,呼吸 22 次 /min,呼吸急促,口唇无发绀,双肺呼吸音弱,可闻及少许干啰音,右肺为著。

辅助检查

血常规:WBC $10.05×10^9$/L,中性粒细胞百分比 63.8%,Hb 133g/L,PLT $334×10^9$/L。

ESR 36.0mm/h,CRP 30.10mg/L。

肝肾功能、电解质、空腹血糖、肺肿瘤标志物、PCT、B 型钠尿肽、凝血功能、传染四项、尿常规、便常规 + 潜血均未见异常。

动脉血气分析:pH 7.45,$PaCO_2$ 44mmHg,PaO_2 73mmHg,SaO_2 95%。

痰培养:无致病菌生长。

24 小时痰标本涂片抗酸染色:抗酸杆菌(++)。

PPD 试验:(++),皮肤硬结直径 11mm,无水疱、坏死。

结核感染 T 细胞试验:阳性。

Gene-Xpert 检测:MTB 检出低(++);利福平耐药未检出。

心脏彩超:左室舒张功能减低。

腹部彩超:肝胆胰脾双肾未见明显异常。

肺功能:肺通气功能大致正常,MMEF、MEF_{50}、MEF_{25} 降低,肺弥散功能正常范围,肺总量正常、残气量正常、残总气量百分比增高。

胸部平扫 CT:双肺可见淡片状渗出影、小结节影。左肺下叶外基底段可见空洞形成及小斑片影,大小约 28mm×25mm;双肺多发粟粒结节及微结节(图 2-7-1)。

气管镜检查:①主气道中下段、隆突、右主、右肺中间段以下弥漫性干酪样新生物;②右主、右肺中间段、右肺中叶、下叶狭窄。

毛刷标本涂片抗酸染色:抗酸杆菌(+++)。

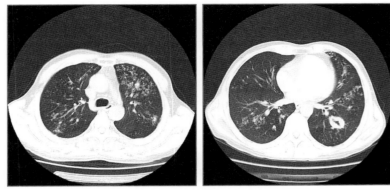

图 2-7-1　肺结核胸部 CT

支气管灌洗标本涂片抗酸染色：抗酸杆菌（++）。

毛刷镜检：可见纤毛柱状上皮细胞，未见恶性细胞。冲洗液无致病菌生长。

辅助检查要点

实验室指标及辅助检查可协助诊断。

- 一般状况评估：血常规、肝肾功能、电解质、ESR、血糖、凝血功能、传染四项、心脏、腹部彩超、肺功能等。
- 重要的影像学检查：胸部 X 线片或 CT。
- 结核分枝杆菌抗原抗体检测：结核菌素（PPD）试验、结核感染 T 细胞试验、Gene-Xpert 检测。
- 确诊、制订化疗方案和考核治疗效果的主要依据：痰涂片、培养法（金标准）、药物敏感试验、其他检测技术（PCR 等）。
- 支气管镜检查（活检、毛刷、灌洗）。

本例关键线索：ESR，24 小时痰查抗酸杆菌，胸部 CT，PPD 试验，结核感染 T 细胞试验，Gene-Xpert，支气管镜下表现及毛刷、灌洗标本查抗酸杆菌。

诊断标准

- 肺结核的诊断是以病原学（包括细菌学、分子生物学）检查为主，结合流行病史、临床表现、胸部影像、相关的辅助检查及鉴别诊断等，进行综合分析作出诊断。以病原学、病理学结果作为确诊依据。参考《肺结核诊断标准》（WS 288—2017）。
- 肺结核分类标准：原发型肺结核、血行播散型肺结核、继发型肺结核、结核性胸膜炎、菌阴肺结核。

● 肺结核的记录方式:按结核病分类、病变部位、范围、痰菌情况、化疗史程序书写,如继发型肺结核,双上肺,涂(+),复治。

本例患者:有肺结核患者接触史,反复低热、咳嗽、咳痰、乏力、盗汗、咯血,食欲差。查体:呼吸急促,口唇无发绀,听诊:双肺呼吸音弱,可闻及干啰音,右肺为著。心率 104 次 /min,律齐,各瓣膜听诊区未闻及病理性杂音。胸 CT、气管镜镜下表现符合,PPD 试验、结核感染 T 细胞试验、Gene-Xpert 检测均阳性,同时24 小时痰涂片及毛刷、灌洗均查到抗酸杆菌。诊断明确为继发型肺结核,右肺,涂(+),初治。

鉴别诊断(表 2-7-1)。

表 2-7-1 肺结核鉴别诊断

疾病	症状体征鉴别	实验室及辅助检查鉴别
肺炎	主要与继发型肺结核鉴别。大都起病急,伴有发热、咳嗽、咳痰,抗菌治疗后体温迅速下降	血白细胞和中性粒细胞增高,胸部 X 线片表现为密度较淡且均匀的片状或斑片状阴影,抗菌治疗后 1~2 周阴影有明显吸收
慢性阻塞性肺疾病	表现为慢性咳嗽、咳痰,少有咯血。冬季多发,急性加重期可以有发热	肺功能检查为阻塞性通气功能障碍,胸部影像学检查有助于鉴别诊断
支气管扩张症	反复咳嗽、咳痰,多有大量脓痰,常反复咯血	患者胸部 X 线片典型者可见卷发样改变,高分辨率 CT 能发现支气管管腔扩大,可确诊
肺癌	肺癌多有长期吸烟史,表现为刺激性咳嗽,痰中带血、胸痛和消瘦等症状	胸部 X 线或 CT 表现为肺癌肿块常呈分叶状,有毛刺、切迹,癌组织坏死液化后,可以形成偏心厚壁空洞,多次痰脱落细胞和病灶活体组织检查是鉴别的重要方法
肺脓肿	多有高热、咳大量脓臭痰	胸部 X 线片表现为带有液平面的空洞伴周围浓密炎性阴影,血白细胞和中性粒细胞增高
纵隔和肺门疾病	与原发型肺结核鉴别,小儿胸腺在婴幼儿时期多见,胸内甲状腺多发生于右上纵隔,淋巴系统肿瘤多位于中纵隔,多见于青年人,症状多,结核菌素试验可呈阴性或弱阳性。皮样囊肿和畸胎瘤多呈边缘清晰的囊状阴影,多发生于前纵隔	

疾病	症状体征鉴别	实验室及辅助检查鉴别
其他疾病：肺结核常有不同类型的发热，需与伤寒、败血症、白血病等发热性疾病鉴别	伤寒有高热、白细胞计数减少及肝脾大等临床表现，易与急性血行播散型肺结核混淆，但伤寒常呈稽留热，有相对缓脉、皮肤玫瑰疹，血尿便的培养检查和肥达试验可以确诊	
	败血症起病急，寒战及弛张热型，白细胞及中性粒细胞增多，常有近期感染史，血培养可发现致病菌	
	血行播散型肺结核有发热、肝脾大，偶见类白血病反应或单核细胞异常增多，需与白血病鉴别，后者多有明显出血倾向，骨髓涂片及动态胸部 X 线片随访有助于诊断	

本例患者：该患者需与上述疾病相鉴别。

治疗原则和药物治疗要点

● 化学治疗的原则是早期、规律、全程、适量、联合。
● 化学治疗方案分强化和巩固两个阶段。
● 常用抗结核病药物
细胞外菌群：异烟肼（H）、利福平（R）、链霉素（S）。
细胞内菌群：吡嗪酰胺（Z）、利福平（R）。
偶尔繁殖菌：利福平（R）。
休眠菌：注意依赖机体免疫功能。
● 标准化学治疗方案：
初治活动性肺结核（含涂阳和涂阴）　每日用药方案：2HRZE/4HR
　　　　　　　　　　　　　　　　　间歇用药方案：2H3R3Z3E3/4H3R3
复治涂阳肺结核　每日用药方案：2HRZSE/6~10HRE
　　　　　　　　间歇用药方案：2H3R3Z3S3E3/4H3R3E3
其他治疗：对症治疗、糖皮质激素、肺结核外科手术治疗。
本例患者：该患者诊断继发型肺结核，右肺，涂（+），初治。
● 给予每日用药方案
强化期：异烟肼、利福平、吡嗪酰胺和乙胺丁醇，顿服，2 个月。
巩固期：异烟肼、利福平，顿服，4 个月。
● 注意监测血常规、肝功能等。

肺结核诊疗流程（图 2-7-2）

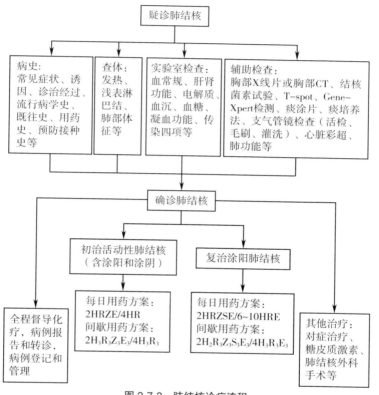

图 2-7-2　肺结核诊疗流程

T-spot. 结核感染 T 细胞试验。

（王佳烈）

第八节　原发性支气管肺癌

临床病例

患者，男性，65 岁，工人，有石棉接触史。以"刺激性咳嗽、咳痰 2 个月，痰中带血 3 天"为主诉入院。患者 2 个月前无明显诱因出现刺激性咳嗽、咳痰，自行口服"止咳药、头孢类抗生素",症状时好时坏。3 天前出现痰中带血丝,为系统诊治入院。患者发病以来无发热伴盗汗,无呼吸困难及喘息,无胸痛。精神一般,饮食、睡眠差,二便正常,体重下降 5kg。

既往史:无高血压、冠心病、糖尿病病史。吸烟 60 包／年,未戒烟。其母亲 20 年前因肺癌死亡。

病史采集要点

● 常见症状

原发肿瘤引起的症状:咳嗽、咯血、气短或喘鸣、发热、体重下降。

肺外胸内扩展引起的症状:胸痛、声音嘶哑、吞咽困难。

胸外转移引起的症状:至中枢神经可引起高颅压症状、癫痫发作等,至骨骼可引起骨痛、病理性骨折。

● 诱因:见表 2-8-1。

表 2-8-1　原发性肺癌的诱因

诱因	具体描述
吸烟	吸烟是肺癌死亡率进行性升高的首要原因,被动吸烟或环境吸烟也是肺癌的病因之一
职业致癌因子	石棉、砷、铬、镍、铍、煤焦油、芥子气、三氯甲醚、氯甲甲醚、烟草的加热产物及铀、镭等放射性物质衰变时产生的氡气
空气污染	室内小环境:被动吸烟、燃烧燃料和烹饪过程中均可产生致癌物 室外大环境:3,4 苯并芘、氧化亚砷、放射性物质等
电离辐射	大剂量电离辐射可引起肺癌
饮食与营养	较少食用含 β 胡萝卜素的蔬菜和水果,肺癌发生的危险性升高
其他	某些肺部疾病(如肺结核、慢性支气管炎、结节病、慢性肺间质纤维化等)、病毒感染、真菌毒素
遗传和基因改变	家族聚集、遗传易感性及免疫功能降低,代谢障碍、饮食与体力活动等也可能在肺癌的发生中起重要作用

● 诊治经过:止咳药、抗生素的应用情况及疗效。

● 与之鉴别的常见症状:刺激性咳嗽、咯血、胸痛、气短或喘鸣、体重下降。

本例患者:65 岁,男性,吸烟史,石棉接触史,家族史,刺激性干咳,痰中带血,体重下降。

体格检查

体温36.7℃,脉搏92次/min,呼吸18次/min,血压133/72mmHg,神清语利,口唇、颜面无发绀,左侧颈部可触及淋巴结肿大,质硬,边界清楚,无压痛。双肺听诊呼吸音清,未闻及干湿啰音。杵状指。

体格检查要点

重点关注原发肺部表现、肺外胸内扩展、胸外转移及胸外(副癌综合征)表现。

● 多数肺癌患者无明显相关阳性体征。

● 患者出现原因不明、久治不愈的肺外征象,如杵状指/趾、非游走性肺性关节疼痛、男性乳腺增生、皮肤黝黑或皮肌炎、共济失调、静脉炎等。

● 临床表现高度可疑肺癌的患者,查体发现声带麻痹、上腔静脉梗阻综合征、霍纳综合征、副癌综合征等提示局部侵犯及转移的可能。

● 临床表现高度可疑肺癌的患者,查体发现肝大伴有结节、皮下结节、锁骨上窝淋巴结肿大等提示远处转移的可能。

本例患者:颈部淋巴结肿大、杵状指。

辅助检查

胸部CT:左上叶可见一7.9cm×6.6cm大小的块影,边缘见细短的棘状突起,纵隔多发淋巴结增大,可见胸腔积液征。

胸部增强CT:左肺上叶可见一7.9cm×6.6cm大小的块影,边缘见细短的棘状突起,肿块明显强化,密度不均匀,纵隔多发淋巴结增大,可见胸腔积液征(图2-8-1)。

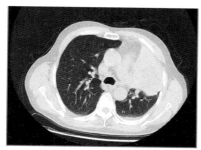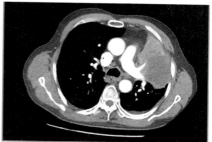

图 2-8-1　肺癌胸部增强 CT

全身骨显像示：全身骨骼未见明显异常，建议定期复查。

支气管镜检查：声带活动对称、声门闭合良好。隆突居中、锐利。右上叶开口可见菜花样新生物，周围支气管黏膜增厚、凹凸不平，余右侧、左侧各级支气管黏膜光滑，管腔通畅（图2-8-2）。

肺泡灌洗液脱落细胞学分析：可见异性细胞，鳞癌可能性大。

右上叶组织病理结果：低分化鳞癌。

肿瘤标志物：CEA 15μg/L、CA12-5 300U/ml。

心电图：未见明显异常。

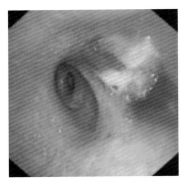

图2-8-2 支气管镜下新生物

辅助检查要点

- 实验室指标、影像学检查、病理学检查可确诊。
- 重要影像学检查：胸部 X 线和胸部 CT 是发现肿瘤最重要的方法之一。包括磁共振成像（MRI）、单光子发射计算机断层成像（SPECT）、正电子发射计算机断层成像（PET）等。
- 肺活检病理：对肺癌的诊断、治疗和预后判断均有价值。包括浅表淋巴结或体表肿块活检、支气管镜检查、胸腔镜检查、纵隔镜检查、开胸肺活检、经胸壁穿刺活检等。
- 肿瘤标志物检测：癌胚抗原（CEA）、细胞角蛋白片段19（CY-FRA21-1）、鳞状细胞癌抗原（SCC）、神经特异性烯醇化酶（NSE）、前胃泌素释放多肽（ProGEP）等。
- 可疑转移：全身骨显像，PET/CT，头颅 CT、MRI，腹部 CT、MRI 等。
- 细胞学：痰脱落细胞学、胸腔积液脱落细胞学、肺泡灌洗液、支气管毛刷等。
- 一般状况评估：血常规、肝肾功能、电解质、血糖、凝血功能、心电图、肺功能等。

本例关键线索

- 吸烟、石棉接触史高危因素，家族史。
- 典型症状、体征。
- 胸 CT、肿瘤标志物等改变。
- 肺泡灌洗液脱落细胞学分析、支气管镜下所见及病理表现。

诊断

根据临床症状、体征、影像学检查和组织病理学检查作出诊断。

- 按解剖学分为中央型肺癌、周围型肺癌。
- 按组织病理学分为非小细胞肺癌(鳞癌、腺癌、大细胞肺癌、其他)和小细胞肺癌。
- 根据 2015 年国际肺癌研究会公布了第 8 版肺癌 TNM 分期系统修订稿 (表 2-8-2、表 2-8-3)。

表 2-8-2　肺癌的 TNM 分期

原发肿瘤(T)	
T_x	未发现原发肿瘤,或通过痰脱落细胞学或支气管灌洗液发现癌细胞,但影像学或支气管镜无法发现
T_0	没有原发肿瘤的证据
Tis	原位癌
T_1	肿瘤最大径≤3cm,周围包绕肺组织及脏胸膜,支气管镜见镜侵及叶支气管,未侵及主支气管
T_{1a}	肿瘤最大直径≤1cm
T_{1b}	肿瘤最大直径 >1~2cm
T_{1c}	肿瘤最大直径 >2~3cm
T_2	肿瘤最大直径 >3~5cm;侵及主支气管(不常见的表浅扩散型肿瘤,不论体积大小,侵犯于支气管壁时,虽可能侵犯主支气管,仍为 T_1)但未侵及隆突;侵及脏胸膜;有阻塞性肺炎或者部分或全肺任何大小的不张。符合以上任何一个条件即归为 T_2
T_{2a}	肿瘤最大直径 >3~4cm
T_{2b}	肿瘤最大直径 >4~5cm
T_3	肿瘤最大直径 >5~7cm;直接侵及以下任何一个器官,包括:胸壁(包含肺上沟瘤)、膈神经、心包;全肺肺不张肺炎;同一肺叶出现孤立性癌结节。符合以上任何一个条件即归为 T_3
T_4	肿瘤最大直径 >7cm;无论大小,侵及以下任何一个器官,包括:纵隔、心脏、大血管、隆突、喉返神经、主气管、食管、椎体、膈肌;同侧不同肺叶内出现孤立癌结节
区域淋巴结(N)	
N_x	区域淋巴结无法评估
N_0	没有区域淋巴结转移

N_1	同侧支气管周围和／或同侧肺门淋巴结及肺内淋巴结转移,包括原发肿瘤侵及的肺内淋巴结
N_2	同侧纵隔内和／或隆突下淋巴结转移
N_3	对侧纵隔、对侧肺门、同侧或对侧前斜角肌及锁骨上淋巴结转移
远处转移(M)	
M_x	远处转移无法评估
M_0	无远处淋巴结转移
M_1	远处转移
M_{1a}	局限于胸腔内,包括胸膜播散(恶性胸腔积液、心包积液或胸膜结节)及对侧肺叶出现癌结节
M_{1b}	远处器官单发转移灶
M_{1c}	多个或单个器官多处转移

表 2-8-3   TNM 与临床分期的关系

临床分期	TNM 分期
隐性癌	$T_xN_0M_0$
0 期	$T_{is}N_0M_0$
Ⅰ A 期:Ⅰ A1	$T_1N_0M_0$
Ⅰ A2	$T_{1b}N_0M_0$
Ⅰ A3	$T_{1c}N_0M_0$
Ⅰ B 期	$T_{2a}N_0M_0$
Ⅱ A 期	$T_1N_1M_0$;$T_{2b}N_0M_0$;$T_{2a}N_1M_0$
Ⅱ B 期	$T_3N_0M_0$;$T_{1\sim2b}N_0M_0$
Ⅲ A 期	$T_4N_0M_0$;$T_{3\sim4}N_1M_0$;$T_{1\sim2b}N_2M_0$
Ⅲ B 期	$T_{3\sim4}N_2M_0$;$T_{1\sim2b}N_3M_0$
Ⅳ A 期	$T_{1\sim4}N_{0\sim3}M_{1a\sim1b}$
Ⅳ B 期	$T_{1\sim4}N_{0\sim3}M_{1c}$

本例患者:65 岁,男性,诱因有吸烟、石棉接触史,家族史。刺激性咳嗽、痰中带血、体重下降等症状。左侧颈部淋巴结肿大,杵状指。肿瘤标志物阳性;胸部 CT 肿块表现;支气管镜下可见新生物;肺泡灌洗液脱落细胞学分析提示可

见异型细胞,鳞癌可能性大;支气管镜下活检病理结果为低分化鳞癌,故可确诊肺癌。

鉴别诊断

● 肺结核:肺结核尤其是肺结核瘤(球)应与周围型肺癌相鉴别。肺结核瘤(球)较多见于青年患者,痰中发现结核分枝杆菌。影像学上多呈圆形,见于上叶和下叶背段,体积较小,边界光滑,密度不匀可见钙化。肺门淋巴结结核应与中央型肺癌相鉴别,多见于儿童、青年,多有盗汗等结核中毒症状。急性粟粒性肺结核应与弥漫性肺泡细胞癌相鉴别,X 线及 CT 表现为细小、分布均匀、密度较淡的粟粒样结节病灶。

● 肺部感染:肺部感染有时难与肺癌阻塞支气管引起的阻塞性肺炎相鉴别。但如肺炎多次发作在同一部位,应高度怀疑有肿瘤堵塞所致,应取患者痰液做细胞学检查和进行支气管镜检查。

● 肺部良性肿瘤:如错构瘤、软骨瘤、纤维瘤等都较少见,但都须与周围型肺癌相鉴别,良性肿瘤病程较长,X 线片及 CT 常呈圆形块影,边缘整齐,没有毛刺,也不呈分叶状。

● 纵隔恶性淋巴瘤(淋巴肉瘤及霍奇金病):临床上常有咳嗽、发热等症状,影像学显示纵隔影增宽,且呈分叶状肿块,有时难以与中央型肺癌相鉴别。

● 肺脓肿:需与癌性空洞继发感染相鉴别,通常起病急,中毒症状严重,多有寒战、高热、咳嗽、咳大量脓臭痰等症状。影像学可见均匀大片状炎性阴影,空洞内常见较深液平。

本例患者:需与上述疾病鉴别。

治疗原则和药物治疗要点

治疗方案主要根据肿瘤的组织学决定。通常小细胞肺癌发现时已转移,难以通过外科手术根治,主要依赖化疗或放疗综合治疗。而非小细胞肺癌可为局限性,外科手术或放疗可根治,但对化疗的反应较小细胞肺癌差。

● 非小细胞肺癌

局限性病变:可根据患者情况选择手术、根治性放疗、根治性综合治疗。对于可耐受手术的 I A、I B、II A、II B 期非小细胞肺癌者首选手术。III A 期若患者的年龄、心肺功能和解剖位置合适,也可考虑手术。III 期患者及拒绝或不能耐受手术的 I、II 期患者均可考虑根治性放疗。

播散性病变:可根据患者行动状态评分(表 2-8-4)选择化疗、放疗或支持治疗;对化疗失败或无法化疗的患者,可使用靶向治疗。若患者行为状态评分≤2 分,且主要器官功能可耐受,可选择化疗,常用化疗方案见表 2-8-5。若患者的原发肿瘤阻塞支气管引起阻塞性肺炎、上呼吸道或上腔静脉阻塞等症状,应考虑放疗。也可对无症状的患者予预防性放疗,通常一个疗程为2~4周,剂量30~40Gy。

表2-8-4　患者行动状态评分

行动状态	分数/分
活动能力完全正常,与患病之前的活动能力无任何差异(=正常人)	0
能自由走动及从事轻体力活动,包括一般家务及办公室工作,但不能从事较重的体力活动(=基本正常,但不能干重体力活动)	1
能自由走动及生活自理,但已经丧失工作能力,日间不少于一半时间可以起床活动(=白天一部分时间需要卧床休息)	2
生活仅能部分自理,日间一半以上的时间卧床或坐轮椅(=白天有一半以上时间需要卧床休息)	3
卧床不起,生活不能自理(=需要整日卧床休息)	4
死亡	5

非小细胞肺癌常用化疗方案见表2-8-5。

表2-8-5　非小细胞肺癌常用化疗方案

化疗方案	剂量/(mg·m^{-2})	用药时间	周期
GP:			q21d
吉西他滨	1 000~1 250	d1,d8	
顺铂	75~100(水化)	d1	
或卡铂	AUC=5	d1	
DP:			q21d
多西紫杉醇	75	d1	
顺铂	75~100(水化)	d1	
或卡铂	AUC=5	d1	
TP:			q21d
紫杉醇	135-175	d1	
顺铂	75~100(水化)	d1	
或卡铂	AUC=5	d1	

续表

化疗方案	剂量/(mg·m⁻²)	用药时间	周期
PP(非鳞癌):			q21d
培美曲塞	500	d1	
顺铂	75~100(水化)	d1	
或卡铂	AUC=5	d1	
NP:			q21d
长春瑞滨	25	d1,d8	
顺铂	80~100(水化)	d1	

注:AUC 表示药物血药浓度时间曲线下面积。

● 小细胞肺癌:以化疗为主的综合治疗以延长患者生存期。

本例患者: 左上肺鳞癌分期为ⅢA 期,心肺功能可,行为状态评分 0 分,通过了多学科讨论采取了手术治疗,术后同步放化疗。

预防

肺癌的预防可分为三级预防,一级预防是病因干预;二级预防是肺癌的筛查和早期诊断,达到肺癌的早诊早治;三级预防为康复预防。

肺癌诊疗流程(图 2-8-3)

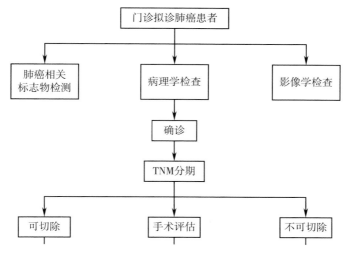

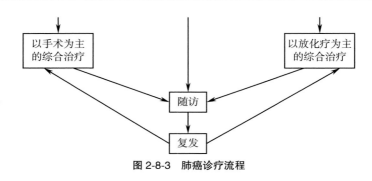

图 2-8-3　肺癌诊疗流程

（王佳烈）

第九节　间质性肺疾病

临床病例

患者,女性,69 岁。以"咳嗽伴活动后气短 4 个月,加重 5 天"为主诉入院。患者于 4 个月前无明显诱因出现咳嗽,以干咳为主,并感日常活动后气短,乏力,无发热,在诊所输注"左氧氟沙星液"5 天无效。2 个月前患者自觉活动后气短进行性加重,活动耐力明显下降,未系统诊治。近 5 天自觉安静时亦感气短,活动后气短明显加重,偶咳灰色痰,无咯血及胸痛。患者自发病以来,精神、食欲一般,睡眠差,大小便正常。

既往史:近 7 年来有双手指关节、腕关节疼痛伴有晨僵,间断服"蒙药"治疗。无粉尘接触史。

病史采集要点

● 常见症状:干咳,活动后气短,进行性呼吸困难,乏力常见,晚期患者缺氧严重时可出现发绀,有的患者还有全身症状如发热、盗汗、消瘦、皮疹、关节肿痛、口干、眼干等。

● 诱因:感染、环境暴露(粉尘、烟雾等)、药物使用、劳累、职业、特殊爱好、是否养宠物、基础疾病如风湿免疫性疾病等。

● 诊治经过:抗生素应用及效果,支气管扩张剂使用及效果,糖皮质激素、免疫抑制剂等用药,家庭氧疗情况。实验室检查、肺部影像学资料等。

● 与之鉴别的常见症状:呼吸困难、干咳、活动耐力下降等。

● 需要注意吸烟史、环境接触史、职业史、治疗史、用药史及家族史,风湿免疫性疾病等病史。

本例患者：老年女性，家庭主妇，进行性气短 4 个月，干咳、乏力伴心悸。抗生素治疗无效。近 7 年来有双手指关节、腕关节疼痛伴晨僵。

体格检查

体温 36.5℃，血压 128/88mmHg，脉搏 101 次/min，呼吸 26 次/min。营养中等，呼吸急促，口唇、颜面发绀，皮肤黏膜未见皮疹及出血点，无口腔溃疡，听诊双肺呼吸音粗，双肺底闻及爆裂音。心界不大，心率 101 次/min，律齐，各瓣膜听诊区未闻及病理性杂音。右手中指关节呈梭形改变，无压痛，无皮下结节，可见杵状指/趾。

体格检查要点

重点关注间质性肺疾病（interstitial lung diseases，ILD）肺部体征、缺氧体征、杵状指/趾，晚期注意肺动脉高压及肺源性心脏病（肺心病）体征，风湿免疫系统疾病体征如皮疹、关节变形等。

- 肺部体征：听诊双肺底闻及爆裂音（velcro 啰音）是 ILD 的常见体征。
- 缺氧体征：呼吸频率增快，口唇、颜面、甲床发绀，心率增快，杵状指/趾。
- 肺动脉高压、肺心病体征：颈静脉怒张，剑突下心尖搏动明显，听诊：心音遥远，$P_2>A_2$，三尖瓣区收缩期杂音。腹水征阳性，肝大，肝区压痛，双下肢凹陷性水肿，肝颈静脉回流征阳性等。

本例患者：呼吸频率增快，26 次/min，口唇、甲床发绀，听诊双肺呼吸音粗，双肺底闻及爆裂音，心率 101 次/min，右手中指关节呈梭形改变，杵状指。

辅助检查

肺功能检查：FVC 占预计值百分比 79.24%，FEV_1 占预计值百分比 73.61%，FEV_1/FVC 72.25%，DL_{CO} 占预计值 71.2%。

动脉血气分析：pH 7.37，$PaCO_2$ 41.5mmHg，PaO_2 53mmHg，SaO_2 86.2%，HCO_3^- 23.6mmol/L。

胸部 CT 检查：可见双肺多发斑片状磨玻璃影，双肺底蜂窝影及网格影（图 2-9-1）。

支气管镜灌洗液（BALF）检查：中性粒细胞百分比 89.5%，嗜酸性粒细胞百分比 0，巨噬细胞百分比 10.5，淋巴细胞百分比 0。

心脏彩超：肺动脉内径正常（25mm），肺动脉压 36mmHg。

血常规：白细胞计数 $8.42 \times 10^9/L$，中性粒细胞百分比 62.1%，嗜酸性粒细胞百分比 10.7%。

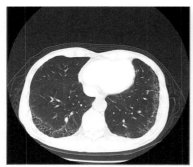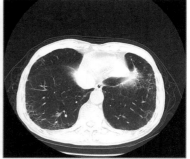

图 2-9-1　间质性肺疾病胸部 CT

痰培养阴性。

肝肾功能正常；尿常规正常。

风湿免疫方面：类风湿因子 1 320U/ml；抗环瓜氨酸多肽抗体 >500U/ml，抗核抗体颗粒型 1∶160。

ESR 33mm/h，CRP 35.32mg/L，PCT 0.06μg/L。

辅助检查要点

实验室指标及影像学检查有助于 ILD 的诊断、肺功能损害程度评估，以及可能的病因推断。

- 肺部影像学表现：胸部高分辨率 CT 有助于诊断 ILD，特别是特发性肺纤维化（IPF）。
- 肺功能损害：肺功能显示不同程度限制性通气功能障碍，弥散功能下降。
- 呼吸衰竭及酸碱失衡：动脉血气分析显示氧分压下降，肺泡动脉氧分压差增大。
- 支气管镜检查：BALF 的细胞分类也有助于 ILD 分类，同时有助于与感染性疾病、肿瘤、肺泡蛋白沉着症等疾病鉴别诊断。
- 外科肺活检：一般包括开胸肺活检和胸腔镜肺活检，尤其对于 IPF，除了具有典型临床影像学表现的 IPF 病例及诊断明确的病例外，肺活检用来确定病理类型以指导治疗。

本例关键线索

- 进行性气短，咳嗽，干咳为主，乏力，无发热。
- 近 5 年来有双手晨僵，接触凉水后有指关节疼痛现象。
- 辅助检查：肺功能显示限制性通气功能障碍，弥散功能下降。胸部高分辨率 CT：双肺多发斑片状磨玻璃影，双肺底蜂窝影及网格影。

● 实验室检查:动脉血气分析示 PaO$_2$ 53mmHg;类风湿因子 1 320U/ml;抗环瓜氨酸多肽抗体 >500U/ml,抗核抗体颗粒型 1:160,ESR 33mm/h,CRP 35.32mg/L。

诊断标准

● 临床诊断某种 ILD 是一个动态过程,需要临床、放射、病理医生的密切合作,根据所获得的完整资料进行不断的修正,诊断流程见图 2-9-2。

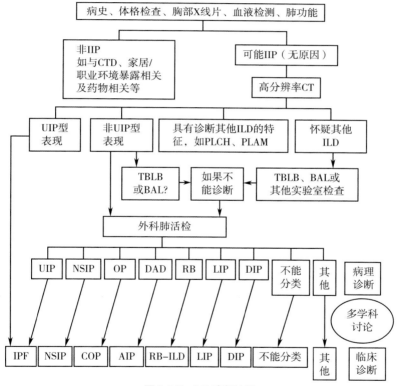

图 2-9-2 ILD 诊断过程

IIP. 特发性间质性肺炎;CTD. 结缔组织病;UIP. 普通型间质性肺炎;ILD. 间质性肺疾病;PLCH. 肺朗格汉斯细胞组织细胞增生症;PLAM. 肺淋巴管平滑肌瘤病;TBLB. 支气管镜肺活检术;BAL. 支气管肺泡灌洗;IPF. 特发性肺纤维化;NSIP. 非特异性间质性肺炎;OP. 机化性肺炎;COP. 隐源性机化性肺炎;DAD. 弥漫性肺泡损伤;AIP. 急性间质性肺炎;RB. 呼吸性细支气管炎;LIP. 特发性淋巴细胞性间质性肺炎;DIP. 脱屑性间质性肺炎。

● 间质性肺疾病目前诊断标准包括：①排除其他已知原因的 ILD，例如家庭或职业环境暴露、结缔组织病、药物性损害等；②高分辨率 CT 呈现普通型间质性肺炎（UIP）表现者不需要进行外科肺活检；③高分辨率 CT 表现不典型者行外科肺活检，联合高分辨率 CT 和外科肺活检组织病理结果诊断 UIP。

本例患者：活动后气短进行性加重 4 个月，伴干咳、乏力。口唇、颜面发绀，听诊双肺呼吸音粗，双肺底闻及爆裂音，心率 101 次 /min，右手中指关节呈梭形改变，杵状指。胸部 CT：双肺多发斑片状磨玻璃影，双肺底蜂窝影及网格影。肺功能显示限制性通气功能障碍，弥散功能下降。实验室检查结果示，动脉血气分析 PaO_2 53mmHg，类风湿因子 1 320U/ml，抗环瓜氨酸多肽抗体 >500U/ml，抗核抗体颗粒型 1∶160，ESR 33mm/h，CRP 35.32mg/L。综合分析此患者诊断考虑类风湿关节炎相关性间质性肺疾病。

鉴别诊断

● 感染原因所致肺弥漫性间质性病变：如肺孢子菌肺炎、巨细胞病毒性肺炎。

● 肺泡蛋白沉着症：BALF 呈牛乳样改变，PAS 染色阳性。

● 慢性过敏性肺炎：影像学有类似 IPF 改变，鉴别要点在于了解明确的抗原接触史，明确症状发作与抗原暴露的关系；BALF 检查显示淋巴细胞明显增加（通常 >40%）。

● IPF：结缔组织病相关间质性肺疾病（CTD-ILD）与 IPF 两种疾病的肺部症状、体征及影像学的表现均无本质区别。IPF 主要表现为以肺部症状体征为主，缺少结缔组织病（CTD）典型的临床表现及相应的各种特征的自身性抗体。

本例患者：需与以上疾病鉴别。

治疗原则和药物治疗要点

● CTD-ILD 强调早诊断、早治疗。晚期 ILD 患者，糖皮质激素与免疫抑制剂效果不佳。目前无大样本资料研究治疗 CTD-ILD 时糖皮质激素和免疫抑制剂给药方案，多数参考 CTD 的方案并根据经验调整。常推荐治疗方案是糖皮质激素联合环磷酰胺或硫唑嘌呤。

● IPF 的治疗目标为减轻症状，减缓发展，预防急性发作，延长生存期。

● 药物治疗：吡非尼酮 1 800mg 每日 1 次，疗程目前无证据支持。尼达布尼 150mg 每日 2 次，对于疗程目前尚无证据支持。

● 呼吸衰竭：对因病情持续进展而致呼吸衰竭的 IPF 患者不建议使用机械通气。

● 肺动脉高压：多数 IPF 相关性肺动脉高压患者未从针对肺动脉高压的治

疗中获益,目前总体不推荐 IPF 患者行该项治疗。

- 非药物治疗:对于平静时低氧血症的给予氧疗。
- 肺康复治疗。
- 肺移植。
- 加强患者教育与自我管理。

本例患者:该患者考虑 CTD-ILD,给予甲泼尼龙 32mg 每日 1 次口服,每两周减 4mg;来氟米特 20mg 每日 1 次口服;白芍总苷胶囊 0.6g 每日 2 次口服;乙酰半胱氨酸胶囊 0.4g 每日 3 次口服。

(王佳烈)

第十节 肺血栓栓塞症

临床病例

患者,男性,67 岁。以"咳嗽、咳痰 5 天,呼吸困难 1 天"为主诉入院。患者 5 天前受凉后出现咳嗽、咳痰,咳少许白色稀薄痰,自服"止咳化痰药物"(具体不详)治疗。1 天前晨起时突发喘息,呼吸困难,一过性晕厥,发作时意识丧失数秒,意识恢复后仍感呼吸困难,就诊于当地医院急诊,查血常规提示白细胞升高、D-二聚体升高,给予消炎、平喘等治疗 3 天后仍有反复发作性呼吸困难,偶有胸痛。为进一步诊治收入院。自发病以来无夜间阵发性呼吸困难,未咳粉红色泡沫样痰。无发热及盗汗,无咯血及痰中带血。病程中饮食、睡眠尚可,二便如常,体重无明显变化。

既往无高血压及糖尿病病史;否认恶性肿瘤病史;否认外伤、手术史;无家族遗传病史。

病史采集要点

- 常见症状:突发呼吸困难及气促(尤以活动后明显)、胸痛、晕厥、咯血、咳嗽、心悸等。
- 危险因素:高龄、恶性肿瘤、长期卧床、近期手术、创伤及骨折、长途航空或乘车旅行、妊娠及产褥、口服避孕药等。
- 诊治经过:相关病史、D-二聚体、CT 肺动脉造影、下肢血管彩超、心脏彩超等检查及相关治疗方案。
- 与之鉴别的常见症状:胸闷、胸痛、呼吸困难、发热、晕厥、下肢水肿等。
- 经过详细询问病史、体格检查等,进行肺血栓栓塞症(PTE)的可能性及风险评估,从而确定诊断流程。

本例患者:咳嗽、咳痰、突发喘息、呼吸困难,活动后加重,晕厥 1 次,偶有胸痛。

体格检查

体温 36.5℃,脉搏 102 次 /min,呼吸 24 次 /min,血压 120/66mmHg,营养良好,呼吸急促。颜面、口唇发绀,听诊双肺呼吸音粗,双肺闻及散在干啰音。心界不大,心率 102 次 /min,律齐,各瓣膜听诊区未闻及病理性杂音。四肢活动自如,双下肢凹陷性水肿,右侧为著,右侧小腿周径比左侧长约 1.5cm。生理反射存在,病理反射未引出。

体格检查要点

重点关注肺动脉;系统阻塞、右心功能不全及深静脉血栓形成(DVT)的相关体征。

- 呼吸系统体征:以呼吸急促最常见,另有发绀、肺部啰音或胸腔积液的相应体征。
- 循环系统体征:包括心率、血压变化,严重时可出现血压下降甚至休克,颈静脉充盈,肺动脉瓣区第二心音亢进($P_2>A_2$)或分裂,三尖瓣区收缩期杂音。
- DVT 的体征:主要表现为患肢肿胀、周径增粗、疼痛或压痛、皮肤色素沉着,行走后患肢易疲劳或肿胀。
- 其他:可伴有发热,多为低热,少数患者可有中度以上的发热。

本例患者:脉搏 102 次 /min,呼吸 24 次 /min,血压 120/76mmHg,呼吸急促,颜面、口唇发绀,听诊双肺呼吸音粗,双肺闻及散在干啰音,心率 102 次 /min,双下肢凹陷性水肿,右侧为著,右侧小腿周径比左侧大约 1.5cm。

辅助检查

血常规:WBC $11.62 \times 10^9/L$,Hb 144g/L,PLT $131 \times 10^9/L$。

血气分析:pH 7.46,$PaCO_2$ 29.4mmHg,PaO_2 61.5mmHg,SaO_2 91.2%。

凝血功能:凝血酶原时间 15.1 秒,D- 二聚体 20mg/L。

心肌酶:AST 25U/L,LDH 304U/L,CK 266U/L,CK-MB 13.3U/L。

肌钙蛋白 T 0.13μg/L。

NT-proBNP 1 270ng/L。

心电图:窦性心律,Ⅲ 导联可见 Q 波,$V_1 \sim V_4$ 及 Ⅲ 导联可见 T 波倒置(图 2-10-1)。

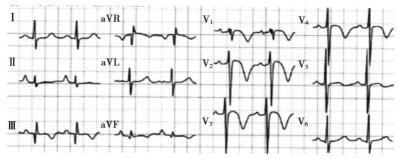

图 2-10-1　肺血栓栓塞症心电图

双下肢静脉彩超：左小腿肌间静脉血栓形成，右下肢腘静脉血栓形成。

CT 肺动脉造影检查：双肺动脉可见明显充盈缺损，提示 PTE（图 2-10-2）。

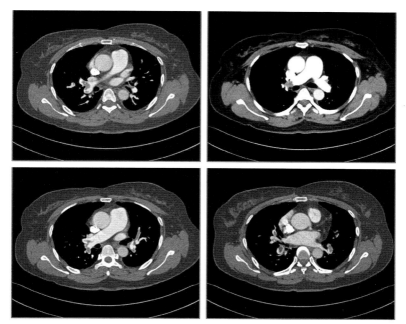

图 2-10-2　肺血栓栓塞症 CT 肺动脉造影

心脏超声提示：右心室增大，右室前壁厚度 6mm，右室壁运动幅度减低，肺动脉压 39mmHg。

辅助检查要点

实验室指标及影像学检查一般按疑诊、确诊、求因三个步骤进行。

（一）疑诊相关检查

- 血浆 D- 二聚体：若 D- 二聚体含量 <0.2mg/L，可基本排除 PTE。
- 动脉血气分析：常表现为低氧血症、低碳酸血症和肺泡 - 动脉血氧分压差增大。
- 血浆肌钙蛋白：包括肌钙蛋白 I（cTNI）及肌钙蛋白 T（cTNT）可增高。
- B 型钠尿肽（BNP）和 N 末端 B 型钠尿肽前体（NT-proBNP）：无明确心脏基础疾病者 BNP 或 NT-proBNP 增高，需考虑 PTE 可能。
- 心电图：较为多见的表现包括 $V_1 \sim V_4$ 的 T 波改变和 ST 段异常；部分病例可出现 $S_IQ_{III}T_{III}$ 征。
- 胸部 X 线片：胸部 X 线片表现区域性肺血管纹理变细、稀疏或消失，尖端指向肺门的楔形阴影，右下肺动脉干增宽或伴截断征，肺动脉段膨隆，以及右心室扩大征，少至中量胸腔积液征等。
- 超声心动图：超声心动图检查可发现右室后负荷过重征象，可作为危险分层重要依据。

（二）确诊相关影像学检查

- CT 肺动脉造影（CTPA）：灵敏度和特异度均较高，是目前确诊 PTE 的首选检查。
- 核素肺通气 / 灌注（V/Q）显像：其典型征象是呈肺段分布的肺灌注缺损，并与通气显像不匹配。
- 磁共振肺动脉造影（MRPA）：可以直接显示肺动脉内的栓子及 PTE 所致的低灌注区，但对肺段以下水平的 PTE 诊断价值有限。
- 肺动脉造影：选择性肺动脉造影为 PTE 诊断的"金标准"。随着 CT 肺动脉造影的发展和完善，肺动脉造影已很少用于急性 PTE 的临床诊断，应严格掌握适应证。

（三）DVT 相关影像学检查

包括静脉超声（US）、CT 静脉造影（CTV）、核素静脉显像、静脉造影等。

（四）求因相关检查

对于确诊的 PTE 患者应进行求因检查，对于疑似遗传陷患者，应先做病史和家族史的初筛。如除制动、创伤、明确肿瘤病史、长期口服避孕药等因素外，需注意进行隐源性肿瘤的筛查、抗凝蛋白及抗磷脂综合征相关检测、易栓症相关基因检测等。

本例关键线索

- 血气分析提示:低氧血症、低碳酸血症。
- D- 二聚体明显升高。
- 心肌酶、肌钙蛋白升高。
- NT-proBNP 升高。
- 心电图示 $S_I Q_{III} T_{III}$ 征。
- 双下肢静脉彩超提示 DVT。
- CT 肺动脉造影提示双肺动脉栓塞。
- 心脏超声提示:右心室增大,右室前壁厚度 6mm,右室壁运动幅度减低,肺动脉压 39mmHg。

诊断策略

目前急性 PTE 的诊断主要基于疑诊、确诊、求因、危险分层的策略。目前已经研发出多种明确的临床预测评分,最常用的包括简化 Wells 评分、修订版 Geneva 评分量表等(表 2-10-1)。

表 2-10-1　PTE 临床可能性评分表

简化 Wells 评分	计分	修订版 Geneva 评分	计分
PTE 或 DVT 病史	1	PTE 或 DVT 病史	1
4 周内制动或手术	1	1 个月内手术或骨折	1
活动性肿瘤	1	活动性肿瘤	1
心率 /(次·min^{-1})		心率 /(次·min^{-1})	
≥100	1	75~94	1
咯血	1	≥95	2
DVT 的症状或体征	1	咯血	1
其他鉴别诊断的可能性低于 PTE	1	单侧下肢疼痛	1
临床可能性		下肢深静脉触痛及单侧下肢水肿	1
低度可能	0~1	年龄 >65 岁	1
高度可能	≥2	临床可能性	
		低度可能	0~2
		高度可能	≥3

注:PTE,肺血栓栓塞症;DVT,深静脉血栓形成。修订版 Geneva 评分三分类法:0~1 分低度可能,2~4 分为中度可能,≥5 分为高度可能。

（一）疑诊

● 推荐基于临床经验或应用临床可能性评分（简化的 Wells 评分、修订的 Geneva 评分量表）对急性 PTE 进行疑诊的临床评估。

● 推荐临床评估联合 D- 二聚体检测进一步筛查急性 PTE。

临床评估低度可能的患者，如 D- 二聚体检测阴性，可基本除外急性 PTE，如 D- 二聚体检测阳性，建议行确诊检查。

临床评估高度可能的患者，建议直接行确诊检查。

（二）确诊

疑诊 PTE 的患者：根据是否合并血流动力学障碍采取不同的诊断策略。

● 血流动力学不稳定的 PTE 疑诊患者：建议完善 CT 肺动脉造影检查；如无条件或不适合行 CT 肺动脉造影检查，建议行床旁超声心动图检查，如发现血栓证据，在排除其他疾病可能性后，建议按照 PTE 进行治疗；如发现 DVT 的证据，则可启动治疗，临床情况稳定后行确诊检查。

● 血流动力学稳定的 PTE 疑诊患者：CT 肺动脉造影为首选的确诊检查手段。

（三）求因

● 急性 PTE 患者，推荐积极寻找相关的危险因素。

● 若不存在可逆诱发因素，注意探寻潜在疾病，如恶性肿瘤、抗磷脂综合征、炎性肠病、肾病综合征等。

● 年龄较轻（如年龄 <50 岁）或家族性静脉血栓栓塞症（VTE）患者，若无可逆诱发因素，行易栓症筛查。

在急性 PTE 的求因过程中，需要探寻任何可疑的危险因素，包括遗传性和获得性 2 类（表 2-10-2）。

表 2-10-2　静脉血栓栓塞症的危险因素

遗传性危险因素	获得性危险因素		
	血液高凝状态	血管内皮损伤	静脉血流瘀滞
抗凝血酶缺乏	高龄	手术	瘫痪
蛋白 S 缺乏	恶性肿瘤	创伤 / 骨折	长途航空 / 乘车
蛋白 C 缺乏	抗磷脂抗体综合征	中心静脉置管或起搏器	急性内科疾病住院
V 因子 Leiden 突变	口服避孕药	吸烟	居家养老护理
凝血酶原 20210A 基因突变	妊娠 / 产褥期	高同型半胱氨酸血症	

续表

遗传性危险因素	获得性危险因素		
	血液高凝状态	血管内皮损伤	静脉血流瘀滞
XII因子缺乏	静脉血栓个人史／家族史	肿瘤静脉内化疗	
纤溶酶原缺乏	肥胖		
纤溶酶原不良血症	炎性肠病		
血栓调节蛋白异常	肝素诱导血小板减少症		
纤溶酶原激活物抑制因子过量	肾病综合征		
非"O"血型	真性红细胞增多症 巨球蛋白血症 植入人工假体		

（四）危险分层

建议对确诊的急性 PTE 患者进行危险分层以指导治疗，目前指南推荐的危险分层方法见表 2-10-3。

表 2-10-3　肺栓塞危险分层

危险分层	休克或低血压	影像学 （右心室功能不全）	实验室指标 （心脏生物学标志物升高）
高危	+	+	+/-
中高危	-	+	+
中低危	-	+/-	-/+
低危	-	-	-

本例患者：患者具备 PTE 的临床症状、体征，简化的 Wells 评分为 3 分，相关辅助检查支持肺栓塞诊断，且伴有心脏生物学标志物升高，超声心动图提示右心室功能不全，但无明显血流动力学改变，故诊断为急性中高危 PTE。

鉴别诊断

- 冠状动脉粥样硬化性心脏病。
- 肺炎。

- 主动脉夹层。
- 其他引起胸腔积液的疾病：如结核性胸膜炎、肿瘤等。
- 表现为晕厥的疾病鉴别：如心律失常、脑血管疾病等。
- 表现为休克的疾病鉴别：需与低血容量性、心源性休克等鉴别。
- 慢性血栓栓塞性肺动脉高压的鉴别：需与特发性肺动脉高压等鉴别。

本例患者：该患者需与肺炎、心源性休克、脑血管疾病等鉴别。

治疗原则和药物治疗要点

（一）一般处理与呼吸循环支持治疗

1. 对高度疑诊或确诊急性 PTE 的患者，应严密监测呼吸、心率、血压、心电图及血气的变化，并给予积极的呼吸与循环支持。

2. 对合并休克或低血压的急性 PTE 患者，必须进行血流动力学监测，予支持治疗。

3. 注意保持大便通畅，避免用力，以防止血栓脱落；其他对症支持治疗。

（二）抗凝治疗

1. 普通肝素　先给予 3 000~5 000U 或按 80U/kg 静脉注射，继之以 18U/（kg·h）持续静脉泵入。在治疗的最初 24 小时内每 4~6 小时监测活化部分凝血活酶时间（APTT），使 APTT 在 24 小时内达到并维持于正常值的 1.5~2.5 倍（注意监测血小板，必要时及时停药）。

2. 低分子量肝素　根据体重给药，详见表 2-10-4。

3. 磺达肝癸钠　应用方法：5mg（体重 <50kg）、7.5mg（体重 50~100kg）、10mg（体重 >100kg），每日一次，皮下注射。

表 2-10-4　常用低分子量肝素的使用

药品	使用方法（皮下注射）	注意事项（单日总量）
依诺肝素（克赛）	100U/kg 每 12h 一次 或 1.0mg/kg 每 12h 一次	不大于 180mg
那曲肝素（速碧林）	86U/kg 每 12h 一次或 0.1ml/10kg 每 12h 一次	不大于 17 100U
达肝素（法安明）	100U/kg 每 12h 一次或 200U/kg 每日一次	不大于 18 000U

4. 华法林　初始剂量推荐 3.0~5.0mg，大于 75 岁和出血高危患者应从 2.5~3.0mg 起始，推荐国际标准化比值（INR）维持在 2.0~3.0（目标值为 2.5），并定期检测。

5. **新型口服抗凝药**　包括阿加曲班、达比加群酯、利伐沙班及阿哌沙班等。

（三）溶栓治疗

1. 急性高危 PTE,如无溶栓禁忌,推荐溶栓治疗;急性非高危 PTE 患者,不推荐常规溶栓治疗。

2. 急性中高危 PTE,建议先给予抗凝治疗,并密切观察病情变化,一旦出现临床恶化,且无溶栓禁忌,建议给予溶栓治疗。

3. 急性 PTE 应用溶栓药物,建议重组组织型纤溶酶原激活剂(rt-PA)50mg、尿激酶 2 万 U/kg 或重组链激酶 150 万 U,2 小时持续静脉滴注。

4. 急性高危 PTE,溶栓治疗前如需初始抗凝治疗,推荐首选普通肝素。

5. 溶栓治疗后,应每 2~4 小时监测 APTT,当其水平降至正常值 2 倍(<60 秒)时,即应启动规范的肝素治疗。

（四）介入治疗

肺栓塞的介入治疗:主要包括经导管吸栓、碎栓术和下腔静脉滤器植入术。

本例患者:选择那曲肝素钙 86U/kg 每 12 小时一次,皮下注射抗凝治疗,并注意一般支持治疗。

高危肺血栓栓塞症诊断流程（图 2-10-3）

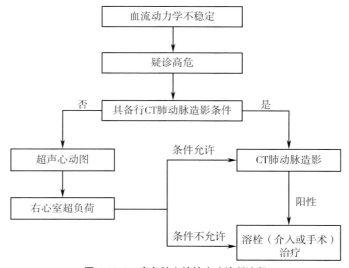

图 2-10-3　高危肺血栓栓塞症诊断流程

非高危肺血栓栓塞症诊断流程（图 2-10-4）

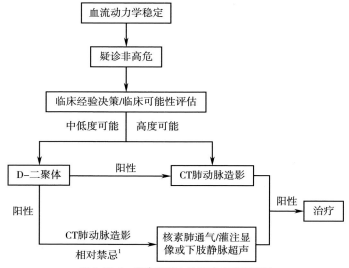

图 2-10-4　非高危肺血栓栓塞症诊断流程

1. 相对禁忌：妊娠期女性；造影剂过敏患者；凝血障碍者；严重的肝肾功能不全；严重的心力衰竭不可以平卧者；感染性心内膜炎。

（王佳烈）

第十一节　胸腔积液

临床病例

　　患者，男性，25 岁，学生。以"胸闷、右侧胸痛伴低热半月"为主诉入院。患者于半个月前无明显诱因出现胸闷、右侧胸痛，为持续性钝痛，深吸气时胸痛加重，伴有咳嗽、咳痰，咳少量白色黏痰，有午后低热，最高体温 38.0℃，夜间盗汗、乏力明显，食欲下降，门诊就诊，查胸部 X 线片提示右侧胸腔积液，为系统诊治入院。患者发病以来无咯血、无夜间阵发性呼吸困难。饮食、睡眠差，二便正常，体重无明显变化。

　　既往体健，长期居住集体宿舍，营养状态差。无家族遗传性疾病。

病史采集要点

● 常见症状:症状与胸腔积液量有关。少量胸腔积液时可出现胸闷、胸痛,深吸气时胸痛加重,干咳,随着积液量的增加,胸痛可缓解,但可出现气短、呼吸困难。结核性胸膜炎多见于青年人,常伴有低热、盗汗、消瘦、乏力。恶性胸腔积液多伴有呼吸道及原发部位肿瘤的症状。肺炎旁积液多伴有咳嗽、咳痰、发热、胸痛。心力衰竭所致积液多为漏出液,有心功能不全的其他表现。

● 诱因:感染(病毒、细菌、非典型病原体)、劳累、居住条件及营养状态差。

● 诊治经过:胸腔穿刺实验室检查及治疗经过。

● 与之鉴别的常见症状:胸闷、咳嗽、咳痰、呼吸困难。

本例患者:长期居住集体宿舍,营养状态差,咳嗽、咳痰、胸闷、胸痛,深吸气时胸痛加重,午后低热、乏力、盗汗、食欲减退。

体格检查

体温 37.8℃,脉搏 90 次/min,呼吸 24 次/min,血压 110/70mmHg。精神差,呼吸频率增快,口唇、颜面无发绀,气管向左侧移位,右侧胸廓饱满,右肺触觉语颤减弱,呼吸动度减弱,右肺叩诊呈浊音,听诊右肺呼吸音减弱,双肺未闻及干、湿啰音。心界不大,心率 90 次/min,心音有力,律齐,各瓣膜听诊区未闻及病理性杂音。双下肢无水肿。

体格检查要点

● 胸腔积液体征:气管向健侧移位,患侧胸廓饱满,触觉语颤减弱,叩诊浊音;听诊:患侧呼吸音减弱或消失。

● 呼吸衰竭表现:呼吸频率增快,口唇、颜面可有发绀。

● 肺部感染体征:双肺可闻及湿啰音。

本例患者:呼吸频率增快,气管向左侧移位,右侧胸廓饱满,触觉语颤减弱,呼吸动度减弱,右肺叩诊呈浊音,听诊右肺呼吸音减弱,双肺未闻及干、湿啰音。

辅助检查

肺功能检查:FVC 占预计值 66%,FEV_1 占预计值 80%,FEV_1/FVC 81%,DL_{CO} 占预计值 59%。

动脉血气:pH 7.38,$PaCO_2$ 35mmHg,PaO_2 68mmHg,SaO_2 93%。

胸部 X 线:右侧胸腔积液表现(图 2-11-1)。

胸 CT:右侧胸腔积液,压缩性肺不张,双侧胸膜增厚(图 2-11-2)。

胸腔积液彩超:右侧大量胸腔积液。

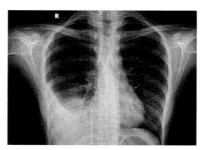

图 2-11-1　胸腔积液胸部 X 线

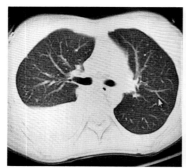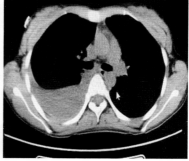

图 2-11-2　胸腔积液胸部 CT

胸腔积液常规:外观呈草绿色,微浊,比重 1.036,pH 7.28,可见大量淋巴细胞。

胸腔积液生化:葡萄糖 3.2mmol/L,蛋白质 35g/L,ADA 62U/L,LDH 280U/L。

血常规:WBC 11.5×10^9/L,中性粒细胞百分比 85%,RBC 3.22×10^{12}/L,Hb 110g/L,HCT 58%,PLT 165×10^9/L。

ESR 86mm/h,PCT 1.0μg/L。

胸腔积液培养无致病菌生长,胸腔积液抗酸染色(+)。

辅助检查要点

● 实验室指标及影像学检查可确诊胸腔积液,胸腔穿刺置管引流术行胸腔积液检测可区别漏出液与渗出液,进一步明确病因。

● 超声检查探测胸腔积液灵敏度高、定位准确,临床用于评估胸腔积液的积液量及初步定性,以及协助胸腔积液穿刺定位。

● 胸部 CT 或 PET/CT 检查可显示少量胸腔积液、肺内病变、胸膜间皮瘤、胸内及胸膜转移瘤等,有助于病因诊断。

● 胸腔穿刺术/置管引流术一方面可以进行胸腔积液检测,另一方面可缓解患者气短症状,还可以进行胸腔内注药等治疗。

● 胸腔镜检查:原因不明胸腔积液的病因诊断和慢性持续性胸腔积液的治疗是胸腔镜检查的主要指征,并可切除小病灶或封闭支气管胸膜漏。

● 反映炎症水平的指标:血常规、ESR、CRP、PCT。

本例关键线索

● 青年男性患者,长期群居生活,营养状态差。

● 典型症状(结核中毒症状)、体征(胸腔积液体征)。

● ESR 86mm/h,PCT 1.0μg/L。

● 胸腔积液彩超:右侧大量胸腔积液。

● 胸腔积液常规:外观呈草绿色,微浊,比重1.036,pH 7.28,可见大量淋巴细胞。

● 胸腔积液生化:葡萄糖3.2mmol/L,蛋白质35g/L,腺苷脱氨酶(ADA)62U/L,乳酸脱氢酶(LDH)280U/L。

● 胸腔积液抗酸染色(+)。

诊断标准

符合下列三项标准中任何一项者可定为渗出液(Light标准):

● 胸腔积液蛋白与血清蛋白之比>0.5。

● 胸液LDH>200U/L或者大于正常血清LDH最高值的2/3。

● 胸腔积液LDH与血清LDH之比>0.6。

本例患者:青年男性患者,长期群居生活,营养状态差,有典型的结核中毒症状及胸腔积液体征,胸腔积液检测符合渗出液,胸腔积液抗酸染色(+)。故诊断结核性胸膜炎。

鉴别诊断

● 肺炎旁胸腔积液:肺炎旁胸腔积液系指因细菌性肺炎、肺脓肿或支气管扩张引起的胸腔积液。X线检查先有肺实质的浸润影,然后出现胸腔积液,积液量一般不多。抗感染治疗后胸腔积液大多可以吸收。

● 恶性胸腔积液:恶性肿瘤直接侵犯或转移至胸膜所致。常见于肺癌、乳腺癌、淋巴瘤,其他为卵巢癌转移、肉瘤(主要为黑色素肉瘤)等。胸膜间皮瘤为原发胸膜肿瘤,胸腔积液多呈血性、量大、增长迅速,癌胚抗原(CEA)及其他肿瘤标志物升高。胸腔积液脱落细胞检查、胸腔镜、胸膜活检等有助于进一步诊断及鉴别。

● 结缔组织相关性胸腔积液:结缔组织病中并发胸膜炎者,以类风湿关节炎为最多,也可见于系统性红斑狼疮、结节性多动脉炎等。多有原发结缔组织病的相关症状,相应抗体检查有助于诊断,原发病治疗后胸腔积液可逐渐消失。

● 胆固醇胸膜炎:指胸液中含有大量游离的胆固醇结晶,多见于右侧。胸液外观似乳糜状,故有假性乳糜胸之称。胸液稍浑浊,呈黄白色,摇动试管时可见含有大量折光的胆固醇结晶。

● 漏出液鉴别:常见病因是充血性心力衰竭,多为双侧,积液量右侧多于左侧。肝硬化胸腔积液多伴有腹水,极少仅表现为胸腔积液。肾病综合征胸腔积液多为双侧,可表现为肺底积液。低蛋白血症的胸腔积液多伴有全身水肿。腹膜透析的胸腔积液类似于腹透液,葡萄糖高,蛋白质 <1.0g/L。心包疾病引起的胸腔积液多为双侧,且左侧多于右侧。

治疗原则

根据病因不同治疗方案不同,积极治疗原发病。肺炎旁胸腔积液经有效的抗生素治疗大多可吸收。

● 结核性胸膜炎:原则上应该尽快抽尽积液,防止胸膜粘连,积极抗结核治疗。

● 恶性胸腔积液:治疗原发病,可胸膜腔内注药治疗,也可行胸膜粘连术。

● 结缔组织病相关性胸腔积液:积极治疗原发病。

● 胆固醇性胸腔积液:外科胸膜剥脱术。

● 漏出液治疗:针对病因积极抗心衰、补蛋白等治疗原发病。

本例患者:诊断结核性胸膜炎,给予异烟肼、利福平、乙胺丁醇口服及泼尼松20mg 每日 1 次,口服,治疗三周后,症状基本消失,复查超声,胸腔积液吸收。泼尼松逐渐减量后停用。

胸腔积液诊治流程(图 2-11-3)

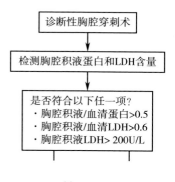

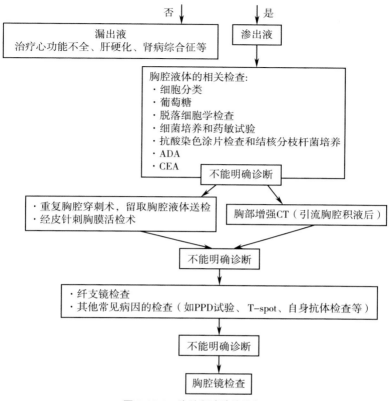

图 2-11-3 胸腔积液诊治流程

LDH. 乳酸脱氢酶;ADA. 腺苷脱氨酶;CEA. 癌胚抗原;PPD 试验 . 结核菌素试验;T-spot. 结核感染 T 细胞试验。

（王佳烈）

第十二节 急性呼吸衰竭

临床病例

患者,男性,62 岁。以"咳嗽、咳痰、发热 7 天,加重伴呼吸困难 3 天"为主诉入院。患者 7 天前受凉后出现咳嗽、咳痰,伴间断发热,最高体温 38.0℃,未予重视。3 天前上述症状加重,咳嗽频繁,影响睡眠,痰量增多,体温最高可达

39.0℃,且出现呼吸困难,日常活动受限。就诊于当地中医院口服中药治疗,并自行口服"布洛芬颗粒"退热,效果不佳。咳嗽、呼吸困难进行性加重,为进一步系统诊治收入院。患者自发病以来无咯血、胸痛及心悸,精神、食欲差,夜间睡眠差,小便正常,大便干燥。

既往体健;无吸烟、饮酒史;无家族遗传疾病史。

病史采集要点

● 常见症状及体征:呼吸困难,发绀。急性缺氧可出现精神错乱、烦躁、抽搐、昏迷。如合并二氧化碳潴留,可出现嗜睡、淡漠、扑翼样震颤,甚至呼吸骤停。循环系统可表现为心动过速。消化系统、泌尿系统受损可出现肝功能和肾功能异常,消化道出血。

● 诱因:呼吸系统严重感染、急性呼吸道梗阻、危重症哮喘、急性肺水肿、肺血管疾病、气胸、大量胸腔积液及颅内感染、脑血管病变、神经-肌肉疾病累及呼吸肌等。

● 诊疗经过:起病缓急,病史特点,详细抗生素应用及其他治疗情况。

● 与之鉴别的常见症状:呼吸困难、气促、神经精神症状。

● 心血管系统、神经系统既往相关疾病史。

本例患者:老年男性,急性起病,咳嗽、咳痰、发热伴呼吸困难。既往无肺部、心脏及神经肌肉等疾病史。

体格检查

体温 39.0℃,脉搏 104 次/min,呼吸 34 次/min,血压 116/65mmHg。神志清楚,呼吸急促,口唇、甲床发绀,听诊:双肺呼吸音粗,双肺可闻及湿啰音。心率 104 次/min,律齐,心音有力,各瓣膜听诊区未闻及病理性杂音。腹平软,无压痛及反跳痛。双下肢无水肿。生理反射存在,病理反射未引出。

体格检查要点

● 生命体征:体温、呼吸、脉搏、血压及脉氧饱和度。

● 原发病体征。

● 呼吸衰竭体征:口唇、颜面发绀,呼吸频率明显增快。

本例患者:体温 39.0℃,脉搏 104 次/min,呼吸 34 次/min;呼吸急促,口唇、甲床发绀;听诊:双肺呼吸音粗,双肺可闻及湿啰音。

辅助检查

血常规:WBC 16.65×10^9/L,中性粒细胞百分比 85%,Hb 140g/L,PLT 211×

10^9/L。

炎症指标：CRP 273.1mg/L，PCT 5.1μg/L。

动脉血气分析：pH 7.44，$PaCO_2$ 31.6mmHg，PaO_2 53mmHg，HCO_3^- 22.4mmol/L。

血生化：肝肾功能及心肌酶正常。

血 G 试验（－）、GM 试验（－）。

病原学检查：痰培养（－）、血培养（－）。

心脏彩超：各房室腔内径正常，左室舒张功能减低。

双下肢静脉超声未见异常。

胸部 CT：双肺多发实变及磨玻璃影，双肺多发微结节及小结节，右侧胸腔积液（图 2-12-1）。

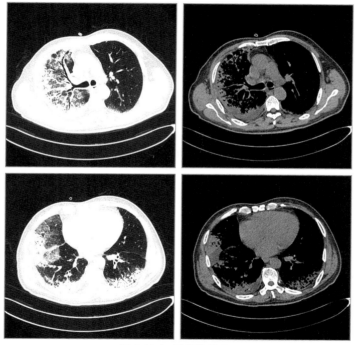

图 2-12-1　肺炎胸部 CT

辅助检查要点

动脉血气分析可以判断呼吸衰竭类型，实验室检查及影像学检查协助诊断病因及严重程度。

- 呼吸衰竭类型：Ⅰ型呼吸衰竭血气分析特点是 $PaO_2<60mmHg$，$PaCO_2$ 降低或正常；Ⅱ型呼吸衰竭血气分析特点是 $PaO_2<60mmHg$，同时伴有 $PaCO_2>50mmHg$；根据血气分析特点判断酸碱失衡情况。
- 影像学检查：胸部 CT 表现可以明确呼吸衰竭病因，了解肺部病变严重程度。
- 反映体内炎症水平的指标：CRP、PCT、血常规。
- 其他脏器功能：肝、肾、心、脑等评估。

本例关键线索

- 动脉血气分析提示Ⅰ型呼吸衰竭，$PaCO_2$ 偏低。
- 炎性指标：WBC、PCT、CRP 均升高。
- 影像学检查：胸 CT 提示双肺多发实变及磨玻璃影。

诊断标准

除原发疾病、低氧血症及二氧化碳潴留导致的临床表现外，呼吸衰竭的诊断主要依靠动脉血气分析。吸空气时 $PaO_2<60mmHg$，伴或不伴 $PaCO_2>50mmHg$，即可诊断为呼吸衰竭。结合肺功能、胸部影像学、纤维支气管镜等检查有助于明确呼吸衰竭病因。

本例患者：既往体健，急性起病，受凉为诱因，表现为咳嗽、咳痰、发热、呼吸困难。查体：体温 39.0℃，脉搏 104 次/min，呼吸 34 次/min。呼吸急促，口唇、甲床发绀。听诊：双肺呼吸音粗，双肺可闻及湿啰音。血气分析提示Ⅰ型呼吸衰竭。胸部 CT：双肺多发实变及磨玻璃影，故可确诊Ⅰ型呼吸衰竭，双肺肺炎。

鉴别诊断

- 急性左心衰竭：多有高血压、冠心病、风心病病史，发作时端坐呼吸，咳粉红色泡沫样痰，影像学表现为心影增大、蝶形分布，肺淤血。
- 急性间质性肺炎：常见症状为咳嗽、发热及呼吸困难，乏力也较常见，可出现发绀，听诊吸气末爆裂音是常见体征。胸 CT 以间质改变为主。

本例患者：本例患者需与急性肺水肿、急性间质性肺炎、弥漫性肺泡出血鉴别。

治疗原则和药物治疗要点

加强呼吸支持，保持呼吸道通畅、纠正缺氧和改善通气；呼吸衰竭病因和诱因的治疗；一般支持治疗及对其他重要脏器功能的监测和支持。

1. 病因治疗　机械通气只是为呼吸衰竭的基础治疗赢得时间，根本治疗主要为原发病的治疗。因此在解决呼吸衰竭本身造成危害的前提下,要及时针对不同病因采取相应的治疗措施,如肺炎应积极抗感染治疗,哮喘应加强抗炎和平喘治疗。

2. 保持呼吸道通畅

● 若患者昏迷应使其处于仰卧位,头后仰,托起下颌并将口打开。

● 清除气道内分泌物及异物。

● 若以上方法不能奏效,必要时建立人工气道,包括简便人工气道、气管插管及气管切开。

3. 氧疗 急性呼吸衰竭患者均需要氧疗。

● 吸氧浓度在保证 PaO_2 提高到 60mmHg 或血氧饱和度达 90% 以上的前提下,尽量降低吸氧浓度。

● 吸氧装置包括鼻导管、面罩、鼻塞,以及经鼻高流量氧疗。

4. 机械通气 应用机械通气可维持必要的肺泡通气量,降低 $PaCO_2$,改善肺的气体交换效能,使呼吸肌得以休息。可首选无创机械通气。但患者应具备以下基本条件:

● 清醒能合作。

● 血流动力学稳定。

● 不需要气管插管保护(即患者无误吸、严重消化道出血、气道分泌物过多且排痰不利等情况)。

● 无影响使用鼻/面罩的面部创伤。

● 能耐受鼻/面罩。

无效者应及时气管插管采用有创通气。

5. 增加通气量、改善 CO_2 潴留 呼吸兴奋剂的使用必须保持呼吸道通畅,适用于以中枢抑制为主,通气量不足引起的呼吸衰竭。

6. 一般支持治疗

● 纠正电解质紊乱和酸碱平衡失调,加强液体管理,保证充足的营养及热量供给。

● 重要脏器功能的监测与支持。

● 呼吸衰竭往往会累及其他重要脏器,加强对呼吸、心脏、脑和肝肾等重要脏器功能的监测与支持。

本例患者:予以无创呼吸机辅助通气,抗感染、祛痰、扩张气道、纠正电解质紊乱、营养支持治疗。

(刘慧招)

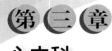

心内科

第一节　急性 ST 段抬高心肌梗死

临床病例

患者,男性,67 岁。主因"胸痛 8 小时"入院。患者于 8 小时前无明显诱因出现心前区疼痛,呈压榨样,伴心悸、大汗淋漓及恶心、呕吐,口服丹参滴丸等药物症状无缓解,就诊于当地医院,心电图示:V_1~V_6 导联 ST 段弓背向上抬高。为求进一步诊治转入院。病程中,患者无发热,无头晕、头痛,无咳嗽、咳痰,无腹痛、腹泻,睡眠及二便如常,体重近期未见增减。

既往有高血压病史 10 年,最高血压 170/90mmHg,平素应用硝苯地平缓释片 20mg,2 次 /d,血压控制平稳。

病史采集要点

● 常见症状:胸骨后和心前区剧烈的压榨样疼痛(通常超过 10 分钟),可向下颌、颈部、背部放射,常伴有恶心、呕吐、大汗淋漓、呼吸困难等,含服硝酸甘油不能完全缓解。应注意不典型疼痛部位(上腹痛)和无痛性心肌梗死。

● 既往史:冠心病史、高血压、糖尿病、外科手术和拔牙史,出血性疾病(消化性溃疡、脑血管意外、大出血、不明原因贫血或黑便)、脑血管疾病(缺血性卒中、颅内出血或蛛网膜下腔出血),以及抗血小板、抗凝和溶栓药物应用史。

● 与之鉴别的常见症状及体征:胸壁压痛、双上肢血压差别、呼吸困难、发绀、咯血、腹部压痛、反跳痛、墨菲征、心包摩擦音等。

● 心脑血管及动脉炎等相关疾病既往史,家族史。

本例患者:心前区压榨样疼痛,心悸,大汗淋漓,恶心、呕吐,应用扩张冠脉药物症状缓解不明显。

体格检查

体温 36.5℃,脉搏 65 次 /min,呼吸 17 次 /min,血压 110/60mmHg。神清,对

答切题,检查合作。听诊双肺呼吸音粗,双下肺闻及少量湿啰音,心率 65 次 /min,律齐,各瓣膜听诊区未闻及病理性杂音,腹部平坦,无压痛及反跳痛,肝脾肋下未触及,双下肢无水肿。生理反射存在,病理反射未引出。

体格检查要点

- 密切注意生命体征。
- 观察患者一般状态:有无皮肤湿冷、面色苍白、烦躁不安、颈静脉怒张等。
- 听诊:有无肺部啰音、心律不齐(以室性心律失常最多见)、心脏杂音(二尖瓣乳头肌功能失调或断裂、室间隔穿孔)、奔马律(第三、第四心音奔马律)。
- 评估神经系统体征。
- 评价心功能:采用 Killip 分级法评估心功能。

本例患者:该患者生命体征平稳,双肺听诊呼吸音粗,双下肺闻及少量湿啰音,未闻及病理性杂音及心包摩擦音。

辅助检查

心电图示:窦性心律,频发室性期前收缩,V_1~V_4 导联呈 QS 型,V_1~V_5 导联 ST 段弓背向上抬高(图 3-1-1)。

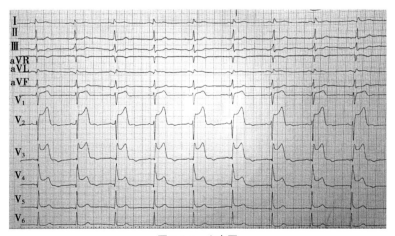

图 3-1-1　心电图

血常规:白细胞计数 13.06×10^9/L。

生化:天冬氨酸转氨酶 331.30U/L,乳酸脱氢酶 705.00U/L,肌酸激酶 3 616.00U/L,肌酸激酶同工酶 614.70U/L。

肌钙蛋白 I>25μg/L。

辅助检查要点

- 心电图：对疑似 ST 段抬高心肌梗死（STEMI）的胸痛患者，应在首次医疗接触后 10 分钟内记录 12 导联心电图（下壁或正后壁心肌梗死时需做 18 导联心电图）。典型的 STEMI 早期心电图表现为 ST 段弓背向上抬高（呈单向曲线）伴或不伴有病理性 Q 波、R 波减低（正后壁心肌梗死时 ST 段变化可以不明显）。首次心电图不能明确诊断时，需在 10~30 分钟后复查。左束支传导阻滞患者发生心肌梗死时，心电图诊断困难，需结合临床仔细判断。

- 血清心肌损伤标志物：心肌肌钙蛋白（cTn）是诊断心肌坏死最灵敏和最特异的心肌损伤标记物，通常在 STEMI 症状发生后 2~4 小时开始升高，10~24 小时达到峰值，并可持续升高 7~14 天。肌酸激酶同工酶（CK-MB）对诊断心肌坏死的临床特异性较高，肌红蛋白测定有助于 STEMI 的早期诊断，但其特异性较差。

- 影像学检查：超声心动图等影像学检查有助于对急性胸痛患者的鉴别诊断和危险分层。

- 必须指出症状和心电图能够明确诊断 STEMI 的患者不需要等待心肌损伤标记物和 / 或影像学检查结果，而应尽早给予再灌注及其他相关治疗。

本例关键线索

典型的临床表现：心前区压榨样疼痛，心悸，大汗淋漓，恶心、呕吐。

心电图异常：频发室性期前收缩，V_1~V_4 导联呈 QS 型，V_1~V_5 导联 ST 段弓背向上抬高。

心肌酶学的改变：天冬氨酸转氨酶 331.30U/L，乳酸脱氢酶 705.00U/L，肌酸激酶 3 616.00U/L，肌酸激酶同工酶 614.70U/L。肌钙蛋白 I>25μg/L。

诊断标准

典型的临床表现，心电图相邻 2 个肢导或胸导 ST 段抬高≥1mm（V_2~V_3 导联男性≥2mm，女性≥1.5mm），心肌钙蛋白升高。

本例患者：急性发作的心前区压榨样疼痛伴心悸、大汗淋漓、恶心、呕吐，心电图有 Q 波形成，前壁导联 ST 段弓背向上抬高，频发室性期前收缩，心肌酶学及肌钙蛋白显著升高。

判断病情

诊断明确后，应根据患者生命体征、精神状态、查体等判断患者病情的严重程度，以及是否存在并发症，以便及时采取相应的治疗措施，常使用 Killip 分级（表 3-1-1）。

表 3-1-1　Killip 分级

分级	描述
Ⅰ级	无心力衰竭的临床症状与体征
Ⅱ级	有心力衰竭的临床症状与体征。肺部 50% 以下肺野湿啰音,心脏第三心音奔马律,肺静脉高压,胸部 X 线片见肺淤血
Ⅲ级	严重的心力衰竭临床症状与体征。严重肺水肿,肺部 50% 以上肺野湿啰音
Ⅳ级	心源性休克

本例患者:本例患者心功能 Killip 分级 Ⅱ 级,无室间隔穿孔、二尖瓣乳头肌断裂等严重机械并发症。

鉴别诊断

主要与引起急性胸痛及腹痛的疾病相鉴别。

● 心绞痛:症状发作多以劳累、情绪激动等为诱因,持续时间短,多在 15 分钟以内,休息及应用硝酸甘油类药物症状可明显缓解。

● 主动脉夹层:突发前胸或后背部持续性、撕裂样或刀割样剧痛伴呼吸困难或晕厥,95% 以上的患者合并高血压,无典型的 STEMI 心电图变化。

● 急性肺动脉栓塞:多有长期制动史,常表现为呼吸困难、血压下降、低氧血症。

● 气胸:表现为急性呼吸困难,胸痛和患侧呼吸音减弱。

● 急腹症:如急性胰腺炎、消化性溃疡穿孔、急性胆囊炎、胆石症等。

● 急性心包炎:心前区、胸骨后疼痛,疼痛与呼吸运动有关,每于深呼吸、咳嗽、吞咽时加重,可闻及心包摩擦音,心电图表现为 PR 段压低、ST 段弓背向下抬高,但无镜像改变。

本例患者:该患者需与上述疾病相鉴别。

治疗原则和药物治疗要点

● 缩短自发病至首次医疗接触(FMC)时间、缩短 FMC 至开通梗死相关动脉的时间。

● 再灌注治疗:早期(争取 <2 小时)、快速和完全地开通梗死相关动脉是改善 STEMI 患者预后的关键。包括溶栓治疗、急诊介入治疗、冠脉搭桥治疗。

● 溶栓治疗:溶栓治疗快速、简便,在不具备经皮冠脉介入术(PCI)条件的医院或因各种原因使 FMC 至 PCI 时间明显延迟时,对有适应证的 STEMI 患者,静脉内溶栓仍是较好的选择。对发病 3 小时内的患者,溶栓治疗的即刻疗效与直接 PCI 基本相似;有条件时可在救护车上开始溶栓治疗。

● 急诊介入治疗适应证:

（1）发病 12 小时内（包括正后壁心肌梗死）或伴有新出现左束支传导阻滞的患者。

（2）伴心源性休克或心力衰竭时,即使发病超过 12h 者。

（3）发病 12~24 小时内具有临床和／或心电图进行性缺血证据。

（4）发病超过 24 小时,无心肌缺血、血流动力学和心电稳定的患者不宜行直接 PCI。

● 冠脉搭桥治疗:当 STEMI 患者出现持续或反复缺血、心源性休克、严重心力衰竭,而冠状动脉解剖特点不适合行 PCI 或出现心肌梗死机械并发症需外科手术修复时可选择急诊冠脉搭桥。

● 抗栓治疗:STEMI 的主要原因是冠状动脉粥样斑块破裂诱发血栓性阻塞,因此,抗栓治疗十分必要,包括抗血小板治疗和抗凝治疗。

● 抗心肌缺血:β 受体阻滞剂有利于缩小心肌梗死面积,减少复发性心肌缺血、再梗死、心室颤动及其他恶性心律失常,对降低急性期病死率有肯定的疗效。

● 硝酸酯类:静脉滴注硝酸酯类药物用于缓解缺血性胸痛、控制高血压或减轻肺水肿。

● 钙通道阻滞剂:不推荐 STEMI 患者使用短效二氢吡啶类钙通道阻滞剂;对无左心室收缩功能不全或房室传导阻滞的患者,为缓解心肌缺血、控制心房颤动或心房扑动的快速心室率,如果 β 受体阻滞剂无效或禁忌使用（如支气管哮喘）,则可应用非二氢吡啶类钙通道阻滞剂。

● 其他治疗:血管紧张素酶转化酶抑制剂／血管紧张素 Ⅱ 受体拮抗剂（ACEI/ARB）主要通过影响心肌重构、减轻心室过度扩张而减少慢性心力衰竭的发生,降低死亡率;醛固酮受体拮抗剂通常在 ACEI 治疗的基础上使用。

● 他汀类药物:除调脂作用外,他汀类药物还具有抗炎、改善内皮功能、抑制血小板聚集的多效性。

● 冠心病的二级预防及康复治疗:STEMI 患者出院前,应根据具体情况制订详细、清晰的出院后随访计划,包括药物治疗的依从性和剂量调整、定期随访、饮食干预、心脏康复锻炼、精神护理、戒烟计划,以及对心律失常和心力衰竭的评估等。出院后应积极控制心血管危险因素,进行科学合理的二级预防和以运动为主的心脏康复治疗,以改善患者的生活质量和远期预后。

本例患者:该患者发病在 12 小时以内,且症状持续不缓解,为介入治疗 Ⅰ A 类适应证,遂行急诊 PCI 治疗（图 3-1-2）。术后长期规律应用阿司匹林 100mg/d、氯吡格雷 75mg/d、阿托伐他汀 20mg 降脂稳定斑块,缬沙坦 40mg/d 降压、改善心室重塑,琥珀酸美托洛尔 47.5mg/d 改善长期预后。

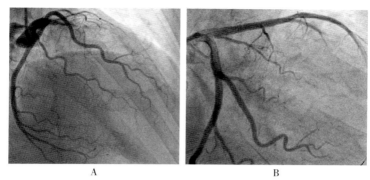

图 3-1-2 经皮冠脉介入术（PCI）示意图

A. 术前；B. 术后。

急性心肌梗死诊疗流程（图 3-1-3）

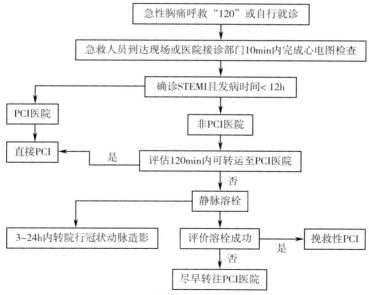

图 3-1-3 急性心肌梗死诊疗流程

STEMI. 急性 ST 段抬高心肌梗死；PCI. 经皮冠脉介入术。

（刘　喜）

第二节　非 ST 段抬高急性冠脉综合征

临床病例

患者,男性,77 岁,农民。以"间断胸闷、气短 7 天,加重 3 天"收住院。患者于 7 天前劳累后出现胸闷、气短症状,每次持续约 5 分钟,伴大汗,经休息后症状可缓解,未予重视。3 天前出现上述症状加重,感心前区压榨样疼痛,持续时间约 30 分钟,伴恶心、呕吐,呕吐物为胃内容物。于外院就诊,诊断为"急性冠脉综合征",今为进一步治疗转入急诊,急诊辅助检查示:D- 二聚体 0.9mg/L,肌钙蛋白 0.140µg/L,BNP 2 530.00ng/L,肌酸激酶同工酶 31.00U/L,肌红蛋白 114.00µg/L。为系统诊治收入院,病程中患者无发热、咳嗽,无腹痛腹胀,无头晕、头痛,无反酸、胃灼热,精神状态欠佳,大小便如常。

既往有长期吸烟史,约 50 年,平均 20 支 /d。

病史采集要点

● 常见症状:与典型的稳定型心绞痛相似,但程度更重,持续时间更长,表现为胸骨后压榨性、紧缩性疼痛,并且向左上臂(双上臂或右上臂少见)、颈或颌放射,可以是间歇性或持续性。

● 临床特点:长时间(>20 分钟)静息性心绞痛;新发心绞痛,表现为自发性心绞痛或劳力型心绞痛(CCS Ⅱ 或 Ⅲ 级);过去稳定型心绞痛最近 1 个月内症状加重,且具有至少 CCS Ⅲ 级的特点;心肌梗死后 1 个月内发作心绞痛。

● 诱因:体力劳动、情绪激动、饱食、寒冷、吸烟、感染、甲状腺功能亢进、心律失常、低血压、贫血、低氧血症等。

● 既往史:冠心病、高血压、糖尿病、外科手术和拔牙史,出血性疾病(消化性溃疡、脑血管意外、大出血等)、脑血管疾病(缺血性卒中、颅内出血或蛛网膜下腔出血)史等。

● 与之鉴别的常见症状及体征:动脉炎的临床表现、肋软骨压痛、肋间神经痛、反酸、胃灼热、墨菲征、心包摩擦音等。

● 家族史。

本例患者:老年男性患者,活动相关的胸闷、气短及心前区疼痛,伴有恶心、呕吐,既往有长期吸烟史。

体格检查

体温 36.5℃,脉搏 50 次 /min,呼吸 20 次 /min,血压 180/90mmHg。神清,

查体合作。听诊双肺呼吸音低,右肺底可闻及湿啰音,心界叩诊无扩大,心率 50 次 /min,节律齐,无病理性杂音,无心包摩擦音,腹部平坦,无腹部压痛及反跳痛,肝脏、脾脏未触及,肝颈静脉回流征(−),双下肢无凹陷性水肿。

体格检查要点

● 对拟诊非 ST 段抬高急性冠脉综合征(NSTE-ACS)的患者,体格检查往往没有特殊表现。高危患者心肌缺血引起心功能不全时,可有新出现的肺部啰音或啰音增加、一过性第三心音或第四心音。

● 体格检查时应注意与非心源性胸痛的相关表现(如主动脉夹层、急性肺栓塞、气胸、肺炎、胸膜炎、心包炎和心瓣膜疾病等)相鉴别。

本例患者:右肺底可闻及少量湿啰音,无病理性杂音,无心包摩擦音。

辅助检查

心电图:窦性心律,心率 50 次 /min,Ⅱ、Ⅲ、aVF 导联 T 波低平(图 3-2-1)。

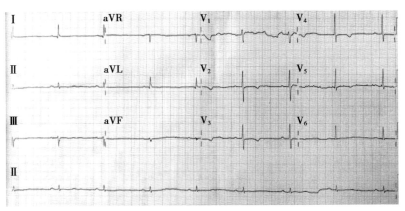

图 3-2-1　心电图

生化:高敏肌钙蛋白 0.278μg/L,BNP 2 530.00ng/L,肌酸激酶同工酶 31.00U/L,D- 二聚体 0.9mg/L,肌红蛋白 114.00μg/L,谷氨酰基转移酶 111.00U/L,钾 3.07mmol/L,糖化血红蛋白 6.60,肌酐 7.81μmol/L。

尿常规:蛋白质(+)。

血气分析:pH 7.31、$PaCO_2$ 68mmHg、PaO_2 69mmHg。

心脏超声:右心增大,三尖瓣反流(轻度),肺动脉高压(中度),左室舒张功能减低。

血管超声：双侧颈动脉内膜不均增厚伴斑块（多发），双侧锁骨下动脉斑块（右侧多发）。

辅助检查要点

● 心电图：首次医疗接触后 10 分钟内应进行 12 导联心电图检查，如果患者症状复发或诊断不明确，应复查 12 导联心电图。如果怀疑患者有进行性缺血而且常规 12 导联心电图结论不确定，建议加做 18 导联心电图。

● 血清心肌损伤标志物：心肌肌钙蛋白（cTn）是 NSTE-ACS 最灵敏和最特异的生物标志物，也是诊断和危险分层的重要依据之一。cTn 增高或增高后降低，并至少有 1 次数值超过正常上限，提示心肌损伤坏死。

● 与 cTn 比较，肌酸激酶同工酶在心肌梗死后很快下降，因此对判断心肌损伤的时间和诊断早期再梗死，可提供补充价值。

● 影像学检查：诊断不明确的不典型患者而病情稳定者，可以在出院前做负荷心电图或负荷超声心动图、核素心肌灌注显像、冠状动脉造影等检查。

本例关键线索：心肌损伤标志物升高，高敏肌钙蛋白 0.278μg/L。

诊断标准

定义：非 ST 段抬高急性冠脉综合征根据心肌损伤生物标志物测定结果分为非 ST 段抬高心肌梗死（NSTEMI）和不稳定型心绞痛（UA）。UA 与 NSTEMI 发病机制和临床表现相当，其区别主要是缺血是否严重到导致心肌损伤，并且可以定量检测到心肌损伤的生物标志物。

如可应用检测高敏肌钙蛋白对急性胸痛患者进行鉴别，建议在 0 和 3 小时实施快速诊断和排除方案（图 3-2-2）。

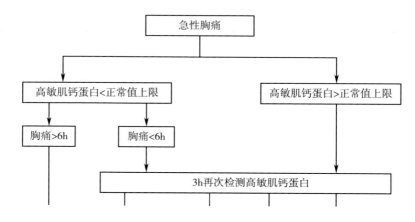

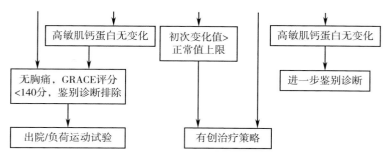

图 3-2-2 应用检测高敏肌钙蛋白对急性胸痛患者鉴别的诊断流程

本例患者：患者有典型的临床表现，以及活动相关的胸闷、气短、心前区疼痛，伴有恶心、呕吐。肌钙蛋白、心肌酶、B 型钠尿肽（BNP）显著高于正常值，心电图示 T 波低平，故可确诊为 NSTEMI。

判断病情：UA/NSTEMI 患者临床表现严重程度不一，为选择个体化的治疗方案，必须尽早进行危险分层。常用的评分模型包括 GRACE 风险评分（表 3-2-1）和 Braunwald 分级（表 3-2-2）。

本例患者：患者高敏肌钙蛋白＞正常值上限 2 倍以上，GRACE 评分 143 分，为高危。Braunwald 分级：ⅠB 级。该患者合并呼吸衰竭，提示预后差。

鉴别诊断

● 急性冠脉综合征：心肌梗死的疼痛部位与稳定型心绞痛相似，但性质更剧烈，持续时间多超过 30 分钟，可伴有心律失常、心力衰竭和／或休克，含服硝酸甘油多不能缓解，心电图、心肌坏死标记物可资鉴别。

● 肋间神经痛、肋软骨炎：前者疼痛常累及 1~2 个肋间，但并不一定局限在胸前，多为刺痛或灼痛，多为持续性而非发作性，咳嗽、用力呼吸和转动身体可使疼痛加剧，沿神经行经处有压痛，手臂上举活动时局部有牵拉疼痛；后者则在肋软骨处有压痛。

● 心脏神经症：常为短暂（几秒钟）的刺痛或持久（几小时）的隐痛，患者常喜欢不时地吸一大口气或做叹息性呼吸。胸痛部位多在左胸乳房下心尖部附近。症状多于疲劳后出现，轻度体力活动反觉舒适，常伴有心悸、疲乏、头昏、失眠及其他神经症的症状。

● 肥厚型心肌病：可有心前区闷痛、心悸、劳力性呼吸困难、晕厥等症状，梗阻性肥厚型心肌病患者胸骨左缘可闻及粗糙的收缩中晚期喷射性杂音，心脏磁共振、超声心动图及心电图检查可资鉴别。

本例患者：该患者需要与肺栓塞、急性心包炎、稳定型心绞痛等相鉴别。

表 3-2-1　GRACE 风险评分

年龄 / 岁	得分 / 分	心率 / (次·min⁻¹)	得分 / 分	收缩压 / mmHg	得分 / 分	肌酐 / (mg·dl⁻¹)	得分 / 分	危险因素	得分 / 分
<30	0	<50	0	<80	58	0~0.39	1	充血性心力衰竭病史	24
30~39	8	50~69	3	80~90	53	0.40~0.79	4	住院期间未行经皮冠脉介入术(PCI)	14
40~49	25	70~89	9	100~119	43	0.80~1.19	7	心肌梗死既往史	12
50~59	41	90~109	14	120~139	34	1.20~1.59	10	ST 段压低	28
60~69	59	110~149	23	140~159	24	1.60~1.99	13	心肌损伤标志物	14
70~79	75	150~199	35	160~199	10	2.00~3.99	21		
80~89	91	≥200	43	≥200	0	≥4	28		
≥90	100								
患者得分		患者得分		患者得分		患者得分		患者得分	

患者合计得分:

危险级别	GRACE 评分 / 分	出院后 6 个月死亡风险 /%	患者分级（√）
低危	≤88	<3	
中危	89~118	3~8	
高危	>118	>8	

表 3-2-2 Braunwald 分级

严重程度	定义
Ⅰ级	严重的初发型心绞痛,无静息疼痛
Ⅱ级	亚急性静息型心绞痛(一个月内发生过,但 48 小时内无发作)
Ⅲ级	急性静息型心绞痛(48 小时内有发作)

临床环境	定义
A	继发性心绞痛,在冠状动脉狭窄基础上,存在加重心肌缺血的冠状动脉以外的疾病
B	原发性心绞痛,无加剧心肌缺血的冠状动脉以外的疾病
C	心肌梗死后心绞痛,心肌梗死后两周内发生的不稳定心绞痛

治疗原则和药物治疗要点

1. 一般治疗 对 NSTE-ACS 合并动脉血氧饱和度 <90%、呼吸窘迫或其他低氧血症高危特征的患者,应给予辅助氧疗。必要时可注射吗啡。

2. PCI 治疗 对于 NSTE-ACS,在无心电图 ST 段抬高的前提下,应用高敏肌钙蛋白检测作为早期诊断工具之一。对极高危 NSTE-ACS 患者进行紧急冠状动脉造影(<2 小时)。

● 极高危因素包括:①血流动力学不稳定或心源性休克;②顽固性心绞痛;③危及生命的心律失常或心搏骤停;④心肌梗死机械性并发症;⑤急性心力衰竭伴难治性心绞痛和 ST 段改变;⑥再发心电图 ST-T 动态演变,尤其是伴有间歇性 ST 段抬高。高危患者推荐早期行冠状动脉造影,根据病变情况决定是否行侵入策略(<24 小时)。

● 高危因素包括:①肌钙蛋白升高;②心电图 ST 段或 T 波动态演变(有或无症状);③ GRACE 评分 >140 分。

3. 抗心肌缺血治疗

● 硝酸酯类:舌下或静脉使用硝酸酯类药物缓解心绞痛。如患者有反复心绞痛发作,难以控制的高血压或心力衰竭,推荐静脉使用硝酸酯类药物。

● β 受体阻滞剂:存在持续缺血症状的 NSTE-ACS 患者,如无禁忌证,推荐早期使用(24 小时内)β 受体阻滞剂,并建议继续长期使用,争取达到静息目标心率 55~60 次 /min。

● 钙通道阻滞剂(CCB):持续或反复缺血发作,并且存在 β 受体阻滞剂禁忌的 NSTE-ACS 患者,非二氢吡啶类 CCB(如维拉帕米或地尔硫䓬)应作为初始治疗药物。

- 尼可地尔：推荐用于对硝酸酯类不能耐受的 NSTE-ACS 患者。
- 肾素 - 血管紧张素 - 醛固酮系统抑制剂：所有左室射血分数 <40% 的患者，如无禁忌证，应开始并长期持续使用血管紧张素转化酶抑制剂（ACEI）；ACEI 不耐受的，推荐使用血管紧张素 Ⅱ 受体拮抗剂（ARB）；心肌梗死后正在接受治疗剂量的 ACEI 和 β 受体阻滞剂且合并 LVEF≤40%、糖尿病或心力衰竭的患者，如无禁忌证，推荐使用醛固酮受体拮抗剂。

4. 抗血小板治疗

- 阿司匹林：阿司匹林是抗血小板治疗的基石，如无禁忌证，所有患者均应口服阿司匹林首剂负荷量 150~300mg（未服用过阿司匹林的患者）并以 75~100mg/d 的剂量长期服用。
- $P2Y_{12}$ 受体抑制剂：除非有极高出血风险等禁忌证，在阿司匹林基础上应联合应用 1 种 $P2Y_{12}$ 受体抑制剂，并维持至少 12 个月。选择包括替格瑞洛（180mg 负荷剂量，90mg、2 次 /d 维持）或氯吡格雷（负荷剂量 300~600mg，75mg/d 维持）。

5. 他汀类治疗　如无禁忌证，应尽早启动强化他汀治疗，并长期维持。

本例患者：最终行 PCI 治疗，治疗前后效果见图 3-2-3。出院后长期应用阿司匹林 100mg/d、氯吡格雷 75mg/d、阿托伐他汀 20mg/d、琥珀酸美托洛尔缓释片 47.5mg/d、缬沙坦 40mg/d 治疗。

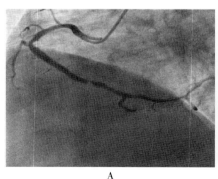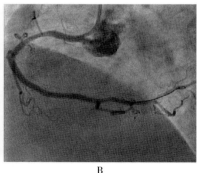

A B

图 3-2-3　经皮冠脉介入术（PCI）治疗示意图

A. 术前；B. 术后。

（刘　喜）

第三节 稳定型心绞痛

临床病例

患者,男性,75岁,退休。主因"间断胸痛3年"入院。患者于3年前出现胸痛不适,为闷痛,多于登楼2层以上、快步走、情绪激动时发作,原地休息3分钟左右后可自行缓解,含服"硝酸甘油"可缓解,偶有双侧肩背部放射,无咳嗽、咳痰,无恶心、呕吐,无黑矇或者一过性意识丧失,曾就诊于北京某医院,诊断为"冠心病、稳定型心绞痛",出院后规律服用"阿司匹林、阿托伐他汀、厄贝沙坦、美托洛尔缓释片"等医嘱药物。此次为系统复诊入院。患者精神状态可,饮食可,睡眠可,大小便正常,体重无明显变化。

既往史:高血压病史20年,血压最高达170/100mmHg,服用"厄贝沙坦0.15g,美托洛尔缓释片47.5mg"血压控制在120~130/70~80mmHg。否认糖尿病、脑血管病史;否认药物过敏史;否认近期外伤、手术史;吸烟史50年,平均约10支/d。

家族史:父母、兄弟姐妹均无特殊疾病记载。

病史采集要点

- 常见症状:胸痛、胸闷、气短、咽部堵塞感、肩背部放射痛,不典型症状还包括牙痛、上腹部疼痛、心悸等。
- 性质:胸痛常为压迫、发闷或紧缩性,也可有烧灼感,但不像针刺或刀割样锐性疼痛。
- 诱因:劳累、快步走、情绪激动、饱餐等。疼痛多发生在劳累或情绪激动的当时,而不是在其之后。
- 持续时间:心绞痛一般持续约数分钟至十余分钟,多为3~5分钟,极少超过半小时。
- 缓解方式:一般在停止原来诱发症状的活动后即可缓解;舌下含服硝酸甘油等硝酸酯类药物也能缓解。
- 诊治经过:应用药物、做过的辅助检查等。
- 与之鉴别的常见症状:呼吸困难、咳嗽、咳痰、针扎样疼痛、身体一侧的烧灼痛、心前区按压痛、与呼吸相关的疼痛。
- 危险因素:年龄,高血压、糖尿病、高脂血症、脑血管疾病等相关疾病既往史,肥胖、吸烟、冠心病家族史。

本例患者:高龄男性,劳累后胸痛,伴双侧肩背部放射痛,休息或者含服硝酸甘油后可缓解。既往高血压病史及长期吸烟史。

体格检查

体温 36.5℃,脉搏 88 次/min,呼吸 19 次/min,血压 122/74mmHg。神清语明,胸廓皮肤无疱疹,双肺听诊未闻及明显干湿啰音,心音可,心律齐,心率:88 次/min,各个瓣膜听诊区未闻及明显病理性杂音及额外心音。腹软,无压痛及反跳痛,肝脾肋下未触及。双下肢无凹陷性水肿。

体格检查要点

稳定型心绞痛患者一般无异常体征,体格检查重点关注皮肤有无疱疹、心脏、肺、腹部有无阳性体征。

辅助检查

低密度脂蛋白胆固醇 2.69mmol/L,高密度脂蛋白胆固醇 0.98mmol/L。

心肌酶、肌钙蛋白、血肌酐、血糖、尿便常规、血常规、凝血常规、传染四项未见异常。

心脏彩超:左室舒张功能减低,射血分数 64%。

胸部 X 线片、腹部彩超未见异常。

心电图见图 3-3-1。

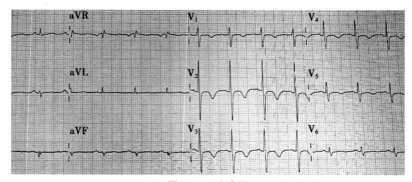

图 3-3-1　心电图

辅助检查要点

实验室指标及影像学检查可提示冠心病患者目前的疾病状态是否稳定。

● 心肌损伤的指标:肌酸激酶、肌酸激酶同工酶、肌钙蛋白等。

● 影响后续治疗的指标：血脂水平（包括总胆固醇、低密度脂蛋白胆固醇、甘油三酯等）、血常规、凝血常规、血肌酐、尿便常规、心脏彩超等。

● 该患者还可以行心电图负荷试验、冠脉 CT 检查、心肌核素显像、冠脉造影等检查辅助诊断。该患者选择了复查冠脉造影，提示前降支存在 70% 的固定狭窄（图 3-3-2）。

● 冠脉 CT 检查：目前临床上应用最广泛的是 CT 血管成像（CTA）进行冠状动脉二维或三维重建，用于判断冠状动脉

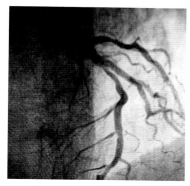

图 3-3-2 冠脉造影示意图

管腔狭窄程度和管壁钙化情况，对判断管壁内斑块分布范围和性质也有一定意义，对慢性闭塞病变判断血管走行也有重要价值。冠状动脉 CTA 有较高的阴性预测价值，但其对狭窄程度的判断有局限性，特别是钙化病变会明显影响判断。

● 冠状动脉造影：冠状动脉造影为有创性检查手段，目前仍然是诊断冠心病较为准确的方法。选择性冠状动脉造影是用特殊的心导管经桡动脉、股动脉或者肱动脉送达主动脉根部，分别超选左冠状动脉和右冠状动脉，注入含碘对比剂，在不同的投射体位下使左、右冠状动脉及其主要分支清晰显影。可发现狭窄病变的部位并评估其程度。一般认为，管腔直径减少 70%~75% 以上会严重影响血供，部分病变 50%~70% 者也有缺血意义。对于严重心绞痛（CCS 分级Ⅲ级或以上者），特别是药物治疗不能缓解症状者；经冠状动脉 CT 检查提示存在严重狭窄病变者；心脏停搏存活者；有严重室性心律失常者；伴有慢性心力衰竭或左室射血分数明显减低的心绞痛患者，均可考虑进行冠状动脉造影检查。

本例关键线索：典型的心绞痛症状，明确的冠心病病史、高血压病史，长期吸烟史为危险因素，冠脉造影检查提示冠状动脉存在 70% 的狭窄，诊断基本成立。

诊断标准

稳定型心绞痛（stable angina pectoris）也称劳力性心绞痛，是在冠状动脉固定性严重狭窄的基础上，由于心肌负荷增加引起心肌急剧的、暂时的缺血缺氧的临床综合征。加拿大心血管病学会（CCS）把心绞痛严重度分为四级：Ⅰ级，一般体力活动（如步行和登楼）不受限，仅在强、快或持续用力时发生心绞痛；Ⅱ级，一般体力活动轻度受限，快步、饭后、寒冷或刮风中、精神应激或醒后数小时内发作心绞痛，一般情况下平地步行 200m 以上或登楼一层以上受限；Ⅲ级，一般体力活动明显受限，一般情况下平地步行 200m 内或登楼一层引起心绞痛；Ⅳ级，

轻微活动或休息时即可发生心绞痛。

本例患者：患者有活动后胸痛、伴有放射痛，多于登楼 2 层以上发作，结合辅助检查结果，应诊断为冠心病，稳定型心绞痛，CCS Ⅱ 级。

鉴别诊断

稳定型心绞痛需与急性冠脉综合征鉴别。患者心电图没有明显的动态演变，心肌损伤标志物无升高，因此不是急性冠脉综合征。心脏彩超检查排除了其他疾病引起的心绞痛，如严重的主动脉瓣狭窄或关闭不全、梅毒性主动脉炎引起的冠状动脉狭窄或闭塞、肥厚型心肌病等。此外，还需与肋间神经痛、肋软骨炎、反流性食管炎等食管疾病、消化性溃疡、心脏神经症等鉴别。

治疗原则和治疗要点

- 抗血小板治疗：阿司匹林可以改善该类患者的临床预后，如阿司匹林不能耐受者可服用氯吡格雷。如置入支架者一般需服用双联抗血小板药物至少 1 年，此后改为阿司匹林或者氯吡格雷长期服用。

- 改善心肌缺血症状治疗：①硝酸酯类，急性发作者可使用硝酸甘油或者二硝酸异山梨酯，缓解期常用硝酸酯类药物；② β 受体阻滞剂，通过抑制心脏 β 肾上腺素能受体，减慢心率、减弱心肌收缩力、降低血压从而降低心肌耗氧量，减少心绞痛发作；③钙通道阻滞剂，如患者使用 β 受体阻滞剂效果不佳，可考虑加用，合用时警惕心动过缓，如考虑存在冠状动脉痉挛因素，则考虑应用钙通道阻滞剂替代 β 受体阻滞剂；④其他，包括曲美他嗪、尼可地尔及中成药等。

- 他汀类药物：该类药物能有效降低总胆固醇（TC）和低密度脂蛋白胆固醇（LDL-C），还有延缓斑块进展、稳定斑块和抗感染等调脂以外的作用。所有冠心病患者无论其血脂水平如何，均应给予他汀类药物治疗，并根据目标 LDL-C 水平调整用药剂量。在服用时应注意肝功能及肌肉症状。

- ACEI 或 ARB 类药物：如同时合并高血压、糖尿病、心力衰竭的患者建议服用 ACEI，不耐受者可使用 ARB 类药物。

- 血运重建治疗：①经皮冠状动脉介入治疗，是指经皮介入技术，包括经皮冠状动脉成形术、冠状动脉支架植入术等；②冠状动脉旁路移植术，通过取患者自身的大隐静脉作为旁路移植材料，一端吻合在主动脉，另一端吻合在有病变的冠状动脉段的远端；或者游离内乳动脉与病变冠状动脉远端吻合，引入主动脉的血液以改善病变冠状动脉的血液供应。

本例患者：考虑为稳定型心绞痛，冠状动脉造影提示狭窄 70%，给予继续强化药物治疗。

冠心病预防的 ABCDE

A（antiplatelet and ACEI）：抗血小板和 ACEI。

B（blocker and blood pressure）：使用 β 受体阻滞剂和控制血压。

C（cholesterol and cigarette）：控制血脂和戒烟。

D（diet and diabetes）：控制饮食和糖尿病治疗。

E（education and excise）：健康教育和运动。

（刘　喜）

第四节　高血压急症

临床病例

患者，男性，55 岁，农民，以"呼吸困难 1 周，加重 1 天"为主诉入院。患者 1 周前无明显诱因出现活动后喘憋，伴咳嗽，咯白色泡沫样痰。有夜间阵发性呼吸困难。1 天前出现呼吸困难加重、端坐呼吸，伴大汗、剧烈头痛，急来急诊科就诊，急诊室测血压 215/145mmHg，以高血压急症收入院。

既往史：高血压病史 10 年，间断服用降压 0 号，不规律监测血压；否认糖尿病、冠心病、脑血管病史及代谢性疾病史。有高血压病家族史。

病史采集要点

● 常见症状：急剧升高伴随有头痛、眩晕、烦躁、恶心呕吐、心悸、气急、视力模糊、呼吸困难等。

● 高血压急症靶器官损害临床表现：

（1）脑卒中：高颅压综合征；脑膜刺激征；定位症状 / 体征。

（2）高血压脑病：剧烈头痛、恶心及呕吐；神经精神症状。

（3）子痫前期和子痫：妊娠期高血压疾病基础；头痛头晕、视物模糊。

（4）眼底改变：视盘水肿，视网膜出血和渗出。

● 充血性心力衰竭：发绀、呼吸困难、肺部啰音、心脏扩大等。

● 急性冠脉综合征：胸痛、胸闷、心电图缺血改变。

● 急性主动脉夹层：无心电图改变的撕裂样胸痛、周围脉搏消失。

● 进行性肾功能不全：少尿、无尿、蛋白尿、管型，血肌酐及尿素氮升高。

● 诱因：未及时诊断、未充分治疗、未按时服药、主动脉缩窄、库欣综合征、急性感染、服用限制降压治疗效果的药物。

● 诊治经过:高血压的药物治疗、血压控制程度的情况,服用所有药物具体剂量、用药时长、依从性,以及最后一次服药时间。

● 有无肾脏疾病家族史(多囊肾),阵发性头痛、心悸、面色苍白(嗜铬细胞瘤),阵发性肌无力和痉挛(醛固酮增多症)等继发性高血压表现。

本例患者:高血压病史 10 年,间断服用降压 0 号,平素血压 180/120mmHg 左右,无明显诱因出现呼吸困难,端坐呼吸,剧烈头痛。

体格检查

体温 36.5℃,脉搏 90 次 /min,呼吸 24 次 /min,血压 215/140mmHg,半卧位,颈静脉无怒张,双肺呼吸音粗,右肺底可闻及少许水泡音。心界左下扩大,心率 90 次 /min,律齐,$A_2 > P_2$,各瓣膜听诊区未闻及病理性杂音。肝脾肋下未及(-),腹部及背部未闻及异常血管杂音。双下肢无水肿。

体格检查要点

● 血压测量:使用合适尺寸的袖带测定双上肢血压,并在 5 分钟后重复。如两上肢血压差值在 20mmHg 以上,应考虑主动脉夹层,必要时测立位和仰卧位血压。对于肥胖患者应测量下肢血压。

● 靶器官损害和功能评估。

● 眼部检查:存在新的视网膜出血、渗出或视盘水肿提示高血压急症。

● 颈部:甲状腺肿大,颈部杂音,颈静脉怒张。

● 心血管系统:心脏扩大、心脏杂音、额外心音,颈静脉怒张,脉搏不对称、心律失常、双肺底啰音和下肢水肿。

● 肺:左室功能不全的体征(湿啰音或哮鸣音)。

● 腹部:腹部杂音,腹部肿块。

● 神经系统:快速的床旁神经系统检查,包括意识状态、脑膜刺激征、脑神经功能检查、运动肌力、感觉功能和步态等。

本例患者:血压 215/140mmHg,半卧位,颈静脉无怒张,双肺呼吸音粗,右肺底可闻及少许水泡音。心界左下扩大,心率 90 次 /min,律齐,$A_2 > P_2$。

辅助检查

血常规:WBC 5.42×10^9/L,中性粒细胞百分比 75.6%,Hb 133g/L。

尿常规:尿比重 1.025,尿蛋白(++)。

肾功能:尿素氮 14.34mmol/L,肌酐 130μmol/L,尿酸 466μmol/L。

电解质:钾 3.89mmol/L,钠 136.5mmol/L,氯 101.4mmol/L,总胆固醇 5.90mmol/L。

低密度脂蛋白 3.85mmol/L。

心肌标志物：cTnI 0.07μg/L，CK-MB 3.8μg/L，BNP 1 200ng/L，D-二聚体 0.2mg/L。

心电图：窦性心律，电轴左偏，Ⅰ、aVL、V_5~V_6ST 段压低，T 波倒置。

心脏彩超：左心增大，室壁运动弥漫性减弱。

辅助检查要点

- 实验室指标及影像学检查可明确受累靶器官表现。
- 常规检查：血常规、尿常规、血液生化（肝肾功能、电解质）和心电图应列为常规检查。
- 反映靶器官损害的重要检查：心肌损伤标志物、心肌酶学、血尿钠肽（BNP 或 NTpro-BNP）；血气分析、胸部 X 线、胸部 CT、头部 CT、MRI。
- 继发性高血压的鉴别：肾上腺 CT 或 MRI、血尿儿茶酚胺等检查。

本例关键线索

多系统损伤：BNP 值增高提示急性左心衰竭，左心增大、室壁运动弥漫性减弱提示心脏损伤，尿蛋白（++）、尿素氮、肌酐值增高提示肾脏损伤。

诊断标准

- 高血压急症：原发性或继发性高血压患者在某些诱因作用下，血压突然和显著升高（一般超过 180/120mmHg），同时伴有进行性心、脑、肾等重要靶器官功能不全的表现。
- 高血压亚急症：血压显著升高但不伴有急性靶器官损害。可以有血压明显升高的症状，如头痛、胸闷、鼻出血、烦躁不安等。

本例患者：高血压病史 10 年，间断服用降压药，具有活动后呼吸困难、咳嗽等诱因，突然出现呼吸困难加重、端坐呼吸，急诊室测血压 215/145mmHg，右肺底可闻及少许水泡音，经检查发现急性心力衰竭、肾损害等靶器官损伤，故可确诊高血压急症。

判断病情

可根据以下三个方面指标评估高血压急症的危险程度。

- 影响短期预后的脏器受损的表现：肺水肿、胸痛、抽搐及神经系统功能障碍等。
- 基础血压值：通过了解基础血压可以反映血压急性升高的程度，以评估脏器损害存在的风险。
- 急性血压升高的速度和持续时间：血压缓慢升高和／或持续时间短的严

重性较小,反之则较为严重。

本例患者:患者出现急性心力衰竭、左心增大、肾功能受损等脏器损害的表现,病情严重。

治疗原则和药物治疗要点

● **基本原则:**及早准确评估病情风险。

高血压急症:快速、平稳降压、减轻靶器官损害,积极查病因。

高血压亚急症:密切监测,调整口服降压药,逐渐控制血压。

● **血压控制节奏和目标:**

降压第一目标:在 30~60 分钟将血压降低到一个安全水平。应根据患者的具体情况决定安全水平值,建议第 1~2 小时使平均动脉血压迅速下降但不超过25%。

降压第二目标:在达到第一目标后应放慢降压速度,加用口服降压药,逐步减慢静脉给药的速度,在 2~6 小时将血压降至约 160/100mmHg,根据患者的具体病情调整。

降压第三目标:若第二目标的血压水平可耐受且临床情况稳定,在以后 24~48 小时逐步降低血压达到正常水平。

● **注意事项:**高血压急症的临床病理生理学较复杂,治疗需要个体化;通常需静脉给药,宜采用半衰期短的药物,应注意可能引起不可控的低血压出现;加强一般治疗如吸氧、安静休息、心理护理、监测生命体征、维持水电解质平衡、防治并发症等。

● 合理选择降压药(表 3-4-1)

表 3-4-1　推荐的常用高血压急症静脉治疗药物

疾病种类	常用静脉降压药物
主动脉夹层	首选 β 受体阻滞剂,如血压仍不达标,可联用其他血管扩张剂,如乌拉地尔、拉贝洛尔、硝普钠等
急性脑卒中	乌拉地尔、拉贝洛尔
高血压脑病	拉贝洛尔
急性心力衰竭	硝酸甘油、β 受体阻滞剂
嗜铬细胞瘤	酚妥拉明、乌拉地尔、硝普钠
围手术期高血压	乌拉地尔、艾司洛尔
子痫前期、子痫	拉贝洛尔

本例患者:该患者高血压急症伴急性左心衰竭,给予 10~200μg/min 持续静脉滴注,在 30~60 分钟内将血压降到安全水平,后续持续缓慢降压。同时吸氧、监测生命体征,强心、利尿、维持水电解质的平衡。

高血压急症诊疗流程(图 3-4-1)

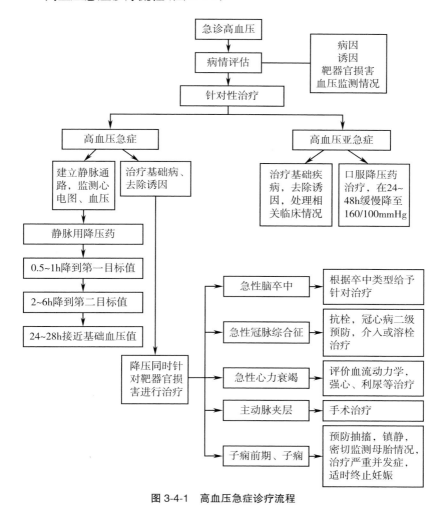

图 3-4-1 高血压急症诊疗流程

(刘 喜)

第五节　急性心力衰竭

临床病例

患者,男性,53岁,以"反复胸痛、气短2年,加重2小时"为主诉入院。患者2年前因胸痛、气短于当地医院诊断为急性心肌梗死,采用药物治疗,出院后胸痛、气短症状间断发作,休息后症状可缓解。近1年患者出现活动后胸闷、气短症状,双下肢间断凹陷性水肿,未予特殊处理。患者于2小时前突发心前区压榨性疼痛,伴左肩背部放射痛、大汗淋漓及濒死感。经休息上述症状不能缓解,呼吸急促、端坐位,咳嗽、咳粉红色泡沫样痰,面色发绀,急来就诊。

病史采集要点

● 急性心力衰竭的临床表现是以肺淤血、体循环淤血及组织器官低灌注为特征的各种症状及体征。

病史、症状及体征:大多数患者既往有心血管疾病及心血管病危险因素。原心功能正常患者出现原因不明的疲乏或运动耐力明显减低,心率增加15~20次/min,呼吸困难是最主要的表现。查体可发现心脏增大、舒张早期或中期奔马律、P_2亢进、肺部干湿啰音、体循环淤血体征。

急性肺水肿:突发严重呼吸困难、端坐呼吸、烦躁不安,并有恐惧感,呼吸频率显著增快,咳嗽并咯出粉红色泡沫样痰,心率快,心尖部常可闻及奔马律,两肺满布湿啰音和哮鸣音。

心源性休克:在血容量充足的情况下存在低血压(收缩压<90mmHg),伴有组织低灌注的表现,尿量<0.5ml/(kg·h)、四肢湿冷、意识状态改变、代谢性酸中毒。

● 病因及诱因:对于急性心力衰竭患者,应积极查找病因和诱因。新发心力衰竭的常见病因为急性心肌坏死和/或损伤(如急性冠脉综合征、重症心肌炎等)和急性血流动力学障碍(如急性瓣膜关闭不全、高血压危象等)。

● 诊治经过:在患者生命体征稳定后积极进行原发病治疗及药物治疗。

● 与之鉴别的常见症状:呼吸困难、发绀、咯血、腹痛、腹胀、腰背痛。

● 循环、呼吸、肾脏系统相关疾病既往史、家族史。

本例患者:中年男性,突发心前区压榨性疼痛,伴左肩背部放射痛、大汗淋漓及濒死感。经休息上述症状不能缓解,呼吸急促、端坐位,咳嗽、咳粉红色泡沫样痰,面色发绀。既往患者心肌梗死病史。

体格检查

体温 36.5℃,脉搏 140 次 /min,呼吸 30 次 /min,血压 96/60mmHg,神清,查体合作,呼吸急促,呈端坐位。双肺呼吸音粗,双肺可闻及湿啰音,心尖搏动点向左下移位,心界扩大,心率:140 次 /min,律齐,$A_2<P_2$,可闻及舒张期奔马律,心尖区可闻及 3/6 级收缩期吹风样杂音。腹部平坦,双下肢对称性凹陷性水肿。

体格检查要点

● 肺部体征:双肺布满哮鸣音及湿啰音。

● 心脏体征:第一心音减弱、心脏扩大、心尖搏动弥散、无抬举样搏动、可闻及心脏杂音、肺动脉瓣第二心音亢进。

● 可有身体低垂部位的对称性凹陷性水肿。

本例患者: 双肺呼吸音粗,双肺可闻及湿啰音,心尖搏动点向左下移位,心界大,心率:140 次 /min,律齐,$A_2<P_2$,可闻及舒张期奔马律,心尖区可闻及 3/6 级收缩期吹风样杂音,双下肢对称性凹陷性水肿。

辅助检查

血常规:WBC $4.6×10^9$/L,RBC $4.01×10^{12}$/L,Hb 110g/L,PLT $247×10^9$/L。BNP:23 000ng/L。

肌酸激酶:400U/L,肌酸激酶同工酶 300U/L,肌钙蛋白 T 1.12μg/L。

血气分析:pH 7.30,PaO_2 70mmHg,$PaCO_2$ 32mmHg,BE -3.3mmol/L。

D- 二聚体:0.12mg/L。

心电图:窦性心律,急性前壁心肌梗死(图 3-5-1)。

胸部 X 线片:肺纹理增粗,心影增大。

超声心动图:LA 4.10cm,LVS 6.8cm,LVD 0.78cm,LVPW 0.75cm,EF 27%。

辅助检查要点

● 心电图、胸部 X 线片和实验室检查:所有患者均需急查心电图、胸部 X 线片、B 型钠尿肽(BNP)水平、肌钙蛋白、尿素氮(或尿素)、肌酐、电解质、血糖、血常规、肝功能检查、促甲状腺素、D- 二聚体。BNP 有助于急性心力衰竭诊断和鉴别诊断。

● 超声心动图:对血流动力学不稳定的急性心力衰竭患者,推荐立即进行超声心动图检查;对心脏结构和功能不明或临床怀疑自既往检查以来可能有变化的患者,推荐在 48 小时内进行超声心动图检查。

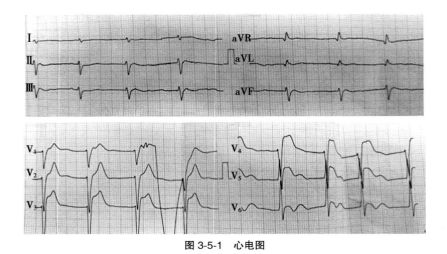

图 3-5-1　心电图

● 动脉血气分析：需要明确酸碱状态和 $PaCO_2$ 情况时可进行检测，尤其是伴有急性肺水肿或有慢性阻塞性肺疾病者。

本例关键线索：BNP 明显升高，心电图提示急性前壁心肌梗死，心肌标志物升高，血气分析示缺氧合并代谢性酸中毒，胸部 X 线示心脏扩大、肺淤血，超声心动图示心室射血分数（EF）明显降低。

诊断标准

1. 根据典型的症状和体征，可迅速确立急性心力衰竭的诊断。

（1）症状为突发严重呼吸困难，端坐呼吸，同时频繁咳嗽，咳粉红色泡沫样痰。

（2）体征有面色苍白、发绀、大汗、烦躁、两肺满布湿啰音和哮鸣音，心尖部第一心音减弱、频率快，出现奔马律，肺动脉瓣第二心音亢进等。

2. 根据临床表现特点，最大限度地建立诊断，同时采取紧急治疗。

本例患者：中年男性，本次急性起病，突发心前区压榨性疼痛，伴左肩背部放射痛、大汗淋漓及濒死感，呼吸急促、端坐位，咳嗽、咳粉红色泡沫样痰，面色发绀。符合急性心肌梗死后突发左心衰竭的诊断标准。

判断病情（表 3-5-1）

表 3-5-1 急性心肌梗死泵衰竭 Killip 分级

分级	临床表现
Ⅰ级	无明显心力衰竭，无肺部啰音和第三心音
Ⅱ级	有左心衰竭，肺部啰音 <50% 肺野
Ⅲ级	有急性肺水肿，肺部啰音 >50% 肺野
Ⅳ级	有心源性休克表现

本例患者： 患者有急性肺水肿的表现，两肺满布湿啰音，属于心功能Ⅲ级。

鉴别诊断

急性呼吸困难与支气管哮喘相鉴别，与肺水肿并存的心源性休克与其他原因所致休克相鉴别。

治疗原则和药物治疗要点

急性心力衰竭治疗目标：稳定血流动力学状态，纠正低氧，维护脏器灌注和功能；纠正急性心力衰竭的病因和诱因，预防血栓栓塞；改善急性心力衰竭症状，避免急性心力衰竭复发；改善生活质量，改善远期预后。治疗原则为减轻心脏前后负荷、改善心脏收缩和舒张功能、积极治疗诱因和病因。

（一）一般处理

● 调整体位：呼吸困难明显者，应半卧位或端坐位，双腿下垂以减少回心血量，降低心脏前负荷。

● 吸氧：无低氧血症的患者不应常规吸氧。

● 镇静：阿片类药物如吗啡可缓解焦虑和呼吸困难，急性肺水肿患者可使用。

（二）容量管理

肺淤血、体循环淤血及水肿明显者应严格限制饮水量和静脉输液速度。无明显低血容量因素（如大出血、严重脱水、大汗淋漓等）者，每天摄入液体量一般宜在 1 500ml 以内，不要超过 2 000ml。保持每天出入量负平衡约 500ml，严重肺水肿者水负平衡为 1 000~2 000ml/d 以缓解症状。限制钠摄入 <2g/d。

（三）药物治疗

1. 利尿剂 有液体潴留证据的急性心力衰竭患者均应使用利尿剂。首选静脉祥利尿剂,如呋塞米、托拉塞米、布美他尼,应及早应用。有低灌注表现的患者应在纠正后再使用利尿剂。

2. 血管扩张药　收缩压是评估患者是否适宜应用此类药物的重要指标。收缩压 >90mmHg 的患者可使用,尤其适用于伴有高血压的急性心力衰竭患者;收缩压 <90mmHg 或症状性低血压患者,禁忌使用。

3. 正性肌力药物　适用于低血压(收缩压 <90mmHg)和 / 或组织器官低灌注的患者。短期静脉应用正性肌力药物可增加心输出量,升高血压,缓解组织低灌注,维持重要脏器的功能,如多巴胺、多巴酚丁胺、米力农、左西孟旦等。

4. 血管收缩药　对外周动脉有显著缩血管作用的药物,如去甲肾上腺素、肾上腺素等,适用于应用正性肌力药物后仍出现心源性休克或合并明显低血压状态的患者,升高血压,维持重要脏器的灌注。

5. 洋地黄类药物　可轻度增加心输出量、降低左心室充盈压和改善症状。急性心肌梗死后 24 小时内应尽量避免使用。

6. 抗凝治疗　抗凝治疗(如低分子量肝素)建议用于深静脉血栓和肺栓塞发生风险较高且无抗凝治疗禁忌证的患者。

(四)非药物治疗

● 主动脉内球囊反搏:可有效改善心肌灌注,降低心肌耗氧量,增加心输出量。

● 机械通气:可改善患者通气、提高血氧含量。

● 肾脏替代治疗:高容量负荷如肺水肿或严重外周水肿,且存在利尿剂抵抗的患者可考虑超滤治疗。

急性心力衰竭治疗流程(图 3-5-2)

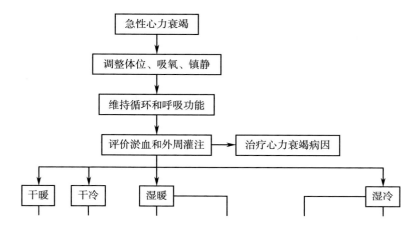

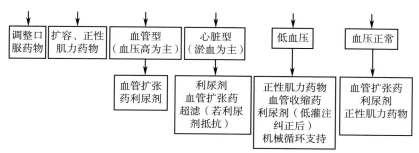

图 3-5-2　急性心力衰竭治疗流程

（刘　喜）

第六节　慢性心力衰竭

临床病例

患者，男性，60 岁，以"活动后气促 3 年，双下肢水肿 1 个月"为主诉入院。患者 3 年前无明显诱因反复出现活动后气促，步行 100m 或上一层楼即可出现，无心悸、胸闷胸痛，无咳嗽咳痰、畏寒发热等症状，休息后可缓解，夜间可平卧，无阵发性呼吸困难，未予重视，症状逐渐加重。1 个月前出现双下肢水肿，稍活动即感气短，偶有夜间不能平卧，端坐呼吸，需半卧位入睡，伴有咳嗽，白色泡沫样痰。现为系统诊治入院。自发病以来，饮食差，睡眠较差，小便量少，近期无体重减轻。

既往史：高血压 10 年，最高 210/120mmHg，口服药物降压，血压控制不佳。

家族史：父亲高血压病史。

病史采集要点

（一）临床表现

1. 左心衰竭

（1）症状：呼吸困难是左心衰竭的主要症状。程度由轻到重表现为：轻度时活动中气短乏力，不能平卧或平卧后咳嗽，坐起可减轻或缓解；重度时夜间阵发性呼吸困难、端坐呼吸和急性肺水肿。急性肺水肿时多咳粉红色泡沫样痰或咳血。

（2）体征：轻中度时，高枕卧位。多汗、呼吸增快、血压升高、心率增快（≥100 次 /min）、心脏扩大，第一心音减低，心尖部可闻及 S3 奔马律，肺动脉瓣区第二心音(P_2)亢进。两肺底或满肺野可闻及细湿啰音或水泡音;严重急性失代偿左心衰竭时端坐呼吸、大汗淋漓、焦躁不安、呼吸急促(>30 次/min);两肺满布粗湿啰音或水泡音伴粉红色泡沫样痰,起初时常伴哮鸣音。

2. 右心衰竭

(1)症状:主要是由于体循环和腹部脏器淤血引起的症状,如食欲减退、恶心、呕吐、腹胀等。

(2)体征:颈静脉充盈、怒张,肝大伴压痛、肝颈静脉回流征征(+),双下肢或腰骶部水肿、腹水或胸腔积液。心率增快,可闻及与原发病有关的心脏杂音,P_2 可亢进或降低,通常两肺无干湿啰音。

3. 全心衰竭

(1)症状:先有左心衰竭症状,随后逐渐出现右心衰竭症状;由于右心衰竭时,右心输出量下降能减轻肺淤血或肺水肿,故左心衰竭症状可随右心衰竭症状的出现而减轻。

(2)体征:既有左心衰竭体征,又有右心衰竭体征。左心衰竭的体征可因肠道淤血或水肿的情况而减轻。

(二)病因

1. 左心衰竭

(1)冠心病、心肌梗死、冠状动脉微循环异常等。

(2)高血压心脏病、原发性高血压、继发性高血压。

(3)心律失常,包括房性心动过速、心房颤动等。

(4)心肌病。

(5)重症心肌炎。

(6)中、重度心脏瓣膜病如主动脉瓣和/或二尖瓣狭窄和/或关闭不全。

(7)高动力性心脏病,如甲亢、贫血、脚气病和动静脉瘘。

(8)严重肺动脉高压或合并急性肺栓塞,右室压迫左室致左室充盈受阻时。

(9)内分泌相关疾病,如糖尿病、甲状腺疾病、妊娠及围产期相关疾病等。

2. 右心衰竭

(1)各种原因的左心衰竭。

(2)急、慢性肺栓塞。

(3)慢性支气管炎、肺气肿并发慢性肺源性心脏病。

(4)原发性肺动脉高压。

(5)先天性心脏病包括肺动脉狭窄、法洛四联症和艾森门格综合征等。

(6)右心室扩张型、肥厚型和限制型心肌病。

(7)右心室心肌梗死。

(8)三尖瓣狭窄或关闭不全。

（9）大量心包积液。

（三）与之鉴别的常见症状

1. 左心衰竭　根据临床症状、体征、结合胸部 X 线片有典型肺淤血和肺水肿的征象伴心影增大，以及超声心动图左室扩大（男舒张末期内径≥55mm；女舒张末期内径≥50mm）和左室射血分数降低（<40%）典型改变，诊断慢性左心衰竭和急性肺水肿并不难；对于确定慢性心力衰竭的病因诊断相对复杂，通过结合病史、心电图、超声心动图、核素心肌显像和磁共振等影像检查综合分析判断。

2. 右心衰竭　体循环淤血的临床表现，结合胸部 X 线片肺血正常或减少伴有右室心影增大和超声心动图右心房室扩张或右室肥厚伴或不伴肺动脉高压的典型征象，可以诊断。

本例患者：老年男性，劳力性呼吸困难，端坐呼吸，活动耐量降低，双下肢水肿。

体格检查

体温 36.3℃，脉搏 115 次 /min，呼吸 23 次 /min，血压 156/96mmHg，神清，查体合作，呼吸稍急促，双肺呼吸音清，双肺底可闻及湿啰音，心尖搏动点向左下移位，心界扩大，心率 115 次 /min，律齐，$A_2<P_2$，可闻及舒张期奔马律，心尖区可闻及 3/6 级收缩期吹风样杂音。腹部平坦，肝脾肋下未触及，双下肢对称性凹陷性水肿。

体格检查要点

● 肺部体征：肺部湿啰音可从局限于肺底部直至全肺。

● 心脏体征：（左心衰竭）心脏扩大、相对性二尖瓣关闭不全的反流性杂音、P_2 亢进、舒张期奔马律。（右心衰竭）因右心室扩大而引起三尖瓣关闭不全的反流性杂音。

● 始于身体低垂部位的对称性凹陷性水肿。

● 颈静脉征：颈静脉充盈、怒张是右心衰竭的主要体征，肝颈静脉回流征阳性更具特征性。

本例患者：双肺底可闻及湿啰音，心尖搏动点向左下移位，心率 115 次 /min，可闻及舒张期奔马律，心尖区可闻及 3/6 级收缩期吹风样杂音，双下肢对称性凹陷性水肿。

辅助检查

血常规：WBC $5.12×10^9$/L，RBC $4.06×10^{12}$/L，Hb 127g/L，PLT $204×10^9$/L。

NT-proBNP 20 000ng/L。

肌酸激酶 74U/L,肌酸激酶同工酶 70U/L,肌钙蛋白 T 0.35μg/L。

心电图:窦性心律,普遍导联 P 波低平或倒置(图 3-6-1)。

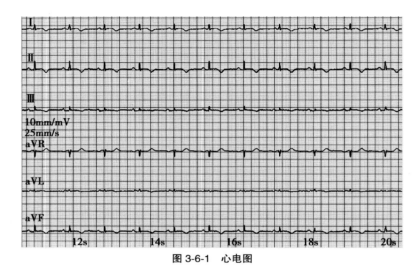

图 3-6-1 心电图

胸部 X 线片:心影增大,两肺中度淤血,两侧胸腔积液(少量)。

超声心动图:全心增大,以左心增大为主,左室心肌变薄,运动弥漫性减弱;二尖瓣中等量反流,主动脉瓣少量反流,三尖瓣少量反流。左室射血分数 30%。

辅助检查要点

● 心电图:所有心力衰竭,以及怀疑心力衰竭的患者均应行心电图检查,明确心律、心率、QRS 形态、QR 宽度等。怀疑存在心律失常或无症状性心肌缺血时应行 24 小时动态心电图。

● 胸部 X 线片:对疑似、急性、新发的心衰患者应行胸部 X 线片检查,以识别/排除肺部疾病或其他引起呼吸困难的疾病,提供肺淤血/水肿和心脏增大的信息,但胸部 X 线片正常并不能除外心力衰竭。

● 生物标志物:

(1)钠尿肽[B 型钠尿肽(BNP)或 N 末端 B 型钠尿肽前体(NT-proBNP)]测定:钠尿肽检测推荐用于心力衰竭筛查、诊断和鉴别诊断、病情严重程度及预后评估。

BNP<100ng/L、NT-proBNP<300ng/L 时通常可排除急性心力衰竭。

BNP<35ng/L、NT-proBNP<125ng/L 时通常可排除慢性心力衰竭。

诊断急性心力衰竭时 NT-proBNP 水平应根据年龄和肾功能进行分层:50 岁以下的患者 NT-proBNP 水平 >450ng/L,50 岁以上 >900ng/L,75 岁以上应 > 1 800ng/L,肾小球滤过率 <60ml/min 时应 >1 200ng/L。

(2)心脏肌钙蛋白(cardiac troponin,cTn):推荐心力衰竭患者入院时行 cTn 检测,用于急性心力衰竭患者的病因诊断和预后评估。

(3)反映心肌纤维化、炎症、氧化应激的标志物:如可溶性 ST2、半乳糖凝集素 3 及生长分化因子 15 也有助于心力衰竭患者的危险分层和预后评估。

● 经胸超声心动图:为评估心脏结构和功能的首选方法,左室射血分数可反映左心室收缩功能。且为唯一可判断舒张功能不全的成像技术。

● 实验室检查:血常规、血钠、血钾、血糖、尿素氮、肌酐、转氨酶和胆红素、血脂、糖化血红蛋白、促甲状腺素、钠尿肽为心力衰竭患者的初始常规检查。

● 特殊检查:用于需要进一步明确病因和病情评估的患者。

(1)心脏磁共振(CMR):CMR 是测量左右心室容量、质量和射血分数的"金标准",当超声心动图未能作出诊断时,CMR 是最好的替代影像检查。

(2)冠状动脉造影:适用于经药物治疗后仍有心绞痛的患者,合并有症状的室性心律失常或有心脏停搏史患者,有冠心病危险因素、无创检查提示存在心肌缺血的心力衰竭患者。

(3)心脏 CT:对低中度可疑的冠心病或负荷试验未能明确诊断心肌缺血的心力衰竭患者,可考虑行心脏 CT 以排除冠状动脉狭窄。

(4)负荷超声心动图:运动或药物负荷超声心动图可用于心肌缺血和 / 或存活心肌,部分瓣膜性心脏病患者的评估。

(5)核素心室造影及核素心肌灌注和 / 或代谢显像:可使用核素心室造影评估左心室容量和左室射血分数。核素心肌灌注显像包括单光子发射计算机断层成像和正电子发射计算机断层成像,可用于诊断心肌缺血。代谢显像可判断心肌存活情况。

(6)心肺运动试验:心肺运动试验能量化运动能力,可用于心脏移植和 / 或机械循环支持的临床评估,指导运动处方的优化,原因不明呼吸困难的鉴别诊断。

(7)6 分钟步行试验:用于评估患者的运动耐力。6 分钟步行距离 <150m 为重度心力衰竭,150~450m 为中度心力衰竭,>450m 为轻度心力衰竭。

(8)心肌活检:仅推荐用于经规范治疗病情仍快速进展,临床怀疑心力衰竭是由可治疗的特殊病因所致且只能通过心肌活检明确诊断的患者。不推荐用于心力衰竭患者的常规评价。

本例关键线索:B 型钠尿肽(BNP)明显升高,心电图大致正常,肌酸激酶同工酶(CK-MB)及肌钙蛋白 T 轻度升高,胸部 X 线片示心脏扩大、肺淤血,超声心动图示左室射血分数明显降低。

诊断标准

心力衰竭需综合病史、症状、体征及辅助检查作出诊断。症状、体征是早期发现心力衰竭的关键,左心衰竭的不同程度呼吸困难、肺部啰音,右心衰竭的颈静脉征、肝大、水肿,以及心力衰竭的心脏奔马律、瓣膜区杂音等是诊断心力衰竭的重要依据。BNP 测定也可作为诊断依据,并能帮助鉴别呼吸困难的病因。

本例患者: 老年男性,病程 3 年,有劳力性呼吸困难、端坐呼吸、活动耐量降低,双下肢水肿,检查发现 BNP 明显升高,X 线片是心脏扩大、肺淤血,超声心动图示左室射血分数明显降低,符合心力衰竭的诊断标准,故可确诊慢性心力衰竭。

判断病情

诊断明确后须判断患者的病情严重程度,以便采取相应的治疗措施。

● 美国纽约心脏病学会(NYHA)心功能分级(表 3-6-1)

表 3-6-1　美国纽约心脏病学会(NYHA)心功能分级

分级	症状
Ⅰ级	日常活动量不受限制,一般活动不引起乏力、呼吸困难等心力衰竭症状
Ⅱ级	体力活动轻度受限,休息时无自觉症状,一般活动下可出现心力衰竭症状
Ⅲ级	体力活动明显受限,低于平时一般活动即引起心力衰竭症状
Ⅳ级	不能从事任何体力活动,休息状态下也存在心力衰竭症状,活动后加重

● 6 分钟步行试验:患者在平直走廊里尽量行走,测定 6 分钟的步行距离。

本例患者: 患者稍事活动即感气短,体力活动明显受限,但休息时无明显心力衰竭症状,属于 NYHA 心功能Ⅲ级。6 分钟步行试验该患者可行走 400m,属中度心力衰竭。患者出现左室射血分数降低、NYHA 分级恶化、BNP 明显升高等,提示预后欠佳。

鉴别诊断

心力衰竭主要应与以下疾病相鉴别:

● 支气管哮喘:发作时双肺可闻及典型哮鸣音,测定血 BNP 水平对鉴别心源性哮喘和支气管哮喘有较大的参考价值。

- 心包积液、缩窄性心包炎：根据病史、心脏及周围血管征进行鉴别，超声心动图、CMR 可确诊。
- 肝硬化腹水伴下肢水肿：应与慢性右心衰竭鉴别。

本例患者：该患者需与支气管哮喘、心包积液、缩窄性心包炎、肝硬化腹水伴下肢水肿相鉴别。

治疗原则和药物治疗要点

一般治疗包括去除心力衰竭诱发因素，调整生活方式。限钠（<3g/d）有助于控制 NYHA 心功能Ⅲ~Ⅳ级心力衰竭患者的淤血症状和体征。严重心力衰竭伴明显消瘦者，应给予营养支持。临床情况改善后在不引起症状的情况下，应鼓励进行运动训练或规律的体力活动。

- 去除心力衰竭诱因。
- 体力和精神得到充分休息。
- 严格控制静脉及液体入量，适当限制钠盐的摄入，低钠患者还应给予补钠治疗。
- 急性失代偿期治疗：

（1）利尿剂：利尿剂消除水钠潴留，有效缓解心力衰竭患者的呼吸困难及水肿，改善运动耐量。恰当使用利尿剂是心力衰竭药物取得成功的关键和基础。

（2）肾素 - 血管紧张素系统抑制剂：首选 ACEI，从而延缓心室重塑和心力衰竭的进展，不能耐受者使用 ARB。

（3）醛固酮受体拮抗剂：在使用 ACEI/ARB、β 受体阻滞剂的基础上加用醛固酮受体拮抗剂，可使 NYHA 心功能Ⅱ~Ⅳ级的射血分数下降的心力衰竭（HFrEF）患者获益。

（4）洋地黄类药物：轻度心力衰竭患者，可以给予地高辛口服维持，对中、重度心力衰竭患者，可短期加用静脉正性肌力药物，如去乙酰毛花苷、米力农等。

（5）β 受体阻滞剂：能拮抗和阻断心力衰竭时的交感神经系统异常激活的心脏毒性作用，从而延缓心室重塑和心力衰竭的进展。

（6）其他药物：包括硝酸酯类及曲美他嗪、磷酸肌酸、辅酶 Q10 等。

本例患者：给予 ACEI、袢利尿剂、β 受体阻滞剂、醛固酮拮抗剂、地高辛治疗。

心力衰竭诊断流程（图 3-6-2）

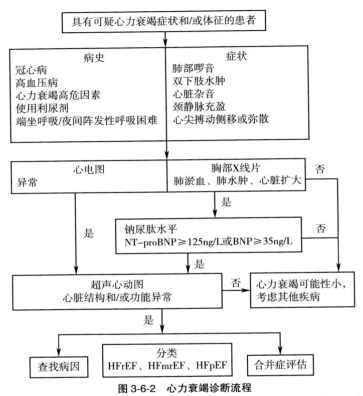

图 3-6-2　心力衰竭诊断流程

NT-proBNP. N 末端 B 型钠尿肽前体；BNP.B 型钠尿肽；HFrEF.射血分数下降的心力衰竭；HFmrEF. 射血分数轻度降低的心力衰竭；HFpEF. 射血分数保留的心力衰竭。

（刘　喜）

第七节　感染性心内膜炎

临床病例

　　患者,女性,44 岁,农民。以"间断发热 1 月余,活动后气短 1 周"收入院。患者于入院前 1 月余无明确诱因出现发热,体温最高达 38.5℃,伴周身乏力,无咳嗽、咳痰,无腹痛、腹泻,无尿频、尿急、尿痛,就诊于当地医院,考虑"上呼吸道感染",嘱其服用"布洛芬、快克"等药物治疗后好转,后间断出院发热,自服"布洛芬、头孢"等药物治疗,体温波动于 37.5~38.8℃,未系统诊治。入院前 1 周患者出现活动后气短,休息后可以缓解,症状逐渐加重,伴夜间憋醒,伴咳嗽,无咳痰,为系统诊治入院。患者病来乏力明显,有活动后气短,无明显头晕、头痛,无腹痛、腹泻,无尿频、尿急、尿痛,双下肢水肿,饮食差,睡眠差,体重较前增加约 2.5kg。

既往体健。久居原籍,家中无牲畜,无外伤、手术史,否认肝炎、结核等传染病史。

病史采集要点

- 常见症状体征:发热、乏力、活动后胸闷气短、夜间阵发性呼吸困难等。
- 诊治经过:服药后体温变化情况。
- 与之鉴别的常见症状:咳嗽、咳痰、腹痛、腹泻、尿频、尿急、尿痛。
- 既往病史:有无疫区接触史、牲畜接触史、外伤及手术史、肝炎、结核等病史。

本例患者:44 岁女性,有发热、乏力症状,服用"布洛芬、头孢"等药物治疗后症状能好转,但反复发作,有活动后气短不适,伴双下肢水肿。

体格检查

体温 38.7℃,脉搏 115 次 /min,呼吸 24 次 /min,血压 122/70mmHg,精神差,轻度贫血貌,双肺听诊呼吸音增粗,右下肺可闻及细小水泡音,心音低,心律齐,心率 115 次 /min,二尖瓣听诊区可闻及收缩期 2/6 级杂音,主动脉瓣听诊区可闻及舒张期 3/6 级杂音,未闻及心包摩擦音,腹软,肝脾肋下未触及,无压痛及反跳痛,双下肢轻度凹陷性水肿,神经系统检查未见异常。

体格检查要点

- 一般情况:精神状态、生命体征等。
- 心脏查体:注意有无心脏杂音,有无额外心音等。
- 肺部查体:主要是听诊,辅助判断有无啰音。
- 其他:有无下肢水肿,神经系统的体征,血管或者免疫学表现,如栓塞、罗特斑、线状出血、詹韦损害或奥斯勒结节。

本例患者:精神状态差,发热,轻度贫血貌,心脏杂音,右下肺湿啰音,双下肢凹陷性水肿。

辅助检查

血常规：WBC 11.05×10^9/L，中性粒细胞百分比 89.8%，Hb 100g/L，PLT 161×10^9/L，CRP 17.2g/L，余无明显异常。

血培养两次提示葡萄球菌阳性。

血沉 32.2mm/h。

胸部 X 线片：心影增大，肺血增多，右侧胸腔积液。

心脏彩超：右心房内径 40mm，右心室内径 20mm，左心房内径 45mm，左心室舒张末内径 65mm，射血分数 51%，二尖瓣关闭不全，中等量反流，主动脉瓣关闭不全，可见赘生物附着。

腹部超声：肝胆胰脾肾未见异常。

辅助检查要点

血培养及心脏超声检查是对诊断有确定性意义的两项检查。阳性血培养是诊断本病的最直接证据。

- 血常规：白细胞升高，中性粒细胞百分比升高，血红蛋白下降。
- 血沉增快。
- 其他脏器指标：胸部 X 线片检查有助于对心力衰竭和发热原因的判断。
- 心电图：可见期前收缩、传导阻滞等，无特异性。

本例关键线索：血培养阳性，超声心动图提示主动脉瓣膜上有赘生物附着，白细胞升高，中性粒细胞百分比升高，血红蛋白下降，血沉增快。

诊断标准

感染性心内膜炎（IE）指因细菌、真菌和其他病原微生物（如病毒、立克次体、衣原体、支原体、螺旋体等）直接感染而产生的心瓣膜或心室壁内膜的炎症，有别于风湿热、类风湿、系统性红斑狼疮等所致的非感染性心内膜炎。目前临床普遍采用的是 Duke 诊断标准。

1. 确定为 IE

（1）病理标准：血培养或赘生物、栓塞物、心内脓肿培养或组织学证实有细菌或病理损害，组织病理证实赘生物或心内脓肿有活动性心内膜炎改变。

（2）临床标准：符合 2 个主要标准；或符合 1 个主要标准和 3 个次要标准；或符合 5 个次要标准。

2. 可能的 IE 有心内膜炎的表现，但不明确，且又不能排除。

符合 1 个主要标准和一个次要标准。或符合 3 个次要标准。

3. 不支持 IE 诊断的情况

（1）心内膜炎表现有其他明确的诊断。

（2）应用抗生素后 4 天内心内膜炎表现完全消失。

（3）应用抗生素 4 天内手术或活检未发现心内膜炎的病理证据。

IE 的 Duke 诊断标准

（一）主要标准

1. 血培养阳性

（1）两次不同时间血培养标本发现感染性心内膜炎的典型微生物：甲型溶血性链球菌、牛链球菌、金黄色葡萄球菌、社区获得性肠球菌。

（2）与感染性心内膜炎相一致的微生物血培养持续阳性，定义为两次或以上血培养，间隔 12 小时以上或者全部三次血培养或者四次血培养中的大多数，第一次和最后一次采血间隔至少 1 小时发现符合感染性心内膜炎的微生物。

2. 心内膜受累的证据

（1）感染性心内膜炎超声心动图阳性表现[对人工瓣膜感染性心内膜炎建议进行经食管超声心动图（TEE）检查]，包括：瓣膜或其支持结构上、瓣膜反流途径中、医源性植入装置上发现可移动的物质，没有其他可能的解剖解释。脓肿、新出现的人工瓣膜部分裂开。

（2）新出现的瓣膜反流（原有杂音增强或发生变化）。

（二）次要标准

1. 易患情况 既往有心脏病史或静脉药物成瘾者。

2. 发热≥38.0℃。

3. 血管现象 主要动脉栓塞、脓毒性肺梗死、真菌性动脉瘤、颅内出血、结膜出血、詹韦损害。

4. 免疫现象 肾小球肾炎、奥斯勒结节、罗特斑、类风湿因子。

5. 微生物证据 血培养阳性但是不符合前述的主要标准（不包括一次血培养发现凝血酶阴性葡萄球菌和其他通常不引起感染性心内膜炎的微生物）。

6. 符合感染性心内膜炎的微生物活动感染的血清学证据。

7. 超声心动图 发现符合感染性心内膜炎表现，但不具备上述主要标准。

分类

既往按病程将 IE 分为急性、亚急性和慢性 IE，2009 年欧洲心脏病学会（ESC）公布了新的分类方法。

（一）根据感染部位和是否存在心内异物分类

1. 左心自体瓣膜 IE

2. 左心人工瓣膜 IR

（1）早期：瓣膜置换术后 ≤1 年发生。

（2）晚期人工瓣膜 IE：瓣膜置换术后 ≥1 年发生。

3. 右心 IE。

4. 器械相关性 IE 发生起搏器或除颤器导线上的 IE，伴或不伴有瓣膜受累。

（二）根据感染来源分类

1. 医疗相关性 IE

（1）院内感染：患者在入院 48 小时后出现的 IE 相关的症状和体征。

（2）非院内 IE：患者在入院 48 小时以内出现 IE 相关症状和体征；IE 发病前 30 天内接受家庭护理或者静脉治疗、血液透析或静脉化疗；IE 发病前 90 天内入住急诊监护室或护理院或长期住监护室。

2. 社区获得性 IE　患者入院 48 小时内出现 IE 相关症状和体征，但不符合医疗相关性标准。

3. 静脉吸毒者的 IE　没有其他感染来源的静脉吸毒者。

有以下情况者可认为属于活动性 IE：①患者持续性发热且血培养多次阳性；②手术时发现活动性炎症病变；③患者仍在接受抗生素治疗；④有活动性 IE 的组织病理学依据。

IE 再发有两种情况：①复发，首次发病后 <6 个月由同一微生物引起 IE 再次发作。②再感染，不同微生物引起的感染或首次发病后 >6 个月由同一微生物引起 IE 再次发作。

本例患者：两次血培养均提示葡萄球菌感染，超声心动图提示瓣膜有附着物，体温 ≥38.0℃，故可确诊 IE。

鉴别诊断

发热的鉴别诊断，引起发热的疾病很多，根据病因不同可分为两大类，即感染性疾病和非感染性疾病。

发热时出现以下伴随症状应考虑 IE 可能：①既往行心脏瓣膜置换术、起搏器置入术等；②IE 病史；③瓣膜性或先天性心脏病史；④其他 IE 易感因素，如长期静脉药瘾者；⑤高危患者近期接受导致菌血症的操作；⑥慢性心力衰竭证据；⑦新出现的传导障碍；⑧典型的 IE 病原体血培养阳性；⑨血管或免疫学表现：栓塞、罗特斑、线状出血、詹韦损害或奥斯勒结节；⑩局部或非特异性神经学症状和体征；⑪肺栓塞或浸润证据（右心感染）；⑫不明原因的外周脓肿，肾、脾、脑等。

本例患者：该患者需与其他感染性、传染性疾病相鉴别。

治疗原则和药物治疗要点

● 控制感染：内科药物主要是抗生素的应用，是治疗本病的最主要手段。

● 改善心功能：与常规治疗心力衰竭药物相同，待心功能改善后为外科手术提供条件。

● 外科手术：手术的目的是去除感染组织，恢复瓣膜功能或置换瓣膜。手术时机要结合患者心功能、感染控制情况和并发症等综合考虑，选择最佳时机。

本例患者：入院在抽血培养后给予青霉素钠 80 万 U 每 8 小时一次肌内注射，体温逐渐下降。入院时给予静脉呋塞米 20mg（立即）、去乙酰毛花苷 0.2mg（立即），口服呋塞米 20mg 每日一次，螺内酯 20mg 每日两次，气短不适缓解，双下肢水肿消失，行冠脉 CT 血管成像检查未见冠脉狭窄，转心血管外科继续治疗。

（刘　喜）

第八节　扩张型心肌病

临床病例

患者，男性，55 岁。以"乏力 1 个月，阵发性呼吸困难 1 周"为主诉入院。患者于 1 个月前步行时自觉乏力，1 周前无明显诱因出现阵发性呼吸困难，活动后加重，无明显胸痛、心悸等不适；此后上述症状呈进行性加重，活动耐力明显下降，夜间不能平卧，伴咳嗽，无咳痰及咯血，现为系统诊治入院。患者病来无发热，无反酸、嗳气，无腹胀、腹痛，无尿量减少，有双下肢水肿。近期饮食、睡眠可，二便如常。近期体重无明显改变。

既往体健。吸烟史 30 年，平均 10 支 /d，否认大量饮酒史。自述其母亲患"心脏病"，具体不详。

病史采集要点

● 常见症状：本病在早期可无明显症状。典型症状为与活动相关的呼吸困难，还可出现夜间阵发性呼吸困难、端坐呼吸等表现，可伴有咳嗽、咳痰，活动耐力下降、食欲缺乏、恶心、呕吐、腹胀、下肢水肿等症状。

● 病因及诱因：感染、过度劳累、非感染性炎症、中毒（以酒精最为常见）、心动过速、内分泌及代谢异常、自身免疫性疾病、遗传、妊娠、肥胖、精神创伤等。

● 诊治经过：既往病因诊断及治疗情况，随访心脏超声情况。

● 与之鉴别的常见症状：呼吸困难、水肿。

- 注意询问心血管、呼吸、肾脏、内分泌系统相关疾病既往史,饮酒史,心脏病家族史。

本例患者: 中年男性,活动时自觉乏力,阵发性呼吸困难,活动后加重,进而发展至夜间不能平卧;活动耐力下降;无大量饮酒史及特殊病史。

体格检查

体温 36.0℃,脉搏 75 次/min,呼吸 17 次/min,血压 120/80mmHg,神清,查体合作。听诊双肺呼吸音粗,未闻及干湿啰音,心界叩诊向左扩大,心音减弱,心率 75 次/min,心律齐,三尖瓣听诊区可闻及杂音,腹平坦,无压痛及反跳痛,肋下未触及肝脏、脾脏,肝颈静脉回流征阴性,双下肢凹陷性水肿。

体格检查要点

重点可分为三大部分:原有心脏体征、左心衰竭和右心衰竭的体征。

- 心脏查体常见阳性体征:视诊和触诊中可查及心尖搏动向左下移位、心尖搏动减弱,叩诊心界扩大;听诊心音减弱,可闻及第三或第四心音,心率快时可闻及舒张期奔马律,有时心尖部可闻及收缩期杂音,当有肺淤血及肺动脉压升高时可闻及肺动脉瓣第二听诊区心音亢进,当右室扩大可在三尖瓣区闻及三尖瓣相对关闭不全的反流性杂音。

- 左心衰竭体征:视诊可见不同程度的呼吸急促、发绀、端坐体位;除心脏体征外,听诊肺部多可闻及湿啰音。

- 右心衰竭体征:视诊可见颈静脉搏动增强、充盈、怒张,水肿;触诊可触及不同程度肝大、压痛及肝颈静脉回流征阳性。

本例患者: 双肺听诊呼吸音粗,心脏查体心界扩大,心音减弱,三尖瓣听诊区可闻及杂音,双下肢水肿。

辅助检查

NT-proBNP:1 542ng/L。

血气分析:pH 7.45,PaO_2 70mmHg,$PaCO_2$ 29mmHg,实际碳酸氢盐浓度 20.2mmol/L,标准碱剩余 −3.20mmol/L,血氧饱和度 94.7%。

血常规、肝功能、肾功能、电解质、甲状腺功能、凝血、D-二聚体、肌钙蛋白等检验未见显著异常。

胸部 X 线片:心影重度增大(图 3-8-1)。

心脏彩超:左室舒张末内径 70mm,左房径 45mm×48mm×54mm,射血分数 31%,左心增大,左室壁整体运动减弱,主动脉瓣轻度反流,二尖瓣轻度反流,三尖瓣中度反流(图 3-8-2)。

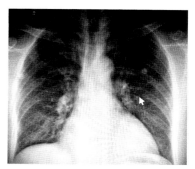

图 3-8-1　胸部 X 线片提示心影增大

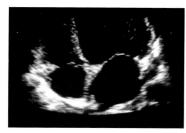 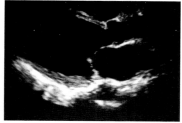

图 3-8-2　心脏彩超提示心腔显著增大

颈动脉超声：双侧颈动脉内中膜增厚，右侧锁骨下动脉内中膜局部增厚。

腹部超声：肝内实性结节，前列腺增生。

心电图：窦性心律，完全性右束支传导阻滞，右室肥厚，T 波改变（图 3-8-3）。

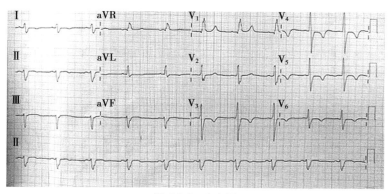

图 3-8-3　心电图

冠状动脉造影:未见显著异常,TIMI 3 级血流(图 3-8-4)。

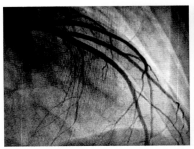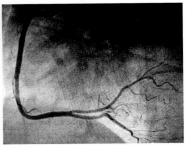

图 3-8-4　冠状动脉造影未见狭窄病变

辅助检查要点

实验室指标及影像学检查可评估病情严重程度,并与其他心脏病鉴别诊断,对潜在的病因进行筛查,复查可对临床治疗效果及预后进行判断。

● 心脏超声:是临床中诊断扩张型心肌病最为常用的手段之一。可测量心腔大小、心室壁厚度、射血分数,肺动脉压力等常用诊断指标,并可观察心脏瓣膜情况、室壁运动情况、心室附壁血栓等。

● 心脏磁共振:心脏磁共振平扫和延迟增强成像技术可以准确测量扩张型心肌病患者的心肌功能,并能清晰直观地识别其心脏结构、心肌活性等组织学特征,有助于鉴别致心律失常型右室心肌病、心肌致密化不全、浸润性心肌病等疾病。

● 胸部 X 线片:可用于观察心界大小,肺淤血、肺水肿、肺动脉高压及胸腔积液等,以及治疗效果比较。

● 心电图:缺乏诊断特异性。

● 冠状动脉造影及冠状动脉 CT 血管成像:主要用于鉴别冠心病所致的缺血性心肌病。

● 心内膜心肌活检:心内膜心肌活检和组织病理学检查对于病因诊断和鉴别诊断具有重要意义,针对某些罕见病因者启动相应治疗具有指导意义。

● 扩张型心肌病的生物标记物:主要用于病因诊断,包括遗传标记物、免疫标记物。

● 血液及血清学检查:BNP 或 NT-proBNP 升高,有助于鉴别呼吸困难的原因。部分患者可出现肌钙蛋白升高,但缺乏特异性,需结合其他检查综合判断。

本例关键线索：心脏彩超提示存在心腔异常增大、室壁运动异常、射血功能降低。NT-proBNP 升高，结合胸部 X 线片判断呼吸困难为心源性。冠脉造影结果除外缺血性心肌病。

诊断标准

目前根据 2018 年《中国扩张型心肌病诊断和治疗指南》中的扩张型心肌病的临床诊断标准，即具有心室扩大和心肌收缩功能降低的客观证据：

- 左室舒张末内径：女性 >5.0cm，男性 >5.5cm。
- 左室射血分数 <45%，左室缩短率 <25%。
- 发病时除外高血压、心脏瓣膜病、先天性心脏病、缺血性心脏病。

对于符合扩张型心肌病临床诊断标准的几种特殊类型的扩张型心肌病的病因诊断标准：

- 家族性扩张型心肌病。具备下列家族史之一者即可诊断：一个家系中在内有 ≥2 例扩张型心肌病患者；在扩张型心肌病患者的一级亲属中有尸检证实为扩张型心肌病，或有不明原因的 50 岁以下猝死者。并推荐进行基因检测。
- 免疫性扩张型心肌病。抗心肌抗体阳性，或具有以下 3 项之一者：①存在经心肌活检证实有炎症浸润的病毒性心肌炎病史；②存在心肌炎自然演变为心肌病的病史；③肠病毒 RNA 持续表达。
- 酒精性心肌病：符合长期大量饮酒标准，即女性 >40g/d、男性 >80g/d，饮酒 >5 年；既往无其他心脏病史；早期发现并戒酒 6 个月后扩张型心肌病症状得到缓解。
- 围生期心肌病：多发生于女性妊娠期的最后 1 个月或产后 5 个月内。
- 心动过速性心肌病：具有发作时间 ≥ 每天总时长的 12%~15% 的持续性心动过速，包括房速、房扑、房颤、持续性室速，心室率多 >160 次 /min，因个体差异，少数患者心率可能只有 110~120 次 /min。

本例患者：中年男性，有心力衰竭的表现（劳力性呼吸困难，夜间不能平卧，活动耐力下降），心脏超声有心腔扩大（左室舒张末内径 70mm，左房径 45mm×48mm×54mm，右室舒张径 26mm），与心室收缩功能减低（射血分数 31%）。

判断病情

诊断明确后需判断患者的病情严重程度，以及是否存在并发症，以便采取针对性治疗措施。扩张型心肌病患者心力衰竭严重程度目前仍然沿用美国纽约心脏病学会（NYHA）的心功能分级方法（表 3-8-1）。

表 3-8-1　美国纽约心脏病学会（NYHA）的心功能分级

分级	具体描述
Ⅰ级	日常活动量不受限制,一般活动不引起乏力、呼吸困难等心力衰竭症状
Ⅱ级	体力活动轻度受限,休息时无自觉症状,一般活动下可出现心力衰竭症状
Ⅲ级	体力活动明显受限,低于平时一般活动即引起心力衰竭症状
Ⅳ级	不能从事任何体力活动,休息状态下也存在心力衰竭症状,活动后加重

本例患者:无明显诱因阵发性呼吸困难,活动后加重,根据 NYHA 分级符合心功能Ⅲ~Ⅳ级的表现;存在双下肢水肿的体液潴留表现。患者既有左心功能不全症状,亦有右心功能不全的体征,无其他并发症。

鉴别诊断

主要需除外可引起心脏增大、收缩功能减低的其他继发因素,包括冠心病、高血压心脏病、心脏瓣膜病、先天性心脏病等。通过询问病史、体格检查、心脏超声、心脏磁共振、冠脉造影/CT 血管成像等检查进行鉴别。必要时进行心内膜心肌活检。

本例患者:该患者无长期大量饮酒史,无高血压病史、心肌炎病史及其他的系统疾病,心脏超声排除心脏瓣膜病、先天性心脏病等,冠脉造影除外冠心病。

治疗原则和治疗要点

1. 治疗原则
- 阻止基础病因介导的心肌损害。
- 去除心力衰竭加重的诱因。
- 有效控制心力衰竭、心律失常。
- 预防猝死及各种并发症。
- 提高生活质量和生存率。

2. 治疗扩张型心肌病所致心功能不全时,最新国内指南主张根据扩张型心肌病临床不同阶段对治疗有所侧重
- 早期阶段:应针对基础病因进行治疗(如免疫性扩张型心肌病采取免疫治疗,酒精性心肌病患者应戒酒);及早对心室重塑进行药物干预,包括应用血管紧张素转化酶抑制剂(ACEI)/血管紧张素Ⅱ受体拮抗剂(ARB)类和β受体阻滞剂。
- 中期阶段:阻断造成心力衰竭加重的神经体液机制(主要为交感神经系统、肾素-血管紧张素-醛固酮系统、钠尿肽系统这三大系统的异常激活),包括

应用 β 受体阻滞剂、ACEI/ARB 类、血管紧张素受体脑啡肽酶抑制剂（ARNI）、醛固酮受体拮抗剂（MRA）。

● 晚期阶段：经利尿剂、β 受体阻滞剂、ACEI/ARB/ARNI、螺内酯、地高辛等药物治疗后心力衰竭症状仍不能缓解者，可考虑短期应用正性肌力类药物（如多巴胺、多巴酚丁胺、米力农、左西孟旦）和血管扩张剂（如硝酸甘油、硝普钠、重组人 B 型钠尿肽）作为姑息疗法以缓解临床症状。药物治疗未能改善者，可进行血液超滤、左室辅助装置、心脏移植等治疗手段。

3. 扩张型心肌病的非药物治疗

● 心脏再同步化治疗（CRT）：适用于左右心室显著不同步患者，CRT 可恢复正常的双心室同步激动，以增加心输出量，改善心功能。

4. 扩张型心肌病并发症的防治

● 心律失常及猝死的预防：预防猝死主要是控制那些可逆的诱发室性心律失常的因素，如纠正心力衰竭、纠正电解质紊乱等。植入型心律转复除颤器（ICD）能有效预防因恶性心律失常所致的猝死。

● 栓塞防治：扩张型心肌病患者心腔显著扩大，容易形成附壁血栓，栓子脱落易致血栓栓塞事件。对于已经形成附壁血栓和有血栓栓塞事件发生者应进行长期抗凝治疗。

本例患者：患者根据心功能分型属于扩张型心肌病的晚期阶段，临床症状较重。应用呋塞米改善体液潴留，抗心力衰竭治疗口服沙库巴曲缬沙坦钠（ARNI）、美托洛尔、螺内酯（MRA）、地高辛，在此基础上于住院期间短期静脉应用米力农改善临床症状。疗效较好、临床症状改善明显。

扩张型心肌病诊疗流程（图 3-8-5）

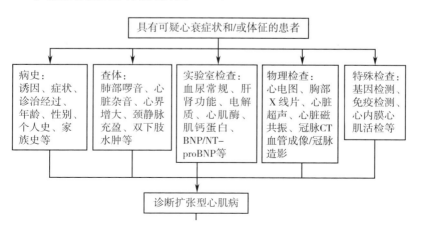

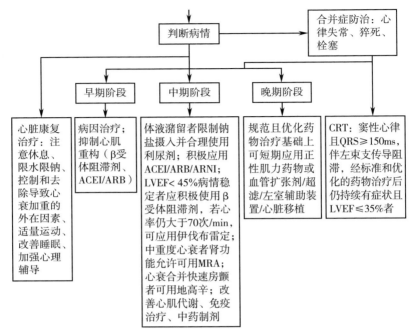

图 3-8-5　扩张型心肌病诊疗流程

BNP.B 型钠尿肽；NT-proBNP. N 末端 B 型钠尿肽前体；ACEI. 血管紧张素转化酶抑制剂；ARB. 血管紧张素 Ⅱ 受体拮抗剂；ARNI. 血管紧张素受体脑啡肽酶抑制剂；MRA. 醛固酮受体拮抗剂；LVEF. 左室射血分数；CRT. 心脏再同步化治疗。

（刘　喜）

第九节　肥厚型心肌病

临床病例

患者，男性，56 岁。以"间断心悸 4 年，加重 1 周"为主诉入院。患者于 4 年前无明显诱因出现心悸，多于晨起出现。持续约 1 分钟，伴胸闷、气短、无胸痛，自述口服丹参滴丸后可缓解，上述症状间断发作，未系统诊治。1 周前患者体力劳动时自觉心悸症状加重，伴胸痛，呈闷痛，无放散，伴胸闷、气短，持续约 1 分钟，自服丹参滴丸缓解后于当地医院行心脏彩超示"室间隔肥厚，左房增大"，现为求进一步诊治入院。发病以来无头晕、头痛，无晕厥、黑矇，无发热、咳嗽、咳痰，无反酸、嗳气，无腹胀、腹泻。饮食睡眠可，精神体力可，二便如常。近期体重无明显改变。

糖尿病病史 10 年，口服降糖药治疗，血糖控制差。有 25 年吸烟史，平均 10 支/d。无大量饮酒史。兄弟姐妹否认相关病史。育有 1 子 1 女，均体健。

病史采集要点

- 常见症状：劳力性呼吸困难、乏力、劳力性胸痛、心悸、晕厥或先兆晕厥。
- 诊治经过：既往诊断及治疗情况，症状进展，随访心脏超声情况。
- 与之鉴别的常见症状：劳力性胸痛、劳力性呼吸困难、晕厥。
- 注意询问心血管疾病家族史，其他心血管病、呼吸系统疾病、神经系统疾病等病史等。

本例患者：中年男性，长期大量吸烟史及糖尿病史。有间断心悸症状数年，近 1 周加重伴胸痛。外院心脏超声提示"室间隔肥厚"，肌钙蛋白检验未见异常。

体格检查

体温 36.8℃，脉搏 62 次/min，血压 123/70mmHg，呼吸 19 次/min，神清，查体合作。听诊双肺呼吸音清，未闻及干湿啰音，心音可，心率 62 次/min，心律齐，各瓣膜听诊区未闻及病理性杂音，腹部平坦，无压痛及反跳痛，肋下未触及肝脏、脾脏，双下肢无凹陷性水肿。

体格检查要点

体格检查要点为心脏听诊，特别是存在流出道梗阻的患者体征更加显著。

- 心脏叩诊时可有心脏轻度扩大。
- 心脏听诊：存在流出道梗阻的患者可于胸骨左缘 3~4 肋间闻及收缩期喷射样杂音；因收缩期二尖瓣前向运动致二尖瓣关闭不全，可于心尖部闻及收缩期杂音。肥厚型心肌病患者心脏杂音听诊的特点：当增加心脏收缩力或减轻心脏后负荷时杂音增强；如取站立位、做 Valsalva 动作、含服硝酸甘油等；减弱心肌收缩力或增加后负荷时可使杂音减弱，如取蹲、坐、卧位时，应用 β 受体阻滞剂等。

本例患者：患者无显著阳性体征，需进一步完善辅助检查加以排查和明确。

辅助检查

血脂：甘油三酯 7.29mmol/L，高密度脂蛋白 0.49mmol/L。

空腹血糖：13.04mmol/L。

CK-MB：43U/L。

肌钙蛋白、凝血功能四项、D-二聚体、肝肾功能、电解质、甲状腺功能三项、尿常规、便常规未见明显异常。

胸部 X 线片：心影增大（图 3-9-1）。

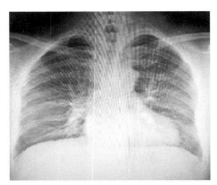

图 3-9-1　胸部 X 线片可见左室增大

心电图：窦性心律，不正常心电图，Ⅰ、Ⅱ、aVL、aVF、V_4~V_6 导联 ST-T 改变（图 3-9-2）。

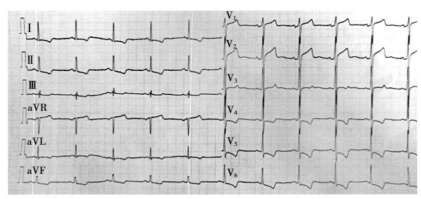

图 3-9-2　心电图可见多导联 ST-T 改变

心脏彩超：左房 34mm，左室舒张末内径 45mm，左室收缩末内径 24mm，室间隔 18~19mm，射血分数 79%，超声可见室间隔增厚，病变处回声粗糙，超声检查结论：室间隔增厚（考虑非对称性肥厚型心肌病），二尖瓣反流（轻度）（图 3-9-3）。

颈动脉超声：双侧颈动脉内中膜增厚伴左侧斑块。

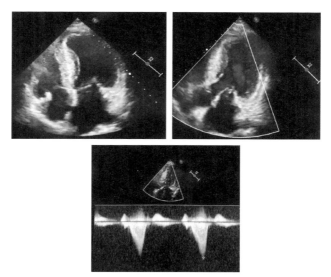

图 3-9-3 心脏彩超见室间隔增厚

冠脉造影:未见显著异常。

辅助检查要点

实验室指标及影像学检查可寻找潜在病因、明确分型、评估病情严重程度,并与其他心脏病鉴别诊断,协助治疗。

● 胸部 X 线片:没有明显特点。心影可见左心室增大,也可在正常范围;可见肺部淤血,严重肺水肿者少见。

● 心电图:心电图的变化可早于临床症状的出现,检查较为灵敏但特异性差。其表现多变,主要特点有:左室高电压;窄而深的 Q 波,多见于下壁导联(Ⅱ 、Ⅲ 、aVF),也可见于前侧壁导联(Ⅰ 、aVL、V_4~V_6);前侧壁导联的 ST 段压低、T 波倒置。患者可同时伴有房颤、室内传导阻滞等各类心律失常。

● 动态心电图:能明确伴发的心律失常,助于判断心悸及晕厥的病因,指导肥厚型心肌病的危险分层。

● 运动负荷检查:根据运动中血压的变化有助于危险分层。对静息时无左心室流出道梗阻而有症状者,该检查可用以排除隐匿性梗阻。检查过程中有一定风险,临床中需慎用。

● 心脏超声:是临床最主要的诊断手段。可检测心腔大小及容积、心室壁厚度、瓣膜运动情况、心室收缩及舒张功能,探测血流、压力阶差等指标。

● 心脏磁共振:其灵敏度高于心脏超声,对于诊断特殊部位的肥厚和不典型肥厚最为灵敏,钆剂延迟显像可以明确心肌纤维化,可以用于指导化学消融术及外科手术治疗。

● 冠状动脉造影/冠脉 CT 血管成像:适用于有明显心绞痛症状者,对于同时伴有心电图 ST-T 改变的患者具有鉴别诊断意义;明确患者冠状动脉的情况可协助下一步治疗;对于有心脏停搏的成年幸存者或合并持续性室性心律失常的患者也建议进行冠脉评估。

● 心导管检查:可显示左心室舒张末压力增高,心室造影可见左心室变形。适用于疑诊肥厚型心肌病但需与限制型心肌病或缩窄性心包炎鉴别者;怀疑左心室流出道梗阻,但临床表现和影像学检查不符者;需行心内膜活检鉴别病因者;以及拟行心脏移植患者的术前评估。

● 基因诊断:对先证者进行遗传学咨询及基因筛选。其有望成为新的诊断标准的重要依据,但目前仅在大的医疗中心开展,临床中尚未普及应用。

● 心内膜心肌活检:对除外浸润性心肌病有重要价值,一般不用于肥厚型心肌病的诊断。

● 血液及血清学检查:心肌酶和肌钙蛋白有助于鉴别心电图有 ST-T 改变的心绞痛患者,需结合其他检查综合判断。

本例关键线索

患者心脏彩超探查及测量结果符合肥厚型心肌病特征表现:室间隔厚度 18~19mm,超声可见室间隔增厚,病变处回声粗糙,心肌纹理排列紊乱。心电图在前壁导联及下壁导联均可见 ST-T 改变(心电图需结合其他辅助检查鉴别冠心病)。

诊断标准

根据《2007 年中国心肌病诊断与治疗建议》中制定的临床诊断标准。

● 主要标准:

(1)心脏超声提示左室壁和/或室间隔厚度超过 15mm。

(2)多普勒、磁共振发现心尖、近心尖室间隔部位肥厚,心肌致密或间质排列紊乱。

● 次要标准:

(1)35 岁以内患者,12 导联心电图 Ⅰ、aVL、V_4~V_6 导联 ST 段下移,深而对称性倒置 T 波。

(2)二维超声室间隔和左室壁厚 11~14mm。

(3)基因筛查发现已知基因突变,或新的突变位点,与肥厚型心肌病连锁。

● 排除标准:

(1)系统疾病,如高血压病、风湿性心脏病二尖瓣病、先天性心脏病(房缺、室缺）及代谢性疾病伴发心肌肥厚。

（2）运动员心脏肥厚。

临床确诊肥厚型心肌病需符合以下任何一项：

1 项主要标准 + 排除标准。

1 项主要标准 + 次要标准（3）即阳性基因突变。

1 项主要标准 + 排除标准（2）。

次要标准（2）和（3）。

次要标准（1）和（3）。

本例患者：有胸痛、心悸症状，心脏超声证实室间隔厚度超过 15mm，通过其他辅助检查排除其他系统疾病。符合确定诊断依据中的"1 项主要标准 + 排除标准"。

判断病情

对患者进行危险分层，关键是预防猝死。目前预测猝死高危风险的临床指标有：

- 肥厚型心肌病相关性猝死家族史（特别是一级亲属和 / 或多个猝死）。
- 自发性持续性室性心动过速。
- 动态心电图检查发现非持续性室性心动过速（NVST）。
- 左室极度肥厚（心脏超声显示左心室最厚处≥30mm）。
- 不明原因晕厥（一次或多次发作，特别是劳力时反复发作，或发生于年轻人）。
- 运动血压反应异常。
- 发病年龄轻。
- 左心室流出道梗阻严重（左心室流出道与主动脉峰值压力阶差≥30mmHg）。
- 左房内径增大。
- 同时携带多个基因突变。
- 钆剂延迟强化（LGE）。

其中前 5 项为高危因素，危险因素越多，猝死风险越高。

本例患者：患者否认心肌病家族史，一级亲属无猝死史。未曾发生晕厥，住院期间心电监护未见恶性心律失常。

鉴别诊断

本病需与高血压病引起的心肌肥厚、冠心病、主动脉瓣狭窄和先天性主动脉瓣下隔膜、异常物质沉积导致的心肌肥厚如淀粉样变性和糖原贮积症等、先天性心脏病(房缺、室缺)、某些少见的全身性疾病如法布里病、血色病、线粒体肌病、Danon 病鉴别,此外肥厚型心肌病终末期时还需与扩张型心肌病相鉴别。

本例患者:病史较为单一,无高血压,冠脉造影除外冠心病,心脏彩超除外瓣膜疾病和其他结构性心脏病,既往史和系统回顾中排除某些罕见疾病。

治疗原则和治疗要点

治疗原则:改善症状,减少合并症,预防猝死,个体化治疗。

治疗要点:减轻流出道梗阻,改善心室顺应性,预防血栓栓塞事件,识别高危猝死患者。

肥厚型心肌病的药物治疗要点:

● 主要应用 β 受体阻滞剂和非二氢吡啶类钙通道阻滞剂,部分患者可尝试应用丙吡胺。

● 出现充血性心力衰竭者应采取针对性抗心力衰竭治疗。

● 伴有房颤者,快速型房颤可应用胺碘酮治疗,为预防血栓栓塞事件还需进行抗凝治疗,可尝试进行房颤的介入治疗。

● 梗阻性肥厚型心肌病患者应避免应用减轻心脏负荷如硝酸酯类药物及洋地黄类等正性肌力药物,以免加重梗阻。

● 其他药物如螺内酯、他汀类能一定程度逆转心肌纤维化和心肌肥厚,改善心功能。

肥厚型心肌病的非药物治疗要点:

● 酒精室间隔消融术:对于符合适应证的患者,通过导管将酒精注入前降支的一或多支间隔支中,造成相应肥厚部分的心肌梗死,使室间隔基底部变薄,以减轻流出道梗阻、改善症状、增加活动耐量。

● 室间隔切除术:对于药物治疗无效者,若存在严重流出道梗阻,采取外科手术治疗,经国内外大量临床队列研究显示经治疗后肥厚型心肌病患者远期生存率接近于正常人群。

● 起搏治疗:对有严重症状的梗阻性肥厚型心肌病患者植入心房心室双腔起搏器(DDD 起搏器),选择右室心尖部起搏有望减轻左心室流出道梗阻,可能有效。对于药物治疗效果差又不适合消融或外科手术的患者可以选择。

● 植入型心律转复除颤器(ICD)预防:对于具有猝死危险因素的患者均可考虑植入 ICD,ICD 是目前预防肥厚型心肌病猝死最有效的治疗措施。

肥厚型心肌病的其他治疗:避免劳累、情绪波动,禁止参加竞技性体育运动和突然的剧烈运动,戒烟戒酒,肥胖者应适当减肥等。

本例患者:该患者无流出道梗阻,避免劳累、情绪波动,禁止参加竞技性体育运动和突然的剧烈运动,戒烟戒酒,若肥胖应适当减肥等。建议长期随访。建议进行遗传学咨询及基因筛查。

肥厚型心肌病诊疗流程（图 3-9-4）

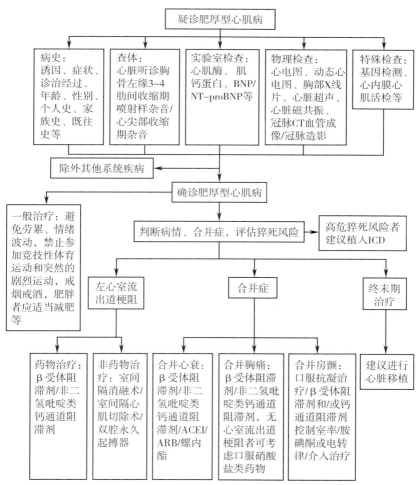

图 3-9-4　肥厚型心肌病诊疗流程

BNP. B 型钠尿肽；NT-proBNP. N 末端 B 型钠尿肽前体；ICD. 植入型心律转复除颤器；
ACEI. 血管紧张素转化酶抑制剂；ARB. 血管紧张素 Ⅱ 受体拮抗剂。

（刘　喜）

第十节　心肌炎

临床病例

患者,男性,27 岁。以"上呼吸道感染后间断胸痛 2 周,恶心、呕吐 1 天"为主诉入院。患者于入院前 3 周上呼吸道感染,未予诊治,自觉 1 周后缓解,入院前 2 周出现胸痛不适,呈针扎样疼痛,伴胸闷,伴四肢无力,无双侧肩背部、前臂放射痛,无濒死感,无头晕、头痛,无心悸、大汗,无咳嗽、咳痰,无腹痛、腹泻,持续约 2 小时后能缓解,未予重视,此后上述症状间断发作,伴随症状、胸痛性质、持续时间基本同前,入院前 1 天患者出现恶心、呕吐,呕吐物为胃内容物,今为系统诊治收入院。患者精神状态差,饮食差,睡眠差,二便可,体重无明显变化。

既往吸烟史 4 年,20 支 /d;长期熬夜史;否认高血压、糖尿病病史;否认肝炎结核病史;否认药物过敏史;否认疾病家族史。

病史采集要点

- 常见症状:可以是典型性的心绞痛,也可以是不典型的胸痛、胸闷、心悸等症状。
- 诱因:前期的感染史。
- 诊治经过:有无服用导致机体免疫力下降的药物史。
- 与之鉴别的常见症状:主要需与胸痛相鉴别,如急性心肌梗死、肺栓塞、肺部感染、胸膜炎、气胸、反流性食管炎等引起的胸痛。
- 既往有无导致机体免疫力减低的病史,有无冠心病心绞痛的易患危险因素,有无早发冠心病家族史。

本例患者:青年男性,长期熬夜、吸烟史,上呼吸道感染史,突发胸痛、胸闷,四肢无力,恶心、呕吐。

体格检查

体温 36.5℃,脉搏 72 次 /min,呼吸 18 次 /min,血压 122/72mmHg,神清语利,皮肤黏膜未见苍白、黄染、出血点,颈静脉无怒张,双肺听诊呼吸音清,未闻及明显干湿啰音。心前区无隆起,心音可,心律齐,心率 72 次 /min,各瓣膜听诊区未闻及明显病理性杂音,未闻及额外心音及心包摩擦音,腹软无压痛及反跳痛,肝脾肋下未触及。双下肢无水肿。神经系统病理征阴性。

体格检查要点

查体可发现发热，心动过速，第一心音减弱，合并心功能不全可闻及奔马律，心包受累者可闻及心包摩擦音。

本例患者：无明显阳性体征。

辅助检查

血常规：WBC $5.05×10^9$/L，RBC $4.65×10^{12}$/L，Hb 132g/L，PLT $261×10^9$/L，CK 2 356.5μg/L，CK-MB 401.1μg/L，肌钙蛋白 I 34.2μg/L，血清肌酐 80.2μmol/L，ALT 261U/L，NT-proBNP 1 024ng/L，K^+ 4.5mmol/L。入院第 3 天查心肌损伤标志物，CK 1 056.5μg/L，CK-MB 51.1μg/L，肌钙蛋白 I 14.2μg/L，第 15 天复查心肌损伤标志物，CK 96.5μg/L，CK-MB 20.2μg/L，肌钙蛋白 I 0.4μg/L。

C 反应蛋白 8.23mg/L，降钙素原正常，传染四项正常，尿便常规正常。

病毒血清学检测：柯萨奇病毒 A、B，埃可病毒、微小病毒、麻疹病毒、腮腺炎病毒和风疹病毒均阴性。

心电图：多导联的非特异性 ST-T 改变。

胸部 X 线片：心影轻度增大。

心脏彩超：左室舒张末内径 56mm，左室收缩末内径 31mm，左室射血分数 65%，E/A 为 1.5。

腹部超声：轻度脂肪肝。

冠脉 CT 血管成像：冠状动脉未见狭窄。

辅助检查要点

心肌酶谱、肌钙蛋白、病毒血清学检测常阳性，心电图无特异性 ST-T 改变，冠脉多无明显狭窄，超声心动图可正常可有运动减弱。

- 心肌损伤标志物：肌钙蛋白、CK、CK-MB 升高提示有心肌损伤，且其持续时间长，入院后第 15 天复查仍升高，与典型的心肌梗死后心肌酶学动态演变不相符。
- 冠脉 CT 血管成像或者冠脉造影检查：是与急性心肌梗死鉴别的主要检查。
- 病毒血清学检测：病毒血清学检查如有病毒抗体阳性提示急性期病毒感染状态。
- 重要的影像学检查：胸部 X 线片、心脏超声，必要时需行心脏磁共振检查。
- 心肌活检：可以明确诊断。

本例关键线索：患者青年男性，冠心病危险因素不多；胸痛症状非典型心绞痛症状；心肌酶学变化不符合心肌梗死后心肌酶学动态变化；心电图无特异性 ST-T 改变；冠脉 CT 血管成像检查提示冠脉未见狭窄。

诊断标准

心肌炎是心肌发生的炎症性病变，目前最常见的原因是感染，其中以病毒感染最常见，病毒对心肌的损伤机制分为两种：一是病毒直接侵犯心肌细胞，造成对心脏的直接毒性作用，损伤心肌并参与心肌细胞的凋亡；二是获得性免疫产生的抗体与肌球蛋白等自身结构和功能蛋白产生的交叉反应，进一步造成心肌损伤。非感染性心肌炎主要包括药物、毒物、变态反应及自身免疫性疾病导致的心肌炎性病变。心肌炎的临床表现多样，症状轻重不一，大多数患者呈亚临床、自限性病程而没有明显症状，但也有患者表现为心源性休克或心脏性猝死。

1. 临床中常用的心肌炎定义还有以下四种

（1）暴发性心肌炎：病毒感染前驱症状后两周内出现急性心力衰竭。患者心功能抑制严重，可能需要循环支持，病理检查多见多灶性、活动性、淋巴细胞性心肌炎。患者度过急性期后，多数心室收缩功能可以正常。

（2）急性心肌炎：病程急，但没有那么凶险，心室收缩功能受损，可能进展为扩张型心肌病。

（3）慢性活动性心肌炎：慢性病程，常常有临床和病理上的复发，左心室收缩功能受损和慢性炎症反应相关，心内膜活检显示轻到中度纤维化。

（4）慢性持续性心肌炎：慢性病程，病理可见持续性炎性细胞浸润，常常见到灶性心肌坏死，临床常有胸痛和心肌炎症，心功能可正常。

心肌炎的诊断需要心肌活检来确诊，1985 年提出了 Dallas 诊断标准，目前还在使用，但是较最初的标准有新的补充。

2. 心肌炎诊断标准

Ⅰ项证据：临床心力衰竭症状；发热；病毒感染前驱症状；乏力；活动后气短；胸痛；心悸；先兆晕厥或晕厥。

Ⅱ项证据：心肌结构功能异常，并能除外局灶性冠状动脉缺血。局灶性室壁运动异常；心脏扩大；局灶性心脏肥厚（心肌水肿）；肌钙蛋白阳性；肌球蛋白抗体的心肌核素现象 + 冠状动脉正常或无可逆的冠状动脉缺血。

Ⅲ项证据：心脏磁共振。心肌 T_2 信号增强；延迟轧显像。

Ⅳ项证据：心肌活检。病理检查结果符合 Dallas 标准，即传统染色的心脏组织中有炎性细胞浸润伴或不伴心肌细胞坏死，和 / 或心肌细胞变性；聚合酶链反应或原位杂交存在病毒基因组。

如果患者满足两类标准，提示心肌炎；满足三类标准则高度怀疑心肌炎；如四类标准均符合则可以考虑心肌炎诊断。

不同检查方法对心肌炎诊断的灵敏度和特异度比较见表 3-10-1。

表 3-10-1 不同检查方法对心肌炎诊断的灵敏度和特异度比较

诊断方法	灵敏度	特异度
心电图改变(房室传导阻滞、Q 波、ST-T 改变)	47%	无
肌钙蛋白升高	34%~53%	89%~94%
肌酸激酶同工酶(CK-MB)	6%	无
病毒抗体或肌球蛋白抗体	25%~32%	40%
肌球蛋白抗体显像	85%~91%	34%~53%
心脏超声	69%	不详
心脏磁共振	86%	95%
心肌活检(Dallas 病理标准)	35%~50%	78%~89%
心肌活检(聚合酶链反应检测病毒基因组)	38%~65%	80%~100%

本例患者:患者有发热,病毒感染前驱症状,乏力,胸痛,胸闷,心脏扩大,肌钙蛋白阳性,冠脉 CT 血管成像检查阴性,故提示心肌炎诊断。

鉴别诊断

● 急性心肌梗死:该类患者多有剧烈而持久的胸骨后疼痛,常有特异性心电图改变,伴有血清心肌酶活性增高及特征性酶学变化。本例患者冠脉未见狭窄,故基本排除。

● 变异性心绞痛:变异性心绞痛常为药物、毒物诱发冠脉痉挛所致,常发生于夜间,可有多个导联 ST 段一过性抬高或肌钙蛋白水平升高,症状消失后 ST 段回落。该患者肌钙蛋白水平变化特征不符合。

本例患者:该患者需与急性心肌梗死、变异性心绞痛、特殊药物中毒或者自身免疫性疾病相鉴别。

治疗原则和药物治疗要点

● 休息:在心肌炎急性期,不能进行体力活动,休息应持续到病情完全缓解,至少在 6 个月之后临床症状都缓解了,经评估后再开始运动,且以后仍需评估随访。

● 支持疗法:主要是针对发生心衰者,同心衰指南中,ACEI/ARB、β 受体阻滞、利尿剂等药物。如血流动力学不稳定,可给予机械循环支持。

● 抗病毒和免疫抑制剂治疗:抗病毒治疗仅用于暴发性心肌炎患者,对于重症患者,如心源性休克、致死性心律失常及心肌活检证实自身免疫性心肌炎时应尽早、足量使用免疫抑制剂。

● 心脏移植:对于特殊患者可考虑心脏移植,在心室辅助装置的辅助下等待供体。

031191

心律失常

本例患者:该患者给予充分休息,戒烟,抗病毒药、利尿药、ACEI、β受体阻滞剂口服后症状逐渐缓解,出院后口服利尿药、ACEI、β受体阻滞剂治疗,嘱其每月到门诊随访调整药物。

（刘　喜）

第四章
消化内科

第一节　胃食管反流病

临床病例

患者,男性,37岁。以"间断反酸、胸骨后烧灼感1年,加重2个月"为主诉入院。患者1年前起间断出现反酸及胸骨后烧灼感,饱餐后加重,每次持续约1小时,可自行缓解,每周发作3~5次。2个月前饮酒后上述症状加重,持续时间延长,伴阵发性胸痛,多次就诊于当地医院行心电图检查未见异常,现为求进一步系统诊治入院。患者发病以来有发热,无恶心呕吐,无腹痛腹泻,无胸闷气短,无咳嗽咳痰,精神状态较差,饮食、睡眠尚可,大小便正常,近期体重未见明显变化。

既往体健。

病史采集要点

- 常见症状:典型症状——反流和胃灼热;非典型症状——胸痛、吞咽困难、胸骨后异物感、慢性咳嗽、哮喘、咽喉炎、咽部异物感或堵塞感、上消化道出血、食管狭窄、巴雷特食管等。
- 诱因:贲门失弛缓术后、食管裂孔疝、腹内压增高(妊娠、肥胖、腹水、便秘、呕吐、负重劳动等)、胃内压增高(如胃排空延迟、胃扩张)、饮食(如高膳食脂肪、巧克力、碳酸饮料、咖啡、刺激性食物)、生活方式(如长期饮酒、吸烟)、某些药物(如钙通道阻滞剂、地西泮)、某些激素(如缩胆囊素、胰高血糖素、血管活性肠肽)。
- 诊治经过:应用抑酸药、促胃肠动力药及抗酸药情况。
- 与之鉴别的常见症状:胸痛、咳嗽、咽部及胸骨后异物感。
- 循环、呼吸系统相关疾病既往史。

本例患者:年轻男性,肥胖,反酸、胃灼热,胸痛。

体格检查

身高184cm,体重110kg,BMI 32.49kg/m^2。体温36.6℃,血压125/76mmHg,

神清语明,心肺听诊未闻及异常,腹膨隆,软,无压痛、反跳痛及肌紧张,肝脾肋下未触及,墨菲征(-),移动性浊音(-),肠鸣音 3~5 次/min,双下肢无水肿。

体格检查要点

无特殊阳性体征。注意除外呼吸、循环等其他系统异常体征。

本例患者:体质量指数(BMI)>28kg/m²,肥胖。未见其他异常阳性体征。

辅助检查

血常规:WBC 5.79×10^9/L,Hb 141g/L,PLT 159×10^9/L。

肝功能:ALT 22U/L,GGT 4U/L,ALP 74U/L,白蛋白 42g/L。

肾功能:Cr 73μmol/L。

离子:K^+ 3.91mmol/L,Na^+ 142.8mmol/L,Cl^- 107.2mmol/L。

D-二聚体:0.24mg/L(FEU)。

心肌酶:AST 15U/L,LDH 130U/L,CK 130UL,CK-MB 1.2μg/L。

肌钙蛋白 I 0(ng/ml)。

淀粉酶 43U/L,脂肪酶 23U/L。

心电图:心率 78 次/min,窦性心律。

心脏彩超:射血分数 65%,静息状态下左心室整体收缩功能正常。

肺 CT:未见异常。

肝胆脾胰彩超:未见异常。

^{13}C 呼气试验:阴性。

胃镜:反流性食管炎(B 级),浅表性胃炎(图 4-1-1)。

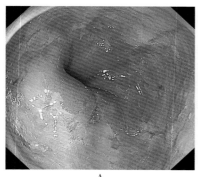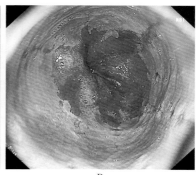

A   B

图 4-1-1 胃镜示食管胃黏膜结合部 1 点方向见非融合性、长径 5mm 以上的食管黏膜破损
A. 白光下;B. 窄带成像技术(NBI)模式下。

辅助检查要点

胃镜检查可提示反流性食管炎的严重程度。

本例关键线索

- 典型反流、胃灼热症状 1 年。
- 胃镜检查结果提示反流性食管炎 B 级。
- 完善肝胆脾胰腺彩超、淀粉酶、脂肪酶等未见异常。
- 完善心电图、心脏彩超、肺部 CT、D- 二聚体、肌钙蛋白等检查未见异常。

诊断标准

对于有典型反流和胃灼热症状的患者，可拟诊为胃食管反流病（GERD），用质子泵抑制剂（proton pump inhibitor，PPI）试验性治疗，症状明显缓解可初步诊断为 GERD。

GERD 分为反流性食管炎（RE）和内镜下阴性的非糜烂性反流病（NERD），诊断方法有所不同。

- RE 诊断：有反流和 / 或胃灼热症状；胃镜下发现 RE。
- NERD 诊断：有反流和 / 或胃灼热症状；胃镜检查阴性；24 小时食管 pH 监测表明食管存在过度酸、碱反流；PPI 治疗有效。

本例患者：有典型的反流和胃灼热症状，且胃镜下发现 RE。诊断为：GERD，RE（B 级）。

判断病情

胃镜下反流性食管炎分级（洛杉矶分级法，LA）：

- 正常：食管黏膜无破损。
- A 级：一个及以上食管黏膜破损，长径 <5mm（图 4-1-2）。
- B 级：一个及以上食管黏膜破损，长径 >5mm，但没有融合性病变（图 4-1-3）。
- C 级：食管黏膜破损有融合，但小于 75% 的食管周径（图 4-1-4）。
- D 级：食管黏膜破损有融合，至少累及 75% 的食管周径（图 4-1-5）。

本例患者：胃镜下见食管下段齿状线上方可见非融合性条状充血糜烂，长径大于 5mm，符合反流性食管炎 B 级诊断。

鉴别诊断

- GERD 需与其他食管病变（如感染性食管炎、嗜酸性粒细胞性食管炎、药物性食管炎、贲门失弛缓症和食管癌等）、消化性溃疡、胆道疾病相鉴别。
- GERD 引起的胸痛应与心源性胸痛及其他原因引起的非心源性胸痛进

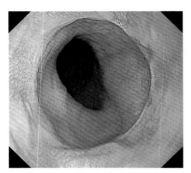

图 4-1-2　反流性食管炎（A 级）

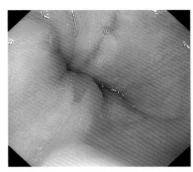

图 4-1-3　反流性食管炎（B 级）

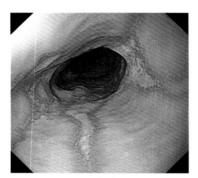

图 4-1-4　反流性食管炎（C 级）

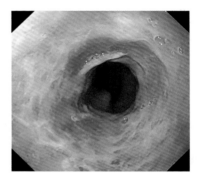

图 4-1-5　反流性食管炎（D 级）

行鉴别。

● GERD 应注意与功能性疾病如功能性胃灼热、功能性消化不良等相鉴别。

本例患者: 该患者需与消化性溃疡、胆道疾病、引起胸痛的心肌梗死、心绞痛等循环系统疾病及肺栓塞等呼吸系统疾病相鉴别。

治疗原则和药物治疗要点

(一) 药物治疗

1. 抑酸药

● 质子泵抑制剂(PPI): 首选,疗程 4~8 周,重度食管炎及合并食管裂孔疝的 GERD 患者,可适当延长疗程或增加 PPI 剂量。

● 组胺 H_2 受体拮抗剂(H_2RA):适用于轻~中度患者,疗程 8~12 周。

2. 促胃肠动力药　如多潘立酮、莫沙比利、伊托必利等。

3. 抗酸药 仅用于症状轻、间歇发作的患者临时缓解症状,如铝碳酸镁片或磷酸铝凝胶等。

（二）患者教育

● 食管下括约肌(lower esophageal sphincter,LES)结构受损或功能异常的患者,进食后不宜立即卧床;为减少卧位及夜间反流,睡前 2 小时内不宜进食,睡时可将床头抬高 15~20cm。

● 注意减少引起腹内压增高的因素,如便秘、肥胖、紧束腰带等;应避免食用降低 LES 压力的食物,如高脂肪、巧克力、咖啡、浓茶等;慎用降低 LES 压力的药物及引起胃排空延迟的药物,如硝酸甘油、钙通道阻滞剂、抗胆碱能药物、地西泮等。

● 禁酒及戒烟。

（三）抗反流手术治疗

腹腔镜胃底折叠术,是目前最常用的抗反流手术,目的是阻止胃十二指肠内容物反流入食管。对于 PPI 治疗有效但需长期维持治疗的患者,以及持续存在与反流相关的慢性咳嗽、咽喉炎及哮喘,且 PPI 疗效欠佳的患者,可考虑行抗反流手术。

（四）并发症治疗

包括上消化道出血、食管狭窄、巴雷特食管的治疗。

本例患者:予艾司奥美拉唑(耐信)40mg 每日一次晨空腹口服,铝碳酸镁(达喜)1.0g 每日三次餐后嚼服,盐酸伊托必利(为力苏)50mg 日三次餐前口服,症状明显缓解,嘱患者注意饮食,控制体重,改善生活方式,疗程 4 周后病情完全缓解,复查胃镜 RE 明显缓解(图 4-1-6)。

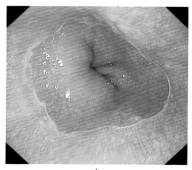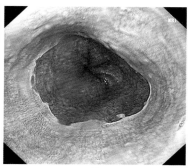

A   B

图 4-1-6 胃镜示食管胃黏膜正常无破损
A. 白光下;B. 窄带成像技术(NBI)模式下。

内镜下阴性的非糜烂性反流病诊疗流程（图 4-1-7）

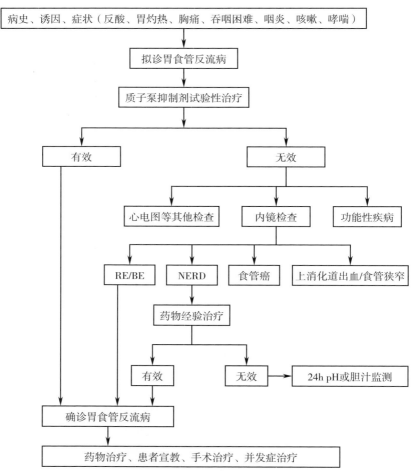

图 4-1-7　内镜下阴性的非糜烂性反流病诊疗流程

RE. 反流性食管炎；BE. 巴雷特食管；NERD. 内镜下阴性的非糜烂性反流病。

（李异玲）

第二节 消化性溃疡合并消化道出血

临床病例

患者,男性,29 岁。以"反复上腹痛 5 年,再发伴黑便 3 天"为主诉入院。患者 5 年前开始无明确诱因出现反复上腹部钝痛,餐前及空腹时明显,进食后疼痛缓解,时有夜间痛醒,多于春秋季节交替时发作,间断口服抑酸药物缓解疼痛,未予系统诊治。3 天前饮酒后上腹痛再发,解黑色糊状便,每天 1~2 次,每次量约 100g,无头晕、乏力、意识不清。现为系统诊治入院。病来无发热,无恶心、呕吐、无呕血,无皮肤巩膜黄染,饮食尚可,体重无明显变化。

既往体健,无高血压、冠心病、糖尿病病史。无手术外伤及药物过敏史。近期无服药史。

病史采集要点

● 常见症状:消化性溃疡典型症状为上腹痛或上腹不适,表现为慢性过程、周期性发作、节律性上腹痛,腹痛可被抑酸或抗酸剂缓解;无典型腹痛者可能存在腹胀、厌食、嗳气、反酸等消化不良症状;消化性溃疡并发消化道出血表现为黑便、呕血。

● 诱因:应激、吸烟、长期精神紧张、进食无规律等。

● 诊治经过:应用抑酸剂、胃黏膜保护剂等药物情况。

● 与之鉴别的常见症状:发热、黄疸、腹泻、消瘦、皮疹等。

● 消化系统相关疾病既往史、胃癌家族史。

本例患者:青年男性、慢性病程、节律性上腹痛、周期性发作、抑酸药物能缓解症状、饮酒后再发、排黑便。

体格检查

体温 36.5℃,脉搏 90 次/min,呼吸 20 次/min,血压 115/70mmHg,神清语明,皮肤巩膜无黄染。双肺呼吸音清,无干湿啰音。心律齐,未闻及明显杂音。腹部平坦,无胃型及蠕动波、无蜘蛛痣,全腹软,剑突下压痛,无反跳痛及肌紧张,未触及包块,肝脾肋下未触及,腹部叩诊鼓音,移动性浊音阴性,肠鸣音 5 次/min。双下肢无水肿。

体格检查要点

● 消化性溃疡活动期可有剑突下局限、固定的压痛点,缓解期可无明显体征。

● 有无并发症相关体征。如消化道出血所致贫血貌、肠鸣音活跃；穿孔所致腹膜刺激征、肝浊音界消失；幽门梗阻所致振水音、蠕动波；癌变所致腹部包块等。

本例患者：剑突下压痛。

辅助检查

血常规：WBC 5.5×10^9/L，中性粒细胞百分比 70%，淋巴细胞百分比 30%，Hb 100g/L，PLT 200×10^9/L。

粪便隐血试验：阳性。

幽门螺杆菌（Hp）检测：^{13}C-尿素呼气试验，DOB 17.6，阳性。

胃镜：十二指肠球部变形，假憩室形成，前壁近大弯侧见一处溃疡，大小约 0.3cm × 0.6cm，底平覆黄白苔，周围黏膜充血水肿，诊断十二指肠球部溃疡（图 4-2-1、图 4-2-2）。

腹部 CT：未见明显异常。

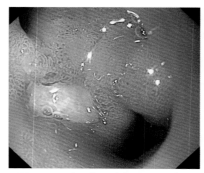

图 4-2-1 十二指肠球部溃疡（A2 期）

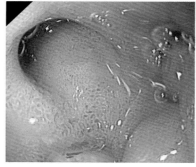

图 4-2-2 十二指肠球部变形，假憩室形成

辅助检查要点

● 胃镜：消化性溃疡诊断的首选方法。能够确定有无病变、部位及分期；鉴别良恶性、治疗效果评价、对合并出血者给予止血治疗。内镜下典型胃溃疡多位于胃角及胃窦小弯，十二指肠溃疡多位于十二指肠球部，以紧邻幽门环前壁或后壁多见。临床上将消化性溃疡的内镜下表现分为 3 期，每期分为 2 个阶段（图 4-2-3，表 4-2-1）。

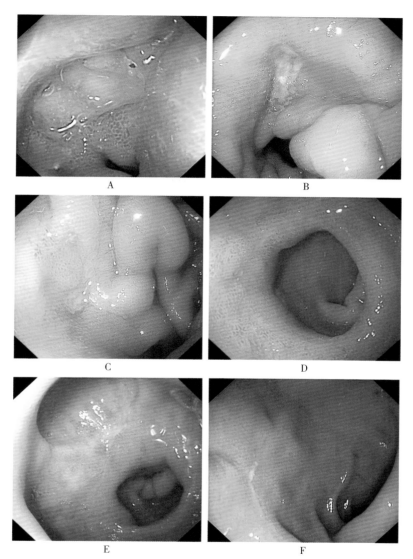

图 4-2-3　胃镜所见各期消化性溃疡的形态
A. A1 期;B. A2 期;C. H1 期;D. H2 期;E. S1 期;F. S2 期。

表 4-2-1　消化性溃疡内镜下分期

分期	描述	分期	描述
活动期（A 期）	溃疡初发,边缘炎症、水肿明显,组织修复尚未发生	A1 期	溃疡覆厚白苔,可污秽,苔上可有出血点或凝血块附着,周围黏膜堤状隆起,充血水肿,明显炎症表现
		A2 期	溃疡周围炎症水肿明显减轻,白苔清洁,无出血,边界清晰
愈合期（H 期）	皱襞向溃疡中心集中	H1 期	溃疡白苔开始缩小,再生上皮明显,并向溃疡内部长入
		H2 期	溃疡苔进一步缩小,几乎全部为再生上皮覆盖,毛细血管集中的范围较白苔面积大
瘢痕期（S 期）	白苔消失,溃疡表面继续被再生上皮修复,可见皱襞集中至溃疡中心	S1 期	红色瘢痕期:稍有凹陷的溃疡面全部为再生上皮覆盖,聚集的皱襞集中于一点
		S2 期	白色瘢痕期:溃疡面平坦,再生上皮与周围黏膜色泽、结构完全相同

● X 线气钡双重造影:一般应用于胃镜禁忌或不愿意接受胃镜检查者。溃疡直接 X 线征象为龛影,间接征象为胃大弯侧痉挛性切迹、十二指肠球部激惹及球部畸形等。

● CT 检查:对于穿透性溃疡或穿孔、鉴别幽门梗阻意义较大。

● Hp 检查:Hp 感染是消化性溃疡发生的重要病因之一,无论溃疡处于活动期还是瘢痕期,均应该检测 Hp,目前临床最常用的非侵入性检查方法为 ^{13}C 或 ^{14}C- 尿素呼气试验,是非侵入性检查方法中的金标准;组织学检测可以对活检胃黏膜进行染色,是侵入性检测方法中的金标准。

● 血常规、粪便隐血试验能够反映溃疡有无出血倾向。

本例关键线索:胃镜提示十二指肠球部溃疡,Hp 阳性,有黑便,血红蛋白降低,粪便潜血阳性。

诊断标准

患者具备典型症状,慢性病程、周期性发作、节律性上腹痛即可疑诊消化性溃疡。胃镜可以确诊。不能接受胃镜检查者,X 线钡餐发现龛影可以诊断溃疡,但难以区分良恶性。

本例患者:有典型上腹痛症状,胃镜检查符合十二指肠球部溃疡,活动期。

判断病因与并发症

诊断明确后需要判断病因及是否存在并发症,以便采取相应的治疗措施。

● 判断消化性溃疡发生的病因,常见与消化性溃疡相关的病因与疾病见表 4-2-2。

表 4-2-2 与消化性溃疡相关的病因与疾病

病因	疾病
感染	Hp、单纯疱疹病毒、结核、巨细胞病毒、海尔曼螺杆菌
药物	非甾体抗炎药、糖皮质激素、氯吡格雷、化疗药物、双膦酸盐、西罗莫司
遗传	高胃酸
胃排空障碍	十二指肠 - 胃反流
胃肠激素	胃窦 G 细胞功能亢进、胃泌素瘤、系统性肥大细胞增生症
血供不足或血流瘀滞	休克、肝硬化
浸润性疾病	克罗恩病、结节病
手术后状态	胃窦切除术后
放射治疗	放射性胃肠道损伤

● 判断消化性溃疡是否存在并发症:消化性溃疡常见并发症包括上消化道出血、穿孔、幽门梗阻、癌变。

(1)上消化道出血:消化性溃疡是上消化道出血中最常见的病因,十二指肠球部溃疡较胃溃疡易发生。可以根据临床症状、体征和实验室检查评估上消化道出血量(表 4-2-3),以及是否存在活动性出血。活动性出血表现为:①反复呕血或黑便次数增多,粪质稀薄,肠鸣音活跃;②周围循环衰竭经充分补液及输血后无好转,或好转后又恶化;③血红蛋白浓度、红细胞计数、血细胞比容继续下降,网织红细胞持续升高;④补液与尿量足够的情况下,血尿素氮持续或再次升高。

表 4-2-3 消化道出血量的估计

症状、体征、实验室检查	出血量估计
粪便隐血试验(+)	出血量 >5~10ml
黑便	出血量 50~100ml

症状、体征、实验室检查	出血量估计
呕血	胃内积血达 250~300ml
未引起全身症状	一次出血量 ≤400ml
头晕、乏力、心悸	一次出血量 >400ml
周围循环衰竭	短期出血 >1 000ml

（2）穿孔：溃疡可穿透胃、十二指肠壁，破入腹腔可引起急性腹膜炎体征，破溃至实质脏器可引起相应脏器的症状与体征。

（3）幽门梗阻：溃疡导致胃流出道充血、水肿、瘢痕狭窄，患者可有大量呕吐隔夜宿食，查体可见胃型、蠕动波及振水音。

（4）癌变：溃疡恶变率很低，估计 <1% 的胃溃疡有癌变的可能，十二指肠球部溃疡一般不发生癌变。

本例患者：十二指肠球部溃疡，合并上消化道出血。

鉴别诊断

● 与其他引起慢性上腹痛的疾病相鉴别：虽然胃镜能够检出消化性溃疡，但部分患者在消化性溃疡愈合后症状仍不缓解，应注意是否与慢性肝胆胰疾病、慢性胃炎、功能性消化不良等并存。

● 与癌性溃疡相鉴别：当患者年龄 >45 岁，近期明显体重下降，疼痛节律性消失，要考虑癌性溃疡的可能。胃镜下典型胃癌溃疡形态多不规则，常 >2cm，边缘呈结节状，底部凹凸不平，覆污秽苔。X 线钡餐可见胃内龛影或充盈缺损，但难以鉴别其良恶性，如有黏膜皱襞破坏、消失或中断，邻近黏膜僵直、蠕动消失，则胃癌可能性大。

● 与胃泌素瘤相鉴别：当溃疡多发，位于不典型部位，抗溃疡治疗疗效差，病理排除胃癌时，要考虑胃泌素瘤的可能。该病以胃酸过度分泌为主，表现为反复发作的消化性溃疡、腹泻等症状。行血清促胃液素检测有助于鉴别诊断。

治疗原则和治疗要点

● 治疗原则：去除病因、控制症状、愈合溃疡、防止复发和防治并发症。

● 药物治疗

（1）抑制胃酸分泌：

质子泵抑制剂（PPI）：抑酸作用强而持久，可以增强根除 Hp 抗生素的杀菌作用。早餐前半小时口服，治疗十二指肠溃疡疗程 4 周，胃溃疡 6~8 周。对难治性溃疡建议选择 PPI。

H_2 受体拮抗剂（H_2RA）：也是治疗消化性溃疡的主要药物之一，用药方便，价格适中，疗程同 PPI，但是溃疡愈合率稍低于 PPI。

（2）根除 Hp：消化性溃疡不论活动与否都应该根除 Hp 治疗，目前临床常用 4 联疗法根除 Hp 治疗，即 1 种 PPI+2 种抗生素 +1 种铋剂，疗程 10~14 天，停药至少 4 周后复查 Hp。可重叠在抑酸疗程内。由于各地区抗生素耐药率不同，应根据当地耐药情况选择抗生素及疗程。根除 Hp 能够显著促进溃疡愈合，降低溃疡的复发率。

（3）保护胃黏膜：

铋剂：止痛效果较缓慢，常见舌苔和粪便变黑。肾脏排泄，肾功能不良禁用。

弱碱性抗酸剂：能促进胃黏膜分泌，在局部起保护作用，例如硫糖铝、铝碳酸镁、氢磷酸铝凝胶等。

黏膜保护剂：促进内源性前列腺素（PG）合成，增加胃黏膜血流，增加黏液黏膜屏障功能，一般于餐后 2~3 小时服用，常用的胃黏膜保护剂包括瑞巴派特、替普瑞酮、依卡倍特钠等。

● 内镜治疗：溃疡合并消化道出血的临床表现取决于溃疡深度、出血的部位、速度和出血的量，应争取在 24~48 小时内进行急诊内镜检查，可明确出血原因，还可以进行内镜下治疗。可以根据胃镜下溃疡出血病灶的内镜特点评估病灶再出血的概率，以及制订治疗策略（表 4-2-4）。溃疡合并幽门梗阻，应进行系统内科治疗 4~6 周，若梗阻不能解除，考虑为器质性狭窄，可行内镜下治疗或外科手术治疗。

040201

上消化道出血的
内镜治疗

表 4-2-4　消化性溃疡出血 Forrest 分级与治疗策略

Forrest 分级	内镜特点	估计再出血率 /%	治疗策略
I a	喷射样出血	55	PPI+ 胃镜下治疗，必要时血管介入治疗或手术
I b	活动性渗血	55	PPI+ 胃镜下治疗，必要时血管介入治疗或手术
II a	裸露血管	43	PPI+ 胃镜下治疗
II b	血凝块	22	PPI，必要时胃镜下治疗
II c	黑色基底	10	PPI
III	基底洁净	5	PPI

注：PPI，质子泵抑制剂。

● 外科治疗：特殊情况下考虑外科治疗，如并发消化道大出血经药物、内镜、血管介入治疗无效，急性穿孔、慢性穿透性溃疡，瘢痕性幽门梗阻内镜治疗无效，胃溃疡癌变。

本例患者：本患者为十二指肠球部溃疡，内镜下可见溃疡不伴有血迹，Hp阳性。

根除 Hp 处方：埃索美拉唑 20mg，每日两次，口服；枸橼酸铋钾 220mg，每日两次，口服；阿莫西林 1g，每日两次，口服；克拉霉素 0.5g，每日两次，口服。疗程14 天。停药 4 周后复查 ^{13}C- 尿素呼气实验，明确 Hp 根除情况。

溃疡治疗处方：埃索美拉唑 40mg，每日一次，口服。瑞巴派特 100mg，每日三次，口服。口服至满 4 周。4 周后复查胃镜，观察溃疡愈合情况。

消化性溃疡诊疗流程（图 4-2-4）

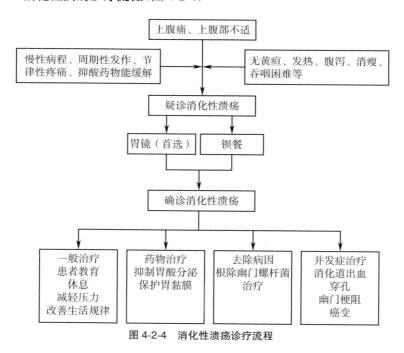

图 4-2-4　消化性溃疡诊疗流程

（李异玲）

第三节 肝硬化合并肝性脑病

临床病例

患者,男性,58 岁,自由职业。

主诉:腹胀 1 年余,意识不清 7 天。

现病史:患者约 1 年半前无明显诱因出现腹胀,伴腹围增加,无恶心,呕吐,无腹痛发热等不适,未在意。约 8 个月前上述症状进行性加重,伴有呼吸困难,夜间重,于当地医院就诊,诊断为"肝硬化",予保肝,补蛋白,利尿等对症治疗后好转。此后上述症状间断发作,于本院予腹水回输、补充白蛋白、保肝、利尿、利胆等对症治疗后好转,考虑患者门静脉高压较重,腹水增长迅速,建议患者行经颈静脉肝内门体分流术(TIPS),因门脉血栓,脾静脉血栓等无法完成 TIPS 手术,建议患者肝移植治疗,患者家属拒绝。7 天前进行"大量肉类"后出现意识不清。今为求进一步诊治入院,患者病来乏力明显,呼吸短促,恶心、未呕吐,无发热,偶有鼻出血及齿龈出血,无胸痛,无腹泻,饮食睡眠差,尿量(应用利尿剂)1 000~1 500ml/d,大便基本正常,近期体重无明显变化。

既往史:慢性乙型肝炎病史 30 年,否认吸烟饮酒史,否认糖尿病,高血压病史。

病史采集要点

● 病因:仔细询问肝硬化的病因(肝炎病史,手术外伤史,饮酒及用药史等)。

● 诱因:本次疾病起病的诱因(高蛋白饮食,感染,大量应用利尿等药物后诱发离子紊乱,是否有消化道出血等)。

● 症状

(1)代偿期:无症状或症状较轻,可有轻度的腹部不适,乏力,食欲减退,消化不良和腹泻等症状,间歇性发作。

(2)失代偿期:包括肝功能减退和门静脉高压的临床表现。

1)肝功能减退:消化不良,营养不良,黄疸,出血及贫血,内分泌失调等。

2)门静脉高压:侧支循环的建立,脾功能亢进及腹水等情况。

● 并发症:消化道出血,胆石症,感染,肝性脑病(根据患者症状分期),门脉血栓或海绵样变,电解质紊乱及酸碱失衡,肝肾综合征,肝肺综合征,原发性肝癌。

本例患者:男性,慢性乙型肝炎病史,反复出现腹胀,腹围增加。本次进食肉类后出现神志不清,计算力定向力障碍。

体格检查

体温 37℃,脉搏 100 次 /min,呼吸 22 次 /min,血压 113/78mmHg。神志欠清,嗜睡,呼之能应,计算力定向力差,发育正常,营养中等,面色晦暗,睑结膜无苍白,巩膜无黄染,周身皮肤黏膜无出血点及瘀斑,上腔静脉走行区可见蜘蛛痣,肝掌阳性,浅表淋巴结未触及。腹膨隆,腹型对称,未见胃肠型,可见腹壁静脉显露及脐疝,脐疝大小约 5.0cm×5.0cm,可回纳,腹软,肝肋下 3cm,剑下 5cm,质硬(Ⅱ度),脾肋下 6cm,质硬(Ⅱ度),全腹无压痛,未触及包块,无反跳痛,无肌紧张,墨菲征阴性,肝脾区无叩击痛,移动性浊音阳性肠鸣音 3~4 次 /min,未闻及气过水声及高调肠鸣音。双下肢指压痕阳性。

体格检查要点

● 皮肤黏膜改变:面色晦暗,皮肤巩膜黄染,上腔静脉走行区域可见蜘蛛痣,面部毛细血管扩张;双手大小鱼际可见肝掌等。

● 腹部查体

视诊:腹部膨隆,蛙状腹,部分患者可见脐疝,腹壁静脉曲张或显露。

触诊:肝脾大小及硬度,是否有触痛。

叩诊:肝脾叩击痛,移动性浊音。

听诊:血管杂音及肠鸣音(患者有脐疝,警惕脐疝嵌顿合并肠梗阻)。

本例患者:患者有明显肝病面容,上腔静脉走行区域可见广泛分布的毛细血管扩张及蜘蛛痣,肝掌阳性。患者腹部明显膨隆,可见脐疝(大小约 5.0cm×5.0cm),触诊:肝肋下 3cm,剑下 5cm,质硬(Ⅱ度),脾肋下 6cm,质硬(Ⅱ度),移动性浊音阳性。

辅助检查

血常规:WBC $11.67×10^9$/L,Hb 126g/L,RBC $3.58×10^9$/L,PLT $67×10^9$/L。

凝血功能四项:PT 20.6 秒,PTA 43%,INR 1.81,APTT 57.2 秒。

血浆氨测定 152μmol/L。

肝炎病毒标志物:HBsAg(+),HBsAb(-),HBeAg(+),HBeAb(+),HBcAb(+),HBcAb IgM(-)。

HBV-DNA 定量:$6.2×10^9$。

离子:K^+ 3.70mmol/L,Na^+ 133.5mmol/L,Cl^- 107.9mmol/L,HCO_3^- 14.1mmol/L。

肝功能(消化):ALT 15U/L,ALP 95U/L,GGT 37U/L,总蛋白 51.0g/L,白蛋白 25.1g/L,总胆汁酸 4μmol/L,总胆红素 29.8μmol/L,AST 42U/L。

腹水为淡黄的透明腹水,腹水常规提示:细胞总数 $28\ 595×10^6$/L,白细胞总数 28 427×10^6/L，红细胞 0.071×10^{12}/L，单个核细胞 9 665×10^6/L，单个核细胞百分比 34%，分叶核细胞计数 18 762×10^6/L，分叶核细胞数百分比 66%，其他细胞总数 168×10^6/L，其他细胞百分比 1%；李凡他试验阳性；蛋白 19g/L。腹水查瘤细胞：见少量炎症细胞。

腹部增强 CT：肝脏体积缩小，边缘不光滑，肝裂增宽，门脉主干及左右分支充盈缺损，管腔变细，周围可见迂曲血管影，胆囊不大，胆囊壁增厚伴强化，其内可见结节状高密度影。盆腹腔可见较多液体密度影，部分肠管及肠系膜结构经前腹壁进入皮下。食管 - 胃底静脉曲张，脾肾分流。诊断：肝硬化，腹水，脾大，食管胃底脾周静脉曲张，脾肾分流。门脉主干及左右分支栓子形成。胆囊小结石（图 4-3-1）。

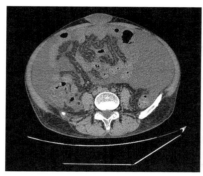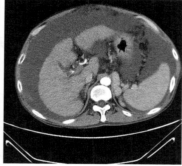

图 4-3-1　腹部增强 CT

肝胆脾彩超：肝肋下斜径约 8.9cm，肝体积缩小，肝表面不光滑，肝缘变钝。肝内回声增粗增强，肝静脉迂曲变细，管壁不光滑。门脉主干内径约 1.7cm，右干内径约 1.2cm，左干内径约 1.3cm。胆囊大小约 7cm×3cm，壁厚 <0.3cm，内可见强回声，大小约 0.3cm，其后可见声影，肝内外胆管无扩张。脾长径约 15.2cm，脾厚约 5.0cm，脾脏回声均匀。脾静脉主干内径约 0.75cm。肝前见无回声，宽度约 3.6cm。盆腔见无回声，深度约 11cm。肝脏弹性值 27.0kPa。诊断：肝硬化，胆囊结石，脾大，腹水。

胃镜检查：

食管：食管全程见 4 条曲张静脉，至食管下段增粗，迂曲，最宽处直径约 1.0cm，RC 征阳性。余未见明显异常。

诊断：食管静脉曲张（Les，Lem D1.0 Rf1），浅表性胃炎（图 4-3-2）。

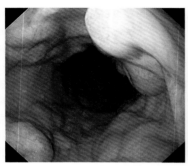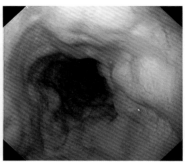

图 4-3-2　胃镜

辅助检查要点

实验室指标及影像学检查可提示肝硬化的临床分期,及其是否存在并发症并判断预后。

- 重要的影像学检查包括:肝脏的增强 CT;肝胆脾彩超 + 弹性成像:以进一步明确肝脾大小形态、肝脏质地硬度,是否有肿瘤,门脉有无血栓,是否存在门静脉高压等情况。

- 实验室检查:血常规可通过白细胞及血小板的情况明确是否存在脾功能亢进,进一步确认是否为失代偿期肝硬化;血红蛋白的降低及便潜血阳性可提示肝硬化患者是否存在消化道出血;肝功能中的白蛋白及凝血指标,反映的是肝脏的合成功能;胆红素的升高提示肝脏的代谢功能;当患者存在白蛋白进行性下降,胆红素进行性升高(每日升高大于 17.1μmol/L),凝血酶原活动度(PTA)<40% 或国际标准化比值(INR)>1.5,考虑患者存在肝衰竭。

乙型肝炎的相关实验室测定提示患者存在慢性乙型肝炎病毒感染,病毒载量高提示有传染性。结合患者肝硬化诊断,此为抗病毒指征。

患者长期口服利尿药物极易出现离子紊乱,故应完善离子等实验室检查,警惕离子紊乱诱发肝性脑病等。

- 胃镜检查:肝硬化患者门静脉压力升高,上消化道出血是最常见的并发症。常见出血原因包括食管 - 胃底静脉曲张破裂出血,门静脉高压性胃病及消化性溃疡,胃镜检查可进一步明确患者出血原因,判断出血风险,必要时可行内镜下硬化或套扎术。

- 肝性脑病是指在肝硬化基础上因肝功能不全和 / 或门 - 体分流引起的,以代谢紊乱为基础的中枢神经系统功能失调的综合征。临床表现及分级见表 4-3-1。诊断依据:严重的肝病和 / 或广泛的门体侧支循环形成的基础及肝性脑病诱因;出现肝性脑病相关临床表现;肝功能生化指标明显异常和／或血氨升高;头部 CT 或 MRI 检查排除脑血管意外及颅内肿瘤等疾病。血氨升高对肝性脑病的诊断有较高的价值。多项研究表明,肝性脑病特别是门 - 体分流性肝性脑病患者血氨多数增高,但血氨的升高水平与病情的严重程度不完全一致。血氨正常的患者亦不能排除 HE。

表 4-3-1　肝性脑病(HE)分级及临床表现

修订 HE 分级标准	神经精神学症状 (即认知功能表现)	神经系统体征
无 HE	正常	神经系统体征正常,神经心理测试正常
轻微肝性脑病 (MHE)	潜在 HE,没有能觉察的人格或行为变化	神经系统体征正常,但神经心理测试异常
HE1 级	存在琐碎轻微临床征象,如轻微认知障碍,注意力减弱,睡眠障碍(失眠、睡眠倒错),欣快或抑郁	扑翼样震颤可引出,神经心理测试异常
HE2 级	明显的行为和性格变化;嗜睡或冷漠,轻微的定向力异常(时间、定向),计算能力下降,运动障碍,言语不清	扑翼样震颤易引出,不需要做神经心理测试
HE3 级	明显定向力障碍(时间、空间定向),行为异常,半昏迷到昏迷,有应答	扑翼样震颤通常无法引出,踝阵挛、肌张力增高、腱反射亢进,不需要做神经心理测试
HE4 级	昏迷(对言语和外界刺激无反应)	肌张力增高或中枢神经系统阳性体征,不需要做神经心理测试

诊断

诊断的内容应包括有无肝硬化,肝硬化的分期(代偿期／失代偿期),寻找肝硬化的病因,肝功能分级及并发症,其他疾病。

本例患者诊断

慢性乙型肝炎

肝硬化

肝功能失代偿期(Child-Pugh 13 分 C 级)

肝性脑病(昏睡期)

门脉血栓形成

胆囊结石
脐疝

判断病情

诊断明确后应判断患者为代偿期还是失代偿期,以及是否存在并发症,以便采取相应的治疗措施,在临床上常用的评分为 Child-Pugh 评分,具体见表 4-3-2、表 4-3-3。

表 4-3-2　Child-Pugh 评分

指标	分数		
	1 分	2 分	3 分
肝性脑病	无	I ~ II	III ~ IV
腹水	无	少	多
胆红素 / ($\mu mol \cdot L^{-1}$)	<34	34~51	>51
白蛋白 / ($g \cdot L^{-1}$)	>35	28~35	<28
血浆凝血酶原时间延长 /s	<4	4~6	>6

表 4-3-3　Child-Pugh 评分预测短期存活率

分级	评分 / 分	1~2 年存活率 /%
A	5~6	100~85
B	7~9	80~60
C	10~15	45~35

鉴别诊断

● 腹水应与其他引起腹水的疾病相鉴别:结核性腹膜炎、腹腔肿瘤、肾病综合征、缩窄性心包炎和卵巢巨大囊肿等。

● 肝大、脾大及肝脏结节应与以下疾病相鉴别:急慢性肝炎、血液病、原发性肝癌和血吸虫病等。

● 肝硬化并发症的鉴别:

(1)上消化道出血:应与消化性溃疡、胃癌、食管癌、急性糜烂性胃炎、贲门撕裂综合征、胆道出血等相鉴别。

(2)肝性脑病:应与低血糖、糖尿病酮症酸中毒、脑血管意外、代谢性脑病、脑部感染及镇静剂过量等情况相鉴别。

（3）肝肾综合征：应与慢性肾小球肾炎、急性肾小管坏死等鉴别。

（4）肝肺综合征：应与肺部感染、哮喘、慢性阻塞性肺疾病等鉴别。

（5）肝癌：应与胆管癌、转移癌及血管瘤等其他占位性疾病相鉴别。

本例患者：患者存在肝性脑病、顽固性腹水，应注意与相关疾病的鉴别。

治疗原则及药物治疗要点

对于代偿期的患者，治疗原则在于延缓进展为肝功能失代偿期，预防肝细胞癌变，争取逆转病变，重点是病因的治疗。

对于失代偿期的患者，治疗则以改善肝功能，治疗并发症，延缓或减少肝移植需求为目标。

（一）保护或改善肝功能

去除病因：针对乙型及丙型肝炎患者应根据患者情况，选择抗病毒治疗，保护肝细胞。

（二）门静脉高压及并发症的治疗

1. 腹水

（1）限制钠水的摄入：氯化钠摄入 <2.0g/d，入水量 <1 000ml/d，如有低钠血症，则应限制在 500ml 以内。

（2）利尿治疗：常联合使用保钾及排钾利尿剂，即呋塞米联合螺内酯，剂量比例约 40mg∶100mg。利尿效果不明显可酌情增加剂量，必要时可使用托伐普坦口服。利尿同时应注意补充白蛋白，利尿速度不宜过快，以免诱发肝性脑病、肝肾综合征等。

（3）腹腔穿刺加输注白蛋白及腹水浓缩回输。

（4）TIPS。

（5）肝移植治疗。

2. 肝性脑病　治疗原则：去除引起肝性脑病的诱因，维护肝功能，减少氨的产生，促进氨的排泄及调节神经递质。

（1）去除诱因，纠正电解质和酸碱平衡紊乱；预防控制感染；改善肠道微生态，减少肠道内氮源性毒物的生成与吸收。

（2）营养支持：传统观点对于肝性脑病患者采取的是严格的限蛋白质饮食。近年发现 80.3% 肝硬化患者普遍存在营养不良，且长时间过度限制蛋白质饮食可造成肌肉群减少，更容易出现 HE。正确评估患者的营养状态，早期进行营养干预，可改善患者生存质量、降低并发症的发生率、延长患者生存时间。目前认为，每日理想的能量摄入为 35~40kcal/kg。应鼓励患者少食多餐，每日均匀分配小餐，睡前加餐（至少包含复合碳水化合物 50g），白天禁食时间不应超过 3~6 小时。进食早餐可提高轻微肝性脑病患者的注意力及操作能力。

（3）促进体内氨的代谢：常用 L- 鸟氨酸 -L- 天冬氨酸。鸟氨酸能增加氨基甲酰磷酸合成酶和鸟氨酸氨基甲酰转移酶的活性，其本身也是通过鸟氨酸循环合成尿素而降低血氨；天冬氨酸可促进谷氨酰合成酶的活性，促进脑肾利用和消耗氨以合成谷氨酸和谷氨酰胺而降低血氨，减轻脑水肿。

本例患者：针对乙型肝炎，给予恩替卡韦抗病毒治疗。

针对腹水，给予利尿，补充白蛋白，腹腔穿刺引流等治疗，同时行腹水回输治疗，考虑患者门静脉高压，行 TIPS 手术，术中提示门脉多发血栓，肠系膜上静脉血栓，TIPS 手术不成功。综合建议患者行肝移植治疗。

针对患者肝性脑病，给予纠正离子紊乱，同时给予门冬氨酸鸟氨酸静脉滴注，患者神志转清，血氨降至正常。

患者肝硬化失代偿期（Child-Pugh C 级），顽固性腹水，门脉血栓形成，预后极差，建议患者应尽早行肝移植治疗。

肝硬化诊疗流程（图 4-3-3）

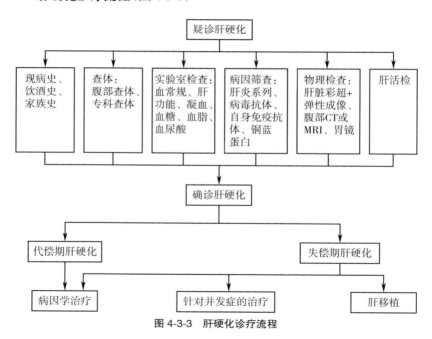

图 4-3-3　肝硬化诊疗流程

（李异玲）

第四节 非酒精性脂肪性肝病

临床病例

患者,男性,36 岁,以"发现肝功能异常 2 年"为主诉入院。患者 2 年前自觉右季肋部不适,于当地行常规体检,发现肝功能异常,未系统诊治,近 1 年间自觉上述症状较前加重,于门诊行肝胆脾超声提示重度脂肪肝,为求系统诊治入科。患者病来无乏力,食欲较好,睡眠好,近 1 年间体重增长约 20kg,腰围增长约 10cm。

既往体健,否认肝炎病史,否认肝病家族史,否认饮酒史。

病史采集要点

- 常见症状:往往症状隐匿,可有乏力、恶心、腹痛、腹胀等。
- 患者生活习惯(饮食、运动等)、体重变化。
- 既往史:肝炎病史、诊治经过。
- 个人史:饮酒史、长期用药史。
- 代谢相关疾病:肥胖、糖尿病、脂代谢紊乱、高血压、心脑血管疾病、痛风等。

本例患者:青年男性,发现肝功能异常 2 年,伴右季肋部不适,既往无肝炎病史,无饮酒及家族史,无肝损伤药物服用史,近 1 年间体重增长约 20kg,腰围增长约 10cm,超声提示重度脂肪肝。

入院当日体格检查

体温 36.5℃,血压 126/74mmHg。一般状态可,神志清楚,查体合作。皮肤巩膜无黄染,周身未见皮疹、出血点及瘀斑,无肝掌,无蜘蛛痣。双肺听诊未见异常,各瓣膜听诊区未闻及病理性杂音,腹软,无压痛,反跳痛及肌紧张,肝脾肋下未触及,扑翼样震颤阴性,双下肢不肿。

专科查体:身高 174cm,体重 75kg,腰围 86cm,臀围 92cm,BMI 24.8kg/m²,腰臀比 0.93。

体格检查要点

非酒精性脂肪性肝病的查体主要是人体测量学及有无肝功能减退异常体征的检查。

- 血压、身高、体重、腰围、臀围,计算 BMI、腰臀比。

- 有无周身皮肤黄染、肝掌及蜘蛛痣等肝功能减退征象。
- 腹部查体有无阳性体征。

本例患者：血压正常，BMI 为 24.8kg/m²，腰臀比为 0.93。周身皮肤无黄染，无肝掌及蜘蛛痣规范，腹部查体无阳性体征。

辅助检查

血常规、肾功能、离子未见异常。

肝功能：ALT 76U/L，余肝功能酶学及胆红素未见异常。

肿瘤标志物、凝血三项正常。

血脂：HDL-C 0.79mmol/L。

空腹血糖、糖化血红蛋白、血尿酸均为正常。

病毒标志物：甲、乙、丙、戊肝炎系列（－），EB 病毒、巨细胞病毒、腺病毒均（－）。

免疫指标：风湿三项、风湿病抗体系列（－），肝抗原谱（－）。

免疫标志物均为正常，p-ANCA、c-ANCA（－），IgG4 正常。

血清铜蓝蛋白正常，血清铁正常。

全腹增强 CT：脂肪肝（图 4-4-1）。

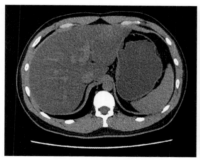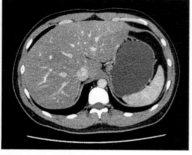

图 4-4-1　全腹增强 CT：脂肪肝，肝脾 CT 值比约 0.4

肝胆脾彩超：脂肪肝，门脉系统无扩张，肝内外胆管无扩张，肝脏弹性值5.2kPa。

瞬时弹力成像技术（Fibrotouch）检测：肝脏硬度 9.5kPa，CAP 318（图 4-4-2）。

肝活检：NAS 积分 6 分，纤维化分期 2 期（图 4-4-3~ 图 4-4-6）。

辅助检查要点

- 反映肝功能指标：丙氨酸转氨酶（ALT）、天冬氨酸转氨酶（AST）、碱性磷

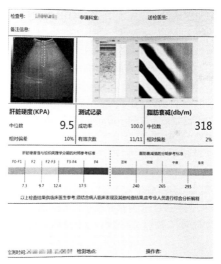

图 4-4-2　Fibrotouch 检测

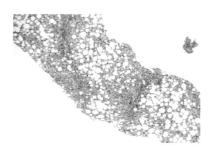

图 4-4-3　脂肪变 >66%,3 分

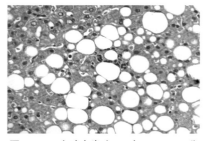

图 4-4-4　小叶内炎症 <2 个,×200,1 分

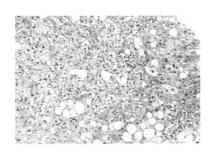

图 4-4-5　气球样变多见,2 分

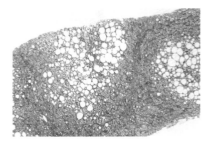

图 4-4-6　纤维化 2 期:窦周纤维化合并
门脉周围纤维化

酸酶(ALP)、谷氨酰转肽酶(GGT)、总胆红素(TBIL)、直接胆红素(DBIL)。

● 代谢相关危险因素筛查:如血糖、糖化血红蛋白、血脂、血尿酸等。

● 甲乙丙戊病毒性肝炎标志物筛查等。

● 免疫学检查:自身免疫性肝病筛查、血清蛋白电泳、免疫球蛋白、IgG4、抗中性粒细胞胞质抗体(ANCA)等。

● 遗传代谢性肝病筛查:铜蓝蛋白、血清铁等。

● 影像学检查:肝胆脾彩超、Fibrotouch 检查、腹部增强 CT、肝脏 MRI、磁共振胰胆管成像(MRCP)等。

● 肝活检病理:对疾病分期、鉴别诊断及预后均有价值(NAS 及纤维化评分)。

本例关键线索:肝脏酶学 ALT 略升高,无代谢相关指标异常,病毒标志物、免疫指标、铜代谢均未见异常。全腹 CT 及超声提示脂肪肝。Fibrotouch 检查提示肝脏硬度 9.5kPa,脂肪变受控衰减参数(CAP)318。肝活检病理 NAS 积分 6 分,纤维化分期 2 期。

诊断标准及诊断要点

非酒精性脂肪性肝病(NAFLD)的诊断需要有弥漫性肝细胞脂肪变的影像学或组织学证据,并且要排除乙醇(酒精)滥用等可能导致肝脂肪变的其他病因。

非酒精性脂肪性肝炎的诊断需通过肝活检组织学证实,诊断依据为肝细胞脂肪变合并气球样变和小叶内炎症。

鉴别诊断

● 与基因 3 型丙肝病毒感染、自身免疫性肝炎、肝豆状核变性等可导致脂肪肝的特定肝病相鉴别。

● 酒精性脂肪肝:长期大量饮酒史,男平均≥40g/d,女平均≥20g/d,超过 5 年,或 2 周内有大量饮酒史,折合乙醇量 >80g/d。但应注意性别、遗传易感性等因素的影响。

本例患者:诊断为非酒精性脂肪性肝炎(NAS 6 分)。通过询问病史及实验室检查基本能够除外病毒性肝炎、酒精性肝病、药物性肝病等其他肝病。

治疗要点

采取"两个并重":改变生活方式的非药物治疗与药物治疗同等重要。针对代谢综合征的药物与保肝抗炎抗纤维化药物同等重要。

● 改变生活方式：

（1）饮食控制：适当控制膳食热量摄入，建议每天减少 500~1 000kcal 热量，适量脂肪和碳水化合物的平衡膳食，严格控制晚餐的热量和晚餐后进食行为。

（2）运动加强：中等量有氧运动，例如每天坚持中等量有氧运动 30 分钟，每周 5 次；每天高强度有氧运动 20 分钟，每周 3 次。

● 药物治疗：针对代谢综合征药物和保肝抗炎抗纤维化药物。

针对代谢综合征的药物包括胰岛素增敏剂，调脂药物，降压药物及降糖药物等。

肝组织学确诊的非酒精性脂肪性肝炎患者及临床特征、实验室改变及影像学检查等提示可能存在明显肝损伤和／或进展性肝纤维化者，例如合并血清转氨酶增高、代谢综合征、2 型糖尿病的非酒精性脂肪性肝病患者选用 1~2 种保肝药物，疗程 6~12 个月以上。

● 减肥手术：

适应证：

重度肥胖（BMI≥40kg/m²）的 2 型糖尿病患者。

中度肥胖（35kg/m²≤BMI≤39.9kg/m²），保守治疗不能有效控制血糖的 2 型糖尿病。

轻度肥胖（30kg/m²≤BMI≤34.9kg/m²），保守治疗不能有效控制代谢和心血管危险因素。

目标：亚裔群体的 BMI 阈值应下调 2.5kg/m²。

常用术式：袖状胃切除术。

● 肝移植手术：肝硬化终末期、肝脏恶性肿瘤、肝衰竭的患者可选择。

本例患者：饮食管理，中等量有氧运动。药物治疗：水飞蓟宾 70mg 每日三次口服。

非酒精性脂肪性肝病诊疗流程（图 4-4-7）

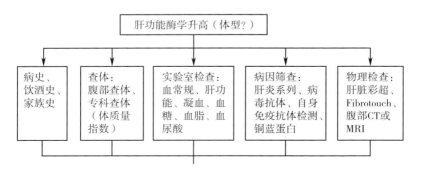

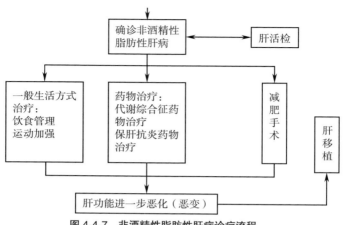

图 4-4-7　非酒精性脂肪性肝病诊疗流程

（李异玲）

第五节　原发性胆汁性胆管炎

临床病例

　　患者,女性,77 岁,以"腹痛伴皮肤瘙痒 4 年余,间断便血 2 年,乏力 1 年,加重 20 天"为主诉入院。4 年余前患者出现间断中上腹痛伴皮肤瘙痒,于本院完善相关检查后,诊断"原发性胆汁性胆管炎",予熊去氧胆酸长期口服治疗。2 年前开始出现间断便血,于本院经对症止血等治疗后好转。1 年前出现乏力,伴嗜睡、牙龈出血及胸闷,经再次对症治疗后好转。20 天前上述腹痛、乏力等症状加重,为求进一步诊治入院。病来患者无发热,精神状态尚可,饮食欠佳,大便不成形,小便如常。近 20 天体重下降约 1kg。

　　既往患自身免疫性甲状腺炎(甲减期)2 年,口服左甲状腺素钠治疗;否认糖尿病及高血压病史,否认肝炎病史,否认饮酒史。

　　住院期间,患者出现咳嗽,咳痰伴发热,经抗炎治疗后好转;出现便血,无呕血,经内科保守治疗好转,建议患者内镜或经颈静脉肝内门体分流术(TIPS)治疗预防再次出血,患者及家属拒绝。

病史采集要点

　　明显乏力与皮肤瘙痒为最常见的临床症状。

- 流行病学:全球分布,多见于中老年女性。
- 临床表现:乏力、瘙痒、腹痛、门静脉高压(消化道出血、腹水、脾大)、骨病(骨质疏松、骨软化症)、脂溶性维生素缺乏(夜盲等)、高脂血症、脂肪泻、合并其他自身免疫性疾病的表现(干燥综合征、自身免疫性甲状腺疾病、类风湿关节炎等)。
- 诊治经过:应用熊去氧胆酸、内镜下预防出血等病史。
- 肝硬化病因的鉴别:肝炎传染病史、用药史、饮酒史、糖尿病史。

本例患者:老年女性,腹痛、皮肤瘙痒、乏力、消化道出血。长期口服熊去氧胆酸。既往自身免疫性甲状腺炎(甲减期)疾病史。

体格检查

体温 36.5℃,血压 116/72mmHg,神志清楚,发育正常,营养中等,面色晦暗,睑结膜无苍白,眼睑未见黄色瘤,皮肤巩膜无黄染,周身皮肤黏膜无出血点及瘀斑,未见明显皮肤色素沉着,未见肝掌及蜘蛛痣,齿龈无肿胀,浅表淋巴结未触及。腹部膨隆,未见腹壁静脉曲张,腹软,肝脏剑突下 3cm 可触及、质韧,脾肋下 2cm 可触及、无触痛,无压痛,未触及包块,无反跳痛,无肌紧张,墨菲征(-),肝脾区无叩击痛,移动性浊音(+)。肠鸣音 3~4 次/min。双下肢无水肿。

体格检查要点

原发性胆汁性胆管炎(PBC)查体主要是关注肝硬化相应体征。

- 皮肤巩膜黄染、肝大、皮肤色素沉着、眼睑黄色瘤。
- 肝硬化所致门静脉高压等相应体征。

本例患者:面色晦暗、肝大、脾大、腹部膨隆、移动性浊音(+)。

辅助检查

血常规:WBC 1.33×10^9/L,Hb 105g/L,PLT 31×10^9/L。

肝功能:白蛋白 28.9g/L,ALP 150U/L,其余酶学及胆红素未见明显异常。

凝血:PT 17.6 秒,PTA 57%,INR 1.46。

血钙:2.10mmol/L。

血清蛋白电泳 γ 球蛋白 30.8%。

补体 C4 0.11g/L,IgG 20.26g/L,IgM 5.3g/L。

ANA 1:80 胞质均质型,AMA(+),AMA-M2(+++)。

甲状腺功能:TGAb 136.23U/ml,TPOAb>1 000U/ml,TSH 16.006 5mU/L,FT_4 8.25pmol/L。

SMA、SSA、SSB、肝炎标志物、ESR、CRP、血脂均未见明显异常。

肝胆脾彩超:肝硬化、脾大、盆腹腔积液、肝 S8 段部分实质回声减低、门脉系统扩张、脐静脉开放,肝脏弹性值 11.6kPa。

全腹增强 CT:肝硬化、脾大、食管 - 胃底静脉曲张、腹水。

肝脏增强 MRI:肝硬化、脾大、腹水、食管 - 胃底静脉曲张。

胃镜:食管 - 胃底静脉曲张(Lesmi D1.5,gf D1.5 Rf1)。

肺平扫 CT:双肺陈旧性病变,肋膈角锐利。

辅助检查要点

- 反映胆汁淤积的生化学指标:碱性磷酸酶(ALP)、谷氨酰转肽酶(GGT)。
- 免疫学检查:抗线粒体抗体(AMA)、AMA-M2、特异性抗核抗体(ANA)(抗 sp100 抗体、抗 gp210 抗体)、IgM、IgG、γ 球蛋白。
- 影像学检查:肝胆脾彩超 + 超声弹性成像、肝脏 MRI、磁共振胰胆管成像(MRCP)等。
- 肝活检病理:对疾病分期、鉴别诊断及预后均有价值(Ⅰ期胆管炎期,Ⅱ期汇管区周围炎期,Ⅲ期进行性纤维化期,Ⅳ期肝硬化期)。

本例关键线索

病史:皮肤瘙痒、腹痛、乏力及典型门静脉高压表现,合并自身免疫性甲状腺炎。

辅助检查:ALP 升高,IgM 升高,抗体形成(AMA、AMA-M2、ANA),影像学检查提示肝硬化。

诊断标准及诊断要点

根据中华医学会肝病学分会制定的 PBC 诊断及治疗指南(2021)(表 4-5-1),符合三个标准中两项即可确诊。

表 4-5-1　PBC 诊断标准

标准	描述	
1. 反映胆汁淤积的生化学证据,如 ALP 和 GGT 升高	影像学检查排除肝外或肝内大胆管梗阻	
2. 血 AMA-M2 或 AMA 阳性	或其他 PBC 特异性抗体阳性	AMA:特异性标志物;尤其 AMA-M2
		其他特异性自身抗体:sp100、gp210

标准		描述
3. 肝脏组织病理学提示非化脓性破坏性胆管炎和小胆管破坏 (非诊断 PBC 必需)	肝活检适应证： 1) ALP 或 GGT 异常，特异性抗体阴性 2) 合并不明原因 ALT 高(AST 或 ALT≥5×ULN)或怀疑合并其他疾病：AIH、NASH 或 DILI 等 3) 对熊去氧胆酸应答不佳时	Ⅰ期：汇管区炎，淋巴细胞、单核细胞浸润为主，旺炽性胆管病变为 PBC 特征性病变 Ⅱ期：胆管性界面炎：汇管区炎症深入小叶内，细胆管增生 Ⅲ期：桥接纤维间隔相连 Ⅳ期："七巧板"图样

注：PBC，原发性胆汁性胆管炎；ALT，丙氨酸转氨酶；AST，天冬氨酸转氨酶；ALP，碱性磷酸酶；GGT，谷氨酰转肽酶；AMA，抗线粒体抗体。

本例患者：有 ALP 升高，AMA(+)，AMA-M2(+)，符合上述诊断标准中 2 条，可确诊 PBC。

预后评估

根据自然病史，在熊去氧胆酸应用治疗之前，将 PBC 分为四个阶段，不同阶段对患者预后有重要评估价值(表 4-5-2)。

表 4-5-2　PBC 临床分期

临床分期	临床表现
第一阶段(临床前期)	AMA 阳性，生化学指标无明显异常
第二阶段(无症状期)	生化学指标异常，但没有明显临床症状
第三阶段(症状期)	出现乏力、70% 瘙痒等；出现症状起平均生存时间 5~8 年；出现食管 - 胃底静脉曲张，3 年生存率 59%
第四阶段(失代偿期)	出现消化道出血、腹水、肝性脑病等；第 1 次出血后 3 年生存率 46%；胆红素达 34.2mol/L 平均生存时间 4 年，达 102.6mol/L，标志进入终末阶段，平均生存时间 2 年

注：PBC，原发性胆汁性胆管炎；AMA，抗线粒体抗体。

本例患者：患者存在食管 - 胃底静脉曲张、腹水，且反复消化道出血，属失代偿期，提示预后差，3 年生存率 46%。

鉴别诊断

● PBC-AIH 重叠综合征：根据巴黎标准，如果 PBC 和自身免疫性肝炎(AIH)

三项诊断标准(表4-5-3)中的各两项同时或者相继出现,即可作出诊断,其中AIH 肝组织学改变是必需条件。

表4-5-3 PBC 及 AIH 诊断依据

项目	PBC	AIH
生化指标	ALP 升高≥2×ULN 或 GGT 升高≥5×ULN	ALT 升高≥5×ULN
免疫学检查	AMA/AMA-M2 阳性	血清 IgG≥2×ULN 或 ASMA 阳性
肝脏组织学	汇管区胆管损伤	中至重度炎症性坏死性界面炎

注:PBC,原发性胆汁性胆管炎;AIH,自身免疫性肝炎;ALP,碱性磷酸酶;ULN,健康人群高限;GGT,谷氨酰转肽酶;ALT,丙氨酸转氨酶;AMA,抗线粒体抗体;ASMA,血清抗平滑肌抗体。

- 淤胆型药物性肝病:服药史,主要表现为黄疸及瘙痒,ALP 大于2倍上限,病理为毛细胆管型胆汁淤积,停药及经积极治疗后预后良好。
- 原发性硬化性胆管炎(PSC):50%~70% 以上为40岁左右男性,常伴溃疡性结肠炎,ALP、GGT 升高,内镜逆行胰胆管造影(ERCP)为金标准,表现为串珠样或枯树枝样改变;磁共振胰胆管成像(MRCP)表现为胆管不连续。病理呈同心圆性洋葱皮样纤维化。
- 需与其他原因所致肝硬化相鉴别:如病毒性肝炎、酒精性肝病、非酒精性脂肪性肝病等。

本例患者:该患者需与其他原因所致肝硬化及 AIH 相鉴别。

治疗要点

- 基础治疗:肝脏酶学异常 PBC 患者,需熊去氧胆酸长期治疗,建议根据巴黎标准评估生物化学应答(图4-5-1)。
- 症状及并发症治疗:瘙痒——考来烯胺(4~16g/d)或二线利福平100~300mg/d;骨质疏松——维生素 D+ 钙等。
- 肝移植:PBC 患者肝移植后预后良好,生存率高。指征:肝硬化失代偿期(腹腔积液、食管胃静脉曲张破裂出血或肝性脑病)且终末期肝病模型(MELD)评分 >15 分或 Mayo 风险评分 >7.8 分;另外严重的顽固性皮肤瘙痒为肝移植特殊指征。
- 长期随访:每3~6个月复查生化指标,每6个月复查肝脏彩超及甲胎蛋白(AFP),黄疸患者每年筛查脂溶性维生素,每1~3年复查胃镜。每2~3年评估骨密度。

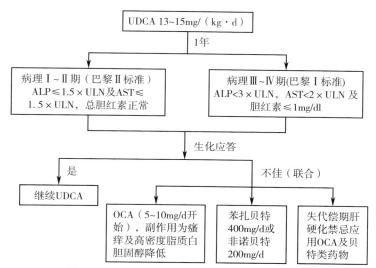

图 4-5-1 UDCA 生物化学应答巴黎标准评估流程图

UDCA. 熊去氧胆酸;ALP. 碱性磷酸酶;ULN. 健康人群高限;AST. 天冬氨酸转氨酶;OCA. 奥贝胆酸。

本例患者:该患者确诊后及时给予熊去氧胆酸基础治疗,1 年后评估生化应答,继续熊去氧胆酸治疗,后针对并发症对症治疗。

PBC 诊疗流程(图 4-5-2)

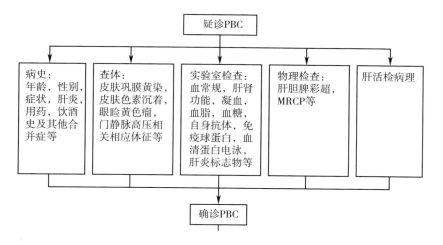

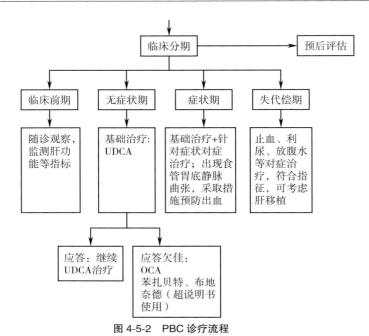

图 4-5-2 PBC 诊疗流程

PBC. 原发性胆汁性胆管炎；MRCP. 磁共振胰胆管成像；UDCA. 熊去氧胆酸；OCA. 奥贝胆酸。

（李异玲）

第六节 溃疡性结肠炎

临床病例

患者，女性，49 岁。以"反复黏液脓血便 1 年，加重 1 个月"为主诉入院。患者 1 年前无明显诱因排黏液脓血便，每日 3~4 次，无明显腹痛、腹胀，无发热、寒战，就诊于当地医院，行肠镜检查提示"溃疡性结肠炎"（具体描述不详），给予"美沙拉秦颗粒"口服治疗，2 个月后上述症状缓解，自行停药。1 个月前患者无明显诱因再次出现黏液脓血便，鲜血较多，每日 10 余次，伴里急后重，腹痛，为中下腹隐痛，可忍受，无明显腹胀，无恶心、呕吐，发热，体温最高达 38.6℃，无寒战，伴心悸，于当地医院予"美沙拉秦颗粒"口服及"美沙拉秦栓剂"肛塞等治疗，上述症状无好转，为进一步明确诊治入院。病来一般精神状态欠佳，乏力明显，无皮疹,无口腔溃疡,无关节痛,无视物不清及眼痛。食欲差,小便正常,病来体重下降 5kg。

既往体健,无肝炎、结核病史。近两年无疫水接触史及不洁饮食史。无其他药物用药史。无食物、药物过敏史。

病史采集要点

- 常见症状

(1) 消化系统症状及全身症状,包括腹泻和黏液脓血便、腹痛、里急后重、腹胀、恶心、呕吐、食欲缺乏、发热。

(2) 肠外表现:皮疹、口腔溃疡、关节痛、视物不清及眼痛、黄疸。

- 诱因:饮食不当、情绪波动、劳累等。
- 诊治经过:辅助检查结果、诊断、具体用药及疗效。
- 与之鉴别的常见症状:便血、腹部包块、高热、寒战等。
- 疫水接触史、不洁饮食史、用药史、结核病史、免疫系统疾病病史、消化道肿瘤家族史。

本例患者:中年女性,慢性病程,反复发作。以黏液脓血便为主要症状,伴腹痛、里急后重、食欲缺乏及发热,消瘦明显。无结核病史及食物、药物过敏史,近期无疫水接触史及不洁饮食史。

体格检查

体温 38.0℃,脉搏 95 次 /min,血压 110/65mmHg。神志清楚,发育正常,营养中等,睑结膜略苍白,巩膜无黄染,周身皮肤黏膜无出血点及瘀斑,无皮疹,齿龈无肿胀,口腔黏膜无溃疡,浅表淋巴结未触及。心肺查体未见异常。腹平坦,腹型对称,未见胃肠型及蠕动波,未见腹壁静脉曲张,腹软,中下腹压痛,无反跳痛及肌紧张。肝脾肋下未触及,肠鸣音 7 次 /min,未闻及气过水声及高调肠鸣音。双下肢无水肿,指压痕阴性。肛门检查未见异常。

体格检查要点

重点关注一般状况、肠外表现的体征、腹部检查、肛周检查。

- 一般状况:生命体征、营养状态、面容、睑结膜。
- 肠外表现:巩膜、口腔溃疡、结节性红斑、关节。
- 腹部查体:腹型、胃肠型及蠕动波、腹部压痛、反跳痛及肌紧张、肠鸣音。
- 肛周、会阴检查及直肠指诊。

本例患者:发热、心率快,睑结膜略苍白,中下腹压痛、肠鸣音活跃。肛门检查未见异常。

辅助检查

血常规：WBC 8.64×10^9/L，Hb 90g/L，PLT 300×10^9/L。

血生化：白蛋白23.4g/L，总胆红素9.3μmol/L，血肌酐67μmol/L，K^+ 3.4mmol/L，Ca^{2+} 2.0mmol/L。

ESR：62mm/h。

CRP：126mg/L。

PCT：0.11mg/L。

便常规：WBC 4/HP，RBC 76/HP。

便真菌涂片：阴性。

便致病菌培养：阴性。

血结明试验：阴性。

结核感染T细胞试验（T-spot）：阴性。

风湿抗体系列：阴性。

结肠增强CT检查所见：升结肠中段至直肠管壁可见弥漫性增厚，增强扫描后管壁可见强化，乙状结肠及直肠管腔扩张（图4-6-1）。

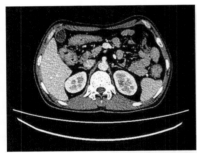
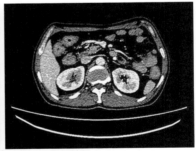
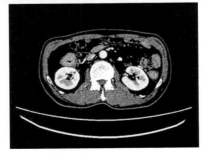

图 4-6-1　结肠增强 CT

结肠镜检查所见:升结肠、横结肠、降结肠、乙状结肠、直肠,黏膜弥漫性充血水肿及糜烂,结肠袋消失,黏膜凹凸不平,极易出血,病变以降结肠、横结肠、升结肠较重,各取材2块。诊断意见:溃疡性结肠炎(图 4-6-2)。

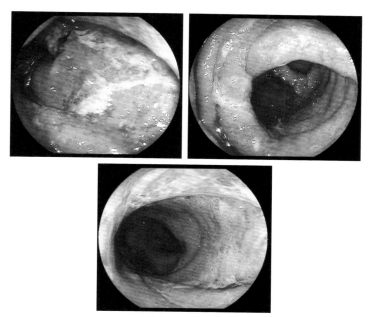

图 4-6-2 结肠镜

病理所见:隐窝炎、隐窝脓肿、黏膜充血、水肿,较多炎细胞浸润,表浅糜烂(图 4-6-3)。

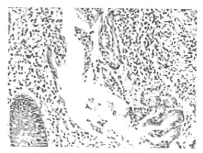

图 4-6-3 结肠黏膜组织病理

辅助检查要点

实验室检查、影像学检查主要用于排除其他肠道病变（如感染性肠炎等）及评估溃疡性结肠炎病情的严重程度。结肠镜检查和病理活检是溃疡性结肠炎（UC）诊断的主要依据。

● 实验室检查

（1）反映疾病活动的指标：白细胞计数（WBC），血红蛋白（Hb），C反应蛋白（CRP），血沉（ESR），白蛋白，粪便钙卫蛋白，血清乳铁蛋白。

（2）用于鉴别诊断的指标：结核抗体测定，T-spot，便常规，便真菌涂片，便培养，风湿抗体系列等。

● 结肠镜检查：病变呈连续性、弥漫性分布。多从直肠开始，逆行向近端扩展，可累及全结肠甚至末段回肠，内镜下特征表现见表4-6-1。

表 4-6-1　溃疡性结肠炎内镜下的特征表现

病变程度	内镜表现
轻度炎症	红斑、黏膜充血和血管纹理消失
中度炎症	血管形态消失，出血黏附在黏膜表面、糜烂，常伴有粗糙呈颗粒状的外观及黏膜脆性增加（接触性出血）
重度炎症	黏膜自发性出血及溃疡
缓解期	可见正常黏膜表现，部分患者有假性息肉形成，或瘢痕样改变
病程较长者	黏膜萎缩导致结肠袋形态消失、肠腔狭窄，以及炎（假）性息肉
伴巨细胞病毒感染的溃疡性结肠炎患者	不规则、深凿样或纵行溃疡，部分伴大片状黏膜缺失

● 肠道组织病理：病变主要限于大肠黏膜与黏膜下层，典型病理表现见表4-6-2。

表 4-6-2　溃疡性结肠炎典型病理表现

分期	病理表现
活动期	结肠黏膜固有层内弥漫性中性粒细胞、淋巴细胞、浆细胞、嗜酸性粒细胞浸润，可见黏膜糜烂、溃疡和隐窝炎、隐窝脓肿
慢性期	隐窝结构紊乱，腺体萎缩变形、排列紊乱及数目减少，杯状细胞减少，出现帕内特细胞化生及炎性息肉

● 影像学检查:X 线钡剂灌肠用于无条件行结肠镜检查的单位;X 线腹平片主要用于并发症的检查;结肠 CT、肠道超声检查主要用于肠道狭窄内镜不能获得活检标本或内镜不能通过狭窄段时。

● 肠外表现相关检查:关节 X 线、视力视野、眼底检查、肝胆脾彩超、磁共振胆胰管成像等。

本例关键线索:结肠镜检查见全结肠黏膜弥漫性充血水肿及糜烂,病理示隐窝炎、隐窝脓肿、黏膜充血、水肿,较多炎细胞浸润。支持 UC 的诊断。

反映疾病活动的指标:Hb 升高,CRP 升高,ESR 升高,白蛋白降低。

鉴别诊断相关指标:便培养阴性,便真菌涂片阴性,风湿抗体系列阴性,血结明试验阴性,T-spot 阴性。

诊断标准

UC 缺乏诊断的金标准,主要结合临床、实验室检查、影像学检查、内镜和组织病理学表现进行综合性分析,在排除感染性和其他非感染性结肠炎的基础上作出诊断。

1. 具有持续或反复发作腹泻和黏液脓血便、腹痛、里急后重,伴有(或不伴)不同程度全身症状者。

2. 排除慢性细菌性痢疾、阿米巴痢疾、慢性血吸虫病、肠结核等感染性结肠炎及结肠克罗恩病、缺血性肠炎、放射性肠炎。

3. 具备上述结肠镜检查重要改变及黏膜活检组织学所见。

4. 初发病例及临床表现、结肠镜改变不典型者,暂不作出诊断,须随访 3~6 个月,根据病情变化再作出诊断。

本例患者:具备 UC 典型临床症状——反复黏液脓血便、腹痛、里急后重、伴发热、消瘦;血液、粪便化验基本除外感染性腹泻;结肠镜检查及组织病理学表现符合溃疡性结肠炎表现。该患者诊断:溃疡性结肠炎。

判断病情

UC 诊断成立后,需全面评估病情,以制订相应的治疗方案。

UC 的完整诊断应包括临床类型、病情分期、疾病活动性的严重程度、病变范围及并发症。

● 临床类型:

初发型指无既往史的首次发作。

慢性复发型指临床缓解期再次出现症状,临床最常见。

● 病变范围:推荐采用蒙特利尔分型(表 4-6-3)。

表 4-6-3　溃疡性结肠炎病变范围的蒙特利尔分型

分型	分布	结肠镜下所见炎症病变累及的最大范围
E1	直肠	局限于直肠,未达乙状结肠
E2	左半结肠	累及左半结肠(脾曲以远)
E3	广泛结肠	广泛病变累及脾曲以近乃至全结肠

● 病情分期:活动期、缓解期。

● 疾病活动性的严重程度:UC 活动期的疾病严重程度分为轻、中、重度。改良的 Truelove 和 Witts 疾病严重程度分型标准(表 4-6-4)易于掌握、临床实用。

表 4-6-4　改良 Truelove 和 Witts 疾病严重程度分型

严重程度分型	轻度	重度
排便 /(次·d^{-1})	<4	≥6
便血	轻或无	重
脉搏 /(次·min^{-1})	正常	>90
体温	正常	>37.8℃
血红蛋白	正常	<75% 正常值
血沉 /(mm·h^{-1})	<20	>30

注:中度介于轻、重度之间。

● 并发症:中毒性巨结肠、肠穿孔、下消化道大出血、上皮内瘤变及癌变。

本例患者:完整的诊断为溃疡性结肠炎[慢性复发型、全结肠型(E3)、活动期、重度]。该患者未出现并发症。

鉴别诊断

● 感染性肠炎:急性细菌性肠炎、阿米巴痢疾、血吸虫病、肠结核、真菌性肠炎、HIV 感染合并的结肠病变等。

● 非感染性肠炎:克罗恩病(CD)(表 4-6-5)、肠白塞病、放射性肠炎、嗜酸细胞性肠炎等。

表 4-6-5 溃疡性结肠炎和克罗恩病的鉴别要点

项目	溃疡性结肠炎	克罗恩病
症状	脓血便多见	有腹泻但脓血便较少见
病变分布	病变连续	呈节段性
直肠受累	绝大多数受累	少见
肠腔狭窄	少见,中心性	多见,偏心性
内镜表现	溃疡浅,黏膜弥漫性充血水肿、颗粒状,脆性增加	纵行溃疡、卵石样外观,病变间黏膜外观正常(非弥漫性)
活组织检查特征	固有膜全层弥漫性炎症、隐窝脓肿、隐窝结构明显异常、杯状细胞减少	裂隙状溃疡、非干酪样肉芽肿、黏膜下层淋巴细胞聚集

- 以便血为主要表现者,注意除外大肠癌、过敏性紫癜等疾病。
- 以腹泻、腹痛为主要表现者,注意除外肠易激综合征等疾病。

本例患者:注意与感染性肠炎、克罗恩病、肠白塞病、大肠癌等疾病相鉴别。

治疗原则和药物治疗要点

- 治疗目标:诱导并维持临床缓解及黏膜愈合,防治并发症,改善患者生命质量。加强对患者的长期管理。
- 治疗方案的选择建立在对病情进行全面评估的基础上。
- 一般治疗:充分休息,调节好情绪;及时纠正水、电解质平衡紊乱;严重贫血者输血,低蛋白血症者应补充白蛋白;病情严重者暂禁食,予胃肠外营养;中毒症状明显者可考虑静脉使用抗菌药物。
- 控制炎症反应:

(1)氨基水杨酸制剂(表 4-6-6):用于轻、中度 UC 的诱导缓解和维持治疗。

表 4-6-6 氨基水杨酸制剂用药方案

药品名称	结构特点	释放特点	制剂	推荐剂量
柳氮磺吡啶	5-氨基水杨酸与磺胺吡啶的偶氮化合物	结肠释放	口服:片剂	3~4g/d,分次口服
巴柳氮	5-氨基水杨酸与P-氨基苯甲酰β丙氨酸偶氮化合物	结肠释放	口服:片剂、胶囊、颗粒	4~6g/d,分次口服

药品名称	结构特点	释放特点	制剂	推荐剂量
奥沙拉秦	两分子 5- 氨基水杨酸的偶氮化合物	结肠释放	口服:片剂、胶囊	2~4g/d,分次口服
美沙拉秦	a:甲基丙烯酸酯控释 pH 依赖 b:乙基纤维素半透膜控释时间依赖	a:回肠末端和结肠释放 b:远段空肠、回肠、结肠	口服:颗粒、片剂 局部:栓剂、灌肠液、泡沫剂、凝胶剂	口服:2~4g/d,分次或顿服 栓剂:0.5~1.0g/ 次,1~2 次 /d 灌肠液:1~2g/ 次,1~2 次 /d

（2）糖皮质激素:用于对 5- 氨基水杨酸（5-ASA）疗效不佳的中、重度 UC 的首选治疗。

口服泼尼松 0.75~1mg/（kg·d），重度 UC 根据具体情况先予静脉滴注,甲泼尼龙 40~60mg/d 或氢化可的松 300~400mg/d,症状好转后改为口服。

糖皮质激素只用于活动期的诱导缓解,不宜长期使用。

重度 UC 静脉足量应用糖皮质激素 3 日仍无效时,应及时转换治疗方案。

（3）免疫抑制剂:用于 5-ASA 维持治疗效果不佳、症状反复发作及激素依赖者的维持治疗,不单独作为活动期诱导治疗。常用制剂:硫唑嘌呤、环孢素等。

（4）生物制剂:糖皮质激素和免疫抑制剂均治疗无效或激素依赖或不能耐受上述药物时,可考虑生物制剂治疗。常用药物:英夫利西单抗（IFX）。

● 外科手术治疗:

绝对指征:大出血、穿孔、癌变,以及高度疑为癌变。

相对指征:积极内科治疗无效的重度 UC,合并中毒性巨结肠内科治疗无效者宜更早行外科干预;内科治疗疗效不佳和 / 或药物不良反应已严重影响生命质量者。

本例患者:休息、调整好情绪,予积极纠正离子紊乱、补充白蛋白及营养支持对症治疗。考虑患者为重度 UC,予甲泼尼龙 60mg 每日一次静脉滴注,3 日后症状明显缓解,无发热,便次减少,改为足量泼尼松口服,逐渐减量至停药。美沙拉秦颗粒长期维持治疗,辅以复方谷氨酰胺肠溶胶囊营养修复肠黏膜及益生菌制剂治疗。

溃疡性结肠炎诊疗流程（图 4-6-4）

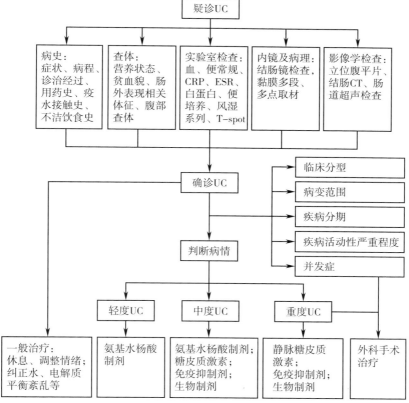

图 4-6-4　溃疡性结肠炎诊疗流程

UC. 溃疡性结肠炎；CRP. C 反应蛋白；ESR. 血沉；T-spot. 结核感染 T 细胞试验。

（李异玲）

第七节　克罗恩病

临床病例

患者，男性，26 岁，以"间断腹痛伴腹泻 5 年，加重伴肛周疼痛 3 个月"为主诉入院。近 5 年患者间断出现右下腹隐痛，可忍受，无放射痛，与进食排便无关，偶伴腹泻，为黄色稀便，每日约 4 次，无发热，未在意。近 3 个月上述症状加重，每日排黄色稀水样便 10~15 次，无黏液脓血，夜间常因腹痛醒来，每晚腹泻约 3 次，无里急后重，无便失禁，伴肛周红肿疼痛，自服黄连素、地衣芽孢杆菌活菌胶囊等药物，未见明显好转，为系统诊治入院。病来偶有晨起膝、肘关节疼痛，近 3 个月自觉乏力明显，厌食，无发热、无口腔溃疡、光过敏，无口干眼干，无眼痛发红，近 3 个月体重减轻 15kg。

吸烟史：10 支 /d，6 年。无饮酒史，无高血压、冠心病、糖尿病及结核病史。

病史采集要点

● 常见症状：腹痛、腹泻、体重减轻、发热、食欲缺乏、乏力、贫血；青少年可见生长发育迟缓；肠外表现有关节损伤（如外周关节炎、脊柱关节炎等）、皮肤黏膜表现（如口腔溃疡、结节性红斑）、眼部病变（如虹膜炎、葡萄膜炎）、肝胆疾病（如脂肪肝、原发性硬化性胆管炎等）、血栓栓塞性疾病；并发症：瘘管、腹腔脓肿、肠腔狭窄、肠梗阻、肛门直肠周围病变（如肛门脓肿、肛周瘘管等）。

● 诱因：吸烟、压力、非甾体抗炎药。

● 诊治经过：应用氨基水杨酸制剂、激素、免疫抑制剂、生物治疗情况。

● 与之鉴别的常见症状：腹痛、腹泻、腹部包块、发热。

● 结核病史、过敏史、近期旅游史、用药史，免疫系统疾病、消化道肿瘤家族史。

本例患者：年轻男性，腹痛，腹泻，肛周疼痛，关节疼痛，乏力，厌食，体重减轻。吸烟史。

体格检查

身高 178cm，体重 61kg，BMI 19.3kg/m²，体温 36.8℃，心率 87 次 /min，呼吸 20 次 /min，血压 126/98mmHg，神清语明，睑结膜无苍白，皮肤巩膜无黄染，无脱发，无口腔溃疡，无皮疹，心肺听诊未见异常，腹平软，右下腹压痛阳性，无反跳痛及肌紧张，未扪及包块，肝脾肋下未触及，墨菲征阴性，无气过水声，肠鸣音活跃，移动性浊音阴性。关节无红肿，无畸形，双下肢无水肿。肛门 7 点钟方向红肿，突出皮肤表面，触痛阳性，皮温增高，有波动感。

体格检查要点

● 腹部体征：腹痛位置，反跳痛，肌紧张，腹部包块位置及性质。

● 关节体征：压痛部位、畸形。

● 皮肤黏膜表现：皮疹、脱发、口腔溃疡、雷诺现象等。

- 眼部体征:疼痛、畏光、流泪、视力下降。
- 肛周疾病体征。

本例患者:右下腹压痛,无反跳痛及肌紧张,肛门 7 点钟方向局部红肿,突出皮肤表面,触痛阳性,皮温增高,有波动感。

辅助检查

血常规:白细胞计数 10.35×10^9/L,血红蛋白 100g/L,红细胞计数 3.5×10^9/L,血小板计数 310×10^6/L。

C 反应蛋白 89.8mg/L,血沉 49mm/h,降钙素原 1.19μg/L。

血生化:白蛋白 32.3g/L,钾离子 4.0mmol/L,抗中性粒细胞胞质抗体(−)。

便常规未见红白细胞,便潜血阳性,便球杆比 1:10,便培养未长菌,便查真菌阴性。

尿常规未见异常。

结核抗体检测阴性,结核感染 T 细胞试验阴性,乙肝抗原抗体阴性,巨细胞病毒阴性,EB 病毒阴性。

胃镜示:食管散在数处纵行溃疡,大小 0.2~0.4cm,底平,白苔,溃疡间黏膜正常,取材 1 块。诊断意见:食管多发溃疡(图 4-7-1)。

肠镜示:所见末端回肠近盲肠处局部可见浅糜烂,密集排列,周围黏膜颗粒状增生范围约 1.2cm×5cm,乙状结肠至升结肠见多发溃疡,0.3~0.6cm,底平白苔,周围黏膜充血水肿,左半结肠为主,右半结肠点状糜烂(图 4-7-2)。降结肠距肛缘约 40cm 活检 4 块。病变间黏膜大致正常。直肠黏膜光滑。诊断意见:末端回肠、大肠多发溃疡、糜烂,克罗恩病可能性大。病理示:黏膜层可见隐窝分支、变形,固有腺体见淋巴细胞、浆细胞浸润,未见明确隐窝脓肿。

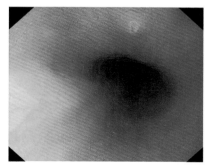

图 4-7-1 胃镜食管溃疡表现

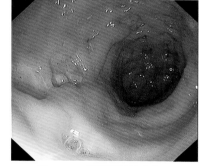

图 4-7-2 结肠镜下溃疡表现

肺 CT 示:双肺可见微小结节,各级支气管通畅,无扩张及狭窄。

小肠平扫 CT 示:降结肠、乙状结肠、直肠管壁增厚,肠腔狭窄,浆膜面多发小条索影,盆腔内可见增大淋巴结,小肠肠道管腔通畅,管壁未见异常增厚,管腔无狭窄及扩张,肠系膜密度均匀,内可见多发淋巴结显示。结论:横乙状结肠、直肠改变,炎性肠病不除外(图 4-7-3)。

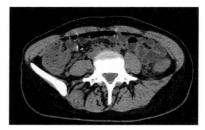

图 4-7-3　小肠平扫 CT

肛周彩超:胸膝卧位肛周扫查,5~7 点钟方向,距皮下约 0.81cm 处见不规则条状低回声,范围约 2.77cm×1.08cm,边界欠清晰,与周围组织分界欠清晰,下缘沿会阴深部走行,内部回声不均匀,边缘见点条样血流显示,大部分位于肌组织间隙内,距离下肛缘约 1.22cm 处该低回声紧贴肛管走行,界限不清,前方未见与皮肤层相通,周围方向未见明显低回声改变。结论:肛周皮下低回声,考虑慢性炎症、脓肿形成,深部紧贴肛管走行,界限不清(图 4-7-4)。

盆腔增强 MRI:降结肠管壁增厚伴明显强化,炎症病变可能大,直肠下段右后壁周围强化软组织信号,直肠周围炎性病变可能大,盆腔多发肿大淋巴结(图 4-7-5)。

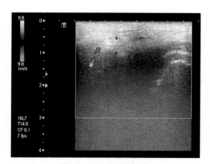

图 4-7-4　肛周超声

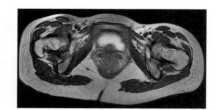

图 4-7-5　盆腔增强 MRI

辅助检查要点

● 反映疾病活动的指标:白细胞计数、C 反应蛋白、血沉、降钙素原、白蛋白。

● 用于鉴别诊断的指标:结核抗体测定、结核感染 T 细胞试验、便常规、便查真菌、便培养。

● 重要影像学检查:肠镜、胃镜、小肠 CT/ 小肠 MRI/ 小肠镜 / 胶囊镜、肺

CT 等。

- 肠道组织病理活检。
- 肠外表现相关检查：关节 X 线、视力视野、眼底检查、抗中性粒细胞胞质抗体（ANCA）、肝增强 CT。
- 并发症相关检查：肛周 MRI、立位腹平片等。

本例关键线索

- 反映疾病活动的指标明显升高。
- 肠镜示：结肠多发溃疡糜烂。病理示：黏膜层可见隐窝分支、变形，固有腺体见淋巴细胞、浆细胞浸润，未见明确隐窝脓肿。
- 并发症：肛周脓肿。

诊断标准

在排除其他疾病（如肠结核、小肠淋巴瘤、感染性腹泻等）的基础上，可按下列要点诊断：

1. 具备上述腹痛腹泻等临床表现者可临床疑诊，安排进一步检查。

2. 同时具备上述结肠镜或小肠镜特征及影像学特征者，可临床拟诊。

3. 如再加上活检提示 CD 的特征性改变且能排除肠结核，可作出临床诊断。

4. 如有手术切除标本（包括切除肠段及病变附近淋巴结），可根据标准作出病理确诊。

5. 对无病理确诊的初诊病例，随访 6~12 个月以上，根据对治疗的反应及病情变化判断，符合 CD 自然病程者，可作出临床确诊。

本例患者：患者为 26 岁男性，有腹痛腹泻，每日 10 余次，乏力，厌食，消瘦，排便时有肛门灼热疼痛感，晨起膝盖、肘关节疼痛。结肠镜、CT 及 MRI 可见节段性病变，纵行溃疡，全壁性炎性反应及肛周病变。病理示：黏膜层可见隐窝分支、变形，固有腺体见淋巴细胞、浆细胞浸润，且排除肠结核。

判断病情

诊断明确后需判断患者的临床类型、疾病活动的严重程度，以及是否存在并发症，以便采取相应的治疗措施。见表 4-7-1、表 4-7-2。

表 4-7-1　克罗恩病的蒙特利尔分型

项目	标准	备注
确诊年龄（A）		
A1	≤16 岁	—

续表

项目	标准	备注
A2	17~40 岁	—
A3	>40 岁	—
病变部位（L）		
L1	回肠末端	L1+L4
L2	结肠	L2+L4
L3	回结肠	L3+L4
L4	上消化道	—
疾病行为（B）		
B1	非狭窄非穿透	B1p
B2	狭窄	B2p
B3	穿透	B3p

注：L4 可与 L1、L2、L3 同时存在；随着时间推移，B1 可发展为 B2 或 B3；p 为肛周病变，可与 B1、B2、B3 同时存在；"-" 为无此项。

表 4-7-2　简化克罗恩病活动指数计算法

项目	0 分	1 分	2 分	3 分	4 分
一般情况	良好	稍差	差	不良	极差
腹痛	无	轻	中	重	—
腹块	无	可疑	确定	伴触痛	—
腹泻	稀便每日一次记 1 分				
伴随疾病	每种症状记 1 分				

注："—" 为无此项；伴随疾病包括关节痛、虹膜炎、结节性红斑、坏疽性脓皮病、阿弗他溃疡、裂沟、新瘘管和脓肿等。≤4 分为缓解期，5~7 分为轻度活动期，8~16 分为中的活动期，>16 分为重度活动期。

本例患者：诊断为克罗恩病（重度，活动期，回结肠型，非狭窄非穿透型，关节受累，肛瘘）。

鉴别诊断

● 克罗恩病患者以发热、腹痛腹泻为主要临床表现，需与感染性肠炎（如血吸虫病、阿米巴肠病、艰难梭菌感染、巨细胞病毒感染等）鉴别。

● 克罗恩病结肠镜下及病理常无特征性表现,需与肠结核、溃疡性结肠炎、肠道恶性淋巴瘤、以肠道病变为突出表现的多种风湿免疫疾病(如系统性红斑狼疮、肠道白塞病等)鉴别。

● 还应与缺血性肠病、嗜酸粒细胞性肠炎、放射性肠炎等鉴别。

治疗原则和药物治疗要点

治疗目标:诱导并维持临床缓解,促进黏膜愈合,防止并发症,改善患者生命质量。

治疗原则:根据疾病活动严重程度及对治疗的反应选择治疗方案,尽量减少治疗药物对患者造成的损伤,重视并发症的治疗。

● 轻度活动期:以氨基水杨酸制剂为首选。根据病变不同部位选择不同剂型。

● 中度活动期:首选激素。泼尼松 0.75~1mg/(kg·d)。激素无效或激素依赖时加用硫唑嘌呤类药物[硫唑嘌呤:1.5~2.5mg/(kg·d);6-巯基嘌呤:0.75~1.5mg/(kg·d);或甲氨蝶呤:25mg/周]。

● 重度活动期:首选激素。对激素和免疫抑制剂治疗无效或激素依赖者或不能耐受上述药物治疗者,可选抗 TNF-α 单克隆抗体(英夫利西单抗:5mg/kg,0、2、6 周作为诱导缓解)。对于难治性克罗恩病可选沙利度胺,起始剂量 75mg/d 或以上。

● 维持治疗:①氨基水杨酸制剂;②硫唑嘌呤类药物或甲氨蝶呤;③抗 TNF-α 单克隆抗体(诱导缓解后每 8 周予长程维持治疗)。

本例患者:该患者为重度活动期,且并发肛瘘,予每公斤体重 1mg 泼尼松足量口服,联合硫唑嘌呤治疗。肛瘘请外科行复杂性肛瘘挂线疗法,并予抗生素治疗。

克罗恩病诊治流程(图 4-7-6)

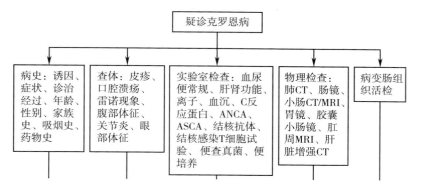

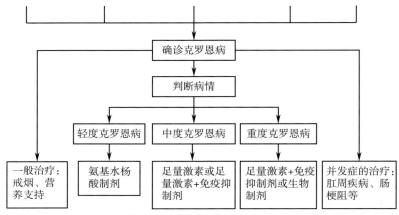

图 4-7-6　克罗恩病诊治流程

ANCA. 抗中性粒细胞胞质抗体；ASCA. 抗酿酒酵母抗体。

（李异玲）

第八节　肠易激综合征

临床病例

患者,女性,66 岁,以"间断腹痛、腹泻 20 年,腹泻再发 3 个月"为主诉入院。患者 20 年前无明显诱因出现腹痛,为位置不固定隐痛,程度可忍受,偶伴腹泻,4~5 次/d,为稀水样便,偶有黏液,自服"肠炎宁"等药物后可缓解,上述症状间断发作,未系统诊治。入院前 3 个月亲属患病,进行陪护后出现腹泻症状,每天排便 4~5 次,多为稀水样便,偶有条状便,多于晨起时出现,偶可进食后出现,偶有腹胀,无黑便、便血,无明显腹痛、恶心、呕吐,病来无发热。入院 3 周前于本院门诊完善血常规、肝肾功能、便常规、球杆比、肿瘤标志物等化验,未见明显异常。口服"地衣芽孢杆菌活菌、胃肠安、痛泻宁"等药物两周后未见好转。病来饮食较差,睡眠较差,小便正常,精神体力尚可,体重近期无明显下降。既往体健,否认高血压、冠心病、糖尿病病史。

病史采集要点

● 常见症状:腹痛或腹部不适与排便相关;腹泻禁食 72 小时后应消失,夜间不出现;便秘可与腹泻交替,排便不尽感明显,粪便可带较多黏液,腹胀在白天加重,夜间睡眠后减轻。

● 诱因:精神、饮食等因素常可诱使症状复发或加重。症状的出现或加重与饮食因素、精神因素或遭遇应激事件有关,部分患者尚有不同程度的心理精神异常表现,如抑郁、焦虑、紧张、多疑或敌意等。

● 诊治经过:相关检查及化验结果,应用抗感染、止泻等对症治疗情况。

● 与之鉴别的常见症状:腹痛、腹胀、排便习惯和大便性状异常。

● 出现如下临床表现大多不支持肠易激综合征(IBS)的诊断,而提示存在肠道器质性疾病:老年起病,进行性加重,惊扰睡眠,发热,明显消瘦,脱水,吸收不良,夜间腹泻,大便带脓血或脂肪泻,腹痛与排便关系不确定等。特别注意 50 岁以上出现新发症状者需要警惕器质性疾病。

本例患者:间断腹痛、腹泻 20 年,入院前 3 个月腹泻症状,4~5 次,多晨起或进食后出现,为稀水样便,偶有条状便,偶有腹胀,无黑便、便血,无明显腹痛、恶心、呕吐,症状出现前有可能伴发焦虑、紧张等应激事件。

体格检查

神志清楚,发育正常,营养中等,睑结膜无苍白,巩膜无黄染,周身皮肤黏膜无出血点及瘀斑,未见肝掌及蜘蛛痣,齿龈无肿胀,浅表淋巴结未触及。腹平坦,腹型对称,未见胃肠型,未见腹壁静脉曲张,腹软,肝脾肋下未触及,无压痛,未触及包块,无反跳痛,无肌紧张,墨菲征(-),肝脾区无叩击痛,移动性浊音(-)。肠鸣音 3~4 次 /min,未闻及气过水声及高调肠鸣音。双下肢无水肿。

体格检查要点

体征缺乏特异性,重点关注与鉴别诊断相关体征。

● 一般营养状态:IBS 起病通常缓慢、隐匿,间歇性发作,有缓解期;病程可长达数年至数十年,但全身健康状况却较少受影响。

● 腹痛:可发生于任何部位,局限性或弥漫性,性质、程度各异,下腹和左下腹多见,但不会进行性加重,极少有睡眠中痛醒者。常无明显压痛点,也可在腹痛对应部位轻压痛,无反跳痛、肌紧张。

● 腹部包块:常无腹部包块,部分患者可触及腊肠样肠管。

● 直肠指诊:可有肛门痉挛、张力较高、触痛等表现。

本例患者:一般状态可,营养正常,无压痛,未触及包块,无反跳痛,无肌紧张。

辅助检查

癌胚抗原测定 2.17μg/L。

粪便隐血试验阴性。

粪便常规:白细胞未见,红细胞未见,上皮细胞未见,脂肪滴未见,酵母菌(+)。

真菌涂片检查:未找到真菌菌丝或孢子。

粪便一般细菌涂片:球:杆 =1:10。

粪便培养:未见细菌生长。

血常规:WBC $5.6 \times 10^9/L$,中性粒细胞百分比 69.4%,Hb 140g/L,PLT $209 \times 10^9/L$。

血生化:K^+ 3.52mmol/L。

甲状腺功能:FT_3 3.78pmol/L,FT_4 12.87pmol/L,TSH 0.484 9mU/L。

T-spot:ESAT-6 孔 0,CFP-10 孔 0,阴性。

PPD 试验:阴性。

结肠镜检查:结肠镜检查未见明显异常(图 4-8-1~ 图 4-8-6)。

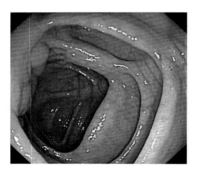

图 4-8-1　肠镜回盲部

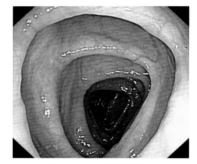

图 4-8-2　肠镜升结肠

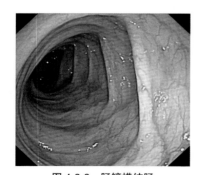

图 4-8-3　肠镜横结肠

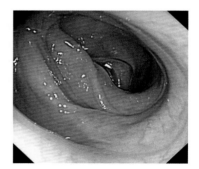

图 4-8-4　肠镜降结肠

全腹 CT 平扫＋增强:肝内多发囊肿。左肾囊肿。

肺部 CT 平扫＋增强:双肺少许陈旧病变。双侧胸膜局限性略增厚。双肺

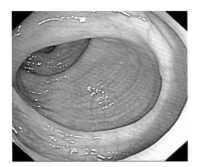

图 4-8-5 肠镜乙状结肠

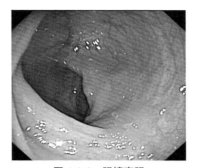

图 4-8-6 肠镜直肠

轻度间质性改变。左肺上叶小结节。纵隔淋巴结略增大。

辅助检查要点

● 无特异阳性结果。

● 常规进行全血细胞计数、血生化、大便潜血和镜检、肝功能检查、血沉、C反应蛋白和直肠指诊。

● 对年老、伴有报警症状(如体重下降、便潜血阳性等)的患者则需要更详细地检查以排除器质性疾病。

本例关键线索:血、便常规,血生化化验及全腹 CT,肠镜等辅助检查未见明显异常,患者症状出现前有可能诱发焦虑、紧张等的事件。

诊断标准

IBS 的诊断属排除性诊断,排除可引起腹痛、腹泻、便秘的各种器质性疾病基础上结合临床症状可作出诊断。

最新 IBS 诊断标准为 2016 年公布的罗马Ⅳ标准,但 2006 年公布的罗马Ⅲ标准在国内广泛应用,临床实践过程中发现 IBS 的罗马Ⅲ诊断标准存在一些问题,包括不同语言环境下对腹部不适的理解不同、未定型 IBS 比例偏高等问题,于是 2016 年公布的罗马Ⅳ标准作出了一些改变:首先删除了"腹部不适",强调必须伴有"腹痛",将诊断的症状阈值调整为"腹痛至少 1d/ 周,且在近 3 个月内发生",并将"腹痛 / 腹部不适在排便后改善"修改为"腹痛和排便相关"。与罗马Ⅲ标准相比,罗马Ⅳ标准诊断 IBS 更加严格。

1. 罗马Ⅳ标准

(1)在缺乏可解释症状的形态学改变和生化异常基础上,反复发作的腹痛,近 3 个月内发作至少每周 1 次,伴下面 2 项或者 2 项以上症状:

- 与排便相关。
- 症状发生伴随排便次数改变。
- 症状发生伴随粪便性状（外观）改变。

诊断前症状出现至少 6 个月，近 3 个月符合以上诊断。

（2）以下症状不是诊断所必备，但属常见症状，这些症状越多越支持 IBS 的诊断：

- 排便频率异常（每天排便 >3 次或每周 <3 次）。
- 粪便性状异常（块状 / 硬便或稀水样便）。
- 粪便排出过程异常（费力、急迫感、排便不尽感）。
- 黏液便。
- 胃肠胀气或腹部膨胀感。

2. Bristol 大便性状分型作为 IBS 亚型的分型标准

（1）IBS 便秘型（IBS-C）：块状或硬便 >25%，且稀便或水样便 <25%。

（2）IBS 腹泻型（IBS-D）：稀便或水样便 >25%，且块状或硬便 <25%。

（3）IBS 混合型（IBS-M）：稀便和硬便均 >25%。

（4）IBS 未定型（IBS-U）：排便性状改变未达到上述三型要求。根据症状分为 IBS 伴腹泻和 IBS 伴便秘。

3. Bristol 粪便分类法（图 4-8-7）

1 型：一颗颗硬球（很难通过）。

2 型：香肠状，但表面凹凸。

3 型：香肠状，但表面有裂痕。

4 型：像香肠或蛇一样，且表面很光滑。

5 型：断边光滑的柔软块状（容易通过）。

6 型：粗边蓬松块，糊状大便。

7 型：水状，无固体块（完全呈液体状）。

1、2 型表示有便秘；3、4 型是理想的便形，尤其 4 型是最容易排便的形状；第 5 至 7 型则代表可能有腹泻。

本例患者：具备肠易激综合征临床症状，包括长期反复腹痛、腹泻，近 3 个月再发频次大于每周 1 次。血液、生化、粪便化验及 CT、肠镜等除外器质性疾病。该患者诊断：肠易激综合征。

判断病情

- 根据病史和临床特征等作出初步诊断，诊断较明确者可试行诊断性治疗并观察。
- 新近出现持续的大便习惯（频率、性状）改变或与以往发作形式不同或症

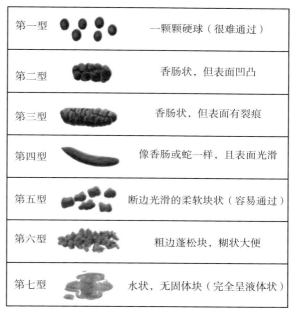

第一型	一颗颗硬球（很难通过）
第二型	香肠状，但表面凹凸
第三型	香肠状，但表面有裂痕
第四型	像香肠或蛇一样，且表面光滑
第五型	断边光滑的柔软块状（容易通过）
第六型	粗边蓬松块，糊状大便
第七型	水状，无固体块（完全呈液体状）

图 4-8-7　Bristol 粪便分类法

状逐步加重者、有大肠癌家族史者、年龄≥40 岁者,应将结肠镜检查或钡剂灌肠 X 线检查列为常规。

● IBS 患者有一部分症状与器质性疾病是重叠的,例如:甲状腺疾病、乳糜泻、炎性肠病、显微镜下结肠炎、乳糖不耐受、小肠细菌过度生长,甚至结肠癌,临床表现都可类似 IBS,需要进一步检查。

● 诊断可疑和症状顽固、治疗无效者,应有选择性地做进一步检查以排除器质性疾病:血钙,甲状腺功能,乳糖氢呼气试验,粪便培养和镜检,72 小时粪便脂肪定量,上胃肠道内镜检查和抽取胃十二指肠液检查、培养(以排除小肠细菌污染综合征和某些寄生虫感染,如贾第鞭毛虫),小肠造影,胃肠通过时间测定,肛门直肠压力测定,钡灌肠,排粪造影,胃十二指肠压力测定,腹部超声和CT等。

鉴别诊断

临床上以症状为诊断基础,结合肠镜和钡剂灌肠检查鉴别排除肠道器质性病变。

● 以腹痛症状为主的 IBS:应与肠道炎症性疾病相鉴别,如肠道细菌感染、肠结核、溃疡性结肠炎和克罗恩病等,可根据粪便细菌培养和纤维结肠镜检查加以鉴别。与肝胆胰疾病引起的腹痛相鉴别,主要依赖于超声波、CT、MRI 等影像学检查结果。也需与妇科疾病引起的腹痛相鉴别。功能性消化不良易引起腹痛,文献报道两种疾病的重叠率在 80% 以上,若患者还存在上述预警症状,需立即行内镜检查以资鉴别。

● 以便秘症状为主的 IBS:除了需与由妊娠、饮食习惯改变或外出旅游等引起的偶发便秘鉴别外,还要考虑腹腔内脏器质性病变阻塞肠道的原因,如腹腔内巨大肿瘤等。其与功能性便秘在临床上鉴别较为困难。

● 以腹泻症状为主的 IBS:与功能性腹泻有时在临床上鉴别较为困难。功能性腹泻是持续性或反复排稀便(糊状便)或水样便,不伴有腹痛。其罗马Ⅲ诊断标准为:至少 75% 的大便为不伴有腹痛的松散(糊状)便或水样便。诊断前症状出现至少 6 个月,近 3 个月满足以上诊断。许多疾病可引起不伴腹痛的慢性腹泻,但达不到 IBS 的诊断标准。有时仅据病史对 IBS 与功能性腹泻难以鉴别,必要时可进行诊断性试验治疗。

鉴别诊断还应包括甲状腺功能亢进症、胃泌素瘤、乳糖酶缺乏症、肠道吸收不良综合征等。

本例患者:完善相关化验、检查,基本除外肠道细菌感染、肠结核、溃疡性结肠炎和克罗恩病、甲状腺疾病、乳糜泻、胃泌素瘤、结肠癌等器质性疾病。

治疗原则和药物治疗要点

治疗原则:在建立良好医患关系基础上,根据症状的严重程度进行分级治疗和根据症状类型进行对症治疗,注意治疗措施的个体化和综合运用,应包括精神心理行为干预治疗、饮食调整及药物治疗。

● 建立良好的医患关系是最有效、经济的 IBS 治疗方法,也是所有治疗方法得以有效实施的基础。在这种关系中,医生须注意倾听、分析解释、明确问题和期望、给予答复,并使患者参与到治疗过程中,使患者树立信心,增加信任,从而减少患者的就医次数,提高患者的满意度。

● 饮食治疗:调整饮食(减少乳糖、小麦和难溶性纤维的摄入)。避免以下因素:过度饮食、大量饮酒、咖啡因、高脂饮食、某些具有"产气"作用的蔬菜或豆类等、精加工面粉和人工食品山梨糖醇及果糖。发现由饮食引起的不良反应(食物不耐受、食物过敏),采用食物过敏原皮肤试验和食物激发试验发现致敏食物,包括亚裔人群常见的乳糖不耐受,行剔除饮食治疗。

● 药物治疗:

(1)以腹泻症状为主要表现的 IBS 患者的药物治疗可选择解痉、止泻类药物,如匹维溴铵、奥替溴铵、马来酸曲美布汀,以及洛哌丁胺、蒙脱石散。

(2)以便秘症状为主要表现的 IBS 患者的药物治疗可选择促动力、通便类药物,如莫沙必利、伊托必利,以及聚卡波非钙、甲基纤维素、欧车前制剂、聚乙二醇、乳果糖等,但应避免应用刺激性泻剂。

(3)具有明显抑郁和/或焦虑等精神障碍表现者,应考虑给予心理行为干预的认知疗法及低剂量量抗抑郁抗焦虑药物治疗,现多用选择性 5 - 羟色胺(5-HT)再摄取抑制剂。

(4)伴有肠道菌群失调的可应用肠道微生态制剂,如双歧杆菌四联活菌片、双歧杆菌三联活菌胶囊、双歧杆菌乳杆菌三联活菌片、地衣芽孢杆菌活菌胶囊、布拉氏酵母菌散等。

(5)其他:部分抗生素如利福昔明可改善非便秘型 IBS 总体症状及腹胀、腹泻症状,以及中医药治疗等。

本例患者:嘱患者注意饮食运动调节,避免感染、过劳;给予调节肠道功能治疗,马来酸曲美布汀 0.2g 每日三次口服,匹维溴铵 50mg 每日三次口服;双歧杆菌四联活菌片 1.5g 每日三次口服;腹泻症状明显临时予盐酸洛哌丁胺胶囊 2mg 口服;并监测肝功能、肾功能、血常规、心电图等指标;患者继续于门诊随访,有病情变化随诊。

IBS 诊疗流程(图 4-8-8)

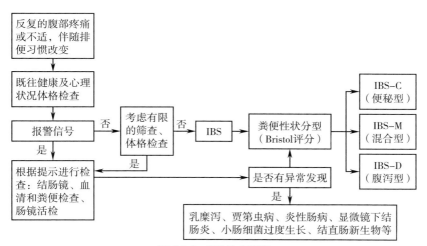

图 4-8-8　IBS 诊疗流程

IBS. 肠易激综合征;IBS-C. 肠易激综合征便秘型;IBS-M. 肠易激综合征混合型;IBS-D. 肠易激综合征腹泻型。

(李异玲)

第九节 腹水待查

临床病例

患者,女性,62岁。以"进行性腹胀、腹围增大2个月"为主诉入院。患者2个月前无明显诱因出现腹胀,腹围逐渐增大,2个月内腹围增大8cm,1天前于当地医院行盆腔超声检查提示腹腔、盆腔积液,今为系统诊治来院。发病以来无发热,无咳嗽、咳痰,无胸闷、心慌、气短,无腹痛、腹泻,无呕血、黑便、血便,无尿频、尿急、尿痛,无血尿、泡沫尿。饮食睡眠欠佳,大便、尿量正常,体重下降约1kg。

既往体健。否认肝炎、结核等病病史。

病史采集要点

腹水的临床表现包括腹水本身症状及原发病和伴随的症状,问诊应二者兼顾。

● 少量腹水时可以无任何症状,仅在体检时发现。

● 腹水量增多时,可出现腹胀、腹围增大等症状;大量腹水还可以出现胸闷、气短等压迫症状。

● 许多疾病可以引起或伴有腹水,不同疾病可伴有相应的症状。

(1)心源性腹水:患者常出现心慌、胸闷、气短等心血管疾病症状。

(2)肾源性腹水:患者可伴有血尿、少尿、蛋白尿、颜面部水肿等肾脏疾病症状。

(3)肝源性腹水:患者可有厌食、乏力,眼黄、尿黄,鼻出血、牙龈出血等肝病症状,既往可能有肝炎病史及饮酒史等。

(4)腹膜疾病:①腹膜炎症,如结核性腹膜炎,患者可出现低热、盗汗等结核中毒症状,既往可能有结核病史;继发性腹膜炎,有明确的病因及急性弥漫性腹膜炎症状。②腹膜肿瘤,包括腹膜转移癌和腹膜原发肿瘤(如腹膜间皮瘤),前者主要表现为原发癌的局部症状、恶病质,后者较罕见,主要表现腹痛、腹部肿块。

(5)其他原因引起的腹水,如营养障碍疾病,表现为全身性水肿,营养改善后症状迅速消失;甲状腺功能减退症,患者可表现为皮肤黏液性水肿,可伴有胸腔与心包积液等。

● 诊治经过:是否就诊及用药情况。

● 既往史及家族史:有无肝炎、结核病史及肿瘤家族史。

● 个人史:吸烟、饮酒史,女性月经及生育史等。

本例患者:中老年女性,既往无肝炎、结核病史,此次发病无心源性、肾源性、肝源性腹水等相关疾病的症状,仅有腹胀,腹围增大,体重略减轻。

体格检查

体温 36.7℃,血压 120/70mmHg,神清语明,睑结膜无苍白,皮肤、巩膜无黄染,颈静脉无怒张,全身浅表淋巴结未触及肿大,心肺查体无明显异常;腹部膨隆,未见腹部静脉曲张,腹软,无明显压痛、反跳痛及肌紧张,未触及包块,肝脾肋下未触及,移动性浊音阳性,双下肢无水肿。

体格检查要点

重点关注腹部及可能引起腹水的其他疾病的体征。

● 腹部查体:视诊腹部有无膨隆、脐疝、蛙状腹,有无腹壁静脉曲张;触诊腹部有无包块,有无压痛、反跳痛及肌紧张;叩诊移动性浊音,液波震颤情况。

● 腹膜疾病:腹膜炎时腹部可有压痛、反跳痛及肌紧张,结核性腹膜炎腹部触诊可有揉面感;腹膜肿瘤时腹部触诊可有包块或增厚的腹膜、网膜。

● 心源性腹水:有无颈静脉怒张,心脏听诊有无异常,肝、脾有无肿大。

● 肾源性腹水:有无贫血貌、颜面水肿等。

● 肝源性腹水:有无皮肤巩膜黄染,有无肝掌、蜘蛛痣、肝病面容、腹壁静脉曲张及脾大等体征。

● 其他一般体征:皮肤、黏膜、浅表淋巴结及神经反射等。

本例患者:腹部膨隆,移动性浊音阳性。

辅助检查

血常规:WBC 5.5×10^9/L,Hb 140g/L,PLT 261×10^9/L。

肝功能:白蛋白 36g/L,酶学正常。

肾功能、尿常规、便常规正常。

血清肿瘤标志物:CA12-5 3 899.00U/ml。

PPD 试验阴性,T-spot 阴性。

腹水常规:外观淡红色略浑浊,李凡他试验阳性,细胞总数 $1\,471 \times 10^6$/L,白细胞计数 $1\,278 \times 10^6$/L,单核细胞比率99%,分叶核细胞比率1%,其他细胞比率13%;腹水蛋白 46g/L,腹水细菌培养阴性,抗酸染色阴性;脱落细胞学检查未见肿瘤细胞。

肺高分辨率 CT:未见明显异常。

心脏超声:主动脉硬化、主动脉瓣轻度反流。

腹膜网膜超声(图 4-9-1):上腹部网膜增厚,右上腹偏外最厚处厚度约 4.36cm,可见分枝状血流,盆腔可见无回声,深度约 9.94cm。诊断:上腹部网膜增厚,腹水。

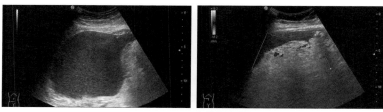

图 4-9-1　腹膜网膜超声

肝胆脾超声正常。

子宫附件超声未见明显异常。

全腹增强 CT（图 4-9-2）：大网膜增厚，腹水，肝囊肿。

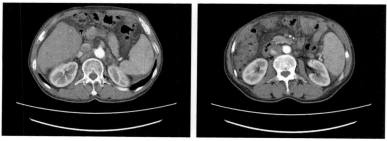

图 4-9-2　全腹增强 CT

胃镜（外院）：浅表性胃炎。

PET/CT：腹腔内网膜絮状增厚，代谢弥漫性增高，恶性病变待除外。

网膜穿刺病理结果（图 4-9-3）：（网膜）结合免疫组化结果，符合高级别浆液性癌，卵巢来源可能性大。

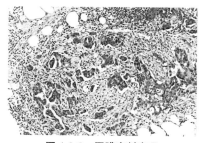

图 4-9-3　网膜穿刺病理

辅助检查要点

实验室指标及影像学检查有助于鉴别腹水的性质及明确腹水的来源。

- 根据腹水常规可判断腹水为渗出液还是漏出液。

- 血常规、肝功能、肾功能、血清肿瘤标志物、尿便常规及心脏、腹部超声有助于鉴别腹水的病因是心源性、肝源性、肾源性腹水，腹膜疾病及其他原因所致腹水。

- 重要的影像学检查：腹部超声、腹部增强 CT 及 PET/CT 有助于寻找导致腹水的原发病，腹膜网膜超声可以明确腹膜网膜有无增厚及增厚的厚度，可为以上化验及影像学检查仍无法明确腹水来源、腹膜网膜增厚的患者提供依据。

- 超声引导下腹膜网膜穿刺活检病理为诊断金标准。

本例关键线索：患者仅有腹水的体征。辅助检查：血清肿瘤标志物糖类抗原12-5（CA12-5）明显增高，腹水常规化验为渗出液，超声示腹膜网膜增厚，以上证据均支持腹水为恶性腹水可能性大，来源于子宫附件的可能性大，网膜病理证实为卵巢浆液性癌。

诊断标准

- 腹部查体移动性浊音阳性，腹部超声明确腹水的诊断。

- 腹水常规提示为渗出液。

- 影像学检查及网膜穿刺病理确诊腹水来源。

本例患者诊断思路

- 患者有腹胀、腹围增大临床症状。

- 查体腹部膨隆，腹部移动性浊音阳性。

- 腹部超声提示有腹水。

- 腹水常规提示渗出液，患者无腹膜炎体征、腹水细胞以单核细胞为主，可排除继发性腹膜炎，肺 CT、PPD 试验及 T-spot 均未发现结核证据；结合血清肿瘤标志物异常考虑恶性腹水可能性大。

- 恶性腹水包括转移性腹膜肿瘤及原发性腹膜肿瘤所致的腹水，转移性腹膜肿瘤常有胃、肝、胰、卵巢转移而来，该患者血清肿瘤标志物 CA12-5 明显增高，CA12-5 多见于妇科肿瘤，但腹部超声、腹部增强 CT 及 PET/CT 未见卵巢确切病变。

- 对于实验室检查及影像学检查仍无法明确的腹水的诊断，可考虑行腹膜网膜穿刺活检，该病例最终网膜穿刺病理结果提示高级别浆液性癌，卵巢来源可能性大。

- 如果以上检查仍无法诊断，必要时可行腹腔镜或剖腹探查明确诊断。

鉴别诊断

- 腹水的鉴别主要是引起腹水的常见疾病之间的鉴别,主要是有心血管疾病、肾脏疾病、肝脏疾病、腹膜疾病及营养障碍、甲状腺功能减退症等其他疾病。
- 腹水性质的鉴别:渗出液与漏出液的鉴别见表 4-9-1。

表 4-9-1　腹水漏出液与渗出液鉴别要点

鉴别点	漏出液	渗出液
颜色	淡黄色	黄色、红色、乳白色
透明度	清晰透明	浑浊
李凡他试验	阴性	阳性
比重	<1.015	>1.018
蛋白定量 /$(g \cdot L^{-1})$	<25g/L	>30g/L
细胞数	<$100 \times 10^6/L$,淋巴细胞为主	>$500 \times 10^6/L^3$,中性粒细胞为主
肿瘤细胞	无	可有

- 结核性腹膜炎腹水及恶性腹水的鉴别要点见表 4-9-2。

表 4-9-2　结核性腹膜炎腹水及恶性腹水鉴别要点

鉴别点	恶性腹水	结核性腹膜炎腹水
病因	原发性或转移性肿瘤	肺结核、肠结核、腹膜结核
发病年龄	老年多见	儿童或青少年多见
性状	渗出液	渗出液
外观	血性常见	草黄色,少数血性
腹水 / 血清乳酸脱氢酶比值	>1	<1
抗酸染色 / 结核分枝杆菌培养	阴性	可阳性
脱落细胞	可能找到癌细胞	阴性
穿刺放腹水治疗效果	积聚很快	积聚很慢
诊断性抗结核治疗效果	无效	有效

治疗原则和药物治疗要点

- 腹水的基础治疗:限钠、利尿。最常用的利尿剂是螺内酯(150~450mg/d),

必要时联合呋塞米。

● 引起腹水的原发病的治疗：心源性、肾源性、肝源性腹水积极治疗原发病的同时联合利尿治疗腹水；感染性腹水及结核性腹膜炎给予抗感染及抗结核治疗；恶性腹水，穿刺放腹水可以缓解症状，同时在病情允许的情况下针对原发病灶适当的化疗、放疗。

本例患者：该患者诊断明确为网膜高级别浆液性癌，卵巢来源可能性大，给予转至肿瘤科化疗。

腹水诊疗流程（图 4-9-4）

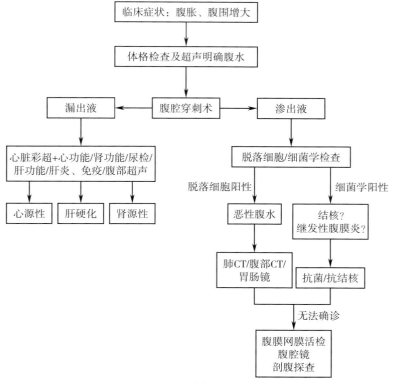

图 4-9-4　腹水诊疗流程

（李异玲）

第五章

肾内科

第一节　急性肾小球肾炎

临床病例

患者,男性,21 岁。以"茶色尿伴眼睑水肿 4 天"为主诉入院。患者 2 周前受凉后曾出现咽痛和发热,体温最高 38.8℃,自服"头孢"(具体不详)2 日后热退,停用药物,但仍有咽痛。4 天前无明确诱因出现尿色加深,呈红茶色,晨起眼睑水肿,尿中有泡沫,无尿频、尿急、尿痛,无腰疼和腹痛,无脱发、口腔溃疡、无皮疹和关节痛。尿量无明显改变,饮食睡眠如常,大便每天 1 次,无黑便,体重无明显变化。

既往体健,否认高血压及糖尿病病史。否认肝炎和结核等传染病病史,无外伤及手术史。否认食物及药物过敏史。无吸烟饮酒嗜好。无外地居住史。父母体健。

病史采集要点

- 常见症状:前驱感染史、茶色尿、泡沫尿、水肿。
- 诱因:感染,多见于呼吸道及皮肤链球菌感染后。
- 诊治经过:应用抗生素情况。
- 与之鉴别的常见症状:茶色尿、泡沫尿、水肿。
- 既往史:有无尿检异常、高血压、糖尿病等,免疫系统疾病家族史。

本例患者:青年男性,前驱感染史、茶色尿、泡沫尿、眼睑水肿。

体格检查

体温 36.6℃,血压 145/95mmHg,脉搏 80 次 /min,神清语明,眼睑水肿,无贫血貌,全身皮肤黏膜无皮疹及出血点。咽赤,扁桃体无肿大,无口腔溃疡。双肺听诊无异常。腹部平软,无压痛,肝脾肋下未触及,双肾区无叩痛,双侧上、中输尿管点无压痛。双下肢无凹陷性水肿。

体格检查要点

- 血压情况:高血压。
- 水肿表现:眼睑水肿和双下肢水肿等。
- 皮肤黏膜表现:皮疹、出血点、口腔溃疡等。
- 腹部查体:腹部压痛、肾区叩痛、输尿管压痛等表现。
- 咽部及扁桃体的相应体征。

本例患者:血压 145/95mmHg,眼睑水肿,咽赤。

辅助检查

尿常规:尿蛋白(++),尿 RBC 75~85/HP,异常形态红细胞 80%。

24 小时尿蛋白定量 1.0g。

血常规:WBC 9.95×10^9/L,中性粒细胞比率 85%,Hb 133g/L,PLT 220×10^9/L。

肝功能:白蛋白 39g/L,总蛋白 69g/L,ALT 36U/L,AST 19U/L。

肾功能:血尿素氮 6.0mmol/L,血肌酐 101μmol/L,血尿酸 410μmol/L,HCO_3^- 23.1mmol/L。

离子:Na^+ 140mmol/L,K^+ 4.8mmol/L,Cl^- 110mmol/L,Ca^{2+} 2.2mmol/L,P^{2+} 1.23mmol/L。

血脂:总胆固醇 4.2mmol/L,甘油三酯 1.3mmol/L。

空腹血糖:5.0mmol/L。

凝血系列正常。

补体:C3 0.45g/L,C4 0.46g/L。

免疫球蛋白:IgA 3.15g/L,IgG 16.1g/L,IgM 1.08g/L。

抗链球菌溶血素"O"1 020U/ml;C 反应蛋白 10.5mg/L;类风湿因子正常。

ANA(-),抗 ds-DNA(-),抗 Sm(-),抗 RNP(-),抗 SSA(-)。

ANCA 和抗 GBM 抗体阴性。

乙肝五项及丙肝抗体阴性。

肿瘤系列:AFP、CEA、CA12-5、CA19-9 均正常。

便常规及潜血正常。

心电图:窦性心律。

肺部 CT:未见明显异常。

腹部超声:肝胆脾胰、双肾输尿管膀胱前列腺未见异常。

辅助检查要点

实验室指标及影像学检查可帮助除外继发性肾病和提示病情发展程度。

- 尿检异常指畸形红细胞尿、蛋白尿等。
- 肾功能受损的指标:血清肌酐升高同时肾小球滤过率降低,离子紊乱。
- 反映免疫异常的指标:起病早期常见补体水平下降,多于 8 周内恢复。
- 反映体内炎症水平的指标:血白细胞及中性粒细胞、C 反应蛋白异常提示感染。抗链球菌溶血素"O"阳性提示前期链球菌感染。
- 除外继发性肾脏病的指标:乙肝五项及丙肝抗体、风湿抗体、抗中性粒细胞胞质抗体(ANCA)、肿瘤系列等。

尿常规化验单中
各项目的意义

- 重要的影像学检查:胸部影像学、肾脏超声等。

本例关键线索:肾小球源性血尿、蛋白尿。补体 C3 水平下降。抗链球菌溶血素"O"阳性。

诊断标准

有前驱感染史,急性起病,表现为血尿、蛋白尿、水肿、高血压和急性肾损伤等肾炎综合征表现,也有少部分患者表现为无症状肾小球肾炎。

本例患者:有前驱感染史,有肾性血尿、蛋白尿、高血压和水肿,未见继发性肾脏病的症状、体征及实验室检查结果,故可确诊急性肾小球肾炎。

判断病情

诊断明确后需判断患者是否需要立即进行肾活检。

大多数急性肾小球肾炎患者预后良好,可自行缓解,或经一般对症支持治疗后缓解,因此患者一般情况下不需要进行肾活检。但成人患者不能除外其他肾脏疾病,或无前驱感染者,以及出现如下情况应考虑进行肾活检:

- 补体持续降低超过 8 周。
- 少尿 1 周以上或进行性尿量减少伴肾功能恶化者。
- 病程超过 2 个月而无好转趋势者。
- 急性肾炎综合征伴肾病综合征等。

本例患者:患者新近起病,病程仅 2 周,尿量未见明显下降,肾功能尚在正常范围。可考虑暂不行肾活检。

鉴别诊断

- 肾实质疾病

(1)其他原发性肾小球疾病:膜增生性肾小球肾炎、IgA 肾病、急进性肾炎等。

(2)继发性肾小球疾病:青年男性常见的过敏性紫癜性肾炎,乙型肝炎病毒相关性肾炎、狼疮性肾炎等。

- 泌尿系统疾病:结石、肿瘤、感染、前列腺增生、尿道损伤。

本例患者：该患者需与 IgA 肾病鉴别，并除外青年常见的过敏性紫癜性肾炎、乙型肝炎病毒相关性肾炎、狼疮性肾炎等。

治疗原则和药物治疗要点

- 支持和对症治疗。
- 一般治疗：卧床休息；静待肉眼血尿消失，低盐饮食。
- 对症治疗：利尿消肿、控制血压。
- 抗感染治疗：根据感染灶及炎症指标应用抗生素控制感染。
- 如出现急性肾功能不全等，则按照肾功能不全处理流程诊治，严重时可临时透析治疗。

本例患者：该患者无严重水肿及尿量减少，无血清肌酐升高。白细胞计数及 C 反应蛋白升高。予卧床休息；低盐优质蛋白饮食。给予替米沙坦控制血压。给予头孢呋辛抗感染治疗。

急性肾小球肾炎诊疗流程（图 5-1-1）

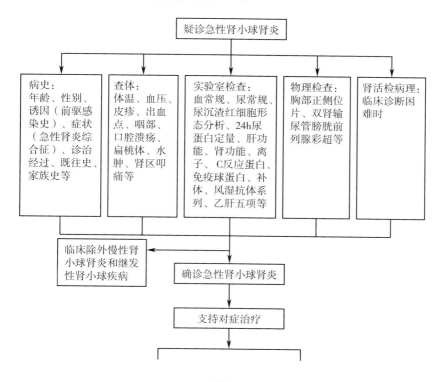

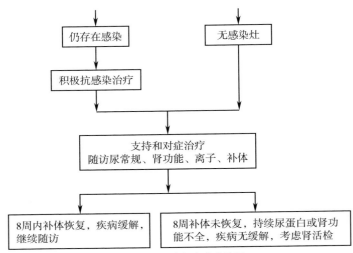

图 5-1-1　急性肾小球肾炎诊疗流程

（范秋灵）

第二节　IgA 肾病

临床病例

患者,女性,39 岁。以"发现蛋白尿 4 年,加重 2 周"为主诉入院。患者 4 年前妊娠期间常规孕检尿常规示尿蛋白(++),未在意。之后每年体检尿常规示尿蛋白持续(++)、未系统诊治。3 年前体检发现血压升高,最高 180/120mmHg,间断降压治疗,未规律监测血压。2 周前于门诊就诊,尿常规示尿蛋白(++),尿潜血(++),RBC 6~8/HP,24 小时尿蛋白定量为 1.197g,为求进一步诊治入院。病来无腰痛及肉眼血尿,无光过敏、脱发、无皮疹、无关节肿痛及口腔溃疡,无尿频尿急尿痛,饮食睡眠可,无少尿及夜尿增多,大便正常。体重无明显变化。

既往体健。无家族遗传性疾病史。

病史采集要点

● 常见症状:镜下血尿、肉眼血尿、眼睑水肿、双下肢水肿、发热、咽痛、腹痛、腹泻、头晕、头痛。

● 诱因:扁桃体炎、肠炎、支气管炎、咽炎。

- 诊治经过：是否肾活检、是否应用激素及免疫抑制剂、应用降压药情况。
- 与之鉴别的常见症状：尿频尿急尿痛、肉眼血尿、发热、水肿、咽痛、皮疹。
- 高血压、糖尿病、痛风、良性家族性血尿、泌尿系统感染、长期服用止痛药物、免疫系统疾病。

本例患者：中年女性，蛋白尿，血尿，高血压。

体格检查

体温 36.5℃，血压 120/80mmHg，神清语明，无皮疹，无脱发，无眼睑水肿。咽部黏膜无充血，扁桃体无肿大。双肺呼吸音清晰，未闻及干湿啰音。心率 100 次 /min，律齐，各瓣膜听诊区未闻及杂音。腹部柔软，无压痛，肝脾肋下未触及，双肾区无叩击痛。双下肢轻度水肿。神经系统病理征阴性。

体格检查要点

重点关注有无水肿，有无扁桃体肿大、红肿，有无血压升高。

- 皮肤黏膜表现：眼睑及双下肢水肿、皮疹、脱发、口腔溃疡。
- 上呼吸道表现：咽部充血、扁桃体大小、质地。
- 血压水平。

本例患者：双下肢轻度水肿，血压高。

辅助检查

血常规：WBC 7.75×10^9/L，Hb 131g/L，PLT 334×10^9/L。

血葡萄糖 4.13mmol/L，胱抑素 C 0.85mg/L，血尿素氮 3.53mmol/L，肌酐 69μmol/L，尿酸 529μmol/L。

白蛋白 42.3g/L，总胆固醇 6.86mmol/L，甘油三酯 3.01mmol/L，低密度脂蛋白胆固醇 4.07mmol/L，高密度脂蛋白胆固醇 0.93mmol/L。

尿常规：尿蛋白（++），RBC 8~10/HP，80% 为异常形态红细胞，WBC 1~3/HP，24 小时尿蛋白定量 0.374g。

C 反应蛋白 27.8mg/L，C3 1.47g/L，C4 0.734g/L，IgG 13.6g/L，ANA 阴性，抗 ds-DNA<10U/ml，抗 Sm（－），抗 RNP（－），抗 SSA（－）。

胸部 CT 平扫：未见明显异常。

腹部 CT：双肾未见明显异常；脂肪肝。

腹部彩超：脂肪肝；胆囊壁毛糙；胰、脾、双肾、双输尿管、膀胱未见明显异常，膀胱残余尿量：0ml。

肾活检病理：IgA 肾病，Lee 氏分级Ⅲ级，牛津分型 M1E0S1T0C0（图 5-2-1~图 5-2-4）。

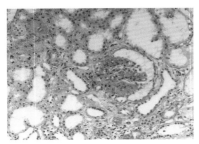

图 5-2-1　IgA 肾病肾活检病理 HE 染色

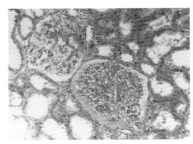

图 5-2-2　IgA 肾病肾活检病理 Masson 染色

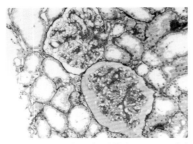

图 5-2-3　IgA 肾病肾活检病理 PAM 染色

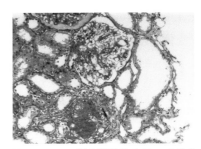

图 5-2-4　IgA 肾病肾活检病理 PAS 染色

　　光镜:2 条皮质肾组织,14 个完整肾小球,肾小球体积正常,毛细血管袢部分皱缩、闭塞,其余开放良好。全片见 1 个肾小球全球硬化,1 个节段硬化。肾小球系膜细胞中度增生,节段性加重,系膜基质中度增宽,系膜区、旁系膜区见嗜复红蛋白沉积。基底膜未见异常。肾小球见 2 处球囊粘连。肾小管上皮细胞颗粒样变性。肾小管多处灶性萎缩,小管腔内见蛋白管型。肾间质小灶性炎性细胞浸润,多灶性纤维化,肾间质无明显水肿。小动脉血管壁增厚。刚果红染色阴性。

　　免疫荧光:IgA(++)、IgM(±)、C3(++) 系膜区颗粒样沉积。IgG、C4、C1q、纤维蛋白原、IgG1、IgG2、IgG3、IgG4、HbsAg、HbcAg、磷脂酶 A2 受体(PLA2R)阴性。

辅助检查要点

　　实验室指标及影像学检查可提示 IgA 肾病的病情轻重,排除继发性肾脏病。

● 肾脏功能受损的指标:肾功能、尿常规、24 小时尿蛋白定量、白蛋白。

● 肾脏形态异常的指标:双肾彩超、双肾 CT。彩超可以检查肾脏大小和血流,通常双肾萎缩、双肾血流减少提示肾脏病持续时间长,已经慢性化。

● 排除继发性肾脏病指标：葡萄糖、尿酸、补体、免疫球蛋白、抗核抗体（ANA）、抗双链 DNA（ds-DNA）抗体、抗可溶性抗原（ENA）抗体谱、抗中性粒细胞胞质抗体（ANCA）、抗肾小球基底膜抗体、血清游离轻链、尿本周蛋白。

● 肾活检病理：IgA 肾病，Lee 氏分级，牛津分型。

本例关键线索

肾脏损伤：血尿、蛋白尿、24 小时尿蛋白定量、肾功能。

排除继发性肾脏病：血糖、血尿酸、免疫指标、血游离轻链。

肾脏病理可以明确病理诊断和分级。

诊断标准

IgA 肾病多见于青壮年，临床表现多种多样。肾活检病理显示 IgA 或以 IgA 为主的免疫复合物在肾小球系膜区沉积是确诊 IgA 肾病的必备条件。国际 IgA 肾病网络协作组和肾脏病理协会 IgA 肾病分类工作组就近年来发布的相关研究进行系统回顾，对 2009 年 IgA 肾病牛津分型进行更新，于 2016 年发布。具体见表 5-2-1、表 5-2-2。

表 5-2-1　IgA 肾病病理牛津分型（MEST-C 评分）

组织学参数	定义	评分
系膜细胞增生	肾小球系膜区增生系膜细胞	M0：肾小球系膜细胞增生 <4 M1：肾小球系膜细胞增生 ≥4
内皮细胞增生	肾小球毛细血管腔细胞数目增加所致的增生	E0：没有内皮细胞增生 E1：任意肾小球呈现内皮细胞增生
节段性肾小球硬化	部分而不是整个肾小球毛细血管丛粘连或硬化（毛细血管腔被基质闭塞）	S0：没有 S1：任意肾小球有，有/无足细胞病变特征（足细胞肥大/顶端损伤）
肾小管萎缩或间质纤维化	估计呈现肾小管萎缩或间质纤维化的皮质区百分比，以较高者为准	T0：0~25% T1：26%~50% T2：>50%
新月体		C0：无新月体 C1：1%~<25% C2：≥25%

注：M，系膜细胞增生；E，内皮细胞增生；S，节段性肾小球硬化；T，肾小管萎缩和/或间质纤维化；C，新月体。要求肾小球数≥8 个。MEST-C 标准不适用于过敏性紫癜性肾炎（IgA 血管炎）患者。

表 5-2-2　IgA 肾病 Lee 氏分级系统

分级	肾小球改变	小管 - 间质改变
I	绝大多数正常,偶尔轻度系膜增宽(节段),伴或不伴细胞增生	无
II	肾小球示局灶性系膜增生和硬化(<50%),罕见小的新月体	无
III	弥漫性系膜增生和基质增宽(偶尔局灶节段),偶见小新月体和粘连	局灶性肾间质水肿,偶见细胞浸润,罕见肾小管萎缩
IV	重度弥漫性系膜增生和硬化,部分或全部肾小球硬化,可见新月体(<45%)	肾小管萎缩,肾间质炎症浸润和纤维化
V	病变性似IV级,但更严重,肾小球新月体形成(>45%)	类似IV级病变,但更严重

本例患者:有血尿、蛋白尿、排除继发性肾脏病,肾活检病理示 IgA 肾病,故可确诊 IgA 肾病。

判断病情

诊断明确后需判断患者的病情严重程度和活动度,以及是否存在并发症,以便采取相应的治疗措施。

● 临床上表现为高血压、肾功能降低是肾功能快速进展的危险因素。

● 24 小时尿蛋白定量持续 >1.0g 提示预后不佳。

● 肾脏病理表现为系膜细胞和基质中度增生、毛细血管内皮细胞增生、局灶节段肾小球硬化、球性硬化、广泛的新月体形成、球囊粘连、肾小管萎缩、肾间质纤维化是提示预后不良的病理指标。

本例患者:存在高血压。肾活检病理示系膜细胞和系膜基质中度增生、局灶节段肾小球硬化、球性硬化、小管萎缩、肾间质纤维化。以上均表明患者预后不佳。

鉴别诊断

● 链球菌感染后急性肾小球肾炎:典型表现为上呼吸道感染后出现血尿,潜伏期为 1~3 周,可有蛋白尿、水肿、高血压,甚至氮质血症等急性肾炎综合征表现。初期表现为补体 C3 下降并随病情好转而恢复。

● 非 IgA 系膜增生性肾小球肾炎:约 1/3 患者表现为肉眼血尿。临床上与 IgA 肾病很难鉴别,需靠免疫病理鉴别。

● 过敏性紫癜性肾炎：该病与 IgA 肾病病理、免疫组织学特征完全相同。除肾脏表现外，还可有典型的皮肤紫癜、黑便、关节痛和全身血管炎改变等。

本例患者：需与非 IgA 系膜增生性肾小球肾炎相鉴别。

治疗原则和药物治疗要点

● 合并感染要积极抗感染。

● 应用肾素-血管紧张素系统（renin-angiotensin system，RAS）阻断剂。推荐长程使用血管紧张素转化酶抑制剂（angiotensin converting enzyme inhibitor，ACEI）或血管紧张素 II 受体拮抗剂（angiotensin II receptor blocker，ARB）治疗，降压治疗的目标是 <130/80mmHg。根据患者耐受情况，使用最大剂量，这样能够最大程度地减少尿蛋白。

● 糖皮质激素治疗：适用于以下情况。

（1）经过 3~6 个月最佳的支持治疗（包括使用 ACEI 或 ARB 并降压达标）后，24 小时尿蛋白仍持续 ≥1g 且肾小球滤过率（GFR）≥50ml/min。

（2）临床上呈肾病综合征同时病理表现为微小病变（MCD）并肾小球 IgA 沉积。

（3）新月体型 IgA 肾病。

建议给予泼尼松每日 0.6~1.0mg/kg，4~8 周后酌情减量，总疗程 6~12 个月。对新月体型 IgA 肾病在无禁忌证的前提下，可给予甲泼尼龙冲击治疗，即甲泼尼龙静脉滴注 0.5~1.0g，连续 3 日；随后予常规剂量的激素[泼尼松 1mg/（kg·d）]联合免疫抑制剂治疗。

● 免疫抑制剂治疗：对于疾病更严重的患者，如临床病程进展更快速和/或有重度活动性炎症的组织学证据（如新月体形成），可考虑进行联合免疫抑制治疗，常用的药物包括环磷酰胺、羟氯喹等。

本例患者：该患者诊断为 IgA 肾病，Lee 氏 III 级，牛津分型 M1E0S1T0C0，24 小时尿蛋白定量少于 1g，故首先予奥美沙坦治疗。因目前患者尿蛋白量少，肾功能正常，肾脏病理未见新月体改变，故未给予糖皮质激素和免疫抑制剂治疗。对高脂血症，给予阿托伐他汀钙治疗。

IgA 肾病诊疗流程（图 5-2-5）

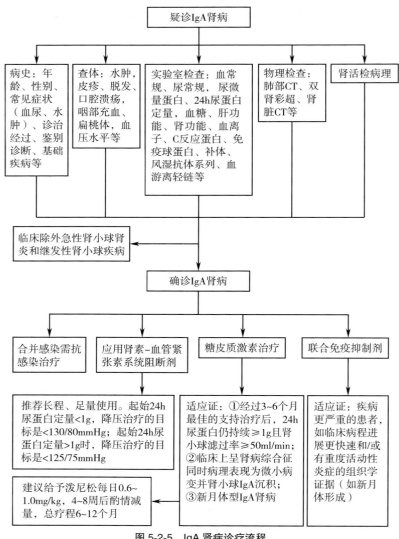

图 5-2-5　IgA 肾病诊疗流程

（于长青）

第三节　微小病变性肾病

临床病例

　　患者，男性，26 岁。以"眼睑及双下肢水肿 2 周"为主诉入院。患者 2 周前无明显诱因出现晨起眼睑水肿，未在意，随后出现脚踝及小腿水肿。当地门诊查尿蛋白(+++)，为系统诊治收入院。患者尿有泡沫，无肉眼血尿，无发热，无腰疼和腹痛，无皮疹和关节痛，无尿频、尿急、尿痛。尿量约 700ml/d，饮食睡眠可，体重较前增加 5kg。

　　既往体健，无高血压及糖尿病病史。否认肝炎和结核等传染病病史，无外伤及手术史。否认食物及药物过敏史。无吸烟饮酒嗜好。无外地居住史。父母体健。

病史采集要点

- 常见症状：泡沫尿、水肿。
- 诱因：有无感染(病毒)、特殊用药史、过敏、肿瘤史等。
- 诊治经过：应用利尿剂情况。
- 与之鉴别的常见症状：泡沫尿、水肿。
- 肾脏、高血压、糖尿病相关疾病既往史，免疫系统疾病家族史。

本例患者：青年男性，泡沫尿，无血尿，眼睑及双下肢水肿。

体格检查

　　体温 36.7℃，血压 110/70mmHg，脉搏 82 次 /min，体重 70kg，神清语明，眼睑水肿，无贫血貌，全身皮肤黏膜无皮疹及黄染，未触及肿大淋巴结。咽不赤，扁桃体无肿大，无口腔溃疡。双肺及心脏听诊无异常。腹部平软，无压痛，肝脾肋下未触及，双肾区无叩痛，上、中输尿管点无压痛。双下肢中度凹陷性水肿。

体格检查要点

- 血压情况：有无高血压。
- 水肿表现：水肿部位、程度、凹陷性等。
- 皮肤黏膜表现：皮疹、黄染、出血点、口腔溃疡等。
- 心肺、腹部查体：心肺听诊、腹部压痛、肾区叩痛等表现。
- 咽部、扁桃体、淋巴结的相应体征。

本例患者：血压正常，眼睑水肿，双下肢中度凹陷性水肿。

辅助检查

尿常规:尿蛋白(+++),尿 RBC 1~3/HP。

24 小时尿蛋白定量 4.2g。

血常规:WBC 6.55×10^9/L,中性粒细胞百分比 55%,Hb 138g/L,PLT 280×10^9/L。

肝功能:白蛋白 23g/L,总蛋白 49g/L,ALT 33U/L,AST 20U/L。

肾功能:尿素氮 5.8mmol/L,血肌酐 98μmol/L,尿酸 395μmol/L,HCO_3^- 23.8mmol/L。

离子:Na^+ 139mmol/L,K^+ 5.1mmol/L,Cl^- 110mmol/L,Ca^{2+} 2.2mmol/L,P^{2+} 1.18mmol/L。

血脂:总胆固醇 7.9mmol/L,甘油三酯 3.9mmol/L。

空腹血糖:4.7mmol/L。

凝血系列:APTT 34 秒,PT 12 秒,TT 14 秒,INR 1.0,纤维蛋白原 4.3g/L,D-二聚体 298μg/L。

补体:C3 1.2g/L,C4 0.78g/L。

免疫球蛋白:IgA 1.55g/L,IgG 12.5g/L,IgM 1.35g/L,IgE 152.7U/ml。

类风湿因子、抗链球菌溶血素"O"和 C 反应蛋白均正常。

ANA(−),抗 ds-DNA(−),抗 Sm(−),抗 RNP(−),抗 SSA(−)。

ANCA 和抗 GBM 抗体阴性。

乙肝五项及丙肝抗体阴性。

肿瘤系列:AFP、CEA、CA12-5、CA19-9 均正常。

便常规及潜血正常。

心电图:窦性心律。

胸部正侧位片:未见明显异常。

心脏彩超:未见明显异常。

腹部超声:肝胆脾胰、双肾输尿管膀胱前列腺未见异常。

肾活检病理(图 5-3-1、图 5-3-2):

光镜:14 个肾小球,未见明显异常,系膜细胞轻度增生;肾小管上皮细胞轻度空泡变性、肾间质轻度水肿。

免疫荧光:未见免疫球蛋白及补体沉积。

电镜:足突广泛融合消失;基底膜无明显病变;无电子致密物沉积。

辅助检查要点

实验室指标及影像学检查可帮助除外继发性肾病和提示病情发展程度。

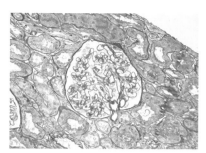

图5-3-1 微小病变肾病肾活检病理结果，PAS，×200

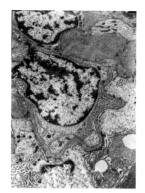

图 5-3-2 微小病变肾病肾活检病理结果，电镜，×6 000

- 尿检异常指标：蛋白尿、24 小时尿蛋白定量等。
- 低白蛋白血症：白蛋白水平。
- 血脂异常：血脂水平。
- 肾功能受损及离子紊乱的指标：肾功能、离子。
- 反映免疫异常的指标：免疫球蛋白、补体水平。
- 反映体内炎症水平的指标：血白细胞及中性粒细胞、C 反应蛋白、抗链球菌溶血素"O"。
- 除外继发性肾脏病的指标：空腹血糖、乙肝五项及丙肝抗体、风湿抗体、抗中性粒细胞胞质抗体（ANCA）、肿瘤系列。
- 重要的影像学检查：胸部 X 线片、心脏及肾脏超声等。
- 肾活检病理检测：确诊微小病变肾病。

本例关键线索：年轻患者，突然大量蛋白尿，24 小时尿蛋白定量 >3.5g。低白蛋白血症，伴明显水肿。高脂血症。肾活检病理确诊。

诊断标准

急性起病，表现为大量蛋白尿、水肿、低白蛋白血症、高脂血症等肾病综合征表现，也有少部分患者有少量镜下血尿或表现为急性肾损伤。需肾活检病理检查确诊。

本例患者：大量蛋白尿、眼睑及双下肢水肿，24 小时尿蛋白定量 >3.5g，低白蛋白血症、高脂血症，未见继发性肾病的症状体征及实验室检查，患者诊断原发性肾病综合征，肾活检可确诊微小病变性肾病。

鉴别诊断

- 局灶节段性肾小球硬化症。
- 膜性肾病。
- 继发性肾病:狼疮性肾炎、乙肝病毒相关性肾炎、糖尿病肾病、肿瘤相关性肾病等。

本例患者:需与局灶节段性肾小球硬化症、膜性肾病、狼疮性肾炎、乙肝病毒相关性肾炎相鉴别。

评估并发症

微小病变性肾病诊断后需要明确有无并发症,如感染、高凝状态和静脉血栓、动脉粥样硬化、急性肾损伤等。

治疗原则和药物治疗要点

- 一般治疗:卧床休息;饮食调整:低盐饮食 <3g/d,优质蛋白饮食,保证热量摄入。
- 对症治疗:利尿消肿。
- 免疫抑制剂治疗:首选糖皮质激素,多数微小病变肾病对激素反应敏感。泼尼松 1mg/(kg·d)晨起顿服。如糖皮质激素不耐受可考虑其他免疫抑制剂。
- 防治并发症:防止血栓形成及激素不良反应。抗凝:如低分子量肝素。补钙:如碳酸钙,补充维生素 D。避免感染。

本例患者:卧床休息;低盐优质蛋白饮食。足量糖皮质激素。防止血栓形成及激素不良反应。监测血压。避免感染。泼尼松片 60mg/d 晨起顿服。低分子量肝素钠 4 000U,每日一次皮下注射。碳酸钙维生素 D 600mg,每日一次口服。保护胃黏膜:瑞巴派特 100mg,每日三次口服。卧床休息,调整饮食结构,避免感染。

判断激素疗效

微小病变肾病需应用糖皮质激素治疗,根治激素治疗反应可分为:
- 激素敏感:足量激素 1mg/(kg·d)治疗 8~12 周内缓解。
- 激素依赖:激素减药到一定程度即复发。
- 激素抵抗:常规激素治疗无效。

本例患者:患者足量激素治疗 8 周后评估,如激素敏感,每 2~3 周减少原剂量的 10%,以最小有效剂量维持,如激素抵抗或频繁复发,考虑联合环磷酰胺等免疫抑制剂治疗。

微小病变性肾病诊疗流程（图 5-3-3）

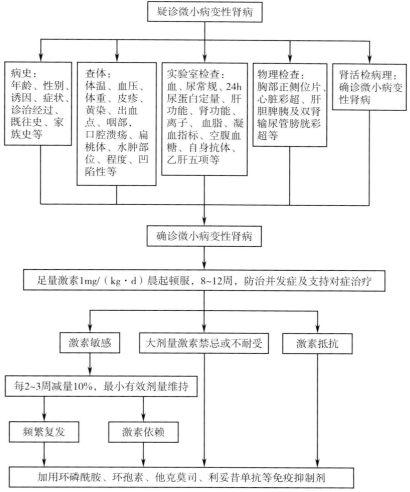

图 5-3-3 微小病变性肾病诊疗流程

（范秋灵）

第四节 膜性肾病

临床病例

患者,男性,62 岁。以"发现蛋白尿 1 月余"为主诉入院。患者 1 个月前无明显诱因出现双下肢水肿,晨轻暮重,伴泡沫尿,在门诊查 24 小时尿蛋白定量 5.538g。为进一步诊治收入院。病来无尿频尿急尿痛,无发热,无皮疹、光过敏、脱发,无关节肿痛及口腔溃疡,无头痛头晕,无咳嗽咳痰,无腹痛腹泻腹胀。饮食睡眠可,无少尿,大便正常,体重无明显减轻。

既往体健。高血压病史 10 余年,最高血压 220/110mmHg,未系统治疗。否认家族遗传性疾病史。母亲有高血压病史,6 年前因脑血管病去世。

病史采集要点

- 常见症状:血尿、蛋白尿、双下肢水肿、眼睑水肿。
- 诱因:无明显诱因。
- 诊治经过:是否肾活检,应用激素及免疫抑制剂治疗情况。
- 与之鉴别的常见症状:大量蛋白尿、水肿、泡沫尿、腰痛、皮疹。
- 高血压、糖尿病、痛风、良性家族性血尿、泌尿系统感染、长期服用止痛药物、免疫系统疾病。

本例患者:老年男性,大量蛋白尿,双下肢水肿。

体格检查

体温 36.5℃,血压 150/90mmHg,神清语明,无皮疹,无脱发,无眼睑水肿。口腔黏膜无溃疡,扁桃体无肿大。双肺呼吸音清晰,未闻及干湿啰音。心率 76 次 /min,律齐,各瓣膜听诊区未闻及杂音。腹部柔软,无压痛反跳痛,肝脾肋下未触及,双肾区无叩击痛,移动性浊音阴性。双下肢轻度水肿。神经系统病理征阴性。

体格检查要点

重点关注有无眼睑水肿,有无双下肢水肿,有无胸腔积液、心包积液、腹水。

- 皮肤黏膜表现:眼睑及双下肢水肿、皮疹、脱发、口腔溃疡。
- 肌肉关节体征:压痛部位、畸形、结节。
- 组织间隙积液体征:呼吸频率、双肺下部呼吸音减弱或消失、心音减弱或遥远、腹部移动性浊音。

● 血压升高。

本例患者：双下肢水肿，血压升高。

辅助检查

血常规：WBC 8.42×10^9/L，Hb 156g/L，PLT 347×10^9/L。

尿常规：尿潜血（±），蛋白（+++），RBC 1~3/HP，WBC 1~2/HP，24 小时尿蛋白定量 8.939g。

尿蛋白谱：α_1-微球蛋白 49.5mg/L，微量白蛋白 5 510.00mg/L，尿免疫球蛋白 IgG 276mg/L，尿转铁蛋白 255mg/L。

血糖 4.28mmol/L，尿素氮 3.08mmol/L，肌酐 67μmol/L，胱抑素 C 1.05mg/L，尿酸 413μmol/L，白蛋白 21.6g/L，总蛋白 42.0g/L，白球比 1.1，总胆固醇 9.09mmol/L，甘油三酯 2.74mmol/L，高密度脂蛋白 1.24mmol/L，低密度脂蛋白 5.51mmol/L，血 PLA2R 抗体 IgG 234.38RU/ml。

血 C 反应蛋白 <3.23mg/L，C3 1.09g/L，C4 0.19g/L，IgG 5.14g/L，ANA 1：100，抗 ds-DNA<10U/ml，抗 Sm（−），抗 RNP（−），抗 SSA（−）。

抗肾小球基底膜抗体 IgG（−），p-ANCA（−）、c-ANCA（−），MPO 抗体 IgG<2RU/ml，PR3 抗体 IgG<2RU/ml。

胸部 CT 平扫：左肺下叶肺大疱；主动脉钙化，胸主动脉部分钙化，请结合其他检查。

全腹 CT：胆囊结石，余未见异常。

心脏彩超：三尖瓣轻度反流，静息状态下左心室整体收缩功能正常。

腹部彩超：前列腺增大，肝、胆、脾、双肾、双输尿管、膀胱未见明显异常，膀胱残余尿量约 <10ml。

颈动脉超声：双颈动脉硬化伴多发斑块形成。

肾活检病理：膜性肾病 II 期（图 5-4-1~ 图 5-4-4）。

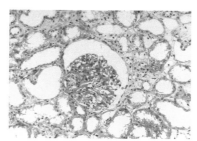

图 5-4-1　膜性肾病肾活检病理 HE 染色

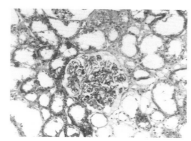

图 5-4-2　膜性肾病肾活检病理 Masson 染色

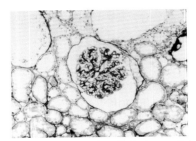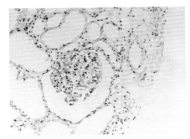

图 5-4-3 膜性肾病肾活检病理 PAM 染色　　**图 5-4-4 膜性肾病肾活检病理 PAS 染色**

光镜:2 条皮质肾组织,17 个完整肾小球,肾小球体积正常,毛细血管袢开放良好。全片见 1 个肾小球全球硬化。肾小球系膜细胞无明显增生,系膜基质无明显增宽,上皮下见嗜复红蛋白沉积,偶见内皮细胞增生。基底膜增厚,见钉突。肾小球未见球囊粘连。肾小管上皮细胞颗粒样变。肾小管灶性萎缩,小管内见蛋白管型。肾间质灶性炎性细胞浸润,灶性纤维化,间质无明显水肿。小动脉血管壁无明显增厚。刚果红染色阴性。

免疫荧光:肾小球 IgG(+++)、IgG1(++)、IgG4(+++)、C3(++)、PLA2R(±)毛细血管袢颗粒样沉积。IgM(+)系膜区颗粒样沉积。IgA、C4、C1q、纤维蛋白原、IgG2、IgG3、HBsAg、HBcAg 阴性。

辅助检查要点

● 肾脏功能受损的指标:肾功能、尿常规、尿微量蛋白、24 小时尿蛋白定量、白蛋白。

● 肾脏形态异常的指标:双肾彩超可以检查肾脏大小和血流。

● 排除继发性肾脏病指标:血糖、尿酸、血清磷脂酶 A2 受体(PLA2R)抗体、补体、免疫球蛋白、抗核抗体(ANA)、抗双链 DNA(ds-DNA)抗体、抗可溶性抗原(ENA)抗体谱、抗中性粒细胞胞质抗体(ANCA)、抗肾小球基底膜抗体、免疫固定电泳、血游离轻链。

● 肾活检病理。

本例关键线索

肾脏损伤:血尿、蛋白尿、尿蛋白定量、肾功能。

排除继发性肾脏病:血糖、尿酸、风湿抗体系列、乙肝丙肝抗体、免疫固定电泳、游离轻链。

肾脏病理对判断病情轻重有明确意义。

诊断标准

确诊膜性肾病需要肾活检病理,特征性的病理改变是大量免疫复合物沉积在肾小球基底膜上皮下,基底膜增厚,足细胞受损,肾小球滤过膜的完整性遭到破坏(表 5-4-1)。近年发现,血清 PLA2R 抗体不仅是膜性肾病的特异性指标,还是疾病活动性的监测指标。

表 5-4-1　膜性肾病的病理分期

分期	光镜	电镜
I	肾小球病变轻微,PASM 染色仅见基底膜呈缎带状空泡变性,与微小病变性肾病相似	肾小球基底膜基本正常,仅见上皮下少量电子致密物沉积。足细胞足突融合
II	基底膜弥漫增厚,Masson 染色可见上皮下多数嗜复红蛋白沉积,PASM 染色可见基底膜呈钉突状改变	肾小球上皮下多数排列有序的电子致密物沉积,基底膜在电子致密物之间钉突状增生。足细胞足突弥漫融合
III	基底膜弥漫性重度增厚,毛细血管腔狭窄,系膜细胞和基质轻至中度弥漫增生,严重者,呈现节段性或球性硬化,Masson 染色可见基底膜内多数嗜复红蛋白沉积,PASM 染色可见基底膜呈双轨状或链环状改变	肾小球基底膜内多数电子致密物沉积,电子致密物周围大量基底膜增生,系膜基质增生。足细胞足突弥漫融合
IV	基底膜不规则增厚,Masson 染色仅见少数嗜复红蛋白沉积,PASM 染色可见基底膜节段性增厚。球性和节段性硬化	不同部位沉积的电子致密物溶解吸收,使基底膜呈不规则的虫蚀状。部分患者基底膜增厚,系膜基质增多,呈硬化状态。足细胞足突融合
V	肾小球形态恢复正常	肾小球形态基本恢复正常

本例患者:有双下肢水肿,化验检查有大量蛋白尿,免疫学检查未发现系统性红斑狼疮,肺 CT 和腹部 CT 检查未发现实体肿瘤,无贫血、骨痛,无乙型肝炎、糖尿病病史,血清 PLA2R 抗体增高,肾活检病理显示膜性肾病 II 期,故可确诊特发性膜性肾病。

判断病情

诊断明确后需判断患者的病情严重程度和活动度,以便采取相应的治疗措施。

● 尿蛋白 <4g/d 及达到完全或部分缓解的患者,长期预后好。

● 病情进展的危险因素：男性，确诊时大量蛋白尿（>4g/d）或血肌酐已增高。

● 约 1/3 的患者可出现自发缓解，至少使用肾素 - 血管紧张素系统（renin-angiotensin system，RAS）阻断剂支持治疗观察 6 个月。

本例患者：患者诊断时估算的肾小球滤过率（eGFR）正常，尿蛋白定量 >3.5g/d，血清白蛋白 <25g/L，PLA2R 抗体 >50RU/ml，目前为高风险。

鉴别诊断

膜性肾病确诊后，应首先除外继发因素，才可诊断特发性膜性肾病。

● 膜型狼疮性肾炎：常见于年轻女性，有系统性红斑狼疮的多系统损害的表现。病理表现为具有增殖性病变的非典型膜性肾病的特点，免疫荧光多为各种免疫球蛋白和补体成分均阳性的"满堂亮"现象。

● 乙肝病毒相关性肾炎：有乙肝病毒的血清学异常，病理表现为具有增殖性病变的非典型膜性肾病，免疫荧光多为"满堂亮"，在肾组织中能够检测出乙肝病毒抗原。

● 肿瘤相关性膜性肾病：见于各种恶性实体瘤、淋巴瘤，多发生于老年人。要注意的是少数患者在确诊膜性肾病后 3~4 年才发现肿瘤。

● 骨髓瘤性肾病：患者大量蛋白尿甚至肾功能不全，伴随贫血、骨痛。

● 药物或毒物导致的膜性肾病：有接触史。

本例患者：该患者需与高血压肾病、糖尿病肾病、乙肝病毒相关性肾炎、各种实体瘤、淋巴瘤及止痛药物导致的肾病相鉴别。

治疗原则和药物治疗要点

● 指南建议下列情况考虑应用免疫抑制剂：

（1）经过至少 6 个月的降压和降蛋白治疗，24 小时尿蛋白仍持续 >4g，并维持在基线水平的 50% 以上，且无下降趋势。

（2）存在与肾病综合征相关的严重、致残或危及生命的症状。

（3）在无并发症的情况下，确诊后 6~12 个月内血肌酐升高≥30%，但 eGFR>25~30ml/（min·1.73m²），且上述改变非肾病综合征并发症所致。

● 初始治疗：首选糖皮质激素与烷化剂（环磷酰胺或苯丁酸氮芥）联合应用，治疗时间至少 6 个月。不推荐初始治疗单独使用糖皮质激素。不推荐初始治疗单独使用霉酚酸酯。

● 初始治疗的钙调磷酸酶抑制剂（calcineurin inhibitor，CNI）替代方案：对于未选择糖皮质激素 / 烷化剂方案或对该方案有禁忌证的患者，推荐应用环孢素或他克莫司治疗至少 6 个月。以下情况指南不建议使用免疫抑制剂：

（1）血肌酐持续 >3.5mg/dl（>309μmol/L）[或 eGFR<30ml/（min·1.73m²）]。

（2）超声显示肾脏缩小（长径 <8cm）。

（3）伴随严重或有可能危及生命的感染。

● 表现为肾病综合征的膜性肾病患者,如白蛋白显著降低(<25g/L),并伴有其他血栓危险因素,建议口服华法林预防性抗凝。

本例患者:肾活检报告为膜性肾病Ⅱ期,大量蛋白尿。给予奥美沙坦、硝苯地平控释片、琥珀酸美托洛尔降压治疗。同时调脂抗凝,并应用利妥昔单抗治疗。

膜性肾病诊疗流程（图 5-4-5 ）

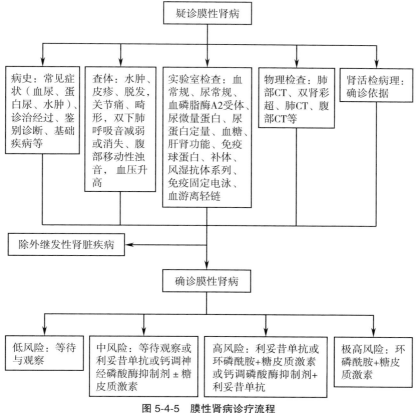

图 5-4-5　膜性肾病诊疗流程

（于长青）

第五节　糖尿病肾病

临床病例

患者,女性,61 岁。以"双下肢水肿 9 个月"为主诉入院。患者 9 个月前无明显诱因出现脚踝水肿,未在意。1 个月前水肿加重,出现双下肢水肿。门诊查尿蛋白(+++),收入院系统诊治。患者发病以来无肉眼血尿,尿有泡沫,有视物模糊,无发热,无腰疼和腹痛,无皮疹和关节痛,无光过敏及脱发,无呼吸困难。饮食睡眠二便可,体重略有增加。

既往 12 年前因多饮多食消瘦,空腹血糖 9.2mmol/L,确诊 2 型糖尿病,自服二甲双胍等降糖药物,未监测血糖。高血压病史 7 年,血压最高 170/100mmHg,自服氨氯地平降压,未监测血压。否认冠心病病史。否认肝炎和结核等传染病病史,无外伤及手术史。否认食物及药物过敏史。无吸烟饮酒嗜好。无外地居住史。母亲有糖尿病病史,父亲有高血压病史,死于脑出血。

病史采集要点

- 常见症状:泡沫尿、水肿、视物模糊。
- 诱因:感染。
- 诊治经过:使用降糖药降压药情况,血糖血压控制情况。
- 与之鉴别的常见症状:泡沫尿、水肿。
- 肾脏、肝脏相关疾病既往史,糖尿病、高血压、免疫系统疾病家族史。

本例患者:老年女性,糖尿病、高血压病史,泡沫尿、无血尿,双下肢水肿,视物模糊。

体格检查

体温 36.4℃,血压 170/100mmHg,脉搏 91 次/min,神清语明,眼睑水肿,无贫血貌,全身皮肤黏膜无皮疹及黄染,未触及肿大淋巴结。扁桃体无肿大,无口腔溃疡。双肺及心脏听诊无异常。腹部膨隆,无压痛及反跳痛,肝脾肋下未触及,移动性浊音阳性。双肾区无叩痛,上、中输尿管点无压痛。双下肢中度凹陷性水肿,痛觉减退。

体格检查要点

- 血压情况:有无高血压。
- 水肿表现:水肿部位、程度、凹陷性等。

- 皮肤黏膜表现：皮疹、黄染、出血点、口腔溃疡等。
- 心肺、腹部查体：心肺听诊、腹部压痛、肾区叩痛等表现。
- 咽部、扁桃体、淋巴结的相应体征。

本例患者：糖尿病，高血压，眼睑水肿，双下肢中度凹陷性水肿。

辅助检查

尿常规：尿蛋白（＋＋＋＋），尿 RBC 1~3/HP，尿 WBC 1~3/HP，尿糖（＋＋）。24 小时尿蛋白定量 4.9g。

血常规：WBC 5.08×10^9/L，RBC 4.32×10^9/L，Hb 118g/L，PLT 300×10^9/L。

肝功能：白蛋白 23g/L，总蛋白 47g/L，ALT 38U/L，AST 26U/L。

肾功能：尿素氮 10.7mmol/L，肌酐 147μmol/L，CKD-EPI 公式计算的 eGFR 33ml/（min·1.73m²），尿酸 446μmol/L，HCO_3^- 20.6mmol/L。

离子：Na^+ 138mmol/L，K^+ 5.3mmol/L，Cl^- 110mmol/L，Ca^{2+} 2.2mmol/L，P^{2+} 1.48mmol/L。

血脂：总胆固醇 5.9mmol/L，甘油三酯 2.3mmol/L。

OGTT：0 小时 10.4mmol/L；2 小时 18.3mmol/L。HbA1c 9.8%。

凝血系列：APTT 30.2 秒，PT 11 秒，TT 13 秒，INR 1.0，纤维蛋白 4.2g/L，D-二聚体 279μg/L。

补体：C3 1.2g/L，C4 0.6g/L。

免疫球蛋白：IgA 1.35g/L，IgG 13.1g/L，IgM 1.21g/L。

类风湿因子、抗链球菌溶血素"O"和 C 反应蛋白均正常。

ANA（－），抗 ds-DNA（－），抗 Sm（－），抗 RNP（－），抗 SSA（－）。

ANCA 和抗 GBM 抗体阴性。

血清蛋白电泳正常。

尿本周蛋白阴性。

乙肝五项及丙肝抗体阴性。

肿瘤系列：AFP、CEA、CA12-5、CA19-9 均正常。

便常规及潜血正常。

心电图：窦性心律，ST 段压低。

胸部正侧位片：肺纹理增强，双侧胸腔少量积液。

心脏彩超：心包可见少量积液。

腹部超声：肝胆脾胰、双肾输尿管膀胱前列腺未见异常，可见腹水。

眼底检查：糖尿病视网膜病变Ⅳ期。

肾活检病理（图 5-5-1、图 5-5-2）：

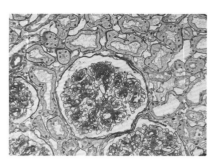

图 5-5-1　糖尿病肾病肾活检病理结果,PAS
染色,×200

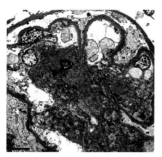

图 5-5-2　糖尿病肾病肾活检病
理结果,电镜,×2 000

光镜:19 个肾小球,3 个球性硬化。PAS 染色:系膜细胞和基质重度增生,伴结节性硬化;基底膜弥漫增厚,未见新月体。PASM 染色:结节性肾小球病变,肾小管及间质病变较轻。Masson 染色:肾小管毛细血管袢纤维素样帽状病变。

免疫荧光:IgG 沿肾小球基底膜线状沉积。

电镜:基底膜弥漫增厚,足突广泛融合消失,系膜基质增多。

辅助检查要点

实验室检查及影像学检查可帮助除外继发性肾病和提示病情发展程度。

● 尿检异常指标:蛋白尿、24 小时尿蛋白定量等。

● 低白蛋白血症:白蛋白水平。

● 血糖水平:口服葡萄糖耐量试验(OGTT)、糖化血红蛋白(HbA1c)。

● 血脂异常:血脂水平。

● 肾功能受损及离子紊乱的指标:肾功能、离子。

● 反映免疫异常的指标:免疫球蛋白、补体水平。

● 反映体内炎症水平的指标:血白细胞及中性粒细胞、C 反应蛋白、抗链球菌溶血素 "O"。

● 除外继发性肾脏疾病的指标:空腹血糖、乙肝五项及丙肝抗体、风湿抗体、抗中性粒细胞胞质抗体、肿瘤系列、尿本周蛋白。

● 重要的影像学检查:胸部 X 线片、心脏及肾脏超声等。

● 眼底检查:明确糖尿病或高血压眼底改变及分期,协助诊断。

● 肾活检病理检测:确诊糖尿病肾病。

本例关键线索:糖尿病病史 12 年。

眼底改变:糖尿病视网膜病变Ⅳ期。

大量蛋白尿,24 小时尿蛋白定量 >3.5g。

低白蛋白血症。

高脂血症。

肾功能不全 G3b 期。

肾活检病理确诊。

诊断标准

糖尿病病史 10 年以上,存在糖尿病视网膜病变等其他微血管并发症,蛋白尿、水肿、低白蛋白血症、高脂血症等肾病综合征表现,肾功能异常,实验室及物理检查除外其他肾脏疾病,肾活检病理可确诊。

本例患者:大量蛋白尿、双下肢水肿,视物模糊,高血糖,糖尿病视网膜病变Ⅳ期,24 小时尿蛋白定量 >3.5g,低白蛋白血症、高脂血症,肾功能受损 G3b 期,未见继发性肾病的症状体征及实验室检查结果,肾活检可确诊糖尿病肾病。

判断病情

糖尿病肾病临床可分为 5 期。

● Ⅰ期:临床无肾病表现,仅有血流动力学改变,肾小球滤过率(GFR)升高,肾脏体积增大,肾小球和肾小管肥大。在运动、应激、血糖控制不良时可有一过性微量白蛋白尿。

● Ⅱ期:持续性微量白蛋白尿,GFR 正常或升高,临床无症状。肾脏病理可出现肾小球 / 肾小管基底膜增厚,系膜区增宽等。

● Ⅲ:蛋白尿 / 白蛋白尿明显增加,24 小时尿白蛋白排泄率 >200mg,24 小时尿蛋白定量 >0.5g。患者可有高血压,GFR 下降,但血肌酐正常。肾脏病理出现局灶 / 弥漫性硬化,K/W 结节,入 / 出球小动脉透明样变等。

● Ⅳ期:大量蛋白尿,可达肾病综合征程度。

● Ⅴ期:肾功能持续减退直至终末期肾病。

本例患者:该患者 2 型糖尿病,糖尿病肾病Ⅳ期,慢性肾功能不全 G3b 期,糖尿病视网膜病变Ⅳ期,高血压病 2 期,极高危。

鉴别诊断

● 肾淀粉样变性。

● 骨髓瘤性肾病。

● 乙肝病毒相关性肾炎、肿瘤相关性肾病。

● 膜增殖性肾小球肾炎、纤维性肾小球病。

- 系统性疾病：狼疮性肾炎等。

本例患者：本患者需与淀粉样变性肾病、骨髓瘤性肾病、乙肝病毒相关性肾炎、肿瘤相关性肾病相鉴别。

治疗原则和药物治疗要点

一般治疗、早期干预危险因素、对症治疗、并发症治疗。

- 一般治疗：卧床休息；低盐低脂优质低蛋白饮食：低盐 <3g/d，低蛋白饮食 0.6g/（kg·d），注意控制含糖食物的摄入量，但保证热量摄入。可补充复方 α 酮酸 2.52g，每日三餐口服。

- 对症治疗：

利尿消肿：呋塞米 20mg，每日二次口服，检测血钾、血钠。

控制血糖：控制 HbA1c<6.5%~8.5%。由于 HbA1c 水平每增加 1% 可导致微血管事件风险增加 40%，在不引起低血糖的前提下，可逐渐控制 HbA1c 达标。根据血糖水平，可选择胰岛素和 / 或口服降糖药物，如利格列汀治疗。

控制血压：靶目标为 <130/80mmHg。以血管紧张素转化酶抑制剂（ACEI）或血管紧张素 II 受体拮抗剂（ARB）作为首选药物，如缬沙坦 80mg，每日 1~2 次口服降压、降低尿蛋白，延缓肾功能不全进展。血压不达标可联合使用其他降压药物，如氨氯地平 5mg，每日一次口服。

控制血脂：阿托伐他汀 20mg，每晚一次口服。

- 并发症治疗：

抗血小板：阿司匹林肠溶片 100mg，每日一次口服。

周围神经病变：甲钴胺 0.5mg，每日三次口服。

视网膜病变：羟苯磺酸钙 0.5g，每日三次口服。

避免感染。

本例患者：注意休息，低盐低脂优质低蛋白饮食，注意热量和含糖食物的摄入。控制血压、血糖、血脂。适当利尿，保护肾功能，防治糖尿病并发症。

短效胰岛素，三餐前皮下注射。复方 α 酮酸 2.52g，每日三餐口服。缬沙坦 80mg，每日一次口服。氨氯地平 5mg，每日一次口服。阿托伐他汀 20mg，每晚一次口服。呋塞米 20mg，每日二次口服。羟苯磺酸钙 0.5g，每日三次口服。阿司匹林肠溶片 100mg，每日一次口服。甲钴胺 0.5mg，每日三次口服。

糖尿病肾病诊疗流程（图 5-5-3）

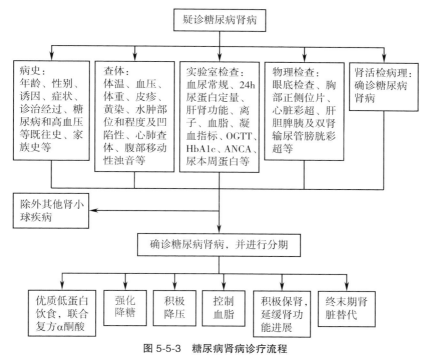

图 5-5-3 糖尿病肾病诊疗流程

OGTT. 口服葡萄糖耐量试验；HbA1c. 糖化血红蛋白；ANCA. 抗中性粒细胞胞质抗体。

（范秋灵）

第六节 急性间质性肾炎

临床病例

患者，男性，40 岁。以"腰痛伴恶心、呕吐 1 天"为主诉入院。患者 3 天前因"结膜炎"于当地医院诊所应用阿昔洛韦、利巴韦林、克林霉素、替硝唑抗感染治疗。1 天前患者突然出现双侧腰部胀痛，伴恶心呕吐，无放射痛，尿量无减少。于当地医院查肾功能：肌酐 131μmol/L，尿素 8.6mmol/L，尿酸 483μmol/L。泌尿系统 CT：腹水。遂停用药物。再次于本院复查肾功能：肌酐 209μmol/L，尿素

9.61mmol/L，尿酸 603μmol/L，为进一步诊治入院。患者病来无头晕头痛，无胸闷气短，无腹泻，无肉眼血尿，无明显水肿，无尿频尿急尿痛。尿量大便正常。精神、食欲欠佳，睡眠一般，体重无明显变化。

无既往史，否认家族遗传性疾病史。

病史采集要点

- 常见症状：基础疾病的症状、腰痛、恶心呕吐、乏力、少尿、发热。
- 诱因：感染、某些药物。
- 诊治经过：应用何种药物治疗原发病，是否肾活检，是否应用激素及免疫抑制剂。
- 与之鉴别的常见症状：乏力、发热、腰痛、恶心呕吐、少尿。
- 基础疾病，与肾脏病有关疾病的既往史，免疫系统疾病家族史，是否为过敏性体质。

本例患者：年轻男性，在院外为治疗结膜炎曾不规范大量应用抗生素，腰部胀痛，恶心呕吐。

体格检查

体温 36.0℃，血压 124/82mmHg，急性面容，神清语明，无脱发，无皮疹。无眼睑水肿，瞳孔等大正圆，对光调节反射正常。口腔黏膜无溃疡，咽部黏膜无充血，扁桃体无肥大。双肺呼吸音清，未闻及干湿啰音。心率 62 次 /min，律齐，心脏各瓣膜区未闻及杂音。腹部柔软，无压痛反跳痛，肝脾肋下无触及，无移动性浊音。双侧肾区叩痛明显。双下肢无水肿。神经病理征阴性。

体格检查要点

重点关注血压水平、水肿情况及寻找病因。
- 皮肤黏膜表现：眼睑及双下肢水肿、皮疹。
- 免疫系统疾病的临床表现：脱发、口腔溃疡、关节痛、发热。
- 血压水平。

本例患者：血压正常，无水肿，无皮疹，无免疫系统疾病的表现，无感染的表现。

辅助检查

血常规：WBC 9.35×10^9/L，嗜酸性粒细胞 0.60×10^9/L，Hb 153g/L，PLT 166×10^9/L。

尿常规：尿潜血（+），蛋白（±），RBC 1~2/HP，WBC 1~2/HP。24 小时尿蛋

白定量 0.375g。

尿微量蛋白：α₁- 微球蛋白 0.767mg/dl，微量白蛋白 4.63mg/dl，IgG 0.661mg/dl，尿转铁蛋白 <0.21mg/dl。

血糖 6.63mmol/L，血尿素氮 49mmol/L，肌酐 184μmol/L，胱抑素 C 1.30mg/L，尿酸 618μmol/L，白蛋白 41.0g/L，总蛋白 68.0g/L，胆固醇 4.33mmol/L，甘油三酯 1.52mmol/L，HDL-C 1.03mmol/L，LDL-C 2.57mmol/L。

凝血功能：APTT 28.8秒，TT 15秒，PT 11.4秒，纤维蛋白原 4.70g/L，INR 1.04。

CRP 43.4mg/L，C3 1.23g/L，C4 0.261g/L，IgG 1 180mg/dl。

ANA 1：100 阴性，抗 ds-DNA<10U/ml 阴性，抗 Sm（-），抗 RNP（-），抗 SSA（-）。

p-ANCA（-），c-ANCA（-），抗髓过氧化物酶（MPO）抗体 <2RU/ml，PR3 抗体 <2RU/ml。

肺 CT：未见明显异常。

腹部超声：双肾大小正常，肝、脾、胰、双输尿管、膀胱及前列腺未见明显异常。

腹部 CT：双肾未见异常。

辅助检查要点

● 肾脏功能受损的指标：肾功能、尿常规、尿微量蛋白、24 小时尿蛋白定量、尿溶酶体酶[尿 N- 乙酰 -β-D- 葡萄糖苷酶（NAG）]。

● 双肾彩超检查肾脏大小和血流。双肾增大提示发病时间短，急性肾损伤。

● 排除继发性肾脏病：血糖、尿酸、补体、免疫球蛋白、抗核抗体（ANA）、抗双链 DNA（ds-DNA）抗体、抗可溶性抗原（ENA）抗体谱、抗中性粒细胞胞质抗体（ANCA）、抗肾小球基底膜抗体、血游离轻链。

● 反映药物过敏的指标：血嗜酸性粒细胞计数、血 IgE。

● 肾活检病理。

本例关键线索

肾脏损伤：肾小管性蛋白尿、血清肌酐水平升高。

肾脏形态学：彩超示双肾大小正常。

提示药物过敏的指标：血嗜酸性粒细胞计数增高。

诊断标准

急性间质性肾炎是由多种病因引起，临床表现为急性肾损伤，病理以肾间质炎性细胞浸润，肾小管呈不同程度变性为基本特征的一组临床综合征。常见病因是药物过敏、感染、自身免疫性疾病、恶性肿瘤、代谢疾病等。常见的是药物过敏性间质性肾炎。急性过敏性间质性肾炎诊断标准如下：①近期用药史；②药物过敏表现;③尿检异常;④肾小管及肾小球功能损害。一般认为有上述表现中前两条,再加上后两条中任何一条,即可临床诊断本病。非典型病例(尤其是非甾体抗炎药致病者)必须依赖肾活检病理确诊。

本例患者:有近期应用抗生素病史,药物过敏的表现,蛋白尿,肾功能损害符合 4 条诊断标准,故可确诊急性间质性肾炎。

判断病情

诊断明确后需判断患者的病情严重程度,采取相应的治疗措施。导致急性间质性肾炎的药物不同,发病过程及病情轻重有所不同。病情较重,肾功能不易恢复的因素有:

- 未能及时停药。
- 血肌酐水平 >3mg/dl 或肾损伤持续时间过长。
- 年龄较大者。
- 肾脏病理:肾间质炎细胞(包括淋巴细胞和单核巨噬细胞)浸润的范围弥漫及程度重;肾间质病变累及肾小球或小血管;肉芽肿形成;肾小管萎缩或肾间质纤维化程度重。

本例患者:患者年轻,及时停药,血肌酐水平小于 3mg/dl,故预后较好。

鉴别诊断

- 与急性肾损伤的其他病因鉴别:与非少尿型急性肾小管坏死、肾小球或肾血管病变所致的急性肾损伤不易鉴别,常需肾活检确诊。临床上需特别注意寻找原发病的特殊表现。若发现患者存在全身过敏表现、血中 IgE 升高、尿中嗜酸粒细胞增多等,支持急性间质性肾炎的诊断。

- 与急性或急进性肾小球肾炎的鉴别:急性或急进性肾小球肾炎的患者以肾小球性尿蛋白量为主,甚至出现肾病综合征,常有不同程度水肿及高血压。血尿突出,红细胞管型。通常不表现肾性糖尿及肾小管酸中毒,部分情况下还可检出疾病特有的抗体(如 ANA、ANCA 等)。

本例患者:需与非少尿型急性肾小管坏死相鉴别。

治疗原则和药物治疗要点

- 停用致敏药物:去除过敏原后,多数轻症患者可自行缓解。
- 免疫抑制治疗:急性过敏性间质性肾炎重症患者可使用糖皮质激素(如泼尼松每日 30~40mg,病情好转后逐渐减量,共服 2~3 个月)。自身免疫性疾病、药物变态反应等免疫因素介导的间质性肾炎,也可给予激素及免疫抑制治疗。
- 透析治疗:血肌酐明显升高或合并高血钾、心衰、肺水肿等有血液净化指征者。

本例患者:及时停用抗生素,使用糖皮质激素 30mg 每日 1 次口服。未行血液净化治疗。

急性间质性肾炎诊疗流程(图 5-6-1)

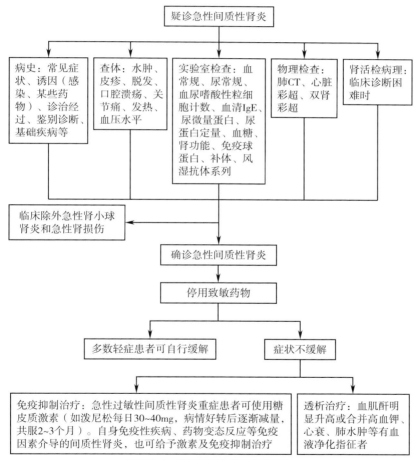

图 5-6-1　急性间质性肾炎诊疗流程

(于长青)

第七节　急性肾盂肾炎

临床病例

患者,女性,31 岁,以"发热伴右侧腰痛 2 日"为主诉入院。患者 2 日前受凉后出现发热、寒战,体温最高 39.2℃,伴有右侧腰痛,自觉排尿次数增多,尿色加深,尿急,排尿略有痛感,自服对乙酰氨基酚后热退,半日后再次发热。今日急诊就诊,体温 38.8℃,查血 WBC 16.32×10⁹/L,CRP 13mg/L;尿常规:尿 WBC 489/HP,尿蛋白(+),尿 RBC 32/HP,尿亚硝酸盐(+),收入院系统诊治。患者发病以来尿量无改变,无腹痛,无咳嗽、咳痰,无咽痛、无皮疹和关节痛,无光过敏及脱发。饮食睡眠大便可。

既往体健,否认高血压、糖尿病、冠心病病史。否认肝炎和结核等传染病病史,无外伤及手术史。否认食物及药物过敏史。无吸烟饮酒嗜好。无外地居住史。已婚,育有一女,体健,月经正常。父母体健。

病史采集要点

- 常见症状:发热、寒战、腰痛、尿频、尿急、尿痛、排尿不适、下腹部疼痛、恶心呕吐、全身酸痛。
- 诱因:劳累、受凉、月经期。
- 诊治经过:使用抗生素及退热药物情况。
- 与之鉴别的常见症状:发热、腰痛、尿频。
- 肾脏、糖尿病等疾病既往史,肾脏、免疫系统疾病家族史。

本例患者:育龄女性,发热、寒战、右侧腰痛、尿频、尿急、尿痛。

体格检查

体温 38.6℃,血压 120/70mmHg,脉搏 93 次/min,神清语明,眼睑轻度水肿,无贫血貌,全身皮肤黏膜无皮疹及黄染,未触及肿大淋巴结。咽不赤,扁桃体无肿大,无口腔溃疡。双肺及心脏听诊无异常。腹部平软,无压痛及反跳痛,肝脾肋下未触及。右肾区叩痛(+),右侧上、中输尿管点压痛(+)。双下肢无水肿。

体格检查要点

- 肾区叩击痛、输尿管点和肋脊点压痛。
- 腹部查体:腹部压痛、反跳痛等表现。
- 咽部、扁桃体、淋巴结的相应体征。

● 皮肤黏膜表现:皮疹、黄染、出血点、口腔溃疡等。

本例患者:体温 38.6℃,右肾区叩痛(+),右上、中输尿管压痛点压痛(+),眼睑轻度水肿。

辅助检查

尿常规:尿 WBC 489/HP,尿蛋白(+),尿 RBC 32/HP,尿亚硝酸盐(+),pH 5.0,比重 1.010。

血常规:WBC $16.32 \times 10^9/L$,RBC $4.82 \times 10^9/L$,Hb 124g/L,PLT $260 \times 10^9/L$。CRP 13mg/L。

清洁中段尿细菌培养:大肠埃希菌,计数 $10^6/ml$。

尿渗透压 800mOsm/(kg·H_2O)。

肾功能:尿素氮 4.5mmol/L,肌酐 63μmol/L,尿酸 305μmol/L,HCO_3^- 22.9mmol/L。

离子:Na^+ 139mmol/L,K^+ 4.6mmol/L,Cl^- 110mmol/L,Ca^{2+} 2.3mmol/L,P^{2+} 0.98mmol/L。

肝功能:白蛋白 42g/L,总蛋白 72g/L,ALT 31U/L,AST 20U/L。

血脂:总胆固醇 4.6mmol/L,甘油三酯 1.4mmol/L。

空腹血糖:4.2mmol/L。

凝血系列:APTT 32.6 秒,PT 12 秒,TT 12 秒,INR 1.0,纤维蛋白原 3.7g/L。

结核抗体(-)。

补体:C3 1.0g/L,C4 0.5g/L。

免疫球蛋白:IgA 1.27g/L,IgG 12.5g/L,IgM 1.17g/L。

类风湿因子、抗链球菌溶血素"O"正常。

ANA(-),抗 ds-DNA(-),抗 Sm(-),抗 RNP(-),抗 SSA(-)。

乙肝五项及丙肝抗体阴性。

便常规及潜血正常。

心电图:窦性心律。

胸部正侧位片:未见明显异常。

腹部超声:肝胆脾胰、双肾输尿管膀胱前列腺未见异常。

辅助检查要点

实验室指标及影像学检查可帮助除外其他发热原因,明确是否为复杂性尿路感染,明确病原菌。

● 尿常规及清洁中段尿细菌培养加药敏。

● 评估全身感染:血常规、C 反应蛋白(CRP)。

- 血糖水平：空腹血糖。
- 肾功能受损及离子紊乱的指标：肾功能、离子。
- 重要的影像学检查：肾脏输尿管膀胱超声等。

本例关键线索

尿常规：尿 WBC 489/HP，尿蛋白（+），尿 RBC 32/HP，尿亚硝酸盐（+）。

血常规：WBC 16.32×10^9/L。

CRP 13mg/L。

清洁中段尿细菌培养：大肠埃希菌，计数 10^6/ml。

诊断标准

发热、寒战等全身感染症状，伴腰痛，尿频尿急尿痛等尿路刺激征。查体有肾区叩痛，输尿管点或肋脊点压痛。尿检白细胞增多，尿细菌培养菌落数 $\geqslant$ 10^5/ml。在有典型膀胱炎症状的妇女，中段尿培养大肠埃希菌、腐生葡萄球菌 $\geqslant$ 10^2CFU/ml，也支持尿路感染。

本例患者：受凉后发热寒战，体温最高 39.2℃，伴有腰痛，尿频尿急尿痛。右肾区叩痛（+），右上、中输尿管点压痛（+）。尿常规：尿 WBC 489/HP，尿蛋白（+），尿 RBC 32/HP，尿亚硝酸盐（+）。中段尿培养：大肠埃希菌，计数 10^5/ml。确诊急性肾盂肾炎。

判断病情

需进行影像学检查除外泌尿系统结石、畸形、膀胱输尿管反流等复杂性尿路感染。

本例患者：该患者彩超未见泌尿系统结石、畸形、尿潴留。

鉴别诊断

- 尿道综合征。
- 肾结核。
- 慢性肾小球肾炎。
- 慢性肾盂肾炎。
- 其他部位全身感染性疾病。

本例患者：该患者需与尿道综合征、肾结核、慢性肾小球肾炎相鉴别。

治疗原则和药物治疗要点

- 一般治疗：注意休息，多饮水，勤排尿。高热量、富含维生素饮食。
- 抗生素治疗：首选对革兰氏阴性杆菌有效的药物。72 小时抗炎治疗有效者继续当前抗生素治疗,无效者应按药敏试验结果更换抗生素。

（1）病情较轻:可口服抗生素治疗,疗程 10~14 日。

（2）全身中毒症状明显者:需静脉给予抗生素治疗,静脉应用抗生素至热退后 3 日,后续序贯口服抗生素,总疗程 2 周。

（3）持续发热者,应警惕出现肾盂积脓、肾周脓肿等并发症。

本例患者:注意休息,多饮水,勤排尿。高热量、富含维生素饮食。静脉应用头孢曲松钠 2.0g 每日一次至热退后 3 日,后续序贯口服头孢妥仑匹酯 0.2g 每日二次,总疗程 2 周。

治愈标准

症状消失,尿菌阴性,疗程结束后 2 周、6 周复查尿菌仍阴性。

预防

1. 多饮水、勤排尿,是最有效的预防方法。

2. 注意会阴部清洁。

3. 与性生活有关的尿路感染,应于性交后立即排尿,并口服一次常用抗生素。

急性肾盂肾炎诊疗流程（图 5-7-1）

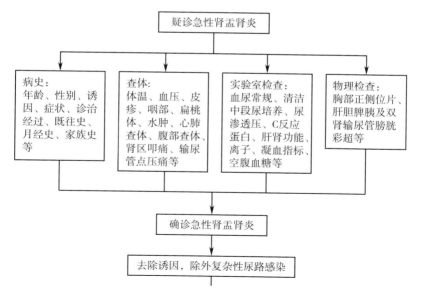

疑诊急性肾盂肾炎

病史:
年龄、性别、诱因、症状、诊治经过、既往史、月经史、家族史等

查体:
体温、血压、皮疹、咽部、扁桃体、水肿、心肺查体、腹部查体、肾区叩痛、输尿管点压痛等

实验室检查:
血尿常规、清洁中段尿培养、尿渗透压、C反应蛋白、肝肾功能、离子、凝血指标、空腹血糖等

物理检查:
胸部正侧位片、肝胆脾胰及双肾输尿管膀胱彩超等

确诊急性肾盂肾炎

去除诱因,除外复杂性尿路感染

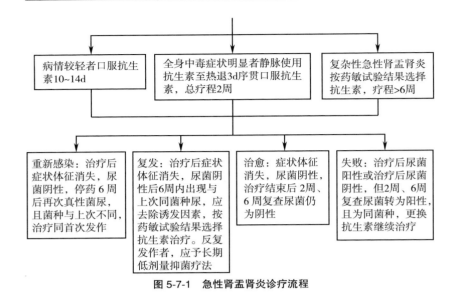

图 5-7-1　急性肾盂肾炎诊疗流程

（范秋灵）

第八节　急性肾损伤

临床病例

　　患者，男性，56 岁。以"发现血清肌酐升高 3 天"为主诉入院。患者 3 天前出现腹泻发热，最高达 38.2℃，口服对乙酰氨基酚和布洛芬后体温降至正常，于本院门诊查血常规示：WBC 13.33×10^9/L，中性粒细胞百分比 84.40%，淋巴细胞百分比 9.50%；肾功能示：尿素 13.80mmol/L，肌酐 267μmol/L；尿常规示：潜血（++），尿 RBC 6 个 /HP，尿蛋白（++）。为进一步诊治，收入院。病来无尿频尿急尿痛，无咳嗽咳痰，无咯血及呼吸困难，无胸闷气短，无恶心呕吐，黄色稀水便 7~8 次 /d，尿量减少，200~300ml/24h，睡眠饮食欠佳，近期体重无明显增减。

　　既往体健。间断口服止痛药 3 年余。2 个月前因三叉神经痛于外院行手术治疗。否认家族遗传性疾病史。

病史采集要点

● 常见症状：血尿、尿量减少、发热、腰痛、水肿、皮疹。

- 诱因:感染、脱水、大手术,某些药物、肾毒性食物如毒蕈、鱼胆。
- 诊治经过:院外应用何种药物治疗发热和腹泻,是否肾活检,应用激素及免疫抑制剂,应用降压药物情况。
- 与之鉴别的常见症状:尿量减少、发热、腰痛、皮疹。
- 泌尿系统、免疫系统、神经系统、骨骼肌肉系统相关疾病既往史,糖尿病,高血压,长期服止痛药物史。

本例患者:男性,腹泻,发热,服用止痛药物。

体格检查

体温 36.1℃,血压 100/70mmHg,急性面容,神清语明,查体合作。全身皮肤黏膜无黄染,无皮疹。无眼睑水肿,结膜无充血、无苍白,巩膜无黄染,瞳孔等大同圆。口腔黏膜无溃疡,扁桃体无肿大。双肺呼吸音清,未闻及干湿啰音。心率 80 次/min,律齐,各瓣膜听诊区未闻及杂音。腹部柔软,无压痛反跳痛,肝肾区无叩击痛,无移动性浊音。双下肢水肿。神经病理征阴性。

体格检查要点

重点关注可能导致急性肾损伤的病因和肾衰竭后可能累及的器官。

- 皮肤黏膜表现:皮疹、脱发、口腔溃疡、皮肤口腔黏膜脱水表现。
- 血液系统体征:口唇苍白、睑结膜苍白。
- 泌尿系统体征:尿潴留、眼睑及双下肢水肿。
- 心血管系统体征:心率、心律、心脏瓣膜杂音、血压。

本例患者:急性面容,双下肢水肿。

辅助检查

血常规:WBC 6.25×10^9/L,Hb 150g/L,PLT 152×10^9/L。

尿常规:尿潜血(±),蛋白(+++),RBC 1~3/HP,WBC 1~3/HP,比重1.008,24 小时尿蛋白定量 0.414g。

尿微量蛋白:α_1- 微球蛋白 182mg/L,微量白蛋白 91.9mg/L,IgG 17.3mg/L,尿转铁蛋白 5.14mg/L,尿 κ 轻链 20.10mg/dl,尿 λ 轻链 <5.00mg/dl。

血糖 5.62mmol/L,尿素氮 11.4mmol/L,肌酐 368μmol/L,胱抑素 C 1.05mg/L,尿酸 505μmol/L,白蛋白 43.2g/L,总蛋白 74.2g/L,白 / 球(A/G)1.4,胆固醇 3.51mmol/L,甘油三酯 1.74mmol/L,HDL 0.88mmol/L,LDL 2.29mmol/L,脂蛋白 82mg/L。

凝血功能:APTT 27.0 秒,TT 15.8 秒,PT 11.6 秒,纤维蛋白原 4.77g/L,INR 1.01。

CRP 170mg/dl,C3 1.4g/L,C4 0.226g/L,IgG 10.6g/L,ANA 1：100（－），抗 ds-DNA 抗体 <10U/ml 阴性,抗 Sm（－）,抗 RNP（－）,抗 SSA（－）。

p-ANCA（－）,c-ANCA（－）,MPO 抗体 <2RU/ml,PR3 抗体 2.2RU/ml。

胸部正位片：心肺未见异常 X 线征象。

双肾超声：双肾增大。

全腹 CT：脂肪肝；前列腺钙化。

辅助检查要点

实验室指标及影像学检查可提示急性肾损伤的程度及发病原因。

● 肾脏功能损伤的指标：肾功能、尿常规、尿微量蛋白、24 小时尿蛋白定量、白蛋白。

● 肾脏形态异常的指标：双肾彩超、泌尿系统 CT。彩超可以检查肾脏大小和血流,通常双肾皮质萎缩、双肾血流减少提示肾脏疾病持续时间长,已经慢性化,逆转的可能性小。

● 急性肾损伤致病原因的指标：血常规、血糖、尿酸、补体、免疫球蛋白、抗核抗体（ANA）、抗双链 DNA（ds-DNA）抗体、抗可溶性抗原（ENA）抗体谱、抗中性粒细胞胞质抗体（ANCA）、抗肾小球基底膜抗体、血游离轻链。

● 肾活检：排除了肾前性和肾后性原因后,没有明确致病原因（肾缺血或肾毒素）的肾性急性肾损伤具有肾活检的指征。活检结果可确定急性肾小球肾炎、系统性血管炎及急性间质性肾炎等疾病。原有肾脏疾病出现急性肾损伤及肾功能持续不恢复等情况,也需行肾活检明确诊断。

本例关键线索

肾脏损伤：血尿、蛋白尿、尿微量蛋白、肾功能。

急性肾损伤致病原因：血常规、ANA、抗 ds-DNA、ANCA、24 小时尿轻链、双肾彩超。

诊断标准

急性肾损伤病因多样,根据病因发生的解剖部位不同可分为三类：肾前性、肾性、肾后性。肾前性急性肾损伤的常见病因是有效循环血容量减少和肾内血流动力学改变。肾后性急性肾损伤源于急性尿路梗阻,从肾盂到尿道任一水平尿路上均可发生梗阻。肾性急性肾损伤有肾实质损伤,包括肾小管、肾间质、肾血管和肾小球疾病导致的损伤。肾小管性急性肾损伤的常见原因是肾缺血和肾毒性物质（包括外源性毒素,如生物毒素、化学毒素、抗生素、造影剂等和内源性毒素,如肌红蛋白、血红蛋白等）损伤肾小管上皮细胞。

目前主要有 3 个急性肾损伤分级标准：RIFLE 标准、AKIN 标准、最新的

KDIGO 标准。急性肾损伤的诊断核心依赖于血清肌酐和尿量（表 5-8-1）。

表 5-8-1　急性肾损伤的 KDIGO 分期标准

期别	肾小球功能指标（血肌酐）	尿量指标
1 期	绝对值升高≥26.5μmol/L（0.3mg/dl）或较基础值相对升高≥50%，但 <1 倍	<0.5ml/（kg·h），时间 6~12h
2 期	相对升高≥1 倍，但 <2 倍	<0.5ml/（kg·h），时间≥12h，但 <24h
3 期	升高至≥353.6μmol/L（4mg/dl）或相对升高≥2 倍或需要肾脏替代治疗，或患者 <18 岁，估算的肾小球滤过率降低到 <35ml/（min·1.73m²）	<0.3ml/（kg·h），时间≥24h 或无尿≥12h

本例患者：既往肾功能正常，血清肌酐升高超过 353.6μmol/L，体重 70kg，尿量少于 500ml/24h，故诊断急性肾损伤 3 期。由于肠炎腹泻致有效循环血容量减少，造成肾缺血，同时应用肾损害药物（布洛芬、对乙酰氨基酚等），多种因素导致急性肾损伤，表现为急性肾小管坏死。

判断病情

诊断明确后需判断患者的病情严重程度和活动度，以便采取相应的治疗措施。

急性肾损伤的病情与致病原因、合并基础疾病的严重程度有关。高龄、既往存在慢性肾脏病、少尿持续时间长、同时出现其他脏器衰竭者病情重。部分急性肾损伤患者的肾功能不能完全恢复。

本例患者：患者存在少尿，已达到急性肾损伤 3 期，故病情较重。

鉴别诊断

● 急性肾小管坏死与肾前性少尿鉴别：

（1）补液试验：发病前有容量不足、体液丢失等病史，查体发现皮肤和黏膜干燥、低血压、颈静脉充盈不明显者，应首先考虑肾前性少尿，可进行补液试验。补液试验的方法是输注 5% 葡萄糖溶液 200~250ml，并注射袢利尿剂呋塞米 40~100mg，观察输液后循环系统负荷情况。如果补液后血压恢复正常，尿量增加，则支持肾前性少尿的诊断。

（2）尿液分析：肾前性少尿表现尿比重 >1.018 和尿渗透压 >500mOsm/kg。急性肾小管坏死表现为尿比重 <1.012 和尿渗透压 <250mOsm/kg。必须在输液、使用利尿剂或高渗药物前留取标本，否则结果不可靠。

● 急性肾小管坏死与肾后性尿路梗阻相鉴别:有结石、肿瘤或前列腺肥大病史患者,突发完全无尿或间歇性无尿;肾绞痛、季肋部或下腹部疼痛;肾区叩击痛阳性;下腹部膀胱区膨隆,叩诊呈浊音均提示存在尿路梗阻。超声显像和CT检查可帮助确诊。

本例患者:需与肾前性因素和肾后性因素相鉴别。患者发病时没有低血压、皮肤干燥等脱水表现,尿比重1.008,尿渗透压335mOsm/kg,故排除肾前性因素。患者影像检查,未发现尿路梗阻等肾后性因素。因此,肾性因素是主要致病原因。

治疗原则和药物治疗要点

急性肾损伤治疗包括尽早识别纠正可逆病因、维持内环境稳定、营养支持、预防并发症及肾脏替代治疗等方面。

● 尽早纠正可逆病因:对严重外伤、心力衰竭、急性失血等立即治疗,包括输血、等渗盐水扩容、抗休克和感染等。停用影响肾灌注或肾毒性药物。存在尿路梗阻时,应立即解除梗阻。

● 维持内环境稳定:每日补液量应为前一日尿量加500ml。发热患者若体重不增加可适当增加补液量。血钾超过6.5mmol/L,应紧急处理。可应用钙剂、5%碳酸氢钠、葡萄糖溶液加胰岛素、聚苯乙烯磺酸钙等,以上措施无效,或为高分解代谢型高钾血症,血液透析是最有效的治疗。若血清HCO_3^-低于15mmol/L,可选用5%碳酸氢钠静脉滴注,对于严重酸中毒患者,应立即血液透析。

● 饮食和营养:补充营养以维持机体的营养状况和正常代谢,有助于损伤细胞的修复和再生,提高存活率。患者每日所需能量为20~30kcal/(kg·d),主要由碳水化合物和脂肪供应,蛋白质或氨基酸摄入量为0.8~1.0g/(kg·d)。有高分解代谢或营养不良及接受透析的患者蛋白质摄入量可放宽。

● 感染:是常见并发症,也是死亡的主要原因之一。根据细菌培养和药敏试验结果选用对肾脏无毒性或毒性低的药物,并按估算的肾小球滤过率(eGFR)调整用药剂量。应尽早使用抗生素,但不提倡预防使用抗生素。

● 肾脏替代治疗:严重高钾血症(>6.5mmol/L)、代谢性酸中毒(pH<7.2)、容量负荷过重且对利尿剂治疗无效、心包炎和严重脑病等都是透析治疗的指征。对非高分解型、无少尿患者,可行内科综合治疗。重症患者倾向早期透析。透析治疗包括血液透析、腹膜透析或连续性肾脏替代治疗。

● 多尿期治疗:多尿开始时,由于肾功能尚未恢复,肾小管的浓缩功能差,治疗仍应以维持水、电解质和酸碱平衡,控制氮质血症和预防各种并发症为主。已行透析的患者,应继续透析。多尿期1周后可见血肌酐和尿素氮水平逐渐降至正常范围,饮食中蛋白质摄入量逐渐增加,并逐渐减少透析频率直至停止透析。

● 恢复期治疗：一般无须特殊处理，定期随访肾功能，避免使用肾毒性药物。

本例患者：立即停止应用肾损害药物，补充血容量，抗感染，纠正腹泻。保持出入水量平衡，加强营养支持疗法，适度利尿，监测血钾及酸碱平衡变化。

急性肾损伤诊疗流程（图 5-8-1）

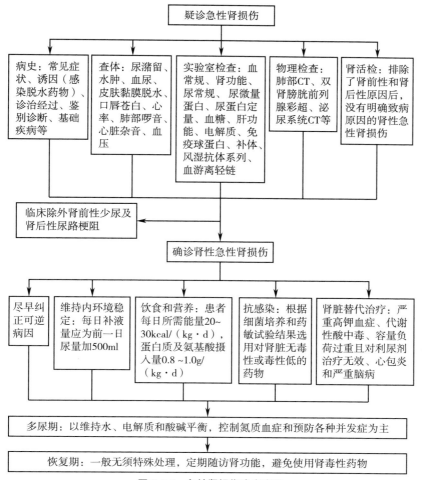

图 5-8-1 急性肾损伤诊疗流程

（于长青）

第九节　慢性肾衰竭

临床病例

患者,男性,46 岁,以"恶心呕吐 1 个月,尿量减少 2 天"为主诉入院。患者 1 个月前感冒后出现恶心、干呕,周身乏力,头痛,活动后气促,自服"感冒药"后流涕等感冒症状缓解,未诊治。1 日前劳累后再次出现恶心呕吐,呕吐物为咖啡样物,自觉尿量明显减少,周身乏力伴头痛,门诊就诊查血压 180/110mmHg,呕吐物潜血阳性,血肌酐 983μmol/L,尿素氮 31.8mmol/L,尿蛋白(++),RBC 18/HP,收入院系统诊治。患者发病以来时有皮肤瘙痒,偶有黑便,偶见尿中有泡沫,偶有脚踝水肿,无肉眼血尿,无发热,无腰痛,无尿频、尿急、尿痛,无腹痛,无皮疹和关节痛,无光过敏及脱发。饮食睡眠差。

既往 2 年前体检发现尿蛋白(+),潜血(++),建议医院就诊,未在意、未诊治。否认高血压、糖尿病、冠心病病史。否认肝炎和结核等传染病病史,无外伤及手术史。否认食物及药物过敏史。无吸烟饮酒嗜好。无外地居住史。父母体健。

病史采集要点

- 常见症状:厌食、恶心、呕吐、消化道出血等消化道症状。头晕、头痛等高血压症状。不安腿综合征,嗜睡,反应迟钝,注意力不集中等神经系统症状。周身乏力,运动耐力下降。皮肤瘙痒等皮肤症状。
- 诱因:劳累、受凉。
- 诊治经过:使用药物情况。
- 与之鉴别的常见症状:恶心、呕吐、乏力。
- 肾脏、高血压、糖尿病等疾病既往史,肾脏、免疫系统疾病家族史。

本例患者:恶心呕吐,呕吐咖啡样物,尿量减少,周身乏力,头痛,活动后气促,皮肤瘙痒。

体格检查

体温 36.8℃,血压 180/110mmHg,脉搏 92 次 /min,神清语明,慢性病容,眼睑轻度水肿,睑结膜苍白,全身皮肤黏膜无皮疹及黄染,未触及肿大淋巴结。咽不赤,扁桃体无肿大,无口腔溃疡。双肺及心脏听诊无异常。腹部平软,剑突下有压痛,无反跳痛,腹部其他部位无压痛及反跳痛,肝脾肋下未触及。双肾区无叩痛。双下肢轻度凹陷性水肿。

体格检查要点

- 血压:明确是否存在高血压。
- 皮肤黏膜表现:苍白、皮疹、黄染、出血点、口腔溃疡等。
- 腹部查体:腹部压痛、反跳痛,肾区叩痛等表现。
- 心肺查体:是否存在干湿啰音,心脏杂音,心界叩诊。
- 水肿表现:眼睑水肿,双下肢水肿等。

本例患者:血压 180/110mmHg,脉搏 92 次 /min,慢性病容,眼睑轻度水肿,睑结膜苍白,剑突下有压痛,双下肢轻度凹陷性水肿。

辅助检查

尿常规:尿蛋白(++),潜血(++),RBC 15~20 个 /HP,异常形态红细胞 85%,WBC 1~3 个 /HP,pH 5.5,比重 1.010。

24 小时尿蛋白定量 1.6g。

尿 NAG 36U/L。

尿渗透压 400mOsm/(kg·H_2O)。

呕吐物及便潜血阳性。

血常规:WBC 8.45×10^9/L,RBC 3.02×10^9/L,Hb 65g/L,PLT 140×10^9/L。CRP 10mg/L。

肾功能:尿素氮 31.8mmol/L,血肌酐 983μmol/L,CKD-EPI 公式计算的 eGFR 5ml/(min·1.73m^2),尿酸 510μmol/L,HCO_3^- 14.8mmol/L。

离子:Na^+ 139mmol/L,K^+ 6.0mmol/L,Cl^- 108mmol/L,Ca^{2+} 2.0mmol/L,P^{2+} 2.35mmol/L。

肝功能:白蛋白 38g/L,总蛋白 65g/L,ALT 36U/L,AST 22U/L。

血脂:总胆固醇 4.8mmol/L,甘油三酯 1.5mmol/L。

空腹血糖:4.8mmol/L。

凝血系列:APTT 34.9 秒,PT 13 秒,TT 13 秒,INR 1.0,纤维蛋白原 3.8g/L。

iPTH 198.2ng/L。

叶酸 16.2μg/L,维生素 B_{12} 420ng/L,血清铁蛋白 32μg/L,血清铁 4.5μmol/L,总铁结合力 31.7μmol/L。

补体:C3 1.0g/L,C4 0.5g/L。

免疫球蛋白:IgA 3.73g/L,IgG 11.2g/L,IgM 1.36g/L。

类风湿因子、抗链球菌溶血素"O"正常。

ANA(-),抗 ds-DNA(-),抗 Sm(-),抗 RNP(-),抗 SSA(-)。

ANCA 和抗 GBM 抗体阴性。

血清蛋白电泳正常。

尿本周蛋白阴性。

肿瘤系列：AFP、CEA、CA12-5、CA19-9 均正常。

乙肝五项及丙肝抗体阴性。

心电图：窦性心律，ST 段略压低。

胸部正侧位片：双肺纹理增强。

心脏彩超：主动脉瓣轻度反流，射血分数正常。

腹部超声：肝胆脾胰未见异常。双肾输尿管膀胱前列腺彩超：左肾 9.1cm×4.1cm×0.8cm，右肾 9.3cm×4.0cm×0.9cm，双肾皮质回声增强，皮髓质分界不清。

辅助检查要点

实验室指标及影像学检查可帮助除外继发性肾脏病，评估肾衰竭程度及并发症。

- 评估残存肾功能：肾小球滤过率、肾功能、离子。
- 尿常规及 24 小时尿蛋白定量。
- 评估消化系统：便常规及潜血。
- 评估贫血情况：血常规，血清铁、铁蛋白、总铁结合力、转铁蛋白饱和度、叶酸、维生素 B_{12}。
- 评估继发性甲状旁腺亢进：血钙、血磷，甲状旁腺激素（iPTH）。
- 除外继发性肾病：空腹血糖、风湿系列、自身抗体、乙肝五项、肿瘤系列、抗中性粒细胞质抗体（ANCA）、尿本周蛋白等。
- 重要的影像学检查：肾脏输尿管膀胱超声等。

本例关键线索

尿常规：尿蛋白（++），潜血（++），RBC 15~20 个 /HP，畸形 85%。

24 小时尿蛋白定量 1.6g。

尿 N- 乙酰 -β-D- 葡萄糖苷酶（NAG）36U/L。

尿渗透压 400mOsm/（kg·H_2O）。

呕吐物及便潜血阳性。

血常规：WBC $8.45×10^9$/L，RBC $3.02×10^9$/L，Hb 65g/L，PLT $140×10^9$/L。CRP 10mg/L。

肾功能：尿素氮 31.8mmol/L，血肌酐 983μmol/L，估算的肾小滤过率（eGFR）5ml/（min·1.73m^2），尿酸 510μmol/L，HCO_3^- 14.8mmol/L。

离子：Na^+ 139mmol/L，K^+ 5.9mmol/L，Cl^- 108mmol/L，Ca^{2+} 2.0mmol/L，P^{2+} 2.35mmol/L。

iPTH 198.2ng/L。

双肾输尿管膀胱前列腺彩超：左肾 9.1cm×4.1cm×0.8cm，右肾 9.3cm×4.0cm×0.9cm，双肾皮质回声增强，皮髓质分界不清。

诊断标准

厌食、恶心、呕吐、消化道出血等消化道症状。尿量减少。头晕、头痛等高血压症状。乏力、头晕，活动后气短等贫血症状。不安腿综合征，嗜睡，反应迟钝，注意力不集中等神经系统症状。皮肤瘙痒等皮肤症状。查体有高血压、慢性病容，贫血貌，水肿。辅助检查有血肌酐、尿素氮升高，肾小球滤过率下降，尿检异常，高钾血症，低血钙、高血磷，贫血，继发性甲状旁腺功能亢进症，双肾彩超提示肾脏缩小等慢性肾衰竭改变。

本例患者：厌食、恶心、呕吐、消化道出血等消化道症状。尿量减少。头晕头痛等高血压症状。乏力、头晕，活动后气短等贫血症状。皮肤瘙痒等皮肤症状。查体有高血压，慢性病容，贫血貌，剑突下压痛，水肿。辅助检查有血肌酐、尿素氮升高，尿检异常，高钾血症，低血钙、高血磷，贫血，双肾彩超提示肾脏缩小等慢性肾衰竭改变；呕吐物及便潜血阳性。

判断病情

需对慢性肾衰竭患者根据肾小球滤过率进行慢性肾脏病分期（表 5-9-1）。

表 5-9-1　CKD 分期

分期	GFR/(ml·min^{-1}·1.73m^{-2})	描述
G1	≥90	正常或升高
G2	60~89	轻度降低
G3a	45~59	轻到中度降低
G3b	30~44	中到重度降低
G4	15~29	重度降低

注：CKD，慢性肾脏病；GFR，肾小球滤过率。

本例患者：该患者肾小球滤过率 <15ml/(min·1.73m^2) 为 G5 期。

鉴别诊断

- 急进性肾小球肾炎。
- 急性肾衰竭。

- 继发性肾脏病:高血压肾病,糖尿病肾病,狼疮性肾炎,紫癜性肾炎,血管炎,骨髓瘤肾病,乙肝病毒相关性肾炎。
- 消化道肿瘤。
- 慢性肾盂肾炎。
- 慢性间质性肾炎。

本例患者:本患者需与急进性肾小球肾炎、继发性肾脏病、高血压肾损害、慢性间质性肾炎相鉴别。

治疗原则和药物治疗要点

- 一般治疗

饮食控制:低盐低脂优质低蛋白饮食,0.6~0.8g/(kg·d),配合复方 α 酮酸三餐口服。不食动物内脏等高嘌呤食物,控制钾和磷的摄入。

- 原发疾病和加重因素的治疗

(1)原发病治疗:如糖尿病肾病,积极控制血糖。狼疮性肾病或血管炎等的免疫抑制治疗。

(2)加重肾功能恶化的因素:如积极控制呼吸道感染,积极降压,避免使用肾毒性药物等。

- 药物治疗:旨在延缓慢性肾衰竭的进展,防治并发症。

(1)高钾血症及代谢性酸中毒:限制钾的摄入,缓慢静脉注射 10% 葡萄糖酸钙 20ml 缓解钾对心肌的毒性作用;HCO_3^-<15mmol/L 可静脉注射 5% 碳酸氢钠纠正高钾血症及代谢性酸中毒,酸中毒不严重时可考虑口服碳酸氢钠片;口服或静脉应用排钾利尿剂呋塞米排钾;口服聚苯乙烯磺酸钙等降血钾;50% 葡萄糖注射液 200ml+25U 胰岛素静脉注射,将钾转移至细胞内;必要时进行急诊透析治疗。

(2)贫血:Hb<100g/L,可根据体重给予皮下注射促红细胞生成素;静脉或口服铁剂,使血清铁蛋白 >100μg/L。适当补充叶酸和维生素 B_{12}。靶目标 Hb 110~120g/L。

(3)继发性甲状旁腺功能亢进:根据钙磷情况,选择含钙或不含钙的磷结合剂;根据钙磷及 iPTH 水平选择口服或静脉活性维生素 D 或口服西那卡塞。靶目标 iPTH 150~300ng/L。

(4)消化道出血:一般急救措施,如禁食水,平卧,加强护理;根据尿量及出血程度补充血容量或输血;止血措施:静脉注射质子泵抑制剂抑酸;静脉或肌内注射凝血酶或维生素 K_1 等止血药物;或可使用生长抑素;必要时使用去甲肾上腺素 8mg+ 冰水 100ml。或急诊胃镜下止血。

(5)心力衰竭:严格限制水和钠的摄入,给予排钾利尿剂静脉注射;硝普钠或硝酸酯类药物静脉注射扩血管;积极控制血压;必要时急诊透析治疗。

● 肾脏替代治疗:出现药物治疗难以控制的尿毒症症状和并发症,应考虑进行血液透析治疗。

本例患者:注意休息,禁食水,根据尿量计算液体摄入量。静脉使用质子泵抑制剂奥美拉唑抑酸,给予凝血酶止血。纠正高钾血症及代谢性酸中毒,缓慢静脉注射 10% 葡萄糖酸钙 20ml 缓解钾对心肌的毒性作用;静脉补充 5% 碳酸氢钠注射液 150ml;呋塞米静脉注射利尿排钾;50% 葡萄糖注射液 200ml+25U 胰岛素静脉注射。纠正贫血:皮下注射促红细胞生成素,静脉补充蔗糖铁。向患者交代需要进行肾脏替代治疗,经充分交代腹膜透析、血液透析的优缺点后,患者及家属选择血液透析治疗,颈内静脉插管行血液透析治疗,并行动静脉内瘘吻合术。移植科进行肾脏移植配型,等待合适肾源行肾移植术。

慢性肾衰竭诊疗流程(图 5-9-1)

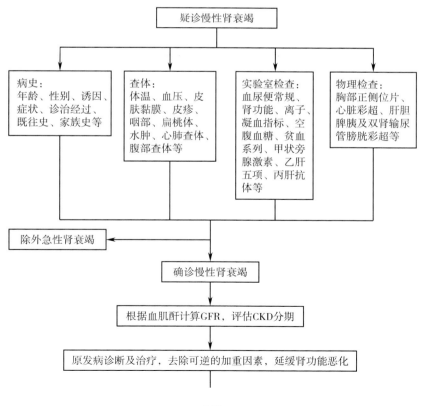

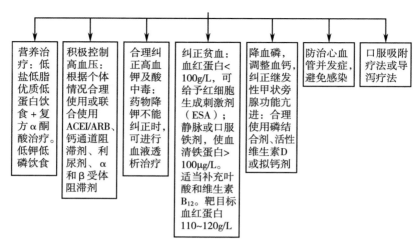

图 5-9-1 慢性肾衰竭诊疗流程

GFR. 肾小球滤过率；CKD 慢性肾脏病；ACEI. 血管紧张素转化酶抑制剂；ARB. 血管紧张素Ⅱ受体拮抗剂。

（范秋灵）

第六章

血液科

第一节　缺铁性贫血

临床病例

患者,女性,36 岁。以"乏力 2 年,加重伴心悸 1 周"为主诉入院。患者 2 年前无明确诱因出现乏力,未予在意。近 1 周自觉乏力加重,伴头晕及活动后心悸、气短,休息后可缓解,现为求系统诊治入院。患者发病以来无发热,无咳嗽咳痰,无恶心呕吐,无皮肤瘙痒,无明显出血倾向。饮食、睡眠、二便可,不偏食,体重无明显变化。

既往体健。否认胃肠道疾病病史,否认血液病家族史,否认手术史。

月经周期不规律,月经量较大,每次持续 5~7 天。

病史采集要点

● 患者的一般情况:需要关注患者发病时年龄、性别、病程长短、体重变化、家族史、籍贯、发热等。

● 一般贫血相关症状:乏力、头晕、耳鸣、心悸、活动后气短、失眠、记忆力减退等,部分缺铁性贫血患者可有异食癖。

● 缺铁原发病表现(病因分析)

(1)需铁量增加而铁摄入不足:妊娠、饮食习惯(是否偏食)等。

(2)铁吸收障碍:胃肠道疾病(溃疡、肠炎、幽门螺杆菌感染)、胃肠道手术等。

(3)红细胞丢失过多:消化道出血、血尿、呕血、咯血、月经量增多、痔疮、慢性肾脏病长期透析等。

本例患者:育龄期女性,乏力,心悸,月经量大。否认血液系统疾病及其他系统疾病。

体格检查

体温 36.3℃,脉搏 112 次 /min,呼吸 17 次 /min,血压 100/65mmHg。一般

状态可,神清语明,面色及双睑结膜苍白,巩膜无黄染,周身皮肤黏膜未见出血点及瘀斑。舌苔正常,全身浅表淋巴结未触及肿大,胸骨无压痛。双肺呼吸音清,未闻及干湿啰音。心律齐,各瓣膜未闻及病理性杂音。腹软,无压痛反跳痛肌紧张,肝脾肋下未触及。双手指甲反甲,双下肢不肿。

体格检查要点

重点关注判断贫血的体征及寻找贫血病因的体征。
- 判断贫血的体征:睑结膜苍白、皮肤黏膜苍白。
- 判断缺铁的体征:毛发干燥、指甲扁平、反甲、指甲失去光泽、口角炎。
- 判断病因的体征:黄疸、皮肤黏膜出血点及瘀斑、肝脾大等。

本例患者:双睑结膜苍白,双手手指反甲。

辅助检查

血常规:WBC 5.4×10^9/L,RBC 3.41×10^{12}/L,Hb 81g/L,PLT 198×10^9/L,MCV 69fl,MCH 23.8pg,网织红细胞百分比2.1%。血清蛋白6.7μg/L,血清铁3.2μmol/L。叶酸、维生素B_{12}正常。

骨髓细胞形态学:骨髓增生活跃,红系可见"核老质幼"现象,即以中、晚幼红细胞为主,其体积小、核染色质致密、胞质少、边缘不整齐,内外铁染色均减少,尤其是细胞外铁减少明显。

外周血涂片:可见红细胞体积缩小,中央淡染区扩大(图6-1-1),可见多嗜性、嗜碱点彩性红细胞。

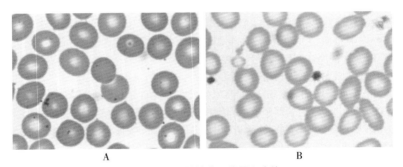

图 6-1-1 缺铁性贫血外周血涂片
A. 正常红细胞;B. 缺铁性贫血患者的红细胞。

肝肾功能、直接胆红素、空腹血糖、尿常规、便常规+潜血、肿瘤标志物均未见明显异常。

心电图示窦性心动过速。

肝胆脾超声:脂肪肝超声所见,肝脾无肿大。

全子宫双附件超声示:子宫增大,肌壁间可见多发中低回声,最大直径 4cm;子宫内膜厚度 0.6cm。

辅助检查要点

● 血常规:明确是否单纯贫血,贫血类型[细胞大小,关注平均红细胞体积(MCV)、平均红细胞血红蛋白量(MCH)、红细胞平均血红蛋白浓度(MCHC)]。

● 外周血涂片、血型、网织红细胞计数及百分比。

● 判断贫血的病因及鉴别诊断:

必做项目:贫血系列、血清铁。

选做项目:骨髓细胞形态学检查、铁染色、肝肾功能、直接胆红素、便常规 + 潜血、尿常规、肿瘤标志物、幽门螺杆菌相关检测、甲状腺功能、甲状腺抗体、风湿抗体系列、全子宫双附件超声、胃镜和肠镜。

本例关键线索:血常规示小细胞低色素性贫血,网织红细胞没有明显代偿增高,血清铁蛋白及血清铁均降低,外周血涂片示红细胞体积小,中央淡染区扩大,骨髓细胞形态学示骨髓增生活跃,内外铁染色均减少。符合缺铁性贫血。病因考虑为子宫肌瘤导致的月经量过大、慢性失血所致。

诊断标准

应包括缺铁性贫血的诊断和病因诊断两部分。诊断标准如下:

● 小细胞低色素性贫血,男性 Hb<120g/L,女性 Hb<110g/L,孕妇<100g/L,MCV<80fl,MCH<27pg,MCHC<32%;红细胞形态可有明显低色素表现(中心淡染区扩大)。

● 血清铁蛋白 <12μg/L,血清(浆)铁 <8.95μmol/L(50μg/dl),总铁结合力 >64.44μmol/L,运铁蛋白饱和度 <15%。

● 骨髓铁染色显示骨髓小粒可染铁消失,铁粒幼红细胞 <15%。

病因诊断:结合病史、查体及辅助检查,寻找可能导致缺铁性贫血的病因,铁供给不足,吸收障碍,需要增加或慢性失血等,如恶性肿瘤、消化道溃疡、子宫肌瘤等。

本例患者:血常规示小细胞低色素性贫血,有明确的缺铁病因(子宫肌瘤所致月经量大)和临床表现(乏力、心悸),血清铁蛋白 <12μg/L(6.7μg/L),骨髓内外铁均为阴性。故确诊为缺铁性贫血,子宫肌瘤。

鉴别诊断

● 慢性病贫血:常见于慢性感染,风湿系统疾病,内分泌系统疾病,慢性肾衰竭,恶性肿瘤等。其铁代谢特点主要为血清铁减低,血清铁蛋白升高,转铁蛋白减低,总铁结合力减低。

- 铁粒幼细胞贫血:好发于老年人,因铁利用障碍所致贫血。骨髓中常出现较多铁粒幼细胞或者环形铁粒幼细胞,血清铁和铁蛋白均升高。
- 地中海贫血:一般有家族史,表现为慢性溶血,血清铁及铁蛋白常增高,外周血可见靶形红细胞,血红蛋白电泳和基因检测可以帮助诊断。

本例患者:该患者需主要与慢性病贫血鉴别。

治疗原则和药物治疗要点

- 去除病因。
- 补铁治疗:硫酸亚铁、右旋糖酐铁、葡萄糖酸亚铁、富马酸亚铁、琥珀酸亚铁等。

首选口服铁剂。因口服铁剂胃肠道不良反应较大,可于餐中或餐后立即口服。维生素 C、肉 / 禽 / 鱼类可促进铁剂吸收,但浓茶、乳类及咖啡可抑制铁剂吸收,应避免同时服用。如因胃大部切除等不能吸收口服铁剂或者口服铁剂不耐受患者可选择静脉补铁。

- 补铁治疗后,一般 4~5 天外周血网织红细胞开始上升,7~10 天达高峰,血红蛋白在 2 周左右开始上升,1~2 个月可正常,在血红蛋白恢复正常后,仍需继续补铁 3~6 个月,以补充储存铁。铁剂治疗 2~3 周无效时,应注意查明原因。

本例患者:给予多糖铁复合物(力蜚能)300mg 每日一次口服,2 周左右血红蛋白上升,患者自觉症状明显好转,2 个月后复查血红蛋白正常,后入妇科行子宫肌瘤切除,术后继续补铁 2 个月,门诊复查血清铁蛋白正常后停药。

缺铁性贫血诊疗流程(图 6-1-2)

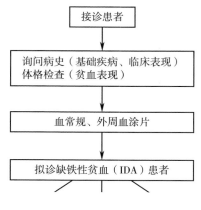

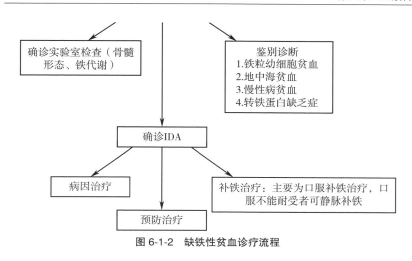

图 6-1-2　缺铁性贫血诊疗流程

（颜晓菁）

第二节　巨幼细胞贫血

临床病例

患者,男性,62 岁,农民。以"头晕、乏力 3 个月,加重伴行走困难 2 周"为主诉入院。患者 3 个月前无明确诱因出现头晕、乏力,未予在意,2 周前上述症状加重伴行走困难,于当地医院检测血常规 WBC 1.4×10^9/L,中性粒细胞百分比 0.96×10^9/L,Hb 43g/L,PLT 67×10^9/L,MCV 123fl,MCH 38.1pg,MCHC 366g/L,现为求系统诊治入院。患者发病以来无发热、无咳嗽咳痰、无恶心呕吐、无皮肤瘙痒、无明显出血倾向。发病以来精神体力差、行走困难、饮食欠佳、睡眠可、二便正常,体重 3 个月内下降 3kg。

既往体健。否认手术、外伤、药物过敏史。否认吸烟饮酒史。

病史采集要点

主要表现为贫血症状和神经系统症状,血常规检测提示为全血细胞减少,且红细胞体积增大,应首先考虑为巨幼细胞贫血、骨髓增生异常综合征、阵发性睡眠性血红蛋白尿,但仍需注意其他引起全血细胞减少的原因如急性白血病、再生障碍性贫血等。故应围绕以上疾病进一步询问病史,另外需要收集与病因相关的病史。

- 贫血症状、消化道症状等。
- 饮食情况、体重情况、手术史、是否存在胃肠道及其他消化系统疾病。
- 是否有神经系统症状：如手脚麻木、深感觉障碍、共济失调、平衡失调、步行障碍等。
- 是否接触苯等化学毒物及放射线。
- 近期是否服用某些特殊药物。
- 是否有酱油色尿、腰痛等不适。
- 是否有黑便、便血等出血症状。

本例患者：患者为老年患者，临床表现为贫血和行走困难，饮食欠佳。无胃肠道疾病史、无手术病史、无酱油色尿及腰痛、无出血倾向。不接触化学毒物、放射线等，近期未使用药物。

体格检查

体温 36.7℃，脉搏 108 次 /min，呼吸 19 次 /min，血压 112/70mmHg。一般状态可，神清语明，贫血貌，双睑结膜苍白，巩膜无黄染，周身皮肤黏膜未见出血点及瘀斑。舌苔呈"牛肉舌"表现（图 6-2-1），全身浅表淋巴结未触及肿大，胸骨无压痛。双肺呼吸音清，未闻及干湿啰音。心律齐，各瓣膜未闻及病理性杂音。腹软，无压痛反跳痛肌紧张，肝脾肋下未触及。双下肢不肿。

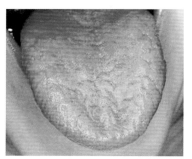

图 6-2-1　巨幼细胞贫血患者"牛肉舌"

体格检查要点

- 贫血体征：睑结膜苍白、皮肤黏膜苍白。
- 维生素 B_{12} 及叶酸缺乏的表现："牛肉舌（舌质绛红如瘦牛肉样）""镜面舌（舌面光滑、舌乳头消失）"。

本例患者：贫血貌、"牛肉舌"，周身皮肤黏膜无明显出血点及瘀斑。

辅助检查

血常规：WBC 1.32×10^9/L，中性粒细胞百分比 0.94×10^9/L，Hb 43g/L，PLT 67×10^9/L，MCV 124.5fl，MCHC 364g/L，MCH 37.9pg，网织红细胞百分比 2.5%。

叶酸 1.13μg/L，维生素 B_{12}<83ng/L，血清铁蛋白正常。

总胆红素 28μmol/L，直接胆红素 3.6μmol/L。

肝肾功能、尿常规、便常规＋潜血、CRP、CD55/CD59、溶血项、风湿抗体系列均正常。

骨髓细胞形态学:骨髓增生活跃,红系增生明显活跃,各阶段红细胞体积增大,呈巨幼变。可见双核、多核巨幼红细胞。可见 H-J 小体。粒系及巨核系亦可见巨型变,中性粒分叶核细胞可见核分叶过多(图 6-2-2)。

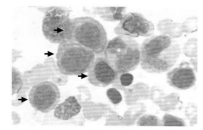

图 6-2-2　巨幼细胞贫血骨髓象
图中箭头所示从上到下依次为巨大早幼红细胞、巨大早幼红细胞、巨大中幼红细胞、巨大中幼红细胞。

肝胆脾及浅表淋巴结超声:脾大,脾厚 10cm。肝不大,浅表淋巴结未见明显肿大。余无异常。

胃镜:浅表性胃炎。肠镜:结肠息肉。

辅助检查要点

主要围绕全血细胞减少及大细胞性贫血做相关检查。

● 必做项目:血常规、红细胞形态、网织红细胞、血清叶酸测定、血清维生素 B_{12} 测定、铁蛋白。

● 选做项目:尿常规、便常规＋潜血、胃肠镜、骨髓穿刺、肝肾功能＋直接胆红素、CD55/CD59、风湿抗体系列、甲状腺功能、溶血项、肝胆脾超声。

本例关键线索:血常规示全血细胞减少、大细胞性贫血,网织红细胞轻度升高,血清叶酸和维生素 B_{12} 降低,骨髓穿刺示红系巨幼变,巨核系和粒系巨型变,溶血项、CD55/CD59 及风湿免疫疾病相关检查阴性,诊断为巨幼细胞贫血。

诊断标准

应包括巨幼细胞贫血的诊断和病因诊断两部分。

● 巨幼细胞贫血诊断标准

(1)临床表现

①贫血的症状。

②常伴消化道症状,如食欲缺乏、恶心、腹泻及腹胀等;舌质红、舌痛、舌乳头萎缩、表面光滑。

③可有轻度溶血表现。

④神经系统症状,主要为脊髓后侧束变性,表现为下肢对称性深部感觉及振动觉消失,严重的可有平衡失调及步行障碍,亦可同时出现周围神经病变及精神抑郁。

（2）实验室检查

①大细胞性贫血。平均红细胞体积（MCV）>100fl，多数红细胞呈大卵圆形，网织红细胞正常或者稍偏高。

②白细胞和血小板亦常减少，中性粒细胞核分叶过多。

③骨髓增生明显活跃，红细胞系呈典型巨幼红细胞生成，巨幼红细胞>10%。粒细胞系及巨核细胞系亦有巨型变，特别是晚幼粒细胞改变明显，核质疏松、肿胀。巨核细胞核分叶过多，血小板生成障碍。

④血清叶酸测定（化学发光法）<3μg/L，红细胞叶酸测定（化学发光法）<100μg/L，维生素 B_{12} 测定（化学发光法）<100~140ng/L。

具有临床表现的①和／或②，加上实验室检查①、③（或②）及④项者，诊断为巨幼细胞贫血（可单纯缺乏叶酸、维生素 B_{12}，也可二者均缺乏）。

● 病因诊断：结合病史、查体及辅助检查，寻找可能导致巨幼细胞贫血的病因。

本例患者：有贫血的症状（头晕、乏力）和神经系统症状（行走困难），全血细胞减少，大细胞性贫血，骨髓可见红系明显巨幼变、中性粒细胞核分叶过多，血清叶酸测定和维生素 B_{12} 测定均降低，可确诊为巨幼细胞贫血。病因考虑为吸收障碍。

鉴别诊断

● 骨髓增生异常综合征：主要表现为全血细胞减少，可以为大细胞性贫血，骨髓中出现病态造血，常表现为一系~三系病态造血，每一系病态造血应占该系10%以上，幼红细胞有类巨幼样改变，常常伴有原始及早幼粒细胞比例增高。叶酸和维生素 B_{12} 在正常值范围。可结合骨髓形态、骨髓活检、染色体检查等确诊。

● 再生障碍性贫血：主要表现为外周血三系减少，网织红细胞减低，骨髓增生减低或明显减低且形态大致正常，淋巴细胞及非造血细胞比例明显增加，骨髓小粒减少或者空虚。

● 阵发性睡眠性血红蛋白尿：主要表现为发作性酱油色尿，严重贫血，可伴有白细胞及血小板减少。骨髓增生活跃，红系可见巨幼样变。外周血存在CD55 或 CD59 阴性的红细胞或中性粒细胞。酸溶血、蔗糖溶血、蛇毒因子溶血及尿含铁血黄素试验可阳性。

本例患者：该患者需主要与骨髓增生异常综合征鉴别。

治疗原则和药物治疗要点

● 去除病因：纠正饮食习惯，治疗胃肠道疾病，停用致病药物。

● 叶酸治疗：5~10mg 每日三次口服。对于胃肠道吸收障碍的患者，可予四氢叶酸肌内注射。

● 维生素 B_{12} 治疗:0.5mg 每日一次口服,连续 2 周,以后改为每周 2 次。或0.5mg 每周两次肌内注射,或者0.1mg 每日一次肌内注射。直至血象完全恢复。

● 全胃切除或恶性贫血(内因子缺乏)患者应终生维持治疗,肌内注射维生素 B_{12} 0.1mg 每月一次。

● 对于维生素 B_{12} 缺乏的恶性贫血患者,禁忌单独补充叶酸,防止神经系统障碍加重。对于贫血严重的患者,应同时口服补钾,预防贫血恢复时出现低钾血症。

本例患者:因重度贫血,给予输注滤白红细胞悬液 2 单位。同时给予叶酸 10mg 每日三次口服,维生素 B_{12} 0.5mg 每周两次肌内注射,氯化钾缓释片 0.5 每日二次口服。治疗 2 周后临床症状改善,血常规恢复正常。

巨幼细胞贫血诊疗流程(图 6-2-3)

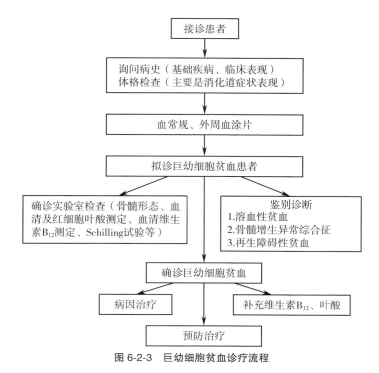

图 6-2-3　巨幼细胞贫血诊疗流程

(颜晓菁)

第三节 自身免疫性溶血性贫血

临床病例

患者，男性，74岁，以"乏力、头晕2个月，加重半个月"为主诉入院。患者2个月前无明显诱因出现乏力、头晕，未予在意。近半个月加重，伴双踝关节水肿，活动后气短，尿色加深，就诊于外院行血常规检查发现 Hb 64g/L，WBC 及 PLT 正常，总胆红素 67.2μmol/L，直接胆红素 15.7μmol/L。为系统诊治入院。发病以来无发热，无咳嗽咳痰，无恶心呕吐，无腹痛腹泻，无脱发、光过敏、口腔溃疡或关节肿痛。精神体力可，饮食欠佳，睡眠如常，大便如常，体重无明显变化。既往体健，无血液系统疾病家族史。

病史采集要点

自身免疫性溶血性贫血（AIHA）分为原发性（无基础疾病者）和继发性（有基础疾病者）。

● 常见症状：患者症状（贫血、溶血）出现的初始时间，严重程度及相关治疗情况；有些急性血管内溶血可能出现高热、寒战、四肢酸痛、恶心、呕吐、腰疼等症状。

● 基础疾病：寒冷环境暴露史（冷抗体型 AIHA），肿瘤（尤其是淋巴系统恶性疾病），自身免疫性疾病（有无脱发、光过敏、口腔溃疡、口干眼干或关节肿痛等症状），感染，药物等。继发性 AIHA 常见病因见表 6-3-1。

● 既往诊治经过：应用激素及免疫抑制剂情况。

● 鉴别诊断相关疾病的症状：遗传性球形红细胞增多症（家族史，幼年发病），阵发性睡眠性血红蛋白尿（尿色，酱油色尿发作时间等），近期输血史等。

本例患者：老年男性，贫血，黄疸。

表 6-3-1　继发性自身免疫性溶血性贫血常见病因

分类	病因
淋巴细胞增殖性疾病	慢性淋巴细胞白血病 其他非霍奇金淋巴瘤 意义未明的单克隆 IgM 丙种球蛋白血症 霍奇金淋巴瘤 自身免疫性淋巴细胞增生综合征
实体瘤 / 卵巢皮样囊肿	
自身免疫性疾病	系统性红斑狼疮

续表

分类	病因
自身免疫性疾病	桥本甲状腺炎 溃疡性结肠炎
药物	嘌呤类似物:氟达拉滨、克拉曲滨 头孢菌素:头孢曲松、头孢双硫唑甲氧 哌拉西林 β-内酰胺酶抑制剂:他唑巴坦、舒巴坦
感染	支原体感染 EB 病毒感染 巨细胞病毒感染 微小病毒感染 肝炎病毒感染 轮状病毒及其他肠道病毒感染 腺病毒感染 呼吸道合胞病毒和流感病毒感染
免疫缺陷	常见变异型免疫缺陷病 原发性综合免疫缺陷病
血型不合	血型不合的异基因造血干细胞移植/实体器官移植
同种免疫	输血后慢性溶血

体格检查

体温 36.5℃,脉搏 71 次 /min,呼吸 18 次 /min,血压 121/74mmHg。神志清楚,发育正常,营养中等,贫血貌,睑结膜苍白,巩膜黄染,浅表淋巴结未触及。周身皮肤黏膜无出血点及瘀斑,心肺听诊无异常。腹软,无压痛,肝脾肋下未触及。双侧踝关节轻度水肿。

体格检查要点

- 贫血貌:面色苍白、睑结膜、口唇等苍白(溶血时可以被黄染掩盖)。
- 皮肤、巩膜黄染。
- 肝、脾、淋巴结肿大情况。
- 有无感染灶。
- 手足发绀。

本例患者:贫血貌,皮肤、巩膜黄染。

辅助检查

血常规:WBC 7.83×10^9/L,Hb 54g/L,MCV 132.5fl,PLT 242×10^9/L,网织红细胞百分比 16.48%。

总胆红素 83.7μmol/L,直接胆红素 10.4μmol/L,肝肾功能未见异常,LDH 354U/L。

尿常规:尿蛋白微量,尿潜血(+),尿胆原(+),尿胆红素阴性。

直接抗人球蛋白试验:C3 阳性,IgG 阳性,多特异性阳性。

CD55、CD59 阴性。

溶血项阴性。

风湿三项、风湿抗体系列、肿瘤系列、肝炎系列、梅毒、HIV 均阴性。

骨髓细胞形态学:增生性贫血(提示溶血性贫血)。红系增生明显活跃,细胞形态正常,易见球形红细胞及嗜多色。

辅助检查要点

● 血常规 + 血涂片:多为正细胞正色素性贫血。伴网织红细胞明显增多时,可呈大细胞性贫血。可见较多球形红细胞和数量不等的幼红细胞。

● 反映贫血及红系代偿增生的指标:多数网织红细胞显著增多,个别可达 50% 以上,骨髓细胞形态学增生活跃或明显活跃,以幼红细胞增生为主,双核红细胞及红细胞分裂象易见,可见红细胞轻度巨幼样变;若发生再障危象,则网织红细胞极度减少,外周血常规呈全血细胞减少,骨髓增生低下呈再生障碍表现。

● 反映溶血的相关指标:乳酸脱氢酶(LDH),肝肾功能 + 直接胆红素,血浆游离血红蛋白,血清结合珠蛋白,尿常规(尿胆原、尿血红蛋白),尿含铁血黄素检测,直接抗人球蛋白试验(Coombs 试验),溶血项。

● 排查相关病因的指标:自身免疫性疾病相关检查,骨髓相关检查,肿瘤标志物,甲状腺功能,肝炎病毒全套 +HIV+ 梅毒。

● 重要的影像学检查:腹部超声,考虑继发于肿瘤者行胸腹 CT 及浅表淋巴结超声。

● 发热或疑有感染者可选择:病原微生物培养,影像学检查。

本例关键线索:大细胞性贫血,网织红细胞增高,总胆红素增高以间接胆红素升高为主,LDH 升高,尿胆原(+),骨髓红系代偿性增生,直接抗人球蛋白试验阳性。

诊断标准

● 血红蛋白(Hb)达到贫血标准。

- 检测到红细胞自身抗体。
- 至少符合以下 1 条:网织红百分比 >4% 或绝对值 >120×10⁹/L;结合珠蛋白 <100mg/L;总胆红素 ≥17.1μmol/L(以非结合胆红素升高为主)。

本例患者: 重度贫血,网织红细胞百分比 16.48%,总胆红素 83.7μmol/L,直接胆红素 10.4μmol/L,Coombs 试验阳性检测到红细胞自身抗体,符合诊断标准的前两条及第三条诊断标准中的两条,故可确诊为 AIHA。

临床分型

- 根据病因明确与否,分为原发性和继发性两类。
- 根据自身抗体与红细胞结合所需的最适温度分为温抗体型、冷抗体型和混合型。
- 根据红细胞自身抗体检测结果分为自身抗体阳性型和阴性型。

本例患者: 原发性温抗体型 AIHA。

鉴别诊断

- 遗传性球形红细胞增多症:有家族史;外周血球形红细胞大于 10%;红细胞渗透脆性试验阳性。
- 阵发性睡眠性血红蛋白尿(PNH):酸溶血试验、蛇毒因子溶血试验阳性,含铁血黄素试验阳性,CD55⁻CD59⁻ 细胞比例增高。
- 葡萄糖 -6- 磷酸脱氢酶(G6PD)缺乏症:高铁血红蛋白还原试验阳性,G6PD 活性降低。

本例患者: 本例患者无家族史,外周血无球形红细胞,溶血项中除 Coombs 试验阳性其余均阴性。可排除遗传性球形红细胞增多症、PNH、G6PD 缺乏症等。

治疗原则和药物治疗要点

迅速脱离接触病因(如药物),控制原发病(如感染、肿瘤)。

- 糖皮质激素:首选药物。在无糖皮质激素使用禁忌证情况下应用。按泼尼松计算,剂量为 1~1.5mg/(kg·d)。病情危重者,可以应用静脉激素药物。需要根据患者对药物的反应调整剂量,一般需要待血红蛋白稳定于 100g/L 以上考虑逐步减量,在此期间,严密监测血红蛋白和网织红细胞变化,如血红蛋白、LDH、网织红细胞绝对计数均正常,可以考虑停药。若使用推荐剂量治疗 4 周仍未达到上述疗效,建议考虑二线用药。激素应用过程中需要关注毒副反应:胃黏膜损伤,血糖升高,骨质疏松,水钠潴留,电解质紊乱(低钾、低钙),精神兴奋等,应同步进行相应防治处理。
- 输血治疗:①应严格掌握输血指征,尽量避免或减少输血,适用于溶血危象、再生障碍、重症贫血。②输血时机应根据贫血程度、有无明显症状、发生快慢而定。主张输注洗涤红细胞。③如无条件应用洗涤红细胞,或者抢救时无法准备洗涤红细胞,应检测自身抗体抗 ABO、Rh 血型特异性,对供者进行选择及交叉配血试验。交叉配血不完全相合时,选用多份标本交叉配血中反应最弱的输注。缓慢滴注,密切观察有无输血反应。④输血前加用糖皮质激素可减少和减轻输血反应的发生。

● 丙种球蛋白冲击治疗:适用于症状急需改善或者难治性患者,可以和其他治疗联用。0.4g/(kg·d),5 天一个疗程。

● 血浆置换:溶血病情严重时,可考虑血浆置换以尽快清除自身抗体。

● 二线治疗:

适应证:①对糖皮质激素耐药或维持剂量超过 15mg/d(按泼尼松计算);②其他禁忌或不耐受糖皮质激素治疗;③ AIHA 复发;④难治性 / 重型 AIHA。

二线治疗方案:脾切除、利妥昔单抗、免疫抑制剂等。每种药物掌握适应证和观察药物不良反应。

本例患者:应用地塞米松 10mg/d 静脉滴注辅以抑酸补钙治疗,血红蛋白逐步上升。

AIHA 诊疗流程(图 6-3-1)

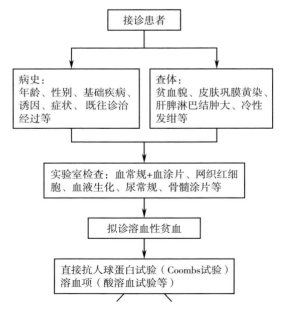

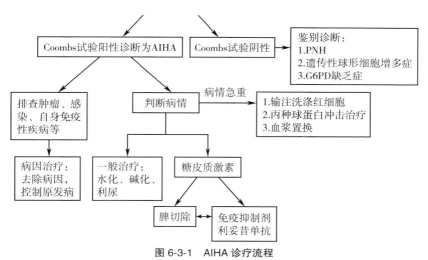

图 6-3-1 AIHA 诊疗流程

AIHA. 自身免疫性溶血性贫血；PNH. 阵发性睡眠性血红蛋白尿；G6PD. 葡萄糖 -6- 磷酸脱氢酶。

（颜晓菁）

第四节 再生障碍性贫血

临床病例

患者，男性，35 岁，制鞋工人。以"头晕乏力、周身出血 10 天，发热 1 周"为主诉入院。患者 10 天前无明确诱因出现头晕、乏力伴心悸，活动后上述症状明显加重；后发现双下肢皮肤出血点、刷牙出血、鼻出血，伴视物模糊，入当地医院行眼科检查提示眼底出血。1 周前患者发热，体温最高 39℃，无畏寒、寒战，伴咽痛、咳嗽、咳黄痰，于当地诊所静脉滴注 3 天青霉素及阿奇霉素，体温未见明显下降，为系统诊治入院。发病以来进食可，二便正常，体重无明显变化。

既往体健，否认肝炎病史，近 3 年有苯接触史。

病史采集要点

● 常见症状：贫血、出血、感染症状。乏力、头昏、心悸及气短等贫血症状；主要为皮肤黏膜出血，严重者可以出现重要脏器出血；部分患者有发热，最常见的感染部位为呼吸道，感染不易控制。

- 病因:询问相关病史。
  - 电离辐射:X 线、放射性核素等。
  - 苯及其衍生物、有机溶剂等接触史。
  - 抗肿瘤、氯霉素、砷剂、磺胺类、抗癫痫、抗结核药物等。
  - 病毒感染:EB 病毒、人类免疫缺陷病毒(HIV)、巨细胞病毒、人类疱疹病毒 6 型、血清学阴性肝炎等。
  - 自身免疫性疾病:类风湿关节炎、系统性红斑狼疮、胸腺瘤等。
- 与之鉴别疾病的常见症状:饮食情况;黄疸,酱油色或浓茶色尿;局部和左上腹部包块及不适等。

本例患者:年轻男性,有苯接触史,急性病程,出现贫血、出血、感染症状,既往体健。

体格检查

体温 39℃,血压 112/74mmHg,呼吸 20 次 /min,心率 90 次 /min。发育正常,营养中等,精神差,自主体位,重度贫血貌,睑结膜苍白,巩膜无黄染,口腔黏膜见出血点和血疱,眼底出血,咽部黏膜见充血、红肿,扁桃体无肿大,皮肤无黄染及皮疹,四肢可见出血点及散在瘀斑,浅表淋巴结未触及,胸骨无压痛,双肺叩诊为清音,左下肺闻及细湿啰音。心界无扩大,心率118 次 /min,律齐,未闻杂音。腹平软,肝脾肋下未触及,移动性浊音阴性,肠鸣音正常。双下肢无水肿。

体格检查要点

- 贫血体征:皮肤黏膜苍白,但巩膜无黄染。
- 出血体征:皮肤、黏膜出血点或者瘀斑,其他脏器出血的体征。
- 感染体征:发热,皮肤、呼吸道、消化道、泌尿系统等感染的体征。
- 浅表淋巴结和肝、脾一般无肿大,胸骨无压痛。

本例患者:发热,重度贫血貌,巩膜无黄染,口腔黏膜见出血点,眼底出血,皮肤出血点及瘀斑,咽部黏膜见充血、红肿,左下肺闻及细湿啰音,浅表淋巴结未触及,肝脾肋下未触及,胸骨无压痛。

辅助检查

血常规:WBC 0.5×10^9/L,中性粒细胞百分比 10%,淋巴细胞百分比 90%,Hb 44g/L,PLT 4×10^9/L,网织红细胞百分比 0.2%。

溶血项:直接抗人球蛋白试验(−),酸溶血试验(−),血清游离血红蛋白、血清结合珠蛋白均正常。

贫血系列:铁蛋白 56.42μg/L,维生素 B_{12} 260.30pmol/L,血清叶酸 13.96nmol/L。

生化检测：白蛋白 27.1g/L，其余均正常。

风湿抗体系列：ANA、抗 ds-DNA、抗 Sm、抗 RNP、抗 SSA、ANCA 和 ACL 均阴性；补体 C3 0.72g/L，C4 0.86g/L，免疫球蛋白 IgG 13.4g/L。

肝炎病毒标志：甲肝、乙肝、丙肝、戊肝相关检测均正常。单纯疱疹病毒 DNA<10^3 拷贝 /ml（正常）、巨细胞病毒 DNA<10^3 拷贝 /ml（正常）、EB 病毒 DNA<10^3 拷贝 /ml（正常）。

尿常规正常。

PCT 0.72μg/L，CRP 50mg/dl。

血清肿瘤标志物未见异常。

骨髓细胞形态检查：骨髓增生极度低下；粒系增生减低，占 4%，各阶段幼稚粒细胞形态正常；红系增生减低，占 16%，幼稚红细胞和成熟红细胞形态正常；成熟单核细胞 0.4%，成熟淋巴细胞 72.8%，为成熟细胞；浆细胞 2.0%，组织细胞 4.8%；全片未见巨核细胞。

骨髓活检：骨髓增生极度低下（10%），造血组织少见，未见巨核细胞，淋巴细胞散在分布，网状纤维染色（MF-0 级）（图 6-4-1）。

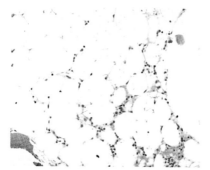

图 6-4-1　再生障碍性贫血患者的骨活检病理

流式细胞术免疫分型：红细胞 CD55 0.98%，CD59 0.99%；中性粒细胞 CD55 0.99%，CD59 0.99%。

染色体核型：46，XY[20]。

痰培养：肺炎克雷伯菌。

肺高分辨率 CT：左下肺高密度片状阴影。

腹部超声：肝、胆、胰、脾、双肾正常。

眼科检查：眼底出血。

辅助检查要点

- 血常规:计数及形态,网织红细胞百分比和绝对值。再生障碍性贫血(AA)多呈全血细胞减少,网织红细胞计数减少,校正后的网织红细胞比例 <1%,淋巴细胞比例明显增高,血细胞形态正常。

- 骨髓细胞形态:多部位(至少包括髂骨和胸骨)。分析以下数据:造血细胞增生程度;粒、红、淋巴系细胞形态和阶段百分比;巨核细胞数目和形态;小粒造血细胞面积;是否有异常细胞等。AA 骨髓象增生减低或重度减低,小粒空虚,造血细胞明显减少,粒、红两系均严重减少,巨核细胞明显减少或缺如。淋巴细胞、浆细胞、肥大细胞、网状细胞等非造血细胞比例增高。

- 骨髓活检(髂骨):至少取 2cm 骨髓组织(髂骨)标本用以评估骨髓增生程度,各系细胞比例,造血组织分布(有无灶性 CD34$^+$ 细胞分布等)情况及是否存在骨髓浸润、骨髓纤维化等。AA 造血组织减少致增生度 <25%,主要组分由脂肪细胞代替,并有较多的淋巴细胞、浆细胞及肥大细胞散在其间。间质水肿、出血,单位面积内巨核细胞显著减少。无异常细胞,无网状纤维增多。

- 流式细胞术检测骨髓 CD34$^+$ 细胞数量。

- 肝炎及病毒检测:有的患者发病前 2~3 个月有急性肝炎感染病史,需检测血液中甲、乙、丙肝炎抗体,EB 病毒,巨细胞病毒等。

- 肝、肾、甲状腺功能,其他生化及免疫固定电泳检查。

- 血清铁蛋白、叶酸和维生素 B$_{12}$ 水平。

- 流式细胞术检测阵发性睡眠性血红蛋白尿症(PNH)克隆(CD55/CD59、Flaer)。

- 免疫相关指标检测:T 细胞亚群[如 CD4$^+$、CD8$^+$、Th1、Th2、调节性 T 细胞(Treg)等及细胞因子(如 IFN-γ、IL-4、IL-10 等)、自身抗体和风湿抗体、造血干细胞及大颗粒淋巴细胞白血病相关标志检测。

- 细胞遗传学:常规核型分析,荧光原位杂交[del(5q33)、del(20q)等]及遗传性疾病筛查(儿童或有家族史者推荐做染色体断裂试验),胎儿血红蛋白检测。

- 其他:心电图、肺功能、腹部超声、超声心动图及其他影像学检查(如胸部 X 线或 CT 等),以评价其他原因导致的造血异常。

本例关键线索:患者血常规显示为全血细胞减少,形态正常,淋巴细胞比例显著增高,网织红细胞明显减少,骨髓象和骨活检均提示骨髓增生重度减低,非造血细胞增多,巨核细胞缺乏。其他检查未提示有继发因素和其他引起全血细胞减少的原因。

诊断标准

● 血常规检查：全血细胞（包括网织红细胞）减少，淋巴细胞比例增高。至少符合以下三项中两项：Hb<100g/L；PLT<50×10⁹/L；中性粒细胞绝对值（ANC）<1.5×10⁹/L。外周血未见原始细胞。

● 骨髓穿刺：多部位（不同平面）骨髓增生减低或重度减低；小粒空虚，非造血细胞（淋巴细胞、网状细胞、浆细胞、肥大细胞等）比例增高；巨核细胞明显减少或缺如；红系、粒系细胞均明显减少。

● 骨髓活检（髂骨）：全切片增生减低，造血组织减少，脂肪组织和／或非造血细胞增多，网硬蛋白不增加，无异常细胞。

● 除外检查：必须除外先天性和其他获得性、继发性骨髓衰竭综合征。

本例患者：全血细胞减少，淋巴细胞比例增高，网织红细胞明显减少，骨髓象增生减低或重度减低，非造血细胞增多，骨髓象和骨活检均提示骨髓增生重度减低，非造血细胞增多，巨核细胞缺乏。其他检查未提示有继发因素和其他引起全血细胞减少的原因，故可确诊 AA。

判断病情

1. 重型 AA（SAA）诊断标准

（1）骨髓细胞增生程度 < 正常的 25%；如≥正常的 25% 但 <50%，则残存的造血细胞应 <30%。

（2）血常规需具备下列三项中的两项：ANC<0.5×10⁹/L；网织红细胞绝对值 <20×10⁹/L 或校正后比例 <1%；PLT<20×10⁹/L。

（3）若 ANC<0.2×10⁹/L 为极重型 AA（VSAA）。

2. 非重型 AA（NSAA）诊断标准　未达到重型标准的 AA。

本例患者：血象示 ANC 0.05×10⁹/L，PLT 4×10⁹/L；网织红细胞绝对计数 5×10⁹/L，比例为 0.2%；故考虑患者病情符合极重型 AA（VSAA）。

鉴别诊断

AA 应与其他引起全血细胞减少的疾病相鉴别（表 6-4-1）。AA 属于骨髓衰竭综合征（BMF），而 BMF 可以分为先天性和获得性两种，而获得性 BMF 又分为原发性和继发性。

● 先天性 BMF，包括范科尼贫血（FA），表现为一系／两系或全血细胞减少，可伴有发育异常（皮肤色素沉着、骨骼畸形、器官发育不全等），实验室检查可发现"范科尼基因"、细胞染色体受丝裂霉素 C 或 DBA 试剂作用后极易断裂。

表 6-4-1　全血细胞减少和骨髓低增生的其他疾病

疾病或临床表现	鉴别要点
PNH 相关（AA/PNH）	依据疾病及 PNH 向 AA 转化的阶段不同，患者的临床表现不同。检测外周血红细胞和白细胞表面 GPI 锚链蛋白可以鉴别
低增生性 MDS/AML	低增生性 MDS 具备如下特点：粒系、巨核系增生减低，外周血、骨髓涂片和骨髓活检中存在幼稚细胞。骨髓活检标本中，网状纤维、CD34$^+$ 细胞增加及较多的残存造血面积提示为低增生性 MDS 而非 AA。若存在前体细胞异常定位（ALP）则更加提示 MDS。红系病态造血在 AA 中非非常常见，不能据此鉴别 MDS 和 AA
自身抗体介导的全血细胞减少	包括 Evans 综合征等。可检测到外周成熟血细胞的自身抗体或骨髓未成熟血细胞的自身抗体，患者可有全血细胞减少且骨髓增生减低，但外周血网织红细胞或中性粒细胞比例往往不低甚或偏高，骨髓红系细胞比例不低且易见红系造血岛，Th1/Th2 降低（Th2 细胞比例增高）、CD5$^+$B 细胞比例增高，血清白介素 -4 和白介素 -10 水平增高，对糖皮质激素和 / 或大剂量静脉滴注丙种球蛋白的治疗反应较好
霍奇金淋巴瘤或非霍奇金淋巴瘤	可表现为全血细胞减少、骨髓增生减低、骨髓涂片可见局部淋巴瘤细胞浸润。AA 患者淋巴细胞显著增高，但为正常淋巴细胞，可通过免疫分型和基因重排检测与淋巴瘤细胞进行区分。其他如脾大等特征也可作为鉴别 AA 与淋巴瘤的依据
原发性骨髓纤维化	原发性骨髓纤维化常伴随出现泪滴样异常红细胞、幼稚红细胞、脾大。骨髓纤维化不合并脾大的患者则提示有可能是继发于其他恶性肿瘤
分枝杆菌感染	有时表现为全血细胞减少和骨髓增生减低，可伴肉芽肿、纤维化、骨髓坏死或嗜血征象。结核分枝杆菌一般没有特征性肉芽肿。抗酸杆菌属于不典型分枝杆菌感染，其常被泡沫样巨噬细胞吞噬。如果考虑结核，应进行骨髓抗酸染色和培养
神经性厌食或长期饥饿	可表现为全血细胞减少、骨髓增生减低、脂肪细胞和造血细胞丢失，骨髓涂片背景物质增多，HE 染色为浅粉色，吉姆萨染色亦可观察到
ITP	部分 AA 患者初期仅表现为血小板减少，后期出现全血细胞减少，常需与 ITP 相鉴别。这类 AA 患者骨髓增生减低、巨核细胞减少或消失。这种表现在 ITP 中并不见见。可用于鉴别早期 AA 及 ITP
MonoMac 综合征	骨髓增生减低同时外周血单核细胞减少或极度减低可能提示该诊断

注：PNH，阵发性睡眠性血红蛋白尿症；AA，再生障碍性贫血；GPI，糖基磷脂酰基醇；MDS，骨髓增生异常综合征；AML，急性髓细胞性白血病；ITP，原发免疫性血小板减少症；MonoMac 综合征，分枝杆菌易感的单核细胞缺乏综合征。

- 原发性 BMF,包括:

(1) 源于造血干细胞质量异常的 BMF,如 PNH 和骨髓增生异常综合征(MDS)。

(2) 自身免疫介导的 BMF,如风湿疾病自身抗体介导的 BMF。

(3) 意义未明的血细胞减少(ICUS)[包括非克隆性 ICUS、意义未明克隆性血细胞减少(CCUS)]这些情况可以是某特定疾病的过渡阶段,可发展为 MDS 或其他血液病,也可能是尚未认知的某疾病,以上原发性 BMF 需与 AA 相鉴别。

- 继发性 BMF,主要包括:

(1) 造血系统肿瘤,如毛细胞白血病(HCL)、T 细胞型大颗粒淋巴细胞白血病(T-LGLL)、多发性骨髓瘤(MM)等。

(2) 其他系统肿瘤浸润骨髓。

(3) 骨髓纤维化。

(4) 严重营养性贫血。

(5) 急性造血功能停滞。

(6) 肿瘤性疾病因放化疗所致骨髓抑制等。

本例患者:该患者需与低增生性急性白血病、MDS、PNH、骨髓纤维化、病毒感染、其他系统肿瘤浸润骨髓、自身风湿免疫性疾病和脾功能亢进等疾病鉴别。

治疗原则和药物治疗要点

治疗原则:早诊断、早治疗,联合治疗,坚持治疗;包括支持疗法、病因治疗。

- 支持疗法

(1) 成分血输注:红细胞悬液输注指征一般为 Hb<60g/L。老年(≥60 岁)、代偿反应能力低(如伴有心、肺疾患),需氧量增加(如感染、发热、疼痛等),氧气供应缺乏加重(如失血、肺炎等)时红细胞输注指征可放宽为 Hb≤80g/L。存在血小板消耗危险因素者[感染、出血、使用抗生素或抗胸腺/淋巴细胞球蛋白(ATG/ALG)等]或重型 AA,可以输注单采浓缩血小板悬液,血小板输注指征为 PLT<20×10⁹/L,病情稳定者为 PLT<10×10⁹/L,因产生抗血小板抗体而导致无效输注者应输注人白细胞抗原(HLA)配型相合的血小板。

(2) 其他保护措施:重型 AA 患者应予保护性隔离,有条件者应入住层流病房;避免出血,防止外伤及剧烈活动;必要的心理护理。需注意饮食卫生,可预防性应用抗真菌药物。欲进行移植及 ATG/ALG 治疗者建议给予预防性应用抗细菌、抗病毒及抗真菌治疗。造血干细胞移植后需预防卡氏肺孢子菌感染,但 ATG/ALG 治疗者不必常规应用。

(3) 感染的治疗:对有发热和感染征象者应及时经验性应用广谱抗生素治

疗,然后再根据微生物学证据调整,抗细菌治疗无效或最初有效后再次发热者应给予抗真菌治疗。原则上按照"中性粒细胞减少伴发热"的治疗原则来处理。

（4）祛铁治疗：长期反复输血超 20 单位和／或血清铁蛋白水平增高达铁过载标准的患者,可酌情予祛铁治疗。

● 本病治疗：根据病情严重程度选择治疗方案。

（1）不依赖输血的非重型 AA,可应用环孢素和／或促造血治疗。

（2）促造血治疗：雄激素可以刺激骨髓红系造血,一般应用司坦唑醇、十一酸睾酮或达那唑,应定期复查肝功能。在免疫抑制剂治疗的同时联合粒细胞集落刺激因子（G-CSF）可提高疗效。重组人血小板生成素（TPO）及白介素 -11（IL-11）也可与免疫抑制治疗（IST）联合有效治疗 AA。艾曲波帕（eltrombopag）是血小板受体激动剂,与 IST 联合可以用于难治性重型 AA 的治疗。

（3）ATG/ALG：兔源 ATG/ALG 剂量为 3~4mg/（kg·d）,猪源 ALG 剂量为20~30mg/（kg·d）。ATG/ALG 需连用 5 天,每日静脉输注 12~18 小时。输注之前均应按照相应药品制剂说明进行皮试和／或静脉试验,试验阴性方可接受治疗。每日用 ATG/ALG 时同步应用肾上腺糖皮质激素防止过敏反应。急性期不良反应包括超敏反应、发热、僵直、皮疹、高血压或低血压及液体潴留。患者床旁应备气管切开包、肾上腺素。用药期间维持 PLT>10 × 10^9/L,因 ATG/ALG 具有抗血小板活性的作用,血小板悬液输注需要量可能会增加。血清病反应（关节痛、肌痛、皮疹、轻度蛋白尿和血小板减少）一般出现在 ATG/ALG 治疗后 1 周左右,因此糖皮质激素应足量用至 15 天,随后减量,一般 2 周后减完（总疗程 4周）,出现血清病反应者则静脉应用肾上腺糖皮质激素冲击治疗。

（4）环孢素（CsA）：口服剂量为 3~5mg/（kg·d）。临床可根据药物浓度及疗效调整 CsA 的应用剂量,一般目标血药浓度（谷浓度）为成人 100~200μg/L、儿童 100~150μg/L。CsA 的主要不良反应是消化道反应、齿龈增生、色素沉着、肌肉震颤、肝肾功能损害,极少数出现头痛和血压变化,多数患者症状轻微或经对症处理减轻,必要时减量甚至停药。CsA 减量过快会增加复发风险,一般建议逐渐缓慢减量,疗效达平台期后持续服药至少 12 个月。服用 CsA 期间应定期监测血压、肝肾功能。

本例患者：该患者确诊为极重型 AA,在成分输血（红细胞悬液、单采浓缩血小板）,促造血因子（G-CSF、TPO）,碳青霉烯类抗生素对症支持治疗同时,给予 ATG+CsA 强化的 IST 病因治疗,ATG 剂量为 4mg/（kg·d）,连用 5 天,CsA 口服起始剂量为 3mg/（kg·d）。此外,患者与其哥哥进行 HLA 配型,准备行造血干细胞移植。

再生障碍性贫血诊疗流程（图 6-4-2）

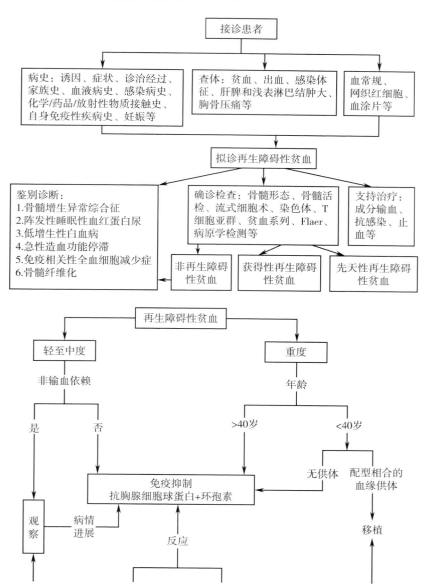

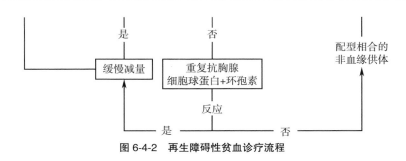

图 6-4-2　再生障碍性贫血诊疗流程

（颜晓菁）

第五节　急性白血病

临床病例

患者,男性,54 岁,因"乏力、间断鼻出血 1 个月,发热 3 天"为主诉入院。患者一个月前无明显诱因自觉乏力,间断鼻出血,自行填塞止血。近 3 天发热,体温最高 38.3℃,就诊于门诊,行血常规检查:WBC 1.83×10^9/L,中性粒细胞百分比 23.5%,淋巴细胞百分比 67.2%,单核细胞百分比 9.3%,Hb 69g/L,PLT 14×10^9/L,外周血可见幼稚细胞。为系统诊治入院治疗。患者发病以来无发热,偶有活动后气短,无夜间憋醒,无咳嗽咳痰,无脱发,无口腔溃疡,无骨关节疼痛。二便正常,食欲差,睡眠一般,精神状态可,近期体重减轻近 3kg。

既往体健,否认肝炎、结核病史,无高血压、冠心病史,否认苯、放射线、化疗药物等接触史,无烟酒嗜好,家族史无特殊。

病史采集要点

● 常见症状:发热、出血、贫血,骨骼和关节疼痛,肝脾和淋巴结肿大,可有髓外受累的症状(粒细胞肉瘤、齿龈增生、皮肤结节或斑块、中枢神经系统症状等)。

● 病因:既往血液疾病史(骨髓增生异常综合征、慢性髓细胞性白血病、骨髓增殖性肿瘤等)、放射线接触、职业性接触苯及其溶剂,实体瘤放、化疗史,银屑病(使用乙双吗啉患者易患急性早幼粒细胞白血病)家族史。

● 需要鉴别疾病的病史:自身免疫性疾病、感染相关病史等。

本例患者:中年男性,起病一个月,乏力,鼻出血,低热,盗汗,活动后气短,体重减轻,血常规提示全血细胞减少,可见幼稚细胞。

体格检查

体温 37.3℃,血压 121/70mmHg,脉搏 96 次 /min,呼吸 21 次 /min。轮椅推入病房,贫血貌,睑结膜苍白,巩膜无黄染,皮肤黏膜无皮疹,浅表淋巴结未触及,双下肢皮肤可见散在出血点。咽不充血,双侧扁桃体无肿大,口腔黏膜无溃疡。胸骨无压痛,心肺查体未见异常。腹平软,无压痛,肝脾肋下未触及。四肢关节无红肿、活动障碍,双下肢无水肿。神经系统检查未见异常。

体格检查要点

重点关注感染、出血部位及急性白血病易累及的靶器官。

- 皮肤黏膜表现:贫血表现,出血点、紫癜、瘀斑、血肿。
- 感染常见部位:上呼吸道、肺部、口腔、肛周。
- 髓外浸润的体征:肝脾、淋巴结肿大,齿龈增生,皮肤浸润(皮疹、结节、斑块),眼部绿色瘤(眼球突出),神经系统受累(脑出血、脑膜刺激征的体征)。
- 骨骼体征:胸骨压痛。

本例患者:贫血貌,睑结膜苍白,双下肢散在出血点。

辅助检查

血常规:WBC 1.83×10^9/L,中性粒细胞百分比 23.5%,淋巴细胞百分比 67.2%,单核细胞百分比 9.3%,Hb 69g/L,PLT 14×10^9/L,外周血可见幼稚细胞。ESR 38mm/h,CRP 10.6mg/dl。

肝功能、肾功能无异常,结明试验阴性,凝血四项无异常。

心电图:心率 92 次 /min,正常心电图。

经胸超声心动图 + 心功能:心内结构及血流未见明显异常,静息状态下左室整体收缩功能正常。

肺高分辨率 CT:右肺炎性病变可能性大,左肺小结节,双肺陈旧性病变,局限性气肿。

腹部超声:肝囊肿。

060501
急性白血病的骨髓检查

辅助检查要点

需要根据辅助检查的结果明确急性白血病的 MICM 分型、危险度分层,评估患者治疗的不良反应,关注基础状态和疾病。

- 血常规:白细胞可以升高、降低或者正常,一般有贫血(正细胞正色素性)和血小板减少。
- 血涂片:外周血可以出现原始、幼稚的白血病细胞。

- 评估基础状态和疾病：生化（肝肾功能、血离子、心肌酶、尿酸等，可以出现乳酸脱氢酶升高，如患者出现高尿酸、高钾、高磷、低钙的三高一低，需要注意肿瘤溶解综合征），尿常规，凝血功能（尤其是急性早幼粒细胞白血病出血倾向明显，常出现凝血指标异常），脑脊液常规 + 查白血病细胞（急性淋巴细胞白血病）等。

- 重要的影像学检查：肺 CT、心电图、心脏超声和心功能、腹部超声、头 MRI 或者 CT（有神经系统症状体征时）等。

- 骨髓细胞形态学和细胞化学染色：根据细胞形态学和细胞化学染色特征（FAB 分型），急性白血病分为急性髓细胞性白血病（AML,M0~M7 亚型）和急性淋巴细胞白血病（ALL,L1~L3 亚型）。根据 2008 年和 2016 年 WHO 造血和淋巴组织肿瘤分类标准，骨髓和外周血白血病细胞≥20%,即可诊断。M1、M2、M6 计数原粒细胞（为白血病细胞）,M3 计数异常早幼粒细胞,M4 计数原粒细胞、原始 + 幼稚单核细胞,M5 计数原始 + 幼稚单核细胞,M7 计数原始 + 幼稚巨核细胞,ALL 计数原始 + 幼稚淋巴细胞。如果 AML 患者被证实有 WHO 标准所规定的重现性细胞遗传学或者分子遗传学异常，即使白血病细胞 <20%,也可以诊断为 AML。

- 免疫表型：AML 的免疫表型检测见表 6-5-1,ALL 的免疫表型检测见表 6-5-2。一部分患者可以出现两系或者三系的免疫表型，称为混合表型急性白血病（表 6-5-3）。

表 6-5-1　急性髓细胞性白血病（AML）的免疫表型

表型	通常阳性标志
前体期	CD34、CD38、CD117、CD133、HLA-DR
粒细胞	CD13、CD15、CD16、CD33、CD65、cMPO
单核细胞	NSE、CD11c、CD14、CD64、溶菌酶、CD4、CD11b、CD36、NG2 同源体
巨核细胞	CD41（血型糖蛋白 II b/ III a）、CD61（血型糖蛋白 III a）、CD42（血型糖蛋白 I b）
红细胞	CD235a（血型糖蛋白 A）

表 6-5-2　急性淋巴细胞白血病（ALL）的免疫表型（EGIL,1998）

分型	免疫学标志
B 系 ALL	CD19、CD79a、CD22 至少两个阳性
早期前 B-ALL（B- I ）	无其他 B 细胞分化抗原表达

分型	免疫学标志
普通型 ALL（B-Ⅱ）	CD10+
前 B-ALL（B-Ⅲ）	胞质 IgM+
成熟 B-ALL（B-Ⅳ）	胞质或膜 κ 或 λ+
T 系 ALL	胞质 / 膜 CD3+
早期前 T-ALL（T-Ⅰ）	CD7+
前 T-ALL（T-Ⅱ）	CD2+ 和 / 或 CD5+ 和 / 或 CD8+
皮质 T-ALL（T-Ⅲ）	CD1a+
成熟 T-ALL（T-Ⅳ）	膜 CD3+，CD1a-

表 6-5-3　混合表型急性白血病的免疫表型（EGIL，1998）

系列	需要检测的抗体
髓系	cMPO+（FCM、免疫组化或细胞化学）或单核细胞分化（至少 2 个标志：NSE、CD11c、CD64、CD14、溶菌酶）
T 系	cCD3（FCM 应用的是抗 ε 链抗体，而免疫组化检测使用的是多克隆抗体，可与 CD3 的 ζ 链结合，后者不是 T 细胞特异性的）或膜 CD3（很少表达）
B 系	强 CD19 和 cCD79a、cCD22、CD10 中至少 1 个标志强表达；或弱 CD19 和 cCD79a、cCD22、CD10 中至少 2 个标志强表达

- 细胞遗传学及分子生物学（表 6-5-4 和表 6-5-5）。

表 6-5-4　急性髓细胞性白血病（AML）常见细胞遗传学和分子生物学分类

染色体异常	受累基因
染色体丢失或获得	
5 号或 7 号染色体的部分或全部缺失	未定义
8 号染色体三体	未定义
易位	
t（8;21）（q22;q22）	*RUNX1（AML1）-RUNX1T1（ETO）*
t（15;17）（q22;q12）	*PML-RARα*
t（9;11）（p22;q23）	*MLL*（特别是 *MLLT3*）
t（9;22）（q34;q22）	*BCR-ABL*

续表

染色体异常	受累基因
t(1;22)(p13;q13)	*RBM15-MKL1*
倒位	
inv(16)(p13.1;q22)或 t(16;16)(p13.1;q22)	*CBFβ-MYH11*
inv(3)(q21;q26.2)	*RPN1-EVI1*

表 6-5-5　急性淋巴细胞白血病(ALL)常见细胞遗传学亚型和分子生物学特征

	染色体异常	融合基因
前体 B-ALL	t(9;22)(q34;q11.2)	*BCR-ABL*
	t(V;11q23)	*MLL* 重排
	t(12;21)(p13;q22)	*TEL-AML1*
	t(1;19)(q23;p13.3)	*E2A-PBX1*
	t(5;14)(q31;q32)	*IL3-IGH*
	亚二倍体	
	超二倍体(>50 条)	
前体 T-ALL	t(11;14)(p13;q11)	*LMO2,TCR A/D*
	t(1;14)(p32;q11)	*TAL1-TCR*
	t(7;9)(q34;q34)	*NOTCH1,TCR B*
伯基特白血病	t(8;14)(q24;q32)	*MYC*,IgH
	t(2;8)(p12;q24)	*MYC*,Igκ
	t(8;22)(q24;q11)	*MYC*,Igλ

本例关键线索

血液系统受累表现:贫血、出血、感染症状。血常规提示全血细胞减少,可见幼稚细胞。骨髓细胞学形态诊断为 AML-M2a,免疫分型考虑急性髓系白血病,染色体:46,XY,t(8;21)(q22;q22),融合基因 *AML1-ETO*,二代测序:*KIT* 及 *TET2* 基因突变。

诊断标准

● FAB 分型标准

(1) AML:M0~M7。

M0(急性髓细胞性白血病微分化型):骨髓原始细胞≥30%,无嗜天青颗粒及Auer小体,核仁明显,光镜下髓过氧化物酶(MPO)及苏丹黑B阳性细胞<3%;在电镜下,MPO阳性;CD33或CD13等髓系抗原可呈阳性,淋系抗原通常为阴性。血小板抗原阴性。

M1(急性粒细胞白血病未分化型):原粒细胞(Ⅰ型+Ⅱ型,原粒细胞质中无颗粒为Ⅰ型,出现少数颗粒为Ⅱ型)占骨髓非红系有核细胞(NEC,指不包括浆细胞、淋巴细胞、肥大细胞、巨噬细胞及所有红系有核细胞的骨髓有核细胞计数)的90%以上,其中至少3%以上细胞为MPO阳性。

M2(急性粒细胞白血病部分分化型):原粒细胞Ⅰ型+Ⅱ型占骨髓NEC的30%~89%,其他粒细胞>10%,单核细胞<20%。

M3(急性早幼粒细胞白血病,APL):骨髓中以颗粒增多的早幼粒细胞为主,此类细胞在NEC中≥30%。

M4(急性粒-单核细胞白血病):骨髓中原始细胞占NEC的30%以上,各阶段粒细胞占30%~80%,各阶段单核细胞≥20%。

M4Eo(AML with eosinophilia):除上述M4型各特点外,嗜酸性粒细胞在NEC中>5%。

M5(急性单核细胞白血病):骨髓NEC中原单核、幼单核及单核细胞≥80%。原单核细胞≥80%为M5a,<80%为M_{5b}。

M6(红白血病):骨髓中幼红细胞≥50%,NEC中原始细胞(Ⅰ型+Ⅱ型)≥30%。

M7(急性巨核细胞白血病):骨髓中原始巨核细胞≥30%。血小板抗原阳性,血小板过氧化酶阳性。

(2)ALL:L1~L3,原始和/或幼稚淋巴细胞≥骨髓有核细胞(ANC)的30%。

L1:原始和幼淋巴细胞以小细胞(直径≤12μm)为主。

L2:原始和幼淋巴细胞以大细胞(直径>12μm)为主。

L3(伯基特型):原始和幼淋巴细胞以大细胞为主,大小较一致,细胞内有明显空泡,胞质嗜碱性,染色深。

● 2016年WHO分型标准和分类(表6-5-6)

(1)血或骨髓原始粒(或单核)≥20%,可诊断为AML。

(2)当患者被证实有克隆性重现性细胞遗传学异常t(8;21)(q22;q22)、inv(16)(p13q22)或t(16;16)(p13;q22)及t(15;17)(q22;q12)时,即使原始细胞<20%,也应诊断为AML。

(3)伴有多细胞系病态造血的AML及治疗相关性AML和骨髓增生异常综合征,分别单独化为独立亚类。

(4)目前一般认为原始淋巴细胞白血病和淋巴母细胞淋巴瘤在本质上是同

一种疾病,因此定义在骨髓中瘤细胞在 25% 以上即 ALL,低于 25% 为淋巴瘤侵犯骨髓。

表 6-5-6　2016 年 WHO 急性白血病分类

急性髓细胞性白血病(AML)伴重现性遗传学异常的 AML

　　AML 伴 t(8;21)(q22;q22.1);*RUNX1-RUNX1T1*

　　AML 伴 inv(16)(pl3.1q22) 或 t(16;16)(P13.1;q22);*CBFβ-MYH11*

　　急性早幼粒细胞白血病(APL)伴 *PML-RARα*

　　AML 伴 t(9;11)(p21.3;q23.3);*MLLT3-KMT2A*

　　AML 伴 t(6;9)(p23;q34.1);*DEK-NUP214*

　　AML 伴 inv(3)(q21.3;q26.2) 或 t(3;3)(q21.3;q26.2);*GATA2*,*MECOM*

　　AML(原始巨核细胞性)伴 t(1;22)(p13.3;q13.3);*RBM15-MKL1*

　　AML 伴 *BCR-ABL1*(暂命名)

　　AML 伴 *NPM1* 突变

　　AML 伴 *CEBPA* 双等位基因突变

　　AML 伴 *RUNX1* 突变(暂命名)

AML 伴骨髓增生异常相关改变

治疗相关 AML

非特指型 AML(AML,NOS)

　　AML 微分化型

　　AML 未分化型

　　AML 部分分化型

　　急性粒 - 单核细胞白血病

　　急性单核细胞白血病

　　纯红白血病

　　急性巨核细胞白血病

　　急性嗜碱性粒细胞白血病

　　急性全髓增生伴骨髓纤维化

髓系肉瘤

Down 综合征相关的髓系增殖

　　短暂性异常骨髓增殖(TAM)

Down 综合征相关的髓系白血病

母细胞性浆细胞样树突细胞肿瘤

系别未明的急性白血病

混合表型急性白血病

　急性未分化型白血病

　混合表型急性白血病（MPAL）伴 t（9；22）（q34.1；q11.2）；*BCR-ABL*

　MPAL 伴 t（v；11q23.3）；*KMT2A* 重排

　MPAL，B/ 髓系，NOS

　MPAL，T/ 髓系，NOS

B 原始淋巴细胞白血病 / 淋巴瘤

　B-ALL，非特指型（NOS）

　B-ALL 伴重现性遗传学异常

　B-ALL 伴 t（9；22）（q34.1；q11.2）/*BCR-ABL1*

　B-ALL 伴 t（v；11q23.3）/KMT2A 重排

　B-ALL 伴 t（12；21）（p13.2；q22.1）/*ETV6-RUNX1*

　B-ALL 伴超二倍体

　B-ALL 伴亚二倍体

　B-ALL 伴 t（5；14）（q31.1；q32.3）/*IL3-IGH*

　B-ALL 伴 t（1；19）（q23；P13.3）/*TCF3-PBX1*

　B-ALL，BCR-ABL1 样（暂命名）

　B-ALL 伴 21 号染色体内部扩增（iAMP21）

原始 T 淋巴细胞白血病 / 淋巴瘤

　早期前体 T 淋巴细胞白血病（ETP-ALL）（暂命名）

自然杀伤（NK）细胞白血病（暂命名）

本例患者：临床表现包括贫血、出血、感染症状。血常规提示全血细胞减少，可见幼稚细胞。骨髓细胞学形态诊断为 AML-M2a（FAB 分型）。免疫分型考虑急性髓细胞性白血病，染色体：46，XY，t（8；21）（q22；q22），融合基因 *AML1-ETO*（*RUNX1-RUNX1T1*），二代测序：*KIT* 及 *TET2* 基因突变，根据 WHO 分型诊断为 AML 伴 t（8；21）（q22；q22.1），*RUNX1-RUNX1T1*。

判断病情

急性白血病亚型诊断明确后,应进一步确定白血病预后,判断患者的病情严重程度即危险度分层,以便采取相应的治疗措施。

1. AML 的预后评估　以下为预后不良因素。

- 有前驱血液病史,或放、化疗史等治疗相关白血病。
- 患者年龄大于 60 岁。
- 外周血白细胞大于 $50 \times 10^9/L$。
- 有髓外侵犯,如中枢神经系统、睾丸、皮肤。
- 经两个标准诱导治疗后未缓解。
- 存在预后不良的细胞遗传学或分子学异常(表 6-5-7)。

表 6-5-7　急性髓细胞性白血病(AML)预后不良的细胞遗传学或分子学异常

预后	染色体	分子学异常
良好(低危)	t(15;17) t(8;21) inv(16)/t(16;16)	正常核型:*NPM1* 突变不伴有 *FLT3-ITD* 或伴 *FLT3-ITD*^low (突变比例 <50%)或单独的 *CEBPA* 等位基因双突变
中等(中危)	正常核型,t(9;11),其他未定义的	t(8;21)、inv(16)/t(16;16) 伴有 *C-KIT* 突变,*NPM1* 突变伴有 *FLT3-ITD*^high (突变比例≥50%),无不良预后核型同时为野生型 *NPM1* 不伴 *FLT3-ITD* 或 *FLT3-ITD*^low
不良(高危)	复杂核型(≥3 种异常) 单倍体核型 5q-、-5、7q-、-7 11q23 异常,除外 t(9;11) inv(3),t(3;3) t(6;9) t(9;22)	正常核型: 伴 *FLT3-ITD* *TP53* 突变 *RUNX1* 突变 *ASXL1* 突变 野生型 *NPM1* 伴 *FLT3-ITD*^high

2. APL 的预后评估(表 6-5-8)

表 6-5-8　急性早幼粒细胞白血病(APL)预后不良的细胞遗传学或分子学异常

危险度	初诊白细胞计数	初诊血小板计数
低	$\leq 10 \times 10^9/L$	$>40 \times 10^9/L$

续表

危险度	初诊白细胞计数	初诊血小板计数
中	$\leqslant 10 \times 10^9/L$	$\leqslant 40 \times 10^9/L$
高	$>10 \times 10^9/L$	

本例患者：患者为中年男性，为非高白细胞、非继发急性白血病，无髓外受累临床表现，骨髓细胞学形态诊断为 AML-M2a，免疫分型考虑急性髓细胞性白血病，染色体 46，XY，t(8;21)(q22;q22)，融合基因 *AML1-ETO*，二代测序 *KIT* 及 *TET2* 基因突变。为预后中等的 AML。

鉴别诊断

根据临床表现、血象和骨髓象特点，诊断白血病一般不难。但因白血病细胞 MICM 特征的不同，治疗方案及预后亦随之改变，故初诊患者应尽力获得全面 MICM 资料，以便评价预后，指导治疗，并应注意排除下述疾病。

● 骨髓增生异常综合征（MDS）：MDS-EB-2 除病态造血外，外周血中有原始和幼稚细胞，全血细胞减少和染色体异常，易与白血病相混淆，但骨髓和外周血中原始细胞小于 20%。

● 某些感染引起的白细胞异常如传染性单核细胞增多症，血象中出现异形淋巴细胞，但形态与原始细胞不同，血清中嗜异性抗体效价逐步上升，病程短，可自愈。百日咳、传染性淋巴细胞增多症、风疹等病毒感染时，血象中淋巴细胞增多，但淋巴细胞形态正常，病程良性，骨髓原幼细胞不增多。

● 巨幼细胞贫血有时可与红白血病混淆。但前者骨髓中原始细胞不增多，幼红细胞 PAS 反应常为阴性，予以叶酸、维生素 B_{12} 治疗有效。

● 急性粒细胞缺乏症恢复期：在药物或某些感染引起的粒细胞缺乏症的恢复期，骨髓中原、幼粒细胞增多。但该症多有明确病因，血小板正常，原、幼粒细胞中无 Auer 小体及染色体异常。短期内骨髓粒细胞成熟恢复正常。

本例患者：需与可导致全血细胞减少的血液系统疾病如再生障碍性贫血、阵发性睡眠性血红蛋白尿、骨髓增生异常综合征等，以及非血液系统疾病，自身免疫性疾病如系统性红斑狼疮，严重肝病等相鉴别。

治疗原则和药物治疗要点

根据患者的 MICM 结果及临床特点进行预后危险分层，按照患方意愿、经济能力，选择并设计最佳完整、系统的治疗方案。考虑治疗需要及减少患者反复穿刺的痛苦，建议留置深静脉导管。适合行异基因造血干细胞移植（allo-HSCT）者应抽血做 HLA 配型。

治疗策略：

1. 抗白血病治疗　治疗方法包括：联合化疗、靶向治疗、造血干细胞移植。

● 抗白血病治疗的第一阶段是诱导缓解治疗，主要方法是联合化疗，目标是使患者迅速获得完全缓解（complete remission，CR）。所谓 CR，即白血病的症状和体征消失，外周血无原始细胞，无髓外白血病；骨髓三系造血恢复，原始细胞 <5%；外周血中性粒细胞 >1.0×10⁹/L，血小板计数 ≥100×10⁹/L。理想的 CR 为初诊时免疫学、细胞遗传学和分子生物学异常标志均消失。

● 缓解后治疗，巩固强化治疗和维持治疗。

● 复发后治疗：挽救治疗。

● 中枢神经系统白血病的预防和治疗。

2. 一般治疗

● 紧急处理高白细胞血症。

● 防止感染。

● 成分输血。

● 肿瘤溶解综合征的预防和处理。

本例患者：该患者为中年 AML-M2a（中危），入院后行经外周静脉穿刺的中心静脉导管（PICC），对症输注血小板及抗感染治疗，同时予以 DA 方案（柔红霉素 + 阿糖胞苷）诱导化疗至完全缓解，再以大剂量阿糖胞苷巩固治疗，之后行非血缘半相异基因造血干细胞移植（供者为患者儿子）。

急性白血病治疗流程（图 6-5-1~ 图 6-5-4）

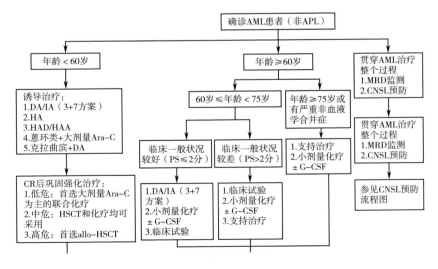

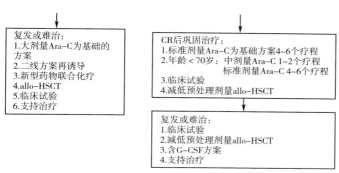

图 6-5-1 AML 治疗流程

AML. 急性髓细胞性白血病；APL. 急性早幼粒细胞白血病；DA. 柔红霉素 + 阿糖胞苷；IA. 去甲氧柔红霉素 + 阿糖胞苷；HA. 高三尖杉酯碱 + 阿糖胞苷；HAD. 高三尖杉酯碱 + 阿糖胞苷 + 柔红霉素；HAA. 高三尖杉酯碱 + 阿糖胞苷 + 阿克拉霉素；Ara-C. 阿糖胞苷；CR. 完全缓解；HSCT. 造血干细胞移植；allo-HSCT. 异基因造血干细胞移植；G-CSF. 粒细胞集落刺激因子；MRD. 微小残留病；CNSL. 中枢神经系统白血病。

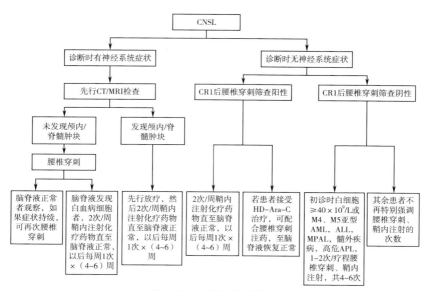

图 6-5-2 CNSL 治疗流程

CNSL. 中枢神经系统白血病；CR. 完全缓解；HD-Ara-C. 大剂量阿糖胞苷；Ara-C. 阿糖胞苷；AML. 急性髓细胞性白血病；ALL. 急性淋巴细胞白血病；MPAL. 混合表型急性白血病；APL. 急性早幼粒细胞白血病。

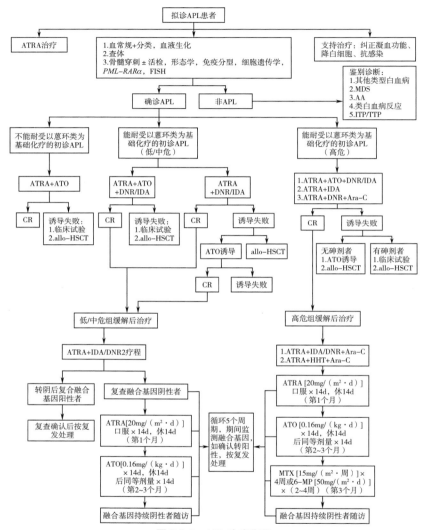

图 6-5-3 APL 治疗流程

APL. 急性早幼粒细胞白血病；ATRA. 全反式维 A 酸；FISH. 荧光原位杂交；MDS. 骨髓增生异常综合征；AA. 再生障碍性贫血；ITP. 原发免疫性血小板减少症；TTP. 血栓性血小板减少性紫癜；ATO. 亚砷酸；CR. 完全缓解；allo-HSCT. 异基因造血干细胞移植；DNR. 柔红霉素；IDA. 去甲氧柔红霉素；HHT. 高三尖杉酯碱；6-MP.6- 巯基嘌呤。

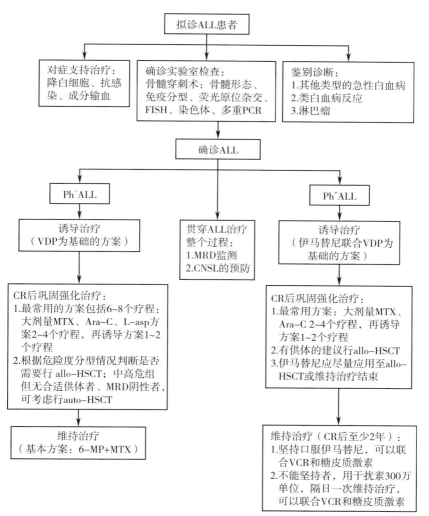

图 6-5-4 ALL 治疗流程

ALL. 急性淋巴细胞白血病；FISH. 荧光原位杂交；PCR. 聚合酶链反应；VDP. 长春新碱 + 柔红霉素 + 泼尼松；CR. 完全缓解；MTX. 甲氨蝶呤；Ara-C. 阿糖胞苷；L-asp. 左旋门冬酰胺酶；allo-HSCT. 异基因造血干细胞移植；MRD. 微小残留病；auto-HSCT. 自体造血干细胞移植；6-MP. 6- 巯基嘌呤；CNSL. 中枢神经系统白血病；VCR. 长春新碱。

（颜晓菁）

第六节　淋巴瘤

临床病例

患者,女性,65岁。以"发现颌下肿物1月余"为主诉入院,患者1个月前无明显诱因出现双颈部无痛性淋巴结肿大,左侧明显,就诊于当地医院,抗炎治疗10天后无好转,来院就诊,完善淋巴结超声提示:双颈部多发肿大淋巴结,大者约2.5cm×2.2cm,行左侧淋巴结活检,术后病理提示:弥漫大B细胞淋巴瘤(活化B细胞型),为系统治疗入院。患者病来自觉乏力,无盗汗,无发热,无皮疹瘙痒,饮食、睡眠可,体重下降约7kg。

既往史:体健,否认糖尿病、高血压、心脏病等病史。

病史采集要点

● 常见症状:淋巴结肿大,浅表部位淋巴结无痛性肿大,包括颈部、腋窝、腹股沟等;腹腔淋巴结肿大可表现为腹部包块、腹部不适或疼痛、肠梗阻;脾大患者可表现为腹胀或者左腹部包块;纵隔巨大淋巴结可表现为咳嗽、胸闷气短、呼吸困难、面颈部肿胀等。

● 器官受累(结外浸润)症状:胃肠道浸润引起腹痛、腹泻、便血等症状,中枢神经系统浸润引起头痛、癫痫、脑神经受累的症状等,皮肤淋巴瘤可表现为皮肤结节、皮疹等。

● 全身症状:包括发热、乏力、盗汗、消瘦、皮肤瘙痒等。部分患者可合并自身免疫性溶血性贫血、免疫相关性血小板减少而出现相应表现。

● 与之鉴别的常见症状:引起淋巴结肿大及全身症状(发热、乏力、盗汗、消瘦)的其他疾病常见症状,如感染性疾病、自身免疫性疾病、传染性单核细胞增多症、实体瘤淋巴结转移等。

● 病因和既往史:大部分患者病因不清。自身免疫性疾病(系统性红斑狼疮、类风湿关节炎等)或免疫缺陷患者(如获得性免疫缺陷综合征)发生率相对更高。其他发病因素包括:长期持续病毒感染(EB病毒、肝炎病毒等)、细菌感染(如胃幽门螺杆菌)、化学暴露等。采集病史时需要询问患者基础疾病及其相关治疗史。

本例患者:老年,女性,无痛性双颈部和左侧腋窝淋巴结肿大,体重下降。

体格检查

体温36.5℃,血压120/75mmHg,呼吸18次/min,脉搏85次/min,一般状

态可,无贫血貌,周身皮肤黏膜无瘀点瘀斑、无皮疹。咽不赤、扁桃体无肿大。双颈部、左侧腋窝可触及淋巴结肿大,左侧颈部明显,质韧,大者 2cm×2cm。听诊双肺呼吸音清,心律齐,无杂音。腹软、无压痛,肝、脾肋下未触及,双下肢无水肿。

体格检查要点

全身浅表淋巴结区的触诊及肝脏、脾脏的检查,包括口腔韦氏环、扁桃体的检查。淋巴瘤浸润部位及邻近器官的检查。

● 局部表现

(1)淋巴结肿大:无痛性肿大,表面光滑,触之质韧、饱满,早期为孤立,晚期可相互融合,与皮肤粘连。偶尔因肿块内部坏死,出现局部触痛。

(2)纵隔肿大的淋巴结常位于中纵隔和前纵隔,可压迫附近气管、食管、静脉等,如病变进展迅速可发生上腔静脉压迫综合征,体征为头颈部肿胀、颈胸部浅表静脉怒张。胸膜受累可出现胸腔积液等。

(3)腹部和盆腔:腹部包块、脾大等。

(4)结外组织和器官:皮肤、神经系统、睾丸、乳腺受累的体征。

● 全身表现:如患者有贫血或者血小板减少,可以出现贫血貌、皮肤出血点等。

本例患者:颈部和腋窝淋巴结肿大。

辅助检查

血常规:WBC $6.9×10^9$/L,Hb 135g/L,PLT $139×10^9$/L。

生化检查:ALT 15U/L,肌酐 53μmol/L,LDH 666U/L,$β_2$-MG 3.71mg/L。

肝炎六项:乙肝表面抗原(+),乙肝核心抗体(+),乙肝 e 抗体(+),HBV-DNA<$1.0×10^2$U/ml。

病毒相关检测:HIV(-),EBV(-)。

骨髓细胞形态学:未见特征性血液病改变。

骨髓免疫分型:未见特征性血液病改变。

肺高分辨率 CT:左肺磨玻璃小结节,双肺陈旧性病变,左侧腋窝软组织密度影。

心功能 + 心脏彩超:结构正常,射血分数 65%。

肝胆脾和淋巴结超声:肝硬化,胆囊壁不光滑,脾内低回声;双侧颈部、左锁骨上窝、双腋窝、双腹股沟多发淋巴结肿大;左颈部明显,大者 3.47cm×2.66cm,回声减低,门部消失,血流较丰富。

PET/CT 如图 6-6-1。

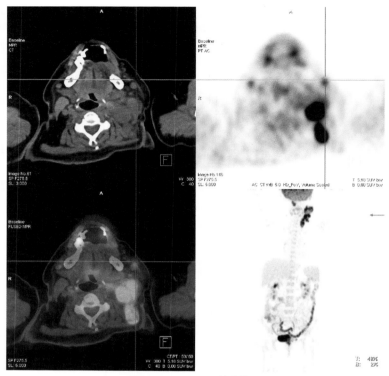

图 6-6-1　PET/CT 检查结果

　　淋巴结病理活检：淋巴结结构破坏，瘤细胞呈弥散分布，细胞体积大，核大深染，核质比例失调，核分裂象易见。免疫组化：CK（−），P63（＋），CD3（T 细胞＋），CD20（＋＋），Pax-5（＋＋），Bcl-2（40%＋），CD21（＋），CD10（＋），Bcl-6（30%＋），MUM（＋），c-myc（＋ 约 40%），CD30（＋），Ki-67（80%＋），CD68（＋），ALKP80（−），EMA（−），EBV（−），CD1a（＋），S-100（＋），CD35（FDC＋）。诊断符合弥漫大 B 细胞淋巴瘤（活化 B 细胞型）。

辅助检查要点

　　实验室指标、影像学检查及病理活检可明确诊断、评估疾病分期和预后，评估患者治疗的安全性和耐受性。

　　● 实验室检查：血常规、尿常规、便常规，生化全项、血沉、乳酸脱氢酶（LDH）、β_2- 微球蛋白（β_2-MG）、C 反应蛋白（CRP），感染筛查（乙肝、丙肝、艾滋病毒、EB病毒、梅毒、胃幽门螺杆菌,异常者需要完善病毒载量或行确证试验),原发或者继发中枢神经系统受侵时应做脑脊液检查。需要行骨髓穿刺和骨髓活检明确是否骨髓受侵。考虑溶血时需要做 Coombs 试验。育龄妇女需行妊娠试验。

● 影像学检查:PET/CT,颈胸腹部增强 CT,心电图、心脏超声检查,可疑中枢神经系统受侵时需做 MRI 检查,侵犯鼻腔及韦氏环时应做头部增强 CT,可疑胃肠道受侵时需做胃肠镜检查,浅表淋巴结和腹部超声可选做。

● 病理学诊断:需要做组织病理学和免疫组化以明确诊断。流式细胞术,染色体核型分析 / 荧光原位杂交(FISH)和基因检测可以协助诊断和判断预后。组织样本应首选切除病变或者部分病变组织(淋巴结或者浸润部位),如病变位于浅表淋巴结,应尽量选择颈部、锁骨上淋巴结,深部淋巴结可以行粗针穿刺活检。在某些情况下,骨髓形态学、流式细胞术和细胞遗传学检查亦可以提供足够的诊断信息。

本例关键线索:多发浅表淋巴结(颈部、锁骨上、腋窝、腹股沟)肿大;PET/CT 提示周身多部位淋巴结肿大,代谢增高;淋巴结活检病理为弥漫大 B 细胞淋巴瘤;LDH、β_2-MG 升高。

诊断标准

病理组织学检查(包括骨髓)是淋巴瘤诊断最重要的依据,需要结合形态学、免疫组化(流式细胞术)、分子遗传学等信息综合进行。淋巴瘤的分类复杂,根据临床、组织学特征、免疫表型、细胞遗传学改变可将淋巴瘤分成不同亚型,目前应用的是 WHO 分类系统(表 6-6-1)。

表 6-6-1 WHO 淋巴瘤病理分类(2016)

淋巴瘤病理分类	
霍奇金淋巴瘤	
经典型霍奇金淋巴瘤	结节硬化型
	富于淋巴细胞型
	混合细胞型
	淋巴细胞消减型
结节性淋巴细胞为主型霍奇金淋巴瘤	
非霍奇金淋巴瘤	
淋巴母细胞淋巴瘤 / 急性淋巴细胞白血病(前驱淋巴肿瘤)	T 淋巴母细胞性白血病 / 淋巴瘤(T-ALL/LBL)
	B 淋巴母细胞性白血病 / 淋巴瘤(B-ALL/LBL)

淋巴瘤病理分类	
成熟 B 细胞淋巴瘤	慢性淋巴细胞性白血病 / 小淋巴细胞淋巴瘤（CLL/SLL）
	B- 幼淋巴细胞性白血病（B-PLL）
	毛细胞白血病（HCL）
	脾 B 细胞淋巴瘤 / 白血病，不能分类
	淋巴浆细胞淋巴瘤 / 华氏巨球蛋白血症（LPL/WM）
	边缘区 B 细胞淋巴瘤
	- 结内边缘区 B 细胞淋巴瘤（NMZL）
	- 结外边缘区 B 细胞淋巴瘤，黏膜相关淋巴组织型（MALT）
	- 脾边缘区淋巴瘤（SMZL）
	滤泡性淋巴瘤（FL）
	- 滤泡性淋巴瘤 1~3 级
	- 十二指肠型滤泡性淋巴瘤
	- 儿童型滤泡性淋巴瘤
	- 原发皮肤滤泡中心淋巴瘤
	- 伴 IRF4 重排的大 B 细胞淋巴瘤
	- 原发滤泡性瘤变
	套细胞淋巴瘤（MZL）
	- 经典套细胞淋巴瘤
	- 多形性 / 母细胞样套细胞淋巴瘤
	- 白血病型非结性套细胞淋巴瘤
	- 原位套细胞瘤变
	弥漫大 B 细胞淋巴瘤（DLBCL）
	- 弥漫大 B 细胞淋巴瘤，非特指型
	生发中心 B 细胞亚型
	活化 B 细胞亚型
	- 原发中枢神经系统弥漫大 B 细胞淋巴瘤
	- 原发皮肤弥漫大 B 细胞淋巴瘤，腿型
	- 原发纵隔（胸腺）大 B 细胞淋巴瘤
	- 血管内大 B 细胞淋巴瘤
	- 原发渗出性淋巴瘤

淋巴瘤病理分类	
成熟 B 细胞淋巴瘤	- T 细胞 / 组织细胞丰富型大 B 细胞淋巴瘤
	- 浆母细胞淋巴瘤
	- 淋巴瘤样肉芽肿病
	- 慢性炎症相关弥漫大 B 细胞淋巴瘤
	- EB 病毒阳性 DLBCL，非特指型
	- EB 病毒阳性黏膜皮肤溃疡
	- HHV8（人类疱疹病毒 8 型）阳性 DLBCL，非特指型
	- 高级别 B 细胞淋巴瘤
	伴 *MYC* 及 *BLC2* 和 / 或 *BCL6* 基因重排（双打击、三打击）
	非特指型
	- B 细胞淋巴瘤，介于弥漫大 B 细胞淋巴瘤和经典霍奇金淋巴瘤之间，不能分类
	伯基特淋巴瘤（BL）
	- 伯基特淋巴瘤，伴 11q 异常
外周（成熟）T/NK 细胞淋巴瘤（按起病部位归纳分类）	淋巴结外、骨髓起病为主
	T 幼淋巴细胞白血病
	大颗粒 T 淋巴细胞白血病
	侵袭性 NK 细胞白血病
	慢性 NK 细胞增生性疾病
	成人 T 细胞白血病 / 淋巴瘤
	淋巴结外、皮肤起病为主
	蕈样霉菌病 /Sezary 综合征（MF/SS）
	原发皮肤 CD30 阳性 T 细胞淋巴组织增生性疾病
	- 淋巴瘤样丘疹病（LyP）
	- 原发皮肤间变性大细胞淋巴瘤
	原发皮肤 γδT 细胞淋巴瘤
	原发皮肤 CD8 阳性侵袭性、嗜表皮性细胞毒 T 细胞淋巴瘤
	原发皮肤肢端 CD8 阳性 T 细胞淋巴瘤
	种痘水疱病样淋巴组织增生性疾病
	原发皮肤 CD4 阳性中小 T 细胞淋巴增生性疾病

淋巴瘤病理分类	
外周(成熟)T/NK 细胞淋巴瘤 (按起病部位归纳分类)	淋巴结外、其他部位起病为主
	结外 NK/T 细胞淋巴瘤,鼻型
	原发肝脾 γδT 细胞淋巴瘤
	皮下脂膜炎样 T 细胞淋巴瘤
	肠病相关 T 细胞淋巴瘤
	单形性嗜上皮肠道 T 细胞淋巴瘤
	胃肠道(GI)惰性 T 细胞淋巴组织增生性疾病
	淋巴结起病为主
	外周 T 细胞淋巴瘤,非特指型
	儿童系统性 EBV 阳性 T 细胞淋巴瘤
	ALK+ 系统性间变大 T 细胞淋巴瘤
	ALK- 系统性间变大 T 细胞淋巴瘤
	乳腺植入物相关性间变大 T 细胞淋巴瘤
	血管免疫母细胞性 T 细胞淋巴瘤
	滤泡性 T 细胞淋巴瘤
	具有 TFH 表型的淋巴结外周 T 细胞淋巴瘤
移植后淋巴组织增生性疾病 (PTLD)	浆细胞增生型 PTLD
	传染性单核细胞增多症型 PTLD
	旺炽型滤泡增生型 PTLD
	多形型 PTLD
	单形型 PTLD(B 细胞及 T/NK 细胞型)
	经典型霍奇金淋巴瘤 PTLD
组织细胞及树突细胞恶性肿瘤	组织细胞肉瘤
	朗格汉斯细胞组织细胞增生症
	朗格汉斯细胞肉瘤
	不确定树突细胞肿瘤
	交指树突细胞肉瘤
	滤泡树突细胞肉瘤
	成纤维细胞网状细胞瘤
	播散性幼年黄色肉芽肿
	Erdheim-Chester 病

较为常见的淋巴瘤亚型:弥漫大 B 细胞淋巴瘤、滤泡性淋巴瘤、边缘区淋巴瘤、套细胞淋巴瘤、Burkitt 淋巴瘤、外周 T 细胞淋巴瘤(非特指型)、血管免疫母细胞性 T 细胞淋巴瘤、间变大细胞淋巴瘤、结外 NK/T 细胞淋巴瘤(鼻型)。

本例患者:老年患者,无痛性多发淋巴结肿大,抗炎治疗无效,既往乙肝病毒感染,体重下降;LDH、β_2-MG 升高;PET/CT 提示周身多部位淋巴结肿大,代谢增高;淋巴结活检病理为弥漫大 B 细胞淋巴瘤。可以明确诊断为弥漫大 B 细胞淋巴瘤。

判断病情

诊断明确后需对患者进行分期和预后评分,以判断患者的病情严重程度,选择相应的治疗方案。目前公认的临床分期标准为 Ann Arbor-Cotswolds 分期(表 6-6-2),但对于慢性淋巴细胞性白血病/小淋巴细胞淋巴瘤(CLL/SLL)、胃黏膜相关组织淋巴瘤、皮肤淋巴瘤,由于其各具特点都有各自特殊的分期标准。不同淋巴瘤亚型有不同的预后评分系统,非霍奇金淋巴瘤(NHL)最常用的是国家预后指数(IPI)评分(表 6-6-3),但不同类型淋巴瘤有各自特殊的预后评分系统,如滤泡性淋巴瘤、套细胞淋巴瘤等。

表 6-6-2 Ann Arbor-Cotswolds 分期(1989 年)

分期	定义
Ⅰ期	病变侵犯单个淋巴结区域或淋巴组织(如脾脏、胸腺、咽淋巴环等)(Ⅰ)或单个结外器官或部位受累(ⅠE)
Ⅱ期	病变侵犯膈肌同侧两个或更多淋巴结区域或组织(Ⅱ)(纵隔是一个部位,而双侧肺门淋巴结受累是两个部位);局部侵犯单个结外器官或部位伴膈肌同侧一个或多个淋巴结区域(ⅡE)。受累的解剖部位数目应以脚注标出(如Ⅱ3)
Ⅲ期	病变侵犯膈肌两侧淋巴结区域或组织(Ⅲ),可伴有单个结外器官或部位侵犯(ⅢE),或脾侵犯(ⅢS),或两者均受侵犯(ⅢSE)
Ⅲ1 期	有脾门淋巴结、腹腔淋巴结或肝门淋巴结受累
Ⅲ2 期	有主动脉旁、肠系膜、髂血管淋巴结受累
Ⅳ期	广泛侵犯一个或多个结外器官或组织,伴有或不伴有淋巴结的侵犯

注:以下症状适用于各期。A,无全身症状;B,无其他原因解释的发热、盗汗、体重下降(体重 6 个月内下降 10%);X,巨块病变,在 $T_{5/6}$ 水平纵隔宽度大于胸腔直径的 1/3,或肿块最大直径大于 10cm;E,有一个淋巴结部位局部扩散引起的单一结外部位受累。

表 6-6-3　国际预后指数（IPI）评分

项目	0 分	1 分
年龄	≤60 岁	>60 岁
分期	Ⅰ~Ⅱ 期	Ⅲ~Ⅳ 期
ECOG 评分①	0~1 分	≥2 分
结外病变	0~1 个	≥2 个
乳酸脱氢酶	正常	高于正常

注:0~1 分为低危;2 分为中低危;3 分为高中危;4~5 分为高危。
① ECOG 体能分级标准（PS）:

级别	体能状态
0	正常生活
1	有症状、不需卧床,生活自理
2	50% 以上时间不需卧床,偶需照顾
3	50% 以上时间需卧床,需特殊照顾
4	卧床不起

本例患者:双侧颈部、左锁骨上窝、双腋窝、双腹股沟多发淋巴结肿大,代谢增强,临床分期为ⅢB 期。患者为 65 岁、Ⅲ 期、PS 评分 0 分、LDH 升高、无结外受累,IPI 评分为 3 分,属于高中危。综合诊断为:弥漫大 B 细胞淋巴瘤（活化 B 细胞型）,ⅢB 期,IPI 高中危。

鉴别诊断

● 与其他淋巴结肿大疾病鉴别:淋巴结炎、淋巴结结核、淋巴结转移癌、嗜酸粒细胞性淋巴肉芽肿等。

● 以发热为主要表现的淋巴瘤:与感染性疾病（细菌、病毒、结核、布病等）、传染性单核细胞增多症、结缔组织病、坏死性淋巴结炎、噬血细胞综合征（HPS）等鉴别。

本例患者:需与坏死性淋巴结炎,传染性单核细胞增多症及其他淋巴瘤类型相鉴别。

治疗原则和药物治疗要点

淋巴瘤需要基于疾病状态（病理类型、分期、肿块部位和大小等）、患者状态（体能评分、基础疾病、年龄等）等进行个体化的治疗。治疗方法包括放射治疗

（放疗）、化学治疗（化疗）、免疫靶向治疗（单克隆抗体）、手术治疗、造血干细胞移植、新药治疗、细胞免疫治疗。

1. 霍奇金淋巴瘤（HL）的治疗

（1）总体原则

1）一线治疗方案为 ABVD 方案化疗 ± 局部放疗巩固治疗。

2）4 疗程及 6 疗程后行 PET/CT 评估。

3）Ⅰ/Ⅱ 期原则上采用以化疗联合放疗为主的综合方案；Ⅲ/Ⅳ 期治疗原则通常为化疗。

4）根据 PET/CT 结果评估疗效，如 4 个疗程未达到部分缓解（PR）或 6 个疗程未达到完全缓解（CR），则应考虑为难治患者，可考虑行自体造血干细胞移植。

5）复发患者行挽救治疗，化疗敏感者可考虑行自体造血干细胞移植。

6）接受放疗的指征：诊断时伴有纵隔巨大占位的病灶，结束治疗影像学检查显示有残留病灶。

（2）HL 的主要化疗方案（表 6-6-4）

表 6-6-4　霍奇金淋巴瘤的主要化疗方案

方案	药物	用法	备注
MOPP	（M）氮芥	4mg/（m^2·d）静脉滴注，第 1 天及第 8 天	如氮芥改为环磷酰胺 600mg/m^2 静脉滴注，即为 COPP 方案 疗程间休息 2 周
	（O）长春新碱	1~2mg 静脉滴注，第 1 天及第 8 天	
	（P）丙卡巴肼	70mg/（m^2·d）口服，第 1~14 天	
	（P）泼尼松	40mg/d 口服，第 1~14 天	
ABVD	（A）多柔比星	25mg/m^2	4 种药均在第 1 天及第 15 天静脉注射 1 次，疗程间休息 2 周
	（B）博来霉素	10mg/m^2	
	（V）长春地辛	6mg/m^2	
	（D）达卡巴嗪	375mg/m^2	

2. 非霍奇金淋巴瘤（NHL）的治疗

（1）总体原则（初治患者）

1）伴大瘤块者（>10cm），可在化疗结束后联合放疗。

2）若为淋巴母细胞型淋巴瘤，或侵袭性淋巴瘤骨髓淋巴瘤细胞≥20%，应选用急性淋巴细胞白血病诱导方案。如 B 细胞来源，可加用抗 CD20 单抗。

3）应用抗 CD20 单抗和氟达拉滨者，除 HBsAb 以外的乙肝五项任一项阳性，均应给予抗乙肝病毒预防治疗。

4）一线治疗方案治疗 3~4 个疗程未获得 PR 者，应及时换用二线方案。

5）所有患者均在治疗前行 EBV-DNA 检查并对阳性者进行治疗后监测，监测时间为 2 疗程、6 疗程后和治疗结束时，结束治疗后每隔 3 个月复查。

（2）NHL 的主要化疗方案（表 6-6-5）

表 6-6-5　非霍奇金淋巴瘤的常用联合化疗方案

方案	药物	剂量及用法
R-CHOP 2 周或 3 周一 疗程	（R）利妥昔单抗	375mg/m², 静脉滴注, 第 1 天
	（C）环磷酰胺	750mg/m², 静脉滴注, 第 2 天
	（H）多柔比星	50mg/m², 静脉滴注, 第 2 天
	（O）长春新碱	1.4mg/m², 静脉滴注, 第 2 天（最大剂量每次 2mg）
	（P）泼尼松	100mg/d, 口服, 第 1~6 天
EPOCH 2~3 周一疗程	（E）依托泊苷	50mg/(m²·d), 持续静脉滴注, 第 1~4 天
	（H）多柔比星	10mg/(m²·d), 持续静脉滴注, 第 1~4 天
	（O）长春新碱	0.4mg/(m²·d), 持续静脉滴注, 第 1~4 天
	（P）泼尼松	60mg/m², 每日两次口服, 第 1~5 天
	（C）环磷酰胺	750mg/(m²·d), 静脉滴注, 第 5 天

本例患者：给予 R-CHOP 联合化疗，化疗后达Ⅳ度骨髓抑制，给予对症支持治疗，完成 4 个疗程后，复查 PET/CT，评估疗效达到部分缓解（PR），改用利妥昔单抗 + 二线化疗方案，4 个疗程后评估疗效，达到完全缓解（CR），进入随访阶段。

淋巴瘤诊疗流程（图 6-6-2）

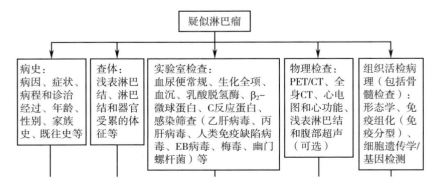

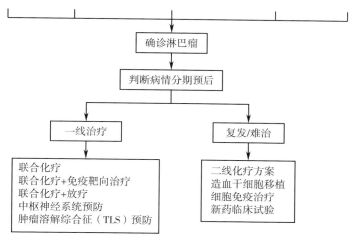

图 6-6-2　淋巴瘤诊疗流程

（颜晓菁）

第七节　多发性骨髓瘤

临床病例

患者,女性,65 岁。以"骨痛 3 个月,加重 5 天"为主诉入院。患者 3 个月前无明显诱因出现腰部剧烈疼痛,伴肋骨和肩胛骨疼痛,于当地医院骨科行胸腰部 MRI 检查示"骨质疏松,压缩性骨折",建议休息,患者卧床 3 个月,疼痛无改善。5 天前患者疼痛加剧,在当地医院骨科行 CT 检查示双侧多发肋骨改变,胸腰椎多发骨折,同时发现贫血,为进一步诊治来院。患者发病以来无发热,无咳嗽及咳痰,无眼睑及双下肢水肿。精神体力差,近期进食差,卧床 3 个月,睡眠尚可,二便正常。近期体重下降约 3kg。

既往高血压病史 20 年,规律口服降压药,血压波动于 120~130mmHg/70~80mmHg。父母已故,正常死亡。

病史采集要点

多发性骨髓瘤多发于中、老年人,男性略高于女性。大部分患者慢性起病,早期可无症状,随着疾病进展逐渐出现各种症状和体征。部分患者按骨病、肾病等诊治多年后确诊。患者常见临床症状为:

- 骨骼症状（骨痛、局部骨骼肿块、病理性骨折）。
- 肾功能损害（少尿、泡沫尿、血尿、水肿等）。
- 贫血症状（一般不明显，头晕、乏力等）。
- 高钙血症（食欲减退、呕吐、乏力、意识模糊、多尿、便秘等）。
- 反复感染（肺炎、尿路感染、带状疱疹等）。
- 出血倾向（鼻出血、齿龈出血、皮肤紫癜）。
- 高黏滞综合征（头晕、耳鸣、眼花、耳鸣、手脚麻木、视力障碍、意识障碍等）。
- 淀粉样变性（舌体、腮腺肿大，心肌肥厚，腹泻便秘，皮肤苔藓样变，外周神经病变，肝、肾功能损害等）。
- 神经系统症状（肢体麻木、肌肉无力、痛觉迟钝、脊髓压迫等）。
- 髓外浸润（各个脏器，以肝、脾、淋巴结和肾脏多见）。

本例患者：老年女性，慢性起病，骨痛为首要症状，逐渐出现乏力、活动后心悸气短、进食差、恶心、泡沫尿。

体格检查

体温 36.3℃，血压 120/65mmHg，神清语明，贫血貌，结膜及口唇苍白。浅表淋巴结未及肿大，胸骨无压痛。心肺听诊无异常，腹软无压痛，肝脾肋下未触及。双下肢轻度凹陷性水肿。胸椎腰椎局部压痛阳性。神经系统病理征阴性。

体格检查要点

- 骨骼改变：局部骨骼压痛、包块。
- 贫血：睑结膜、口唇、指甲苍白，心率增快等。
- 感染相关体征：呼吸道、泌尿系统、消化道、软组织等。
- 出血倾向：牙龈出血和皮肤紫癜。
- 髓外浸润：骨髓瘤细胞侵袭骨髓外组织形成软组织包块。
- 淀粉样变性：舌体肥大，心律失常，皮肤改变等。
- 神经系统损害：非对症的运动和感觉神经病变，肌无力，肢体麻木和痛觉迟钝。
- 高钙血症和高黏滞综合征：视力障碍（眼底可有改变），意识障碍。

本例患者：贫血貌；局部骨骼压痛。

辅助检查

血常规：WBC 5.4×10^9/L，中性粒细胞百分比 3.5×10^9/L，Hb 79g/L，PLT 250×10^9/L。

生化常规:总蛋白 109.9g/L,白蛋白 26.2g/L,肌酐 49μmol/L,Ca^{2+} 3.65mmol/L,LDH 152U/L。

凝血四项:PT 14.2秒,APTT 51秒,纤维蛋白原2.2g/L,INR 1.11,TT 14.10秒。

免疫球蛋白:IgG 85.6g/L。

血清蛋白电泳:白蛋白 22.1g/L,α_1 3.0g/L,α_2 5.2g/L,β 4.2g/L,γ 65.6g/L。

免疫固定电泳:κ型单克隆免疫球蛋白 IgG 阳性。

血轻链:轻链 κ 定量 10 800.00mg/dl,轻链 λ 定量 119mg/dl。

尿轻链:轻链 κ 定量 120mg/dl,轻链 λ 定量 <5.0mg/dl。

尿本周蛋白:阴性。

LDH 152U/L。

β_2-微球蛋白:14.2mg/L。

颅骨 X 线:颅骨可见多发大小不等低密度斑片影,符合多发性骨髓瘤改变(图 6-7-1)。

CT:颈部 CT 扫描范围内椎体密度弥漫性减低,多发囊状透光区;腹部 CT 扫描范围内骨质弥漫性密度减低;肺部 CT 胸部诸骨骨质密度减低破坏(图 6-7-2)。

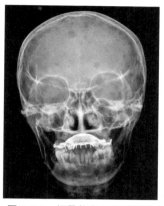

图 6-7-1　颅骨数字 X 射线摄影

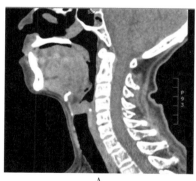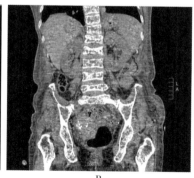

图 6-7-2　多发性骨髓瘤的 CT 改变

A. 颈部 CT;B. 腹部 CT。

骨髓形态:原始 + 幼稚浆细胞 =55%,外周血红细胞呈"缗钱状"改变(图 6-7-3)。

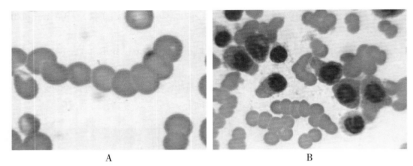

A   B

图 6-7-3　多发性骨髓瘤的骨髓形态

A. 外周血涂片；B. 骨髓涂片。

免疫分型：克隆性浆细胞占 50.5%，主要表达 CD8、CD138、CD200、CD56、cKappa；部分表达 CXCR4、CD117；不表达 CD19、CD79b、CD33、cLambda、Kappa、Lambda、CD20、CD22。

染色体核型分析：49-50，XX，2p-，+3，+5，+9，+11，+15，+19，+mar[CP2]/46，XX[18]。

FISH：1q21 扩增（16%）。

本例关键线索：贫血、高钙血症。免疫球蛋白 IgG 增高，血清蛋白电泳和免疫球蛋白固定电泳提示为单克隆免疫球蛋白（M 蛋白）。骨髓形态提示原始及幼稚浆细胞增多 >10%，免疫分型证实为克隆性浆细胞。影像学检查提示存在多发溶骨性破坏、病理性骨折。

诊断标准

参考《中国多发性骨髓瘤诊治指南（2017 年修订）》（表 6-7-1、表 6-7-2）。

表 6-7-1　活动性（有症状）多发性骨髓瘤诊断标准

活动性（有症状）多发性骨髓瘤诊断标准
1. 骨髓中单克隆浆细胞比例≥10% 和 / 或组织活检证明有浆细胞瘤[①]
2. 血清和 / 或尿中出现单克隆 M 蛋白
3. 骨髓瘤引起的相关表现 （1）靶器官损害表现（CRAB） [C] 校正血清钙 >2.75mmol/L[②] [R] 肾功能损害（肌酐清除率 <40ml/min 或肌酐 >177mol/L） [A] 贫血（血红蛋白低于正常下限 20g/L 或小于 100g/L）

续表

活动性（有症状）多发性骨髓瘤诊断标准

［B］溶骨性破坏，通过影像学检查（X 线片、CT 或 PET/CT）显示 1 处或多处溶骨性病变

（2）无靶器官损害表现，但出现以下 1 项或多项指标异常（SLiM）

［S］骨髓单克隆浆细胞比例≥60%

［Li］受累/非受累血清游离轻链比≥100

［M］MRI 检查出现 >1 处 5cm 以上局灶性骨质破坏

注：诊断需满足第 1 条及第 2 条，加上第 3 条中的任何 1 项。

①无血、尿 M 蛋白量的限制，如未检出 M 蛋白（诊断不分泌型 MM），则需骨髓瘤单克隆浆细胞≥30% 或活检诊断浆细胞瘤。

②校正血清钙（mmol/L）= 血清总钙（mmol/L）−0.025× 白蛋白浓度（g/L）+1.0（mmol/L）。

表 6-7-2　无症状骨髓瘤（冒烟型骨髓瘤）诊断标准

无症状骨髓瘤（冒烟型骨髓瘤）诊断标准

1. 血清单克隆 M 蛋白≥30g/L 或 24h 尿轻链≥0.5g

2. 骨髓单克隆浆细胞比例 10%~60%

3. 无相关器官及组织损害（无 SLiM、CRAB 等终末气管损害表现，及淀粉样变性）

注：满足第 3 条 + 第 1 条和/或第 2 条。

本例患者：老年女性，骨痛起病，单克隆免疫球蛋白增高（M 蛋白），骨髓中克隆性浆细胞 >10%，存在贫血、高钙血症及多发骨质破坏；符合活动性（有症状）的多发性骨髓瘤 1+2+3 条诊断标准，可明确诊断为多发性骨髓瘤（MM）。

判断病情（表 6-7-3、表 6-7-4）

表 6-7-3　Durie-Salmon（D-S）分期体系

分期	分期标准
I 期	满足以下所有条件：
	1. 血红蛋白 >100g/L
	2. 血清钙≤2.65mmol/L（11.5mg/dl）
	3. 骨骼 X 线片：骨骼结构正常或骨型孤立性浆细胞瘤
	4. 血清或尿骨髓瘤蛋白产生率低：①IgG<50g/L；②IgA<30g/L；③本周蛋白 <4g/24h

分期	分期标准
Ⅱ 期	不满足 Ⅰ 期或 Ⅲ 期的所有患者
Ⅲ 期	满足以下 1 个或多个条件： 1. 血红蛋白 <85g/L 2. 血清钙 >2.65mmol/L（11.5mg/dl） 3. 骨骼检查中溶骨病变大于 3 处 4. 血清或尿骨髓瘤蛋白产生率高：①IgG>70g/L；②IgA>50g/L；③本周蛋白>12g/24h
亚型	
A 亚型	肾功能正常，肌酐清除率 >40ml/min 或血清肌酐水平 <177μmol/L（2.0mg/dl）
B 亚型	肾功能不全，肌酐清除率 ≤40ml/min 或血清肌酐水平 ≥177μmol/L（2.0mg/dl）

表 6-7-4　国际分期体系（ISS）及修订的国际分期体系（R-ISS）

分期	ISS 的标准	R-ISS 的标准
Ⅰ	血清 β_2- 微球蛋白 <3.5mg/L，白蛋白≥35g/L	ISS Ⅰ 期和非细胞遗传学高危同时乳酸脱氢酶水平正常
Ⅱ	介于 Ⅰ 和 Ⅲ 期之间	介于 R-ISS Ⅰ 期和 Ⅲ 期之间
Ⅲ	血清 β_2- 微球蛋白 ≥5.5mg/L	ISS Ⅲ 期同时细胞遗传学高危①或者乳酸脱氢酶水平高于正常

注：①细胞遗传学高危指间期荧光原位杂交检出 del（17p），t（4；14），t（14；16）。

本例患者：Hb 79g/L，肌酐 49mol/L，Ca^{2+} 3.65mmol/L，IgG 85.6g/L，β_2-MG 14.2mg/L，LDH 152U/L，多发骨质破坏，FISH 1q21 扩增。临床分期：D-S 分期 ⅢA 期；ISS 分期Ⅲ期；R-ISS 分期Ⅱ期，提示预后欠佳。

鉴别诊断

● 反应性浆细胞增多：慢性感染，结缔组织病，慢性肝病，转移癌等。

● 其他克隆性淋巴/浆细胞病：意义未明的单克隆免疫球蛋白增高（MGUS），孤立性浆细胞瘤，淀粉样变性，华氏巨球蛋白血症和 POEMS 综合征等。

● 其他伴随骨质破坏或者肾功能损伤的疾病：老年性骨质疏松，骨转移癌，肾小管酸中毒及甲状旁腺功能亢进。

本例患者：该患者需与转移癌相鉴别。

治疗原则和药物治疗要点

症状性骨髓瘤总体治疗原则：依据患者的年龄（原则上≤65 岁）、体能及伴随症状决定其造血干细胞移植条件的适应性。移植候选者应尽量避免使用对干细胞有损伤的药物，肾功能不全不是 MM 患者移植禁忌证。多发性骨髓瘤的治疗分为初始治疗、巩固治疗和维持治疗不同的阶段，巩固治疗根据患者情况选择药物治疗或者自体造血干细胞移植。在整个骨髓瘤的治疗过程中对症支持治疗贯穿始终（图 6-7-4）。

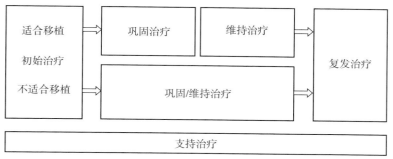

图 6-7-4　多发性骨髓瘤的治疗原则

● 美国国立综合癌症网络（NCCN）指南推荐治疗方案（表 6-7-5、表 6-7-6）。

表 6-7-5　NCCN 指南 2019 版不适合移植患者的治疗方案

不适合移植患者的诱导方案

1. 优先考虑方案
（1）硼替佐米 / 来那度胺 / 地塞米松（VRd）
（2）来那度胺 / 低剂量地塞米松（Rd）
（3）硼替佐米 / 环磷酰胺 / 地塞米松（VCD）
（4）达雷木单抗 / 硼替佐米 / 美法仑 / 泼尼松（DVMP）

2. 其他推荐方案
（1）卡非佐米 / 来那度胺 / 地塞米松（KRd）
（2）卡非佐米 / 环磷酰胺 / 地塞米松（KCd）
（3）伊沙佐米 / 来那度胺 / 地塞米松（IRd）

3. 某些情况下适用
（1）硼替佐米 / 地塞米松（VD）
（2）环磷酰胺 / 来那度胺 / 地塞米松（VCD）

维持治疗

1. 优先考虑方案
来那度胺

2. 其他推荐方案
硼替佐米

表 6-7-6　NCCN 指南 2019 版适合移植患者的治疗方案

适合移植患者的诱导方案

1. 优先考虑方案
（1）硼替佐米／来那度胺／地塞米松（VRd）
（2）硼替佐米／环磷酰胺／地塞米松（VCD）

2. 其他推荐方案
（1）硼替佐米／多柔比星／地塞米松（PAD）
（2）卡非佐米／来那度胺／地塞米松（KRd）
（3）伊沙佐米／来那度胺／地塞米松（IRd）

3. 某些情况下适用
（1）硼替佐米／地塞米松（VD）
（2）硼替佐米／沙利度胺／地塞米松（VTD）
（3）环磷酰胺／来那度胺／地塞米松（RCd）
（4）来那度胺／地塞米松（Rd）
（5）地塞米松／沙利度胺／顺铂／多柔比星／环磷酰胺／依托泊苷／硼替佐米（VTD-PACE）

- 《中国多发性骨髓瘤诊治指南（2017 年修订）》推荐症状骨髓瘤诱导方案。
1）适合移植患者的诱导方案可以选择如下：
- 硼替佐米／地塞米松（VD）
- 来那度胺／地塞米松（Rd）
- 来那度胺／硼替佐米／地塞米松（VRd）
- 硼替佐米／阿霉素／地塞米松（PAD）
- 硼替佐米／环磷酰胺／地塞米松（VCD）
- 沙利度胺／阿霉素／地塞米松（TAD）
- 沙利度胺／地塞米松（TD）
- 沙利度胺／环磷酰胺／地塞米松（TCD）
- 长春新碱／阿霉素／地塞米松（VAD）

2）不适合移植患者的诱导方案除上述方案外亦可以选择如下：

● 美法仑／醋酸泼尼松／硼替佐米（VMP）

● 美法仑／醋酸泼尼松／沙利度胺（MPT）

● 美法仑／醋酸泼尼松／来那度胺（MPR）

● 美法仑／醋酸泼尼松（MP）

本例患者：本例患者年龄较大，患者不同意行造血干细胞移植，选择硼替佐米／来那度胺／地塞米松（VRd方案）诱导治疗，同时给予对症支持治疗。

多发性骨髓瘤诊疗流程（图6-7-5）

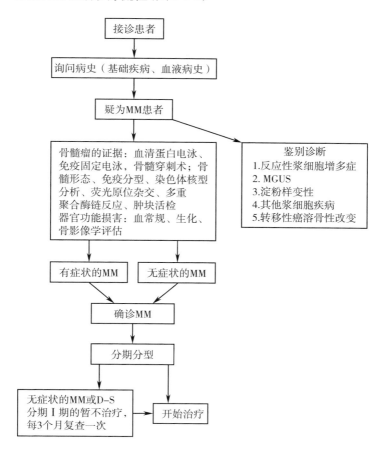

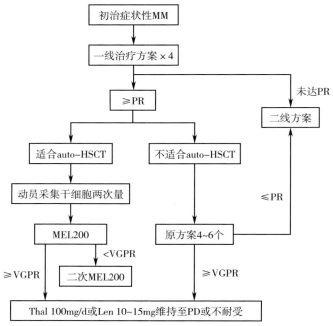

图 6-7-5　多发性骨髓瘤诊疗流程

MM. 多发性骨髓瘤;MGUS. 意义未明的单克隆免疫球蛋白增高;PR. 部分缓解;auto-HSCT. 自体造血干细胞移植;MEL200. 美法仑;VGPR. 非常好的部分缓解;Thal. 沙利度胺;Len. 来那度胺;PD. 疾病进展。

（颜晓菁）

第八节　原发免疫性血小板减少症

临床病例

患者,女性,37 岁,以"鼻出血 2 天,双下肢出血点 1 天"为主诉入院。患者 2 天前无诱因出现双侧鼻出血,棉球填塞可止血。次日再次鼻出血,伴双下肢散在出血点,于当地医院查血常规 PLT 14×10^9/L,WBC、Hb 正常,为系统诊治入院。发病以来无发热,无关节肌肉疼痛,无口腔溃疡和光过敏,无口干、眼干,无特殊用药史。饮食睡眠二便可,体重无明显变化。

既往体健。

病史采集要点

● 常见症状:皮肤黏膜瘀点瘀斑,多为散在针尖样大小,四肢、面部、受压处多见,颜色红或青紫,压之不褪色。可伴有鼻出血,齿龈出血,尿血,便血等。严重者可并发颅内出血。部分患者可出现血栓。

● 诱因:急性原发免疫性血小板减少症(ITP)患者常在发病前3周有病毒感染史,且多为上呼吸道感染。亦有注射活疫苗后发病者。

● 服药史,月经史。

● 家族史,血液系统或者免疫系统疾病史。

本例患者:鼻出血,双下肢出血点。

体格检查

体温36.5℃,血压120/75mmHg,神清语明,无贫血貌。双下肢可见散在出血点,针尖大小,压之不褪色(图6-8-1)。浅表淋巴结无肿大。胸骨无压痛,心肺听诊无异常。腹软无压痛,肝脾肋下未触及肿大。双下肢无水肿。

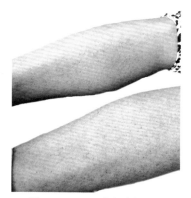

体格检查要点

● 出血相关症状:皮肤黏膜和脏器。

● 贫血相关症状。

● 淋巴结、肝脾是否肿大。

本例患者:双下肢出血点。

图 6-8-1　双下肢皮肤出血点

辅助检查

血常规:WBC $5.85×10^9$/L,PLT $17×10^9$/L,Hb 125g/L。

风湿免疫指标、甲状腺功能系列、凝血四项、肝功能、肾功能、肝炎系列、肿瘤标志物均正常。

彩超:肝胆脾胰及淋巴结均无异常。

骨髓结果:骨髓增生活跃,粒系、红系形态正常,环片一周见巨核细胞65个,未见产板巨核细胞,血小板少见。

辅助检查要点

● 血常规:血小板减少,$<100×10^9$/L。出血轻重与血小板数量、年龄、基础

疾病相关。其余两系基本正常,偶有失血性贫血,慢性失血可出现缺铁性贫血。外周血涂片分类无异常。

● 骨髓涂片:主要表现为巨核细胞成熟障碍。原巨核细胞和幼稚巨核细胞百分比正常或稍高;成熟释放血小板的巨核细胞极少见。

● 血小板抗体检查:主要是血小板表面 IgG(PAIgG)增高,阳性率为 66%~100%。同时检测抗血小板抗体(PAIgG、PAIgM、PAIgA),可提高检测阳性率。

● 出血时间延长,血块退缩时间延长,凝血机制正常。

本例关键线索:血小板减少,骨髓巨核细胞成熟障碍。

诊断标准

ITP 的诊断是临床排除性诊断,其诊断要点如下:

● 血常规:至少 2 次血常规检查显示血小板计数减少。

● 血涂片:排除假性血小板减少症,血细胞形态无异常。

● 体格检查:脾脏一般不大。

● 骨髓检查:巨核细胞数量增多或正常、有成熟障碍。排除骨髓增生异常综合征和再生障碍性贫血。

● 排除继发性血小板减少症。

● 专门的实验室检查:血小板抗体的检测;血小板生成素(TPO)检测。

● 出血评分:用于量化患者出血情况和风险评估,中华医学会血液学分会在《成人原发免疫性血小板减少症诊断与治疗中国专家共识(2016 年版)》中推荐了一个 ITP 出血评分量表(表 6-8-1)。

表 6-8-1　原发免疫性血小板减少症(ITP)出血评分量表

分值	年龄/岁		皮下出血（瘀点/瘀斑/血肿）		黏膜出血（鼻腔/齿龈/口腔血疱/结膜）			深部脏器出血			中枢神经系统
								内脏(肺、胃肠道、泌尿生殖系统)			
	≥65	≥75	头面部	其他部位	偶发可自止	多发难止	伴贫血	无贫血	伴贫血	危及生命	
1	√			√							
2		√	√		√						
3						√		√			
5							√		√		
8										√	√

本例患者:符合上述标准。

疾病分期及分型

- 新诊断 ITP:确诊后 3 个月以内。
- 持续性 ITP:确诊后 3~12 个月血小板持续减少。
- 慢性 ITP:血小板减少持续超过 12 个月。
- 重症 ITP:PLT<10×10^9/L,出血症状。
- 难治性 ITP:①进行诊断再评估仍然确诊为 ITP;②脾切除无效或复发;
①+②。

本例患者:短期内发病,确诊小于 3 个月,为新诊断 ITP。

鉴别诊断

- 乙二胺四乙酸(EDTA)依赖性假性血小板减少症。
- 过敏性紫癜:为对称出血斑丘疹,以下肢多见,血小板不少。
- 血栓性血小板减少性紫癜。
- 其他可以引起血小板减少的疾病:
    - 自身免疫性疾病
    - 甲状腺疾病
    - 淋巴系统增殖性疾病
    - 骨髓衰竭疾病
        - ✓ 再生障碍性贫血
        - ✓ 低增殖骨髓增生异常综合征
    - 恶性血液病
    - 脾功能亢进
    - 常见变异性免疫缺陷病(CVID)
    - 药物诱导性血小板减少
    - 同种免疫性血小板减少
    - 妊娠性血小板减少
    - 假性血小板减少
    - 先天性血小板减少
    - 感染相关性血小板减少

治疗原则和药物治疗要点

- 一般性治疗
①若 PLT≥30×10^9/L:无出血征象,予以观察。

②若 PLT<20×10^9/L,应严格卧床,避免外伤,应用止血药。

- 急诊处理

若 PLT<10×10^9/L 或有严重出血者:

①血小板输注。

②静脉应用丙种球蛋白。

③大剂量糖皮质激素。

④促血小板生成药物。

⑤重组人活化凝血因子Ⅶ。

- 首诊 ITP 的一线治疗:糖皮质激素。

①大剂量地塞米松:40mg/d×4 天,无效患者可在半个月后重复 1 个疗程。

②泼尼松:起始剂量为 1.0mg/(kg·d),病情稳定后快速减至最小维持量(<15mg/d),治疗 4 周仍无反应,说明泼尼松治疗无效。

- 成人 ITP 的二线治疗

(1)血小板生成素(TPO)

①重组 TPO 制剂:重组人血小板生成素(rhTPO)。

② TPO 受体激动剂:TPO 肽类模拟物(罗米司亭,romiplostim)、TPO 非肽类模拟物(艾曲波帕,eltrombopag)。

(2)CD20 单克隆抗体:标准剂量 375mg/m^2,每周 1 次,共 4 次。

(3)脾切除

①适应证:糖皮质激素正规治疗无效,病程迁延 6 个月以上;泼尼松治疗有效,但维持量大于 30mg/d;糖皮质激素禁忌。

②禁忌证:2 岁以下;妊娠;不能耐受手术。

(4)免疫抑制剂

①适应证:以上治疗无效或者禁忌者;与糖皮质激素合用,减少激素用量及提高激素疗效。

②常用免疫抑制药物:长春新碱、环磷酰胺、硫唑嘌呤、环孢素、霉酚酸酯。

本例患者:大剂量地塞米松 40mg/d×4 天。

疗效判断

- 完全反应(CR):治疗后 PLT≥100×10^9/L 且无出血。
- 有效(R):治疗后 PLT≥30×10^9/L 且比基础值增加 2 倍,且无出血。

定义 CR 或 R 时,应至少检测 2 次,其间至少间隔 7 天。

- 无效(NR):治疗后 PLT<30×10^9/L 或比基础值增加不到 2 倍,或有出血。
- 复发:治疗有效后,PLT 降至 <30×10^9/L 或者降至不到基础值的两倍或者出现出血症状。

定义复发时至少检测两次血小板计数,其间至少间隔1天。

ITP 诊疗流程(图 6-8-2)

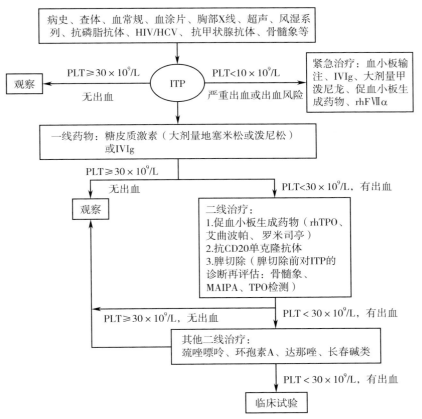

图 6-8-2　ITP 诊疗流程

ITP. 原发免疫性血小板减少症;HIV. 人类免疫缺陷病毒;HCV. 丙肝病毒;PLT. 血小板计数;IVIg. 静脉注射免疫球蛋白;rhFⅦα. 重组人活化凝血因子Ⅶ;rhTPO. 重组人血小板生成素;MAIPA. 单克隆抗体血小板抗原固定试验;TPO. 血小板生成素。

(颜晓菁)

第九节　弥散性血管内凝血

临床病例

　　患者,男性,54 岁,以"齿龈出血、四肢散在瘀斑 20 天,发热、咳嗽 2 天"为主诉入院。患者 1 个月前无明显诱因出现齿龈出血及四肢散在瘀斑,未特殊处理。2 天前出现发热,最高 38.5℃,咳嗽,咳少许白痰,就诊于当地医院,验血常规:WBC 2.45×10^9/L,Hb 83g/L,PLT 34×10^9/L,为系统诊治入科。病来无心悸、气短,无恶心、呕吐,无腹痛、黑便,无四肢肿痛。饮食睡眠二便可,体重无明显变化。

　　既往体健,否认抗凝药物应用史及血液系统疾病家族史。

病史采集要点

　　1. 常见症状

　　● 出血表现:瘀点;瘀斑;伤口部位、针刺部位、引流管、黏膜表面渗血;术后出血;脏器出血如消化道、肺、脑等。

　　● 栓塞表现:动、静脉栓塞伴组织器官缺血相关表现,更多见于慢性弥散性血管内凝血(DIC),肿瘤慢性 DIC 患者还可表现为非细菌性血栓性心内膜炎及浅表移行性血栓性静脉炎(Trousseau 综合征)。微血管栓塞多见于急性 DIC,常累及浅层皮肤、消化道黏膜微血管,根据受累器官差异可表现为:顽固性休克、呼吸衰竭、意识障碍、颅内高压、多器官功能衰竭。

　　● 休克或微循环衰竭:休克不能用原发病解释,顽固不易纠正,早期即出现肾、肺、脑等器官功能不全。

　　● 器官功能不全相关表现:如少尿或无尿(肾功能不全),食欲减退、恶心呕吐(肝功能不全),呼吸困难(急性肺损伤),心悸气短(心功能不全),昏迷、谵妄等(中枢神经系统受累症状)等。

　　● 微血管病性溶血:较少发生,表现为进行性贫血、贫血程度与出血量不成比例,偶见皮肤、巩膜黄染。

　　● 原发病相关症状:如肿瘤压迫、消耗症状,白血病发热、乏力症状,外伤伤口、创面情况,重度感染的感染部位的症状等。

　　2. 诱因

　　● 急性 DIC:主要见于近期手术、外伤、重度感染、肿瘤(尤其是急性早幼粒细胞白血病)或 ABO 不相容的输血。

　　● 慢性 DIC:肿瘤,尤其是胰腺、胃、卵巢和脑肿瘤。

　　3. 诊治经过,包括抗凝(肝素应用史)情况,血制品输注情况。

4. 血液、肝脏、肾脏、神经系统相关疾病既往史,血液系统疾病家族史。

本例患者:患者有齿龈出血及皮肤多发瘀斑的出血表现。

体格检查

体温 38.0℃,血压 120/70mmHg,脉搏 96 次 /min,神清语明,贫血貌,浅表淋巴结未触及,胸骨压痛阳性,四肢皮肤多发瘀斑(图 6-9-1)。双肺听诊呼吸音粗,心脏听诊未闻及异常。腹软无压痛,肝脾肋下未触及。双下肢无水肿。神经系统病理征阴性。

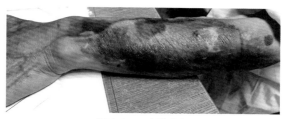

图 6-9-1　皮肤瘀斑

体格检查要点

重点关注 DIC 易累及的靶器官及原发病的相应体征。

- 皮肤黏膜表现:紫癜、瘀斑等。
- 循环系统受累体征:血压、心率、心律、心音听诊等。
- 呼吸系统体征:急性肺损伤呼吸困难相应体征及肺内听诊改变。
- 泌尿系统:导致水肿等表现。
- 神经系统异常体征等。
- 原发病相应体征:如感染发热相关体征;创伤或手术部位相应体征:创面渗血不止、引流管大量鲜血等;肿瘤相关体征:肿瘤包块、白血病胸骨压痛等。

本例患者:发热,贫血貌,胸骨压痛阳性,四肢皮肤瘀斑。

辅助检查

血常规:WBC 2.8×10^9/L,Hb 77g/L,PLT 24×10^9/L。

凝血四项:PT 18.7 秒,纤维蛋白原 0.8g/L,APTT 58.7 秒,TT 28.4 秒,FDP 89.78mg/L,D- 二聚体 >20mg/L。

生化和感染相关指标未见异常。

肺 CT、心脏彩超、肝胆脾彩超未见明显异常。

骨髓相关检查:形态学示急性早幼粒细胞白血病,异常早幼粒细胞占 92%,组化染色 MPO 强阳性、SBB 强阳性、CE 强阳性、ANAE 阳性;免疫分型示 MPO(+),HLA-DR(−),CD33(+),CD13(+),CD34(−),CD2(−),CD9(+);染色体核型分析示 t(15;17)(q22;q21);基因检测示 *PML-RARα* 融合基因(+)。

辅助检查要点

实验室检查改变主要包括反映凝血消耗及纤溶亢进的血液学化验、反映脏器功能损害的相关化验、检查及反映基础疾病的相关检查。

- 反映凝血消耗的指标:血常规、凝血三项、纤维蛋白降解产物(FDP)、D-二聚体、因子Ⅷ抗原及活性测定等。
- 反映脏器功能损害的指标:肝功能、肾功能、心肌酶谱、血气分析等。
- 影像学检查:头 CT、肺 CT、心脏超声、肝胆脾超声等。
- 基础疾病的相关检查:如白血病的骨髓穿刺,肿瘤部位 CT 及活检等。

本例关键线索:FDP,D- 二聚体显著升高,凝血酶原时间(PT)、活化部分凝血活酶时间(APTT)、凝血酶时间(TT)延长,纤维蛋白原下降,血小板减少,骨髓穿刺诊断急性早幼粒细胞白血病。

诊断标准

急性失代偿性 DIC 诊断目前国内采用中国弥散性血管内凝血诊断积分系统(Chinese DIC scoring system,CDSS)(表 6-9-1),该系统突出了基础疾病和临床表现的重要性,强化动态监测原则,简单易行,易于推广,使得有关 DIC 诊断标准更加符合我国国情。此外,DIC 是一个动态的病理过程,检测结果只反映这一过程的某一瞬间,利用该积分系统动态评分将更有利于 DIC 的诊断。

表 6-9-1　中国弥散性血管内凝血(DIC)诊断积分系统(CDSS)

积分项	分数 / 分
存在导致 DIC 的原发病	2
临床表现	
不能用原发病解释的严重或多发出血倾向	1
不能用原发病解释的微循环障碍或休克	1
广泛性皮肤、黏膜栓塞,灶性缺血性坏死、脱落及溃疡形成,不明原因的肺、肾、脑等脏器功能衰竭	1
实验室检查指标	
血小板计数	

续表

积分项	分数 / 分
非恶性血液病	
$\geq 100 \times 10^9/L$	0
$(80{\sim}100) \times 10^9/L$	1
$<80 \times 10^9/L$	2
24h 内下降 $\geq 50\%$	1
恶性血液病	
$<80 \times 10^9/L$	1
24h 内下降 $\geq 50\%$	1
D- 二聚体 $/(mg \cdot L^{-1})$	
<5	0
$5{\sim}9$	2
≥ 9	3
凝血酶原时间（PT）及活化部分凝血活酶时间（APTT）延长	
PT 延长 $<3s$ 且 APTT 延长 $<10s$	0
PT 延长 $\geq 3s$ 或 APTT 延长 $\geq 10s$	1
PT 延长 $\geq 6s$	2
纤维蛋白原 $/(g \cdot L^{-1})$	
≥ 1.0	0
<1.0	1

注：非恶性血液病，每日计分 1 次，≥ 7 分时可诊断为 DIC；恶性血液病，临床表现第一项不参与评分，每日计分 1 次，≥ 6 分时可诊断为 DIC。

慢性 DIC 诊断：患者有诱发因素（多为肿瘤），出现不能用其他疾病解释的纤溶亢进证据如 D- 二聚体增高时，考虑慢性 DIC。

本例患者：有急性早幼粒细胞白血病基础疾病（2 分），有多发皮肤瘀斑，PLT$<80 \times 10^9/L$（1 分），D- 二聚体 $>20mg/L$（3 分），PT 延长 >3 秒，APTT 延长 >10 秒（1 分），纤维蛋白原 $<1.0g/L$（1 分），合计 8 分，诊断考虑急性早幼粒细胞白血病合并 DIC。

分型

DIC 分为急性 DIC 及慢性 DIC，急性多为失代偿性，以出血表现为主，慢性多为代偿性,多无症状,部分可表现为动脉或静脉栓塞。二者实验室检查区别见表 6-9-2。

表 6-9-2 急慢性弥散性血管内凝血(DIC)实验室检查区别

实验室检查指标	急性失代偿性 DIC	慢性代偿性 DIC
血小板计数(PLT)	减少	多样
凝血酶原时间(PT)	延长	正常
活化部分凝血活酶时间(APTT)	延长	正常
凝血酶时间(TT)	延长	正常或轻度延长
血浆纤维蛋白原	降低	正常或升高
血浆Ⅷ因子	降低	正常
纤维蛋白降解产物(FDP)	升高	升高
D- 二聚体	升高	升高

本例患者:有出血表现,PLT 降低,PT、APTT、TT 均延长,纤维蛋白原降低,FDP 及 D- 二聚体升高,符合急性失代偿性 DIC。

鉴别诊断

● 严重肝病:患者多种凝血因子合成减少,凝血指标显著延长,需与 DIC 鉴别,肝病时血浆因子Ⅷ浓度大多正常。

● 肝素相关血小板减少(HIT):患者可有血小板减少,栓塞及出血表现,需与 DIC 鉴别,HIT 患者有近期肝素应用史,肝素 -PF4 抗体阳性。

● 血栓性血小板减少性紫癜(TTP)或其他血栓性微血管病(TMA):TTP 或其他 TMA 如溶血性尿毒综合征(HUS)、药物诱导的血栓性微血管病等表现为微血管病性溶血性贫血,血小板消耗性减少,但患者凝血指标大多正常。

● 原发性抗磷脂综合征(APS):患者可有血栓表现及血小板减少,凝血指标延长,需与 DIC 鉴别,但多无出血表现,抗磷脂抗体(APA)阳性,抗心磷脂抗体(ACA)阳性,狼疮抗凝物质(LA)阳性。

本例患者:该患者无肝病病史,无肝素应用史,凝血指标显著异常,出血表现明显,可除外肝病继发、HIT、TMA 及 APS。

治疗原则和药物治疗要点

1. 急性 DIC

● 治疗原发病:DIC 常为肿瘤、感染等继发,治疗原发病、去除诱因至关重要。

● 个体化支持治疗：如急性溶血性输血反应需水化治疗，呼吸衰竭患者辅助通气治疗，严重出血患者输血治疗等。

● 出血的预防与治疗：没有出血表现及出血高危因素的，PLT<10×10⁹/L时输血小板；有严重的出血或需急诊手术的，PLT<50×10⁹/L时输血小板；有严重的出血，PT、APTT 显著延长或纤维蛋白原 <0.5g/L，输注新鲜血浆或冷沉淀。对于急性早幼粒细胞白血病合并 DIC，建议维持纤维蛋白原 >1.5g/L。

● 栓塞的预防和治疗：尽管患者存在栓塞风险，没有证据支持预防性抗凝治疗，仅在患者出现动脉栓塞或静脉栓塞时才给予抗凝治疗。

2. 慢性 DIC 无症状时无须临床干预。故肿瘤患者不常规筛查慢性 DIC，仅在出现出血或血栓并发症或需要抗凝治疗前，才完善相关检查。

本例患者： 给予维 A 酸、三氧化二砷双诱导治疗基础疾病，对症输注血小板，维持 PLT>(30~50)×10⁹/L，对症输注新鲜血浆或冷沉淀，维持纤维蛋白原 >1.5g/L。

DIC 诊疗流程（图 6-9-2）

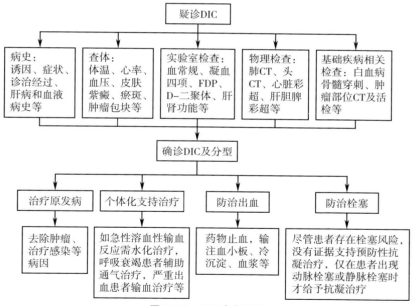

图 6-9-2 DIC 诊疗流程

DIC.弥散性血管内凝血；FDP. 纤维蛋白降解产物。

（颜晓菁）

第七章

内分泌科

第一节　甲状腺功能亢进

临床病例

患者,女性,33 岁。以"心慌、手颤 1 月余"为主诉入院。患者 1 月余前无明显诱因出现心慌、手颤,伴乏力、多汗、排便次数增多(2~3 次 /d)、多食易饥、烦躁易怒等不适,未在意。病来无发热,无颈痛,无头晕、头疼,无复视及视物模糊,无眼痛及眼球运动后疼痛,无怕光、流泪、眼睑红肿,无恶心、呕吐、反酸、嗳气,无胸闷、气短、咳嗽、咳痰,无咯血、盗汗,无腹痛、腹泻,无口渴、多尿,无尿频、尿急、尿痛,饮食、睡眠可,近 1 个月内体重下降 2.5kg。

既往体健。有吸烟史 5 年。近 1 年内无流产分娩史或生育计划。

病史采集要点

- 常见症状:易激动、烦躁失眠、心悸、乏力、怕热、多汗、消瘦、食欲亢进、大便次数增多或腹泻、女性月经稀少、周期性瘫痪、肌无力、突眼等。
- 常见病因:遗传、自身免疫、结节、肿瘤、垂体疾病等。
- 诊治经过:抗甲状腺药物、^{131}I、手术。
- 与之鉴别的常见症状:烦躁失眠、心悸、乏力、消瘦、食欲亢进、月经稀少等。
- 甲状腺相关疾病史、药物史、免疫系统疾病史。

本例患者:育龄期女性,心慌、手颤,伴乏力、多汗、排便次数增多、多食易饥、烦躁易怒。

体格检查

体温 36.5℃,脉搏 100 次 /min,呼吸 14 次 /min,血压 138/80mmHg。身高 157cm,体重 53kg,BMI 21.5kg/m^2。神清语明。颜面无潮红,双眼球无突出,上睑无挛缩,睑裂无增宽,Stellwag 征阴性,von Graefe 征阴性,Joffroy 征阴性,

Mobius 征阴性。巩膜无黄染。舌震颤阴性。手细震颤阴性。甲状腺双侧Ⅰ度大，质软，无压痛，未触及结节。心律齐，各瓣膜未闻及病理性杂音。四肢无畸形，双下肢无水肿。

体格检查要点

重点关注甲状腺及甲状腺功能亢进（甲亢）易累及的靶器官。
- 甲状腺表现：肿大、弥漫性、质地中等、无压痛、震颤、血管杂音、结节等。
- 眼部：突眼、上睑挛缩、睑裂增宽、Stellwag 征阴性、von Graefe 征阴性、Joffroy 征阴性、Mobius 征阴性等。
- 心血管系统：心率快、心脏扩大、心力衰竭、心律失常、房颤、脉压增大等。
- 下肢表现：胫骨前黏液性水肿。

本例患者：心率偏快、甲状腺双侧Ⅰ度大。

辅助检查

甲状腺彩超：甲状腺网状，网眼状不均匀，血管扩张，眼肌 <4mm。
双颈部淋巴结超声显示结构正常。
甲状腺功能及抗体：TSH 0.001 1mU/L，FT_3 37.33pmol/L，FT_4 35.2pmol/L，TGAb 19.8U/ml，TPOAb 211.28U/ml，TRAb 5.26U/L。
血常规：WBC 4.98×10^9/L，中性粒细胞百分比 2.2×10^9/L，Hb 144g/L，PLT 192×10^9/L。
肝功能：ALT 29U/L，AST 25U/L，GGT 21U/L，ALP 51U/L，总胆红素 15.2μmol/L，白蛋白 36.2g/L。

辅助检查要点

实验室指标及影像学检查可提示甲状腺形态、功能及受累靶器官表现。
- 靶器官受损的指标：血常规、肝功能等。
- 功能及抗体的指标：促甲状腺素（TSH）、游离三碘甲腺原氨酸（FT_3）、游离甲状腺素（FT_4）、抗甲状腺球蛋白抗体（TGAb）、甲状腺过氧化物酶抗体（TPOAb）、促甲状腺素受体抗体（TRAb）。
- 重要的影像学检查：摄碘率、甲状腺超声、甲状腺核素扫描、眼部 CT、心电图、心脏彩超等。

本例关键线索
甲状腺改变：甲状腺网状，网眼状不均匀，血管扩张。
甲状腺功能及抗体：TSH 降低，FT_3、FT_4、TGAb、TPOAb、TRAb 均升高。

诊断标准

● 临床甲亢的诊断：①高代谢症状和体征；②甲状腺肿大；③血清甲状腺激素水平升高、TSH减低。具备以上3项时诊断可成立。少数患者症状不明显或无甲状腺肿大。

● 亚临床甲亢诊断：TSH降低，总甲状腺素（TT_4）、总三碘甲腺原氨酸（TT_3）正常，需排除引起TSH降低的因素，并在2~4个月内复查，以确定TSH降低为持续性而非一过性。

● 毒性弥漫性甲状腺肿（Graves病）的诊断：①甲亢诊断成立；②甲状腺弥漫性肿大（触诊和超声证实），少数病例可以无甲状腺肿大；③眼球突出和其他浸润性眼征（图7-1-1）；④胫前黏液性水肿；⑤ TRAb、TPOAb阳性。以上标准中，①~②为诊断必备条件，③~⑤为诊断辅助条件。

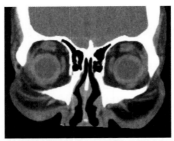

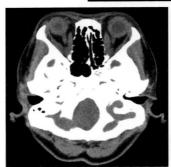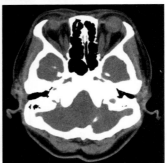

图 7-1-1 眼部 CT 示眼肌增粗

本例患者： 有心慌、手颤，伴乏力、多汗、排便次数增多、多食易饥、烦躁易怒等症状，触诊甲状腺双侧Ⅰ度大。检查发现甲状腺网状，网眼状不均匀，血管扩张。血清 TSH 降低，FT_3、FT_4、TGAb、TPOAb、TRAb 均升高，故可确诊甲亢。

判断病情

诊断明确后需判断患者的病情严重程度和活动度,以及是否存在并发症,以便采取相应的治疗措施。

- 轻症甲亢:以血清学表现为主,或仅合并轻度甲状腺肿大,无重要脏器损伤。
- 重症甲亢:有重要脏器累及并影响其功能的情况。
- 甲亢危象:急性的危及生命的重症甲亢,病死率 20% 以上。常见表现为高热、大汗、心率 140 次 /min 以上、烦躁、焦虑不安、谵妄、恶心、呕吐、腹泻,严重者可有心衰、休克及昏迷。

本例患者:以血清学表现为主,合并轻度甲状腺改变。

鉴别诊断

- 甲状腺毒症:如亚急性甲状腺炎。
- 甲亢原因:自身免疫性甲状腺病、结节性甲状腺肿、高功能腺瘤等。

本例患者:该患者需与高功能腺瘤、结节性甲状腺肿等相鉴别。

治疗原则和治疗要点

- 一般治疗:注意休息,补充热量和营养,失眠可给苯二氮䓬类药物,心悸明显者给 β 受体阻滞剂。肝功能损伤、粒细胞缺乏症给予保肝、升白细胞药物。
- 甲亢的主要治疗:

（1）抗甲状腺药物（ATD）:轻、中度病情;甲状腺轻、中度肿大;孕妇、高龄或由于其他严重疾病不适宜手术者;手术前和 ^{131}I 治疗前的准备;术后复发且不适宜 ^{131}I 治疗者;中至中度活动的 Graves 眼病（GO）患者。甲巯咪唑（MMI）10~30mg/d 每日 1 次或丙硫氧嘧啶（PTU）50~150mg/d 每日 2~3 次口服,病重者可加量。每 4 周复查一次,血清甲状腺激素正常后减量,维持量 MMI 5~10mg/d 每日 1 次或 PTU 50~100mg/d 每日 2~3 次口服,维持 12~18 个月,每 2 个月复查甲状腺功能。注意皮疹、瘙痒、粒细胞缺乏症、肝功能损害、血管炎等不良反应。

（2）^{131}I 治疗:甲状腺肿大 Ⅱ 度以上;对 ATD 过敏;ATD 治疗失败或手术治疗后复发;甲亢合并心脏病;甲亢伴白细胞、血小板或全血细胞减少;甲亢合并肝、肾等脏器功能损害;拒绝手术治疗或者有手术禁忌证;浸润性突眼。对轻度和稳定期的中、重度 Graves 眼病可单用 ^{131}I 治疗甲亢,对活动期患者,可加用糖皮质激素。妊娠和哺乳期禁止 ^{131}I 治疗。

（3）手术:甲状腺肿大显著（>80g）,有压迫症状;中、重度甲亢,长期服药无效,或停药复发,或不能坚持服药者;胸骨后甲状腺肿;细针穿刺细胞学证实甲状腺癌或者怀疑恶变;ATD 治疗无效或过敏的妊娠患者,手术需要在 T2 期(4~6个月)施行。

● 甲状腺危象:①针对诱因治疗。②抗甲状腺药 PTU 500~1 000mg,首次口服或经胃管注入,以后每次 250mg,每 4 小时口服 1 次。③复方碘溶液每次 5 滴碘剂(0.25ml 或 250mg),每 6 小时 1 次,服用 PTU 1 小时后开始服用。④β 受体阻滞剂:普萘洛尔 60~80mg/d、每 4 小时 1 次。⑤糖皮质激素:氢化可的松 300mg 首次静脉滴注,以后每次 100mg,每 8 小时 1 次。⑥上述治疗不满意时,可选用腹膜透析、血液透析或血浆置换等。⑦降温:物理降温,避免乙酰水杨酸类药物。⑧其他支持治疗。

本例患者:该患者轻中度甲亢,低碘饮食,忌烟,注意休息,倍他乐克缓释片 47.5mg 每日 1 次口服,监测血压和脉搏,甲巯咪唑 10mg 每日 2 次口服,监测血常规和肝功能,注意发热、咽痛、皮黄、瘙痒等症状,3~4 周复查甲状腺功能。

甲亢诊疗流程(图 7-1-2)

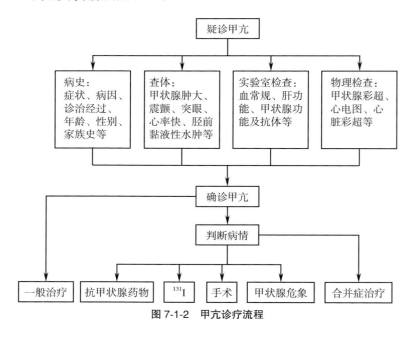

图 7-1-2 甲亢诊疗流程

(李　静)

第二节　甲状腺功能减退

临床病例

患者,女性,65 岁。以"乏力、全身肿胀半年"为主诉入院。患者半年前无明显诱因出现乏力、全身肿胀,伴有懒言、嗜睡、食欲减退,饮食量较前明显减少。半年来,患者上述症状逐渐加重,偶有头痛头晕,无咳嗽、咳痰;偶有胸闷。有腹胀、便秘,3~4 天排便一次;小便正常,精神状态差,体重增加 5kg。既往体健,妹妹患有甲亢。

病史采集要点

- 常见症状:畏寒、乏力、手足肿胀感、嗜睡、记忆力减退、少汗、关节疼痛、体重增加、便秘,女性月经紊乱或者月经过多、不孕等。
- 常见病因:自身免疫损伤、手术或 ^{131}I 所致的甲状腺破坏、碘过量、抗甲状腺药物、垂体或下丘脑手术。
- 诊治经过:甲状腺激素、糖皮质激素、抗感染等。
- 与之鉴别的常见症状:畏寒、乏力、关节疼痛、月经紊乱等。
- 甲状腺相关疾病史、药物史、免疫系统疾病史。

本例患者:老年女性,乏力、全身肿胀,懒言、嗜睡、食欲减退、腹胀、便秘、精神状态差,体重增加。

体格检查

体温 36.5℃,脉搏 56 次 /min,呼吸 18 次 /min,血压 100/60mmHg。身高167cm,体重 70kg。表情呆滞、面色苍白、颜面和眼睑水肿,皮肤干燥、粗糙、皮肤温度低、毛发稀疏、眉毛外 1/3 脱落。甲状腺Ⅱ度大,质韧。呼吸音清,未闻及干湿啰音。心率 56 次 /min,心音钝,律齐,未闻及病理性杂音。腹软、无压痛和反跳痛,肝脾肋下未触及。双下肢肿胀,指压痕阴性。

体格检查要点

重点关注甲状腺及甲状腺功能减退(甲减)易累及的靶器官。

- 典型患者可有表情呆滞、反应迟钝、声音嘶哑、听力障碍、面色苍白、颜面和 / 或眼睑水肿、唇厚舌大、常有齿痕,皮肤干燥、粗糙、脱皮屑、皮肤温度低、水肿、手脚掌皮肤可呈姜黄色,毛发稀疏干燥、跟腱反射时间延长,脉率缓慢。
- 少数病例出现胫前黏液性水肿。

- 累及心脏可以出现心包积液和心力衰竭。
- 重症患者可发生黏液性水肿昏迷。

本例患者：心率缓慢、表情呆滞、面色苍白、颜面和眼睑水肿、皮肤干燥、粗糙、皮温低、毛发稀疏、眉毛外 1/3 脱落；甲状腺Ⅱ度大、质韧；双下肢肿胀。

辅助检查

心电图：窦性心动过缓。

甲状腺超声：甲状腺弥漫性肿大，内部呈网格样低回声。

TSH>75mU/L；FT_3 1.6pmol/L；FT_4 4.5pmol/L；TPOAb 890U/ml；TgAb 260U/ml。

血常规：Hb 95g/L。

血脂：总胆固醇 8.3mmol/L，LDL-C 4.5mmol/L。

肝功能、肾功能无明显异常。

辅助检查要点

实验室指标及影像学检查可提示甲状腺形态、功能及并发症表现。

- 并发症的指标：血常规、血脂等。
- 功能及抗体的指标：促甲状腺素（TSH）、总甲状腺素（TT_4）、游离甲状腺素（FT_4）、总三碘甲腺原氨酸（TT_3）、游离三碘甲腺原氨酸（FT_3）、抗甲状腺球蛋白抗体（TGAb）、甲状腺过氧化物酶抗体（TPOAb）。
- 重要的影像学检查：甲状腺超声、心电图等。

本例关键线索：甲状腺弥漫性肿大，内部呈网格样低回声；FT_3、FT_4 降低，TSH、TGAb、TPOAb 升高；血红蛋白（Hb）降低；总胆固醇、低密度脂蛋白胆固醇（LDL-C）升高。

诊断标准

甲减的诊断：①甲减的症状和体征；②血清 TSH 增高、FT_4 减低，原发性甲减可成立；进一步寻找病因，若 TPOAb 阳性，可考虑自身免疫性甲状腺炎；③血清 TSH 减低或正常，TT_4、FT_4 减低，考虑中枢性甲减，可通过促甲状腺素释放激素（TRH）兴奋试验证实，进一步寻找垂体和下丘脑的病变。

亚临床甲减仅有 TSH 升高，TT_4 和 FT_4 正常。

本例患者：心率缓慢、表情呆滞、面色苍白、颜面和眼睑水肿、皮肤干燥、粗糙、皮温低、毛发稀疏、眉毛外 1/3 脱落；甲状腺Ⅱ度大、质韧；双下肢肿胀；检查发现甲状腺弥漫性肿大，内部呈网格样低回声（图 7-2-1）；FT_3、FT_4 降低，TSH、TGAb、TPOAb 升高。故可确诊甲减。

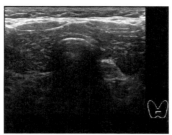

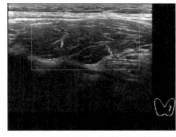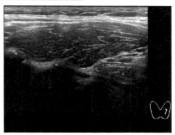

图 7-2-1 甲状腺彩超示甲状腺弥漫性肿大,网格状改变

判断病情

诊断明确后需判断患者并发症情况:贫血程度、胆固醇情况,注意黏液性水肿昏迷。

本例患者:轻度贫血,总胆固醇、LDL-C 升高。

鉴别诊断

- 贫血:其他贫血原因。
- 中枢性甲减:垂体性或下丘脑性。
- 心包积液及水肿:心肝肾等基础疾病等。
- 低 T_3 综合征:严重的全身性疾病、创伤、心理疾病等。

本例患者:该患者需与其他贫血、血脂异常等相鉴别。

治疗原则和药物治疗要点

- 左甲状腺素(L-T_4)治疗:目标是将血清 TSH 和甲状腺激素水平恢复到正常范围内,需要终身服药。成人 50~200μg/d,1.6~1.8μg/(kg·d)。儿童约 2.0μg/(kg·d)。老人约 1.0μg/(kg·d)。妊娠时需要增加 30%~50%。甲状腺癌术后患者 2.2μg/(kg·d)。一般从 25~50μ/d 开始,每 1~2 周增加 25μg,直到达到治疗目标;

初期,每 4~6 周复查甲状腺功能;达标后,需要每 6~12 个月复查。

● 亚临床甲减:目前认为在高脂血症、血清 TSH>10mU/L 时给予 L-T$_4$ 治疗。

● 黏液性水肿昏迷:①补充甲状腺激素:L-T$_4$ 首次静脉注射 300~500μg,以后每天 50~100μg,至清醒后改口服;②若 24 小时内无改善,可予 T$_3$ 10μg,每 4 小时 1 次或 25μg,每 8 小时 1 次;③保温、供氧、保持呼吸道通畅,必要时行气管切开、机械通气等;④氢化可的松 200~300mg/d 持续静脉滴注,清醒后逐渐减量;⑤按需补液,入水量不宜过多;⑥控制感染,治疗原发疾病。

本例患者:该患者甲减,左甲状腺素钠片 25μg/d,每周增加 25μg,直到 75μg/d 再口服 2 周;1 个月后复查甲状腺功能,根据甲状腺功能调整药量,直到达到治疗目标;待甲状腺功能恢复正常后,如果仍存在贫血、血脂异常,再给调脂治疗,必要时详查贫血原因。

甲减诊疗流程(图 7-2-2)

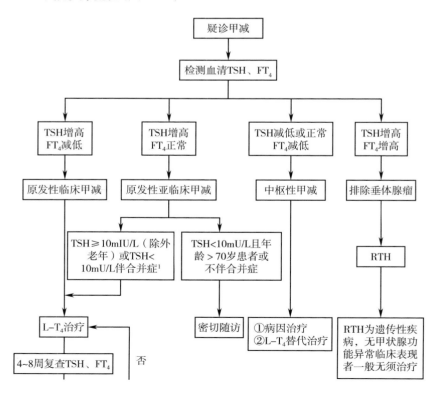

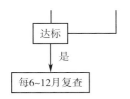

图 7-2-2 甲减诊疗流程

TSH. 促甲状腺素；FT₄. 游离甲状腺素；L-T₄. 左甲状腺素；RTH. 甲状腺激素抵抗综合征；
1. 甲减症状、TPOAb 阳性、血脂异常或者动脉粥样硬化性疾病。

（李　静）

第三节　糖尿病

临床病例

患者,女性,45 岁,以"口渴、多饮、多尿 14 年,血糖控制不佳 4 个月"为主诉入院。患者 14 年前无明显诱因口渴、多饮、多尿伴乏力就诊,测空腹血糖 23mmol/L,餐后不详,诊断为"2 型糖尿病",予盐酸二甲双胍、阿卡波糖、精蛋白生物合成人胰岛素注射液(预混 30R)降糖,空腹血糖控制在 5~8mmol/L。2 年前因血压升高伴低血钾再次就诊,诊断为"左侧肾上腺占位(原发性醛固酮增多症可能性大)、2 型糖尿病伴多种并发症、糖尿病性周围神经病变、糖尿病性视网膜病变、自身免疫性甲状腺病(甲状腺功能正常期)、腔隙性脑梗死、冠心病(无症状性心肌缺血)",给予盐酸二甲双胍、阿卡波糖降糖,空腹血糖控制在 8~9mmol/L,后于泌尿外科行手术治疗,术后患者血压、血钾均恢复正常。近 4 个月血糖控制不佳,空腹血糖为 9~11mmol/L,餐后血糖 14~16mmol/L,乏力加重,视物模糊,在此期间阿卡波糖 50mg 每天三次口服、盐酸二甲双胍 0.5g 每天三次口服降糖。发病以来无发热、头痛,近 1 个月头晕,无明显肢体麻木或刺痛,无间歇性跛行,近半年体重无明显变化。

既往史:其妹妹患有甲状腺癌,父母均患有糖尿病。

病史采集要点

● 常见症状:口渴、多饮、多尿、消瘦、乏力、易饥、多食、皮肤瘙痒尤其外阴瘙痒、视力模糊、儿童生长发育受阻等。许多患者无任何症状,仅于体检或因其他疾病就诊时发现。

● 常见病因:遗传、感染、药物、饮食、生活方式、超重、年龄、自身免疫、胰腺疾病及继发于其他内分泌系统疾病。

- 诊治经过:既往应用口服降糖药物、胰岛素等。
- 与之鉴别的常见症状:消瘦、乏力、易饥、多食、瘙痒、视力模糊、儿童生长发育受阻等。
- 糖尿病相关疾病史、药物史、免疫系统疾病史、胰腺疾病史等。

本例患者:中年女性,口渴、多饮、多尿、乏力、视物模糊,反复就诊调整降糖药物等。

体格检查

体温 36.3℃,脉搏 92 次 /min,呼吸 18 次 /min,血压 160/95mmHg。身高 168cm,体重 83kg,BMI 29.4kg/m²,神清语明,查体合作,发育正常,营养中等,无满月脸或多血质貌,无颜面潮红及深大呼吸,齿龈无色素沉着,牙齿排列不齐,口鼻略增厚。双侧甲状腺Ⅰ度肿大,无压痛,颈部可见轻度假性黑棘皮。腋毛稀少,双侧乳房无溢乳,无乳晕变黑。双肺呼吸音清,心律规整,腹部皮肤无紫纹,无胡须或腹部毳毛增多,皮肤无变薄,腹软,无压痛,阴毛呈女性分布。双下肢无明显水肿,双足背动脉搏动可,四肢活动正常,生理反射存在,病理反射未引出。

体格检查要点

重点关注糖尿病累及的靶器官。

- 视诊:毛发分布,皮肤干燥、皮损、色素沉着;肌肉萎缩;颜面或下肢水肿。
- 触诊:足背动脉搏动、胫后动脉搏动。
- 感觉功能检查:浅感觉如痛温触觉;深感觉如关节觉和振动觉;自主神经功能如眼心反射、竖毛反射、皮肤划痕试验。

本例患者:颈部可见轻度假性黑棘皮,腋毛稀少。

辅助检查

糖化血红蛋白 8.00%,尿糖(+++),LDL-C 3.87mmol/L。动脉血 pH 7.380,$PaCO_2$ 40.3mmHg,PaO_2 90.2mmHg,实际碱剩余 −1.2mmol/L,乳酸浓度 2.50mmol/L。下肢动脉彩超:左侧下肢动脉未见异常。右侧下肢动脉粥样硬化。颈动脉彩超:左侧颈动脉未见异常。右侧颈动脉粥样硬化。泌尿系彩超:双肾上腺区未见异常,双肾钙化灶,双肾动脉未见异常,残尿量约:14ml。纯音听阈测定:高频听力下降。线粒体基因检测:突变为 T16189C。胰岛功能评价见表 7-3-1。

表 7-3-1　通过口服葡萄糖耐量试验评价胰岛功能

胰岛功能	0min	30min	60min	120min	180min
葡萄糖 /（mmol·L^{-1}）	12.65	21.40	25.99	22.87	15.64
C 肽 /（pmol·L^{-1}）	1 853.2	1 963.1	2 907.9	3 799.4	2 802.3
胰岛素 /（mU·L^{-1}）	19.47	29.09	51.13	75.01	39.88

辅助检查要点

实验室指标及影像学检查可提示血糖控制情况、胰岛功能及并发症情况。

● 糖代谢异常严重程度或血糖控制情况：血糖、尿糖、口服葡萄糖耐量试验、糖化血红蛋白、糖化白蛋白、胰岛素释放试验、C 肽释放试验等。

● 并发症的指标：血气、尿酮体、血脂、电解质、尿蛋白。

● 重要的影像学检查：血管彩超、肌电图、眼底及心、肝、肾、脑、口腔相关检查等。

● 病因检查：抗谷氨酸脱羧酶抗体（GADA）、抗胰岛细胞抗体（ICA）、胰岛素自身抗体（IAA）、酪氨酸磷酸酶抗体 2（IA-2A）及锌转运体 8 自身抗体（ZnT8A）联合检测；胰岛素敏感性检查；基因分析等。

本例关键线索：尿糖阳性、血糖升高、糖化血红蛋白升高、血脂异常、动脉硬化等。

诊断标准

目前采用的糖尿病的诊断标准（表 7-3-2）和糖代谢状态分类（表 7-3-3）是WHO 1999 年标准。

表 7-3-2　糖尿病的诊断标准

诊断标准	静脉血浆葡萄糖水平 /（mmol·L^{-1}）
（1）糖尿病症状（烦渴多饮、多尿、多食、不明原因的体重下降）加随机血糖或加上	≥11.1
（2）空腹血糖或加上	≥7.0
（3）葡萄糖负荷2h 血糖无典型糖尿病症状者，需改日复查确认	≥11.1

注：空腹状态指至少 8 小时没有进食。随机血糖指不考虑上次用餐时间，一天中任意时间的血糖，不能用来诊断空腹血糖异常或糖耐量异常。

表 7-3-3　糖代谢状态分类

糖代谢分类	静脉血浆葡萄糖水平 /(mmol·L⁻¹)	
	空腹血糖	糖负荷后 2h 血糖
正常血糖	<6.1	<7.8
空腹血糖受损(IFG)	≥6.1,<7.0	<7.8
糖耐量异常(IGT)	<7.0	≥7.8,<11.1
糖尿病	≥7.0	≥11.1

注:2003 年 11 月 WHO 糖尿病专家委员会将 IFG 的界限值修订为 5.6~6.9mmol/L

本例患者:14 年前口渴、多饮、多尿伴乏力,空腹血糖 23mmol/L。

判断病情

● 急性严重代谢紊乱:糖尿病酮症酸中毒、高渗高血糖综合征。

● 慢性并发症:糖尿病肾病、糖尿病性视网膜病变、动脉粥样硬化、周围神经病变、自主神经病变、中枢神经系统病变、糖尿病足等。

● 感染性疾病:各种细菌、真菌、结核感染。

本例患者:右下肢及右颈动脉粥样硬化。

分型

● 1 型糖尿病(T1DM):胰岛 β 细胞破坏,胰岛素绝对缺乏。包括免疫介导性和特发性。

● 2 型糖尿病(T2DM):从胰岛素抵抗为主伴胰岛素进行性分泌不足,到以胰岛素进行性分泌不足为主伴胰岛素抵抗。

● 妊娠糖尿病。

● 其他特殊类型糖尿病:胰岛 β 细胞功能的基因缺陷如青年人中的成年发病型糖尿病、线粒体基因突变糖尿病;胰岛素作用基因缺陷;胰腺外分泌疾病;继发于其他内分泌疾病;糖皮质激素等药物或化学药品所致;感染;不常见的免疫介导性糖尿病如僵人综合征、抗胰岛素受体综合征;遗传综合征等。

本例患者:胰岛素抵抗、线粒体基因突变,诊断为 T2DM 合并线粒体糖尿病。

鉴别诊断

注意其他原因所致尿糖阳性,如甲亢、胃空肠术后、严重肝病等。

治疗原则和治疗要点

- 一般治疗：糖尿病教育、合理饮食、适量运动、监测血糖。
- 药物治疗：

口服降糖药物：①促胰岛素分泌剂。磺酰脲类刺激 β 细胞分泌胰岛素，如格列苯脲、格列齐特；格列奈类快速作用的促胰岛素分泌剂，主要用于控制餐后高血糖，如瑞格列奈、米格列奈等。②双胍类主要通过抑制肝糖原输出，改善外周组织对胰岛素敏感性，增加对葡萄糖的摄取和利用，如二甲双胍等。③噻唑烷二酮类增加靶组织对胰岛素敏感性，如罗格列酮、吡格列酮等。④ α 葡萄糖苷酶抑制剂延迟碳水化合物吸收，如阿卡波糖、伏格列波糖等。⑤二肽基肽酶 4 抑制剂（DPP-Ⅳ 抑制剂）基于肠促胰岛素降糖，如沙格列汀、西格列汀。⑥钠 - 葡萄糖协同转运蛋白 2 抑制剂（SGLT-2 抑制剂）抑制葡萄糖重吸收，降低肾糖阈、促进尿葡萄糖排泄，如达格列净、坎格列净等。

注射制剂：①胰岛素，适用于 T1DM；各种严重的糖尿病急性或慢性并发症；手术、妊娠和分娩；新发病且与 T1DM 鉴别困难的消瘦糖尿病患者；新诊断的 T2DM 伴有明显高血糖；或在糖尿病病程中无明显诱因出现体重下降显著者；T2DM β 细胞功能明显减退者；某些特殊类型糖尿病；包括速效、短效、中效、长效、预混胰岛素及类似物。胰岛素应在综合治疗基础上，力求模拟生理性分泌模式，小剂量开始逐步调整。②胰高血糖素样肽 1（GLP-1）受体激动剂可葡萄糖依赖性地刺激胰岛素合成和分泌，减少胰岛血糖素释放，减少摄食，促进棕色脂肪组织的生热作用和白色脂肪组织分解增加能量消耗，延迟胃排空，如艾塞那肽、利拉鲁肽等。

本例患者：饮食、运动控制血糖，阿卡波糖 100mg 每日 3 次，格列苯脲 1mg 早晚餐前各 1 次口服，达格列净 10mg 早餐前口服。

糖尿病诊疗流程（图 7-3-1）

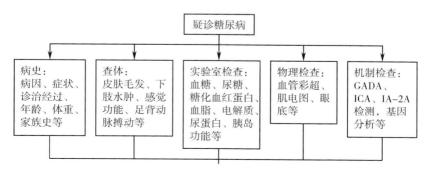

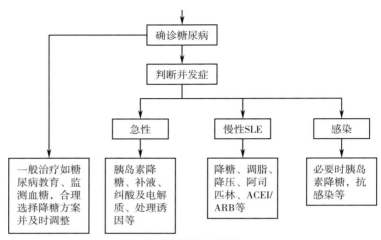

图 7-3-1 糖尿病诊疗流程

GADA. 抗谷氨酸脱羧酶抗体;ICA. 抗胰岛细胞抗体;IA-2A. 酪氨酸磷酸酶抗体 2;SLE. 系统性红斑狼疮;ACEI/ARB. 血管紧张素转化酶抑制剂 / 血管紧张素 Ⅱ 受体拮抗剂。

（李　静）

第四节　皮质醇增多症

临床病例

患者,女性,38 岁。以"发现脸变圆,血压升高 1 年余"为主诉入院。患者 1 年前无明显诱因脸变圆,背部脂肪层增厚,腹部增大,血压波动在 160~180/100~120mmHg,先后服用复方利血平氨苯蝶啶(降压零号)、缬沙坦及硝苯地平等,基本控制在 155~180/90~120mmHg。后因颈部不适就诊,化验甲状腺功能:FT$_3$ 2.97pmol/L(3.1~6.8pmol/L),FT$_4$ 11.34pmol/L(12~22pmol/L),TSH 1.11μU/ml(0.27~4.2μU/ml)。1 个月后复查:FT$_3$ 3.16pmol/L,FT$_4$ 11.22pmol/L,TSH 1.21μU/ml,同时自觉上述症状加重,遂行系统检查(催乳素、雌激素、离子、肝肾功能、血脂、血糖、甲状腺超声及颅脑磁共振等)。发病以来常失眠,偶有头晕头痛、视物模糊,近 1 年体重增加 2~3kg。

病史采集要点

● 常见症状:满月脸、水牛背、多血质貌、皮肤菲薄、紫纹、体重增加、向心性肥胖、痤疮；女性月经减少、不规律或停经、男化，男性性欲降低、阴茎缩小、睾丸变软；精神心理异常，同时合并有高血压、糖尿病、低钾、骨质疏松、感染等。儿童生长发育受抑制等。

- 常见病因：促肾上腺皮质激素（ACTH）依赖性包括分泌 ACTH 的垂体腺瘤和异位肿瘤，占病因的 70%~80%，其中垂体性，又称库欣病，占 70% 左右；ACTH 非依赖性是肾上腺肿瘤或增生所致，占病因的 20%~30%。
- 诊治经过：阻滞肾上腺皮质激素合成的药物如米托坦，手术，对症药物如降压药、补钾药、抗生素等。
- 与之鉴别的常见症状：肥胖、月经紊乱、高血压、低血钾等。
- 垂体、肾上腺相关疾病史，药物史，家族史，肿瘤史。

本例患者：育龄期女性，脸变圆，背部脂肪层增厚，腹部增大，高血压，常失眠，体重增加。

体格检查

体温 36.0℃，脉搏 80 次 /min，呼吸 18 次 /min，血压 184/115mmHg（未用降压药），身高 163cm，体重 70kg，BMI 26.3kg/m²。神清语明，双侧颈静脉无怒张，口唇轻度发绀，扁桃体无肿大，咽不赤，有轻度满月脸及多血质貌，甲状腺未触及，双肺听诊呼吸音清，心率 80 次 /min，律齐，各瓣膜听诊区未闻及病理性杂音。腹软，未见紫纹，无压痛、反跳痛及肌紧张，肝脾肋下未触及，双下肢无水肿，双足背动脉搏动可触及，四肢肌力 5 级。无手足末端增厚，掌纹和齿龈无色素沉着，双侧乳房有少量溢乳。无胡须或毫毛增多。

体格检查要点

重点关注血压及皮质醇增多引起的体征。

向心性肥胖、满月脸、水牛背、多血质貌、皮肤薄、紫纹、色素沉着、毛发分布，女性男化，男性阴茎缩小、睾丸变软，肌力下降，高血压，儿童生长发育受限。

本例患者：满月脸、多血质貌、双侧乳房有少量溢乳。

辅助检查

代谢：低密度脂蛋白 3.86mmol/L，空腹血糖 5.86mmol/L，餐后 2 小时血糖 13.35mmol/L，糖化血红蛋白 6.30%，钾 3.42mmol/L。

尿常规：红细胞 3.31/HP，上皮细胞 9.16/HP，白细胞 9.71/HP，红细胞 18.20/μL，白细胞 53.40/μL，上皮细胞 50.40/μL。

醛固酮卧立位试验结果见表 7-4-1。

表 7-4-1　醛固酮卧立位试验结果

指标	卧位	立位
醛固酮 /（μg·L^{-1}）	0.12	0.14
血管紧张素 I /（μg·L^{-1}）[①]	0.01	1.60
血管紧张素 II /（μg·L^{-1}）	24.0	64.0
醛固酮 / 肾素	1 200.0	8.8

注：①代表肾素活性。

小剂量地塞米松联合去氨加压素（DDAVP）试验结果见表 7-4-2。

表 7-4-2　小剂量地塞米松联合去氨加压素（DDAVP）试验结果

指标	8:00	次日					
		8:00	8:15	8:30	8:45	9:00	10:00
皮质醇 /（nmol·L^{-1}）	633.7	633.1	610.3	542.1	523.6	545.5	506.3
促肾上腺皮质激素 /（ng·L^{-1}）	1.00	1.00	1.00	1.00	1.00	1.00	1.00

大剂量地塞米松试验结果见表 7-4-3。

表 7-4-3　大剂量地塞米松试验结果

指标	8:00	次日	
		7:00	7:15
皮质醇 /（nmol·L^{-1}）	680.2	703.4	678.1
促肾上腺皮质激素 /（ng·L^{-1}）	1.00	1.00	1.00

血儿茶酚胺：多巴胺 0.19nmol/L，肾上腺素 0.19nmol/L，去甲肾上腺素 2.03nmol/L。

甲状腺及颈部彩超：甲状腺多发结节伴彗尾状微钙化（2 级），双颈部淋巴结可见。垂体 MR 平扫＋增强：垂体右侧结节，考虑微腺瘤。垂体左外上缘略膨隆。肾上腺增强 CT：右侧肾上腺区占位性病变。

辅助检查要点

实验室指标及影像学检查可提示甲状腺形态、功能及受累靶器官表现。

● 一般化验：血气、电解质等。

- 筛查：24小时尿游离皮质醇、血皮质醇及节律、小剂量地塞米松抑制试验。
- 病因：血 ACTH 及节律、大剂量地塞米松抑制试验、ACTH 兴奋试验、鞍区 CT/MRI、肾上腺超声 /CT/MRI、胸部薄层 CT 等。

本例关键线索：小剂量及大剂量地塞米松试验均未被抑制，垂体右侧结节，考虑微腺瘤。垂体左外上缘略膨隆。右侧肾上腺区占位性病变。

诊断标准

- 诊断

①典型临床表现。

②实验室检查为确诊依据：血皮质醇增多且失去昼夜节律；尿游离皮质醇增多；小剂量地塞米松试验抑制低于 50%。

- 病因诊断：不同原因引起的皮质醇增多症的实验室及影像学检查的鉴别诊断见表 7-4-4。

表 7-4-4 不同原因引起的皮质醇增多症的鉴别

指标	垂体性库欣病	肾上腺皮质腺瘤	肾上腺皮质癌	异位 ACTH 综合征
尿 17- 羟皮质类固醇	一般中度增多，55~83μmol/24h	同库欣病	明显增高，110~138μmol/24h	较肾上腺癌更高
尿 17- 酮皮质类固醇	中度增多，约 69μmol/24h	可正常或增高	明显增高，可达 173μmol/24h 以上	明显增高，173μmol/24h 以上
血、尿皮质醇	轻中度升高	轻中度升高	重度升高	较肾上腺癌更高
大剂量地塞米松抑制试验①	多数能被抑制，少数不能被抑制	不能被抑制	不能被抑制	不能被抑制，少数可被抑制
血浆 ACTH 测定	清晨略高于正常，晚上不能像正常那样下降	降低	降低	明显增高，低度恶性者可轻度增高
ACTH 兴奋试验②	有反应，高于正常	约半数无反应，半数有反应	绝大多数无反应	有反应，少数异位 ACTH 分泌量特别多者无反应
低血钾性碱中毒	严重者可有	无	常有	常有
蝶鞍 X 线片	小部分患者蝶鞍扩大	不扩大	不扩大	不扩大

指标	垂体性库欣病	肾上腺皮质腺瘤	肾上腺皮质癌	异位 ACTH 综合征
CT,MRI	大多示微腺瘤,少数示大腺瘤(图 7-4-1)	无垂体瘤表现	无垂体瘤表现	无垂体瘤表现
放射性碘化胆固醇肾上腺扫描	两侧肾上腺显像,增大	瘤侧显像,增大	癌侧显像,或不显影	两侧显像,增大
肾上腺超声,CT,MRI	两侧肾上腺增大(图 7-4-2)	显示肿瘤	显示肿瘤	两侧肾上腺增大

注:ACTH,促肾上腺皮质激素。

①每次 2mg,每 6 小时一次口服,连续 2 天,第 2 天尿 17- 羟或尿游离皮质醇降至对照值的 50% 以下者,表示被抑制。

② ACTH 25U,溶于 5% 葡萄糖液 500ml 中,静脉滴注 8 小时,共 2 天,正常人滴注日的 17- 羟或尿游离皮质醇较基础值增加 2 倍以上。

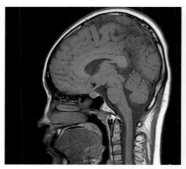
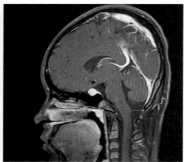
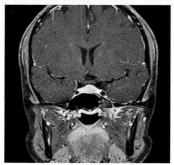

图 7-4-1　垂体 MRI 示垂体瘤

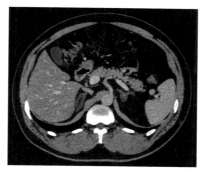

图 7-4-2 肾上腺 CT 示双侧肾上腺增粗

鉴别诊断

● 肥胖、高血压、糖耐量减低、月经稀发，腹部条纹需与单纯性肥胖相鉴别。
● 血尿皮质醇升高、小剂量地塞米松抑制试验不能抑制需与假性皮质醇增多症相鉴别，如酗酒兼有肝损害、抑郁症等。

本例患者：该患者需与单纯性肥胖、抑郁症等相鉴别。

治疗原则和治疗要点

● 垂体：库欣病建议手术或放射治疗去除垂体瘤，首选经蝶窦切除。术后疗效不佳或手术禁忌，可用调节神经递质或抑制肾上腺皮质激素合成药物如米托坦、美替拉酮、氨鲁米特、酮康唑等。必要时可行双侧肾上腺切除术，术后激素替代治疗。
● 肾上腺：①肾上腺腺瘤应手术切除肿瘤，同时 6~12 个月或更久激素替代治疗；②肾上腺腺癌应早期手术治疗，术后效果不佳或已转移，可用抑制肾上腺皮质激素合成药物；③双侧肾上腺增生可行双侧肾上腺切除术，术后给予激素替代治疗。
● 异位 ACTH 综合征：治疗原发性恶性肿瘤，如效果不佳，可用抑制肾上腺皮质激素合成药物。

本例患者：针对皮质醇增多症、右肾上腺占位，建议于泌尿外科行手术治疗。同时予降压、降糖等对症治疗。

皮质醇增多症诊疗流程（图 7-4-3）

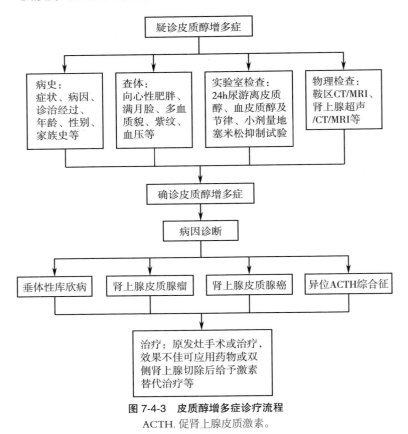

图 7-4-3　皮质醇增多症诊疗流程
ACTH. 促肾上腺皮质激素。

（李　静）

第五节　脂代谢紊乱

临床病例

　　患者,男性,33 岁,以"发现血糖升高 4 年"为主诉入院。于 4 年前因痔疮手术时发现血糖升高,空腹 7.0mmol/L,餐后 2 小时 10mmol/L,口服二甲双胍,术后半个月自行停药。1年前因多饮多食、体重下降就诊,餐后2小时血糖21.09mmol/L,未在意,未治疗,现因症状未缓解就诊。发病以来患者无发热,无心悸,无胸闷,无视物模糊,无手足麻木或水肿,饮食睡眠可,二便如常,近2年体重下降约20kg。

既往体健,无家族史,无过敏史。

病史采集要点

● 常见症状:单纯脂代谢紊乱,一般无临床症状,常因其他疾病就诊或体检时发现,可见黄色瘤、肥胖等表现。继发性多表现于原发病的症状。

● 常见病因:

(1)原发性:遗传、不良饮食习惯、运动不足、肥胖、年龄、吸烟、酗酒等。

(2)继发性:甲状腺功能减退、库欣综合征、肝肾疾病、系统性红斑狼疮、骨髓瘤、多囊卵巢综合征、过量饮酒、利尿剂及糖皮质激素等药物。

● 诊治经过:调脂药物应用过程。

● 并发症如糖尿病、高血压、冠心病等影响治疗的疾病史,常用药物史,家族史。

本例患者:壮年男性,无特殊症状,因糖尿病就诊时发现。

体格检查

体温36.6℃,脉搏82次/min,呼吸16次/min,血压129/88mmHg。身高180cm,体重93kg,BMI 28.7kg/m^2,腰围103cm,臀围106cm,腰臀比0.97。神清语明,无满月脸,无多血质貌,皮肤无潮红,巩膜无黄染,齿龈无色素沉着,无口鼻增厚,甲状腺未触及。呼吸音轻,无干湿啰音。心律齐,各瓣膜未闻及病理性杂音。四肢活动自如,肌力5级,无胫前黏液性水肿,双下肢无水肿,双足动脉搏动可。

体格检查要点

患者一般无临床体征,可存在黄色瘤,需注意有无合并心脑血管疾病的体征;若为继发性,注意原发病的体征。

本例患者:身高180cm,体重93kg,体质量指数(BMI)28.7kg/m^2,腰围103cm,臀围106cm,腰臀比0.97。

辅助检查

血脂:TG 11.07mmol/L、TC 5.03mmol/L、LDL-C 1.29mmol/L、HDL-C 0.62mmol/L;肝肾功能正常;空腹血糖12.68mmol/L,餐后2小时血糖21.18mmol/L;糖化血红蛋白10.50%。

辅助检查要点

空腹 12~14 小时,最后一餐忌高脂食物和酒。化验血甘油三酯(TG)、总胆固醇(TC)、低密度脂蛋白胆固醇(LDL-C)、高密度脂蛋白胆固醇(HDL-C)、载脂蛋白 A(ApoA)、载脂蛋白 B(ApoB)。

本例关键线索:血 TG 11.07mmol/L、HDL-C 0.62mmol/L。

诊断标准

血脂异常诊断目前采用《中国成人血脂异常防治指南(2016 年修订版)》中关于我国成人血脂适合水平及异常分层标准(表 7-5-1)。

表 7-5-1　血脂异常诊断及分层标准　　　　单位:mmol/L

分层	TG	TC	LDL-C	HDL-C	非 HDL-C
理想水平			<2.6		<3.4
合适水平	<1.7	<5.2	<3.4		<4.1
边缘升高	1.7~2.29	5.2~6.19	3.4~4.09		4.1~4.89
升高	≥2.3	≥6.2	≥4.1		≥4.9
降低				<1.0	

注:TG,甘油三酯;TC,总胆固醇;LDL-C,低密度脂蛋白胆固醇;HDL-C,高密度脂蛋白胆固醇。

本例患者:血 TG 11.07mmol/L、HDL-C 0.62mmol/L。

判断病情

● 极高危:已诊断动脉粥样硬化性心血管疾病(ASCVD)。

● 高危:LDL-C≥4.9mmol/L;1.8mmol/L≤LDL-C≤4.9mmol/L 且年龄≥40 岁的糖尿病患者。

● 根据 LDL-C 或 TC 水平、有无高血压及其他 ASCVD 危险因素进行未来 10 年间 ASCVD 总体发病危险评估,将 5%、5%~9% 及≥10% 分别定义为低危、中危及高危。

● 对 ASCVD 10 年发病危险为中危且年龄 <55 岁,进行 ASCVD 余生危险评估,以便对高危个体早期干预,如存在以下危险因素≥2 项,其 ASCVD 余生危险为高危:收缩压≥160mmHg 或舒张压≥100mmHg;非 HDL-C≥5.2mmol/L;HDL-C≤1.0mmol/L;BMI≥28kg/m^2;吸烟。

本例患者:该患者无高血压,LDL-C、TC 正常,考虑为低危。

鉴别诊断

鉴别原发性和继发性脂代谢紊乱,尤其以下疾病引起继发性脂代谢紊乱,如甲状腺功能减退、库欣综合征、肾病综合征、系统性红斑狼疮等。

本例患者:需与继发性高脂血症鉴别。

治疗原则和治疗要点

根据 ASCVD 总体危险分层,设定调脂治疗干预靶点的达标值(表 7-5-2)。针对 LDL-C 基线值较高不能达标者,LDL-C 至少应降低 50%。极高危人群即使 LDL-C 基线水平在达标值以内,仍应进一步降低 30%。

表 7-5-2　不同 ASCVD 危险人群降 LDL-C/ 非 HDL-C 治疗达标值(mmol/L)

危险等级	LDL-C	非 HDL-C
低危、中危	<3.4	<4.1
高危	<2.6	<3.4
极高危	<1.8	<2.6

注:ASCVD,动脉粥样硬化性心血管疾病;LDL-C,低密度脂蛋白胆固醇;HDL-C,高密度脂蛋白胆固醇。

其他合并症达标值:① 40 岁以上糖尿病 LDL-C 在 2.6mmol/L 以下、HDL-C 在 1.0mmol/L 以上。②代谢综合征 LDL-C<2.6mmol/L 以下、TG<1.7mmol/L、HDL-C≥1.0mmol/L 以上。③轻中度慢性肾脏病 LDL-C<2.6mmol/L,非 HDL-C<3.4mmol/L;重度慢性肾脏病、慢性肾脏病合并高血压或糖尿病 LDL-C<1.8mmol/L,非 HDL-C<2.6mmol/L。

- 一般治疗:饮食控制,增加运动、戒烟、限盐、限酒。
- 药物治疗:包括他汀类、贝特类、烟酸类、树脂类等。

①他汀类减少胆固醇合成,加速低密度脂蛋白(LDL)分解,抑制极低密度脂蛋白(VLDL)合成。可显著降低血清 TC、LDL-C 和 ApoB,一定程度降低 TG,轻度升高 HDL-C。适于高胆固醇血脂、混合型高脂血症和 ASCVD,如阿托伐他汀、瑞舒伐他汀等。

②贝特类降低 TG,升高 HDL-C,促进 VLDL 和 TG 分解及胆固醇逆向转运。适于高甘油三酯血症和以 TG 升高为主的混合型高脂血症,如非诺贝特、苯扎贝特等。

③其他降低胆固醇为主的药物如肠道胆固醇吸收抑制剂依折麦布、普罗布考、胆酸螯合剂考来烯胺、烟酸类阿昔莫司、高纯度鱼油制剂、ApoB100合成抑制剂米泊美生、PCSK9抑制剂、微粒体TG转移蛋白抑制剂洛美他派、中药血脂康等。

④联合应用：常用他汀类与依折麦布进一步降低LDL-C，降低心血管事件风险；他汀类与贝特类降低LDL-C与TG，同时升高HDL-C，适于高危心血管患者他汀治疗后存在TG或HDL-C控制不佳者。

● 其他治疗：药物不能耐受或严重难治性高胆固醇血症可血浆置换或手术等。

● 首次或调药后6周内复查血脂、转氨酶、肌酸激酶；达标后6~12个月复查一次。

本例患者：饮食控制，增加运动、戒烟、限盐、限酒同时依折麦布、非诺贝特调脂治疗，4~6个月后复查血脂、转氨酶、肌酸激酶。

脂代谢紊乱诊疗流程（图7-5-1）

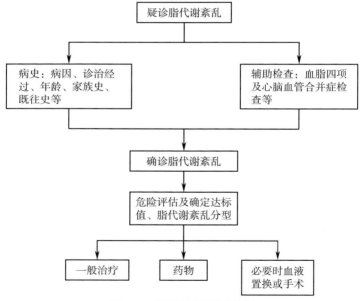

图7-5-1 脂代谢紊乱诊疗流程

（李　静）

第六节　原发性醛固酮增多症

临床病例

患者,男性,43岁。以"发现高血压升高6年,低血钾5年"为主诉入院。患者6年前因右半身麻木就诊时发现血压升高,200/140mmHg,并发现存在脑血栓,应用硝苯地平缓释片20mg每日一次口服、马来酸依那普利(具体剂量不详),控制血压在160~170/130mmHg。5年前因双下肢于晨起出现乏力,无酸痛就诊,血钾1.7mmol/L,补钾治疗约7天后症状缓解,血钾恢复正常停药。26天前再次出现晨起劳累后乏力,伴双下肢酸痛,自行口服氯化钾缓释片2.0g每日一次,共三天症状无好转。21天前就诊行相关检查:"甲状腺功能:FT$_4$ 1.43ng/dl,TSH 1.809μU/ml;离子:钾2.73mmol/L,钠144.3mmol/L,氯94.1mmol/L;肝功能:谷丙转氨酶90U/L,谷草转氨酶115U/L;肾功能:肌酐12.4μmol/L,尿酸272.0μmol/L;葡萄糖5.88mmol/L",并补钾治疗至今共11天,血钾2.7mmol/L,症状有所好转。住院期间口服替米沙坦80mg每日一次降压治疗,血压维持在186~213/94~110mmHg,患者自发现血压升高以来偶有口服硝苯地平(拜新同2片每日一次),控制血压为195/150mmHg。病来偶有头晕,卧位休息数分钟后可缓解,偶有反酸,双下肢偶有麻木,无软瘫发作,夜尿最多为6~7次。

病史采集要点

● 常见症状:高血压、肌无力、周期性瘫痪、肢端麻木、手足搐搦、多尿、夜尿多、继发口渴多饮等。

● 常见病因:遗传、肿瘤、增生等。

● 诊治经过:手术、激素、螺内酯、降压药物剂量及种类,补钾等情况。

● 与之鉴别的常见症状:原发及其他继发性高血压、肌无力、瘫痪、口渴多饮多尿等。

● 高血压、低血钾、肾上腺皮质等相关疾病史,药物史,肿瘤史,家族史。

本例患者:中年男性,高血压、低血钾,双下肢晨起乏力,双下肢偶有麻木,夜尿最多为6~7次。

体格检查

体温36.3℃,脉搏83次/min,呼吸20次/min,血压163/89mmHg,身高168cm,体重63kg,BMI 22.32kg/m^2,腰围73cm,臀围90cm,腰臀比0.811,神清语明,无颜面潮红及深大呼吸,口唇略发绀,齿龈无色素沉着,无满月脸或多血质貌。颈软,甲状腺未触及,可见颈动脉搏动,颈静脉轻度充盈,无血管杂音,颈后无脂肪垫,颈部无假性黑棘皮。心率83次/min,律齐,心尖可闻及3/6级收缩期吹风样杂音。呼吸音清,未闻及啰音。腹软,无压痛,未见紫纹,脐周未闻及血管杂音,下肢无水肿,足背动脉搏动可,皮温正常,四肢肌力5级。

体格检查要点

注意血压、心率、肌力、神经系统反射,有无满月脸、多血质貌、紫纹等。

本例患者:血压163/89mmHg,无满月脸或多血质貌,无紫纹,四肢肌力5级。

辅助检查

血常规:WBC 10.34×10^9/L,粒细胞6.88×10^9/L,RBC 4.31×10^{12}/L,Hb 143g/L。

生化:总蛋白62.9g/L,AST 13U/L,尿素氮8.1mmol/L,K^+ 2.49mmol/L,Na^+ 147.6mmol/L。TG 0.75mmol/L,TC 4.64mmol/L,HDL-C 1.44mmol/L,LDL-C 3.04mmol/L,LDH 706U/L。

即时尿钾/尿肌酐=9.649,>1.5,提示肾性失钾。

口服葡萄糖耐量试验及同步血钾见表7-6-1。

表7-6-1　口服葡萄糖耐量试验及同步血钾

指标	0min	120min
葡萄糖/($mmol \cdot L^{-1}$)	4.67	4.79
C肽/($pmol \cdot L^{-1}$)	366.89	1 792.50
胰岛素/($mU \cdot L^{-1}$)	7.13	20.72
同步血钾/($mmol \cdot L^{-1}$)	2.96	3.05

儿茶酚胺:多巴胺0.2nmol/L,肾上腺素0.33nmol/L,去甲肾上腺素2.04nmol/L。

血清生长激素测定:生长激素释放激素1.25mU/L;胰岛素生长样因子-1(IGF-1)163.00μg/L;催乳素240mU/L。

醛固酮卧立位试验见表7-6-2。

表7-6-2　醛固酮卧立位试验

指标	卧位	立位
醛固酮/($μg \cdot L^{-1}$)	0.25	0.34
血管紧张素 I /($μg \cdot L^{-1}$)[1]	0.06	0.03

续表

指标	卧位	立位
血管紧张素 II /(μg·L^{-1})	27.00	33.00
醛固酮 / 肾素	416.67	1 133.33

注:①代表肾素活性。

皮质醇节律见表 7-6-3。

表 7-6-3　皮质醇节律

指标	8 时	15 时	24 时
皮质醇 /(nmol·L^{-1})	488.70	220.70	74.69
促肾上腺皮质激素 /(ng·L^{-1})	22.50	14.94	3.59

尿液检验结果见表 7-6-4。

表 7-6-4　改良季式试验结果

指标	6—9 时	9—12 时	12—15 时	15—18 时	18—21 时	21 时—次日 6 时
尿量 /ml	100	200	1 100	1 100	700	2 200
尿比重	1.018	1.011	1.006	1.008	1.005	1.013
渗透压 / (mmol·L^{-1})	695	432	244	319	207	507

卡托普利抑制试验结果见表 7-6-5。

表 7-6-5　卡托普利抑制试验结果

指标	立位	第 1 小时	第 2 小时
血管紧张素 I /(μg·L^{-1})①	0.81	0.04	0.17
血管紧张素 II /(μg·L^{-1})	56.00	40.00	36.00
醛固酮 /(μg·L^{-1})	0.26	0.24	0.28

注:①代表肾素活性。

心电图:显示多导联 T 波低平。肾上腺增强 CT:左侧肾上腺占位性病变,腺瘤可能性大,肝内小囊肿。心脏彩超:左室心肌肥厚,左房略大。肝胆脾胰、泌尿系统彩超:肝囊肿,肝内高回声,血管瘤不除外,脾面积大,前列腺内结石或钙化。颈动脉彩超:左侧颈动脉内膜增厚、欠光滑;右侧颈动脉粥样硬化伴斑块形成。甲状腺彩超:甲状腺左叶增生结节,双颈部淋巴结肿大(超声结构正常)。

辅助检查要点

实验室指标及影像学检查可提示肾上腺形态、功能。

● 实验室指标:血气、钾钠氯、24 小时尿钾、尿常规、醛固酮卧立位试验、生理盐水试验、卡托普利抑制试验、高钠饮食试验、氢化可的松试验等。

● 重要的影像学检查:肾上腺彩超 /CT/MRI 等。

本例关键线索:低血钾、高血钠;即时尿钾 / 尿肌酐升高;高醛固酮、低肾素、醛固酮 / 肾素 >40;卡托普利抑制试验不被抑制;左侧肾上腺占位性病变,腺瘤可能性大。

诊断标准

● 诊断:高血压、低血钾的患者,血浆及尿醛固酮增高,而肾素活性、血管紧张素 Ⅱ 降低,螺内酯能纠正电解质代谢紊乱并降低高血压,诊断即可成立。筛查试验:激素水平测定(血清肾素 - 血管紧张素 - 醛固酮系统,尿醛固酮浓度);确证试验:生理盐水试验、卡托普利抑制试验、高钠饮食试验、氢化可的松试验。

● 病因诊断:

醛固酮卧立位试验:主要用于鉴别醛固酮瘤与特醛症。具体方法:隔夜卧床,清晨起床前 8 时采血,起床后直立位 4 小时,再次采血,测定血浆醛固酮水平。正常人:立位后血醛固酮上升。特醛症:立位后醛固酮上升明显,超过正常人。醛固酮瘤:立位后醛固酮不上升反而下降。

肾上腺超声:可显示直径 >1.3cm 的结节,小腺瘤则难以和特发性增生相鉴别。

肾上腺 CT 和 MRI:高分辨率 CT 可检出直径小至 0.5cm 的肿瘤(图 7-6-1)。特醛症表现为正常或双侧弥漫性增大。MRI 用于醛固酮瘤诊断灵敏度较 CT 高,但特异度较 CT 低。

肾上腺静脉分段取血:如上述方法均不能确定病因,可行肾上腺静脉导管术,采双侧肾上腺静脉血测定醛固酮 / 皮质醇比值,有助于确定单侧或双侧肾上腺醛固酮分泌过多。

本例患者:高醛固酮、低肾素、醛固酮 / 肾素 >40;卡托普利抑制试验不被抑制;左侧肾上腺占位性病变,腺瘤可能性大。

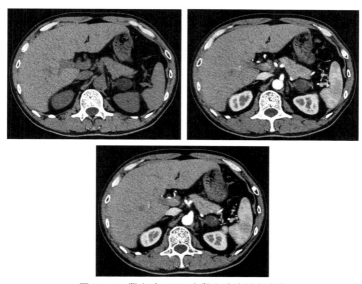

图 7-6-1　肾上腺 CT 示左肾上腺外侧支腺瘤

鉴别诊断

其他引起高血压、低血钾的疾病如非醛固酮所致盐皮质激素过多综合征；利德尔综合征；分泌肾素的肿瘤、恶性高血压、肾动脉狭窄、一侧肾萎缩等继发性醛固酮增多症。

本例患者：该患者需与继发性醛固酮增多症相鉴别。

治疗原则和治疗要点

● 肾上腺单侧病变（腺瘤或增生）：手术治疗，其中腹腔镜单侧肾上腺切除术是首选的治疗方法。

● 双侧增生病变（特发性醛固酮增多症）、不愿或不能行手术治疗的单侧占位病变：盐皮质激素受体拮抗体治疗，目前最常用的是醛固酮拮抗剂螺内酯。

● 家族性醛固酮增多症（如糖皮质激素可治性醛固酮增多症）：地塞米松治疗，可加用其他降压药治疗。

本例患者：该患者于泌尿外科行左肾上腺肿瘤切除术并取病理，术后病理示（左侧）肾上腺皮质腺瘤，局部细胞增生活跃。

原发性醛固酮增多症诊疗流程（图 7-6-2）

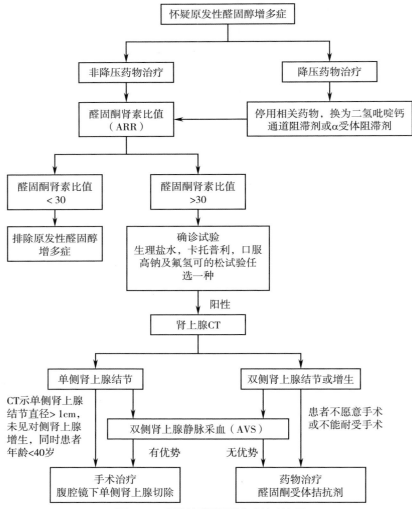

图 7-6-2　原发性醛固酮增多症诊疗流程

（李　静）

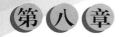

风湿免疫科

第八章

第一节　系统性红斑狼疮

临床病例

患者,女性,44 岁。以"关节肿痛 1 年,颜面皮疹 1 个月,发热 1 周"为主诉入院。患者 1 年前无明确诱因出现双手近端指间关节肿痛,持续一月余,自行缓解,后反复出现,未予诊治。一个月前秋收劳累后,出现颜面对称性红斑,不伴瘙痒疼痛。近一周无明确诱因出现发热,体温在 38℃左右波动,不伴畏冷寒战,自行服用头孢类抗生素及阿奇霉素,体温无改善,为系统诊治入院。患者病来乏力明显,有活动后气短,无夜间憋醒,脱发明显,否认口腔溃疡、光过敏、雷诺现象。饮食睡眠二便可,体重无明显变化。

既往体健。其母亲 30 年前因系统性红斑狼疮死亡。

病史采集要点

- 常见症状:颊部蝶形红斑、盘状红斑、发热、疲乏、脱发、光过敏、口腔溃疡、关节肿痛、浆膜炎、心肺症状、肾脏病变、血液系统病变、血管炎、癫痫或精神症状。
- 诱因:阳光照射、感染、妊娠、分娩、某些药物、手术。
- 诊治经过:应用激素及免疫抑制剂情况。
- 与之鉴别的常见症状:乏力、发热、关节痛、皮疹。
- 血液、肾脏、神经系统相关疾病既往史,免疫系统疾病家族史。

本例患者:育龄期女性,颜面对称性红斑,关节肿痛,发热。系统性红斑狼疮家族史。

体格检查

体温 38.0℃,血压 132/74mmHg,神清语明,轻度贫血貌,无脱发,无口腔溃疡,皮肤黏膜无出血点,面颊部对称性红斑,蝶形分布(图 8-1-1)。双肺听诊无异常,肺动脉瓣听诊区第二心音亢进。腹软无压痛,肝脾肋下未触及。双下肢轻度凹陷性水肿。神经系统病理征阴性。双手近指关节、腕关节轻微肿胀伴压痛。

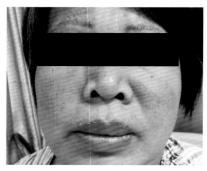

图 8-1-1　系统性红斑狼疮面部表现

体格检查要点

重点关注系统性红斑狼疮(SLE)易累及的靶器官。

- 皮肤黏膜表现:皮疹、脱发、口腔溃疡和雷诺现象等。
- 肌肉关节体征:压痛部位、畸形。
- 血液系统受累:贫血、血小板下降导致相应体征。
- 狼疮肾炎:导致水肿、高血压等表现。
- 神经系统异常体征等。
- 心包积液、肺动脉高压引发的相应体征。

本例患者:发热,轻度贫血貌,蝶形红斑,肺动脉瓣听诊区第二心音亢进,双下肢水肿,关节肿痛。

辅助检查

血常规:WBC 3.05×10^9/L,Hb 100g/L,PLT 161×10^9/L,白蛋白 27.2g/L。

尿蛋白(+++),尿 RBC 50~60/HP,畸形 80%,24 小时尿蛋白定量 3.2g。

ESR 38mm/h,CRP 10.6mg/dl。

补体 C3 0.42g/L,C4 0.04g/L,免疫球蛋白 IgG 18.9g/L。

ANA1:1 000 均质型,抗 ds-DNA(+),抗 Sm(+),抗 RNP(+),抗 SSA(+)。

ANCA 和 ACL 阴性。

肺高分辨率 CT:轻度间质改变,肺动脉高压,心包积液(图 8-1-2)。

心脏彩超:心包积液,肺动脉压力轻度增高(40mmHg)。

腹部超声:双肾略大,结构清晰。

肾活检病理:狼疮肾炎Ⅳ型(弥漫增殖型),免疫荧光"满堂亮"(图 8-1-3)。

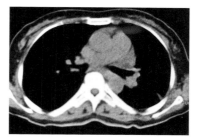

图 8-1-2　肺 CT 示肺动脉增宽

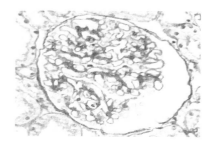

图 8-1-3　肾活检示Ⅳ型狼疮肾炎

辅助检查要点

实验室指标及影像学检查可提示 SLE 体内免疫状态的异常及受累靶器官表现。

● 靶器官受损的指标:血常规、尿常规、肌酸激酶、肝肾功能等。

● 反映免疫异常的指标:免疫球蛋白、补体水平。通常补体的下降预示病情活动。

● 反映体内炎症水平的指标:血沉(ESR)、C 反应蛋白(CRP)。

● 重要的影像学检查:肺 CT、心脏超声、肾脏超声等。

● 肾活检病理:对狼疮肾炎的诊断、治疗和判断预后均有价值(Ⅰ型正常或微小病变型,Ⅱ型系膜增殖型,Ⅲ型局灶增殖型,Ⅳ型弥漫性增殖型,Ⅴ型膜型,Ⅵ型硬化型。)

● 自身抗体谱的检测(表 8-1-1)。

表 8-1-1　系统性红斑狼疮(SLE)常见自身抗体列表

类别	抗体	意义
抗核抗体谱	抗核抗体	自身免疫性疾病的筛选试验。特异性低,不能作为鉴别指标
	抗 ds-DNA 抗体	SLE 的标记抗体,抗体滴度与 SLE 病情活动度密切相关
	抗 Sm 抗体	SLE 的标记抗体,有助于不典型患者诊断或回顾性诊断
	抗 RNP 抗体	往往与雷诺现象和肺动脉高压相关
	抗 SSA 抗体	与光过敏、白细胞减少、皮损、血管炎、新生儿狼疮等相关
	抗 SSB 抗体	提示继发性干燥综合征。抗 SSB 抗体阳性率较低

类别	抗体	意义
抗核抗体谱	抗 rRNP 抗体	往往提示中枢神经系统狼疮或其他重要内脏损害
抗磷脂抗体	抗心磷脂抗体	结合血小板减少、动静脉血栓形成、习惯性流产等症状,可帮助诊断抗磷脂综合征。部分患者出现明显的活化部分凝血活酶时间延长
	狼疮抗凝物	
	抗 β₂ 糖蛋白 I 抗体	
	梅毒血清试验假阳性	
抗组蛋白抗体	抗红细胞膜抗体	Coombs 试验,与溶血性贫血相关
	抗血小板相关抗体	致血小板减少
	抗神经元抗体	多见于中枢神经系统狼疮
其他	部分患者血清中出现类风湿因子,少数患者出现抗中性粒细胞胞质抗体	

本例关键线索

多系统损伤:皮肤、关节、血液、肾脏、心脏。

多抗体形成:抗核抗体(ANA)、抗 ds-DNA 抗体、抗 Sm 抗体、抗 RNP 抗体、抗 SSA 抗体。

补体水平下降对判断病情活动也有明确意义。

诊断标准

目前临床普遍采用的是美国风湿病学会(ACR)1997 年修订的 SLE 分类标准(表 8-1-2),满足 11 条中 4 条或以上(可出现在病程中不同时间),在排除相关其他病后,可诊断 SLE。

表 8-1-2 美国风湿病学会 1997 年修订的系统性红斑狼疮分类标准

分类	具体描述
1. 颊部红斑	固定红斑,扁平或高起,在两颧突出部位
2. 盘状红斑	片状高起于皮肤的红斑,黏附有角质脱屑和毛囊栓;陈旧病变可发生萎缩性瘢痕
3. 光过敏	对日光有明显的反应,引起皮疹,从病史中得知或医师观察到
4. 口腔溃疡	经医师观察到的口腔或鼻咽部溃疡,一般为无痛性

分类	具体描述
5. 关节炎	非侵蚀性关节炎，累及两个或更多的外周关节，有压痛、肿胀或积液
6. 浆膜炎	胸膜炎或心包炎
7. 肾脏病变	蛋白尿 >0.5g/24h 或（+++），或管型（红细胞、血红蛋白、颗粒或混合管型）
8. 神经病变	癫痫发作或精神病，除外药物或已知的代谢紊乱
9. 血液学疾病	溶血性贫血，或白细胞减少，或淋巴细胞减少，或血小板减少
10. 免疫学异常	抗 ds-DNA 抗体阳性，或抗 Sm 抗体阳性，或抗磷脂抗体阳性（后者包括抗心磷脂抗体、狼疮抗凝物阳性，或至少持续 6 个月的梅毒血清试验假阳性三者之一）
11. 抗核抗体	在任何时候和未用药物诱发"药物性狼疮"的情况下，抗核抗体滴度异常

本例患者：有颜面蝶形红斑、关节炎的症状，经检查发现浆膜炎（心包积液），肾脏病变（尿蛋白 3.2g），血液学疾病（白细胞减少），抗 ds-DNA 抗体阳性，抗 Sm 抗体阳性，抗核抗体阳性，符合 11 条诊断标准中的 7 条，故可确诊 SLE。

判断病情

诊断明确后需判断患者的病情严重程度和活动度，以及是否存在并发症，以便采取相应的治疗措施。

- 轻症 SLE：以皮损和 / 或关节痛为主，无重要脏器损伤。
- 重症 SLE：有重要脏器累及并影响其功能的情况。
- 狼疮危象：急性的危及生命的重症 SLE。

SLEDAI（表 8-1-3）是目前比较常用的病情评价标准，根据 10 天内出现的症状进行积分。总分 ≤4 分病情稳定，5~9 分轻度活动，10~14 分为中度活动，≥15 分为重度活动。

表 8-1-3　SLEDAI 积分表

症状	分数 / 分	症状	分数 / 分	症状	分数 / 分
抽搐	8	关节炎	4	黏膜溃疡	2
精神病	8	肌炎	4	胸膜炎	2
器质性脑病综合征	8	管型	4	心包炎	2
视觉障碍	8	血尿	4	低补体	2

症状	分数 / 分	症状	分数 / 分	症状	分数 / 分
脑神经病变	8	蛋白尿	4	抗 ds-DNA 升高	2
狼疮性头痛	8	脓尿	4	发热	1
脑血管意外	8	皮疹	2	血小板减少	1
血管炎	8	脱发	2	白细胞计数下降	1

本例患者：患者除皮肤关节表现外，存在肾脏病变和血液系统受累，属重症 SLE。

SLEDAI 评分 21 分为重度活动。

患者出现肾脏受累和肺动脉高压，提示预后欠佳。

鉴别诊断

● SLE 存在多系统受累，每种临床表现均须与相应的各系统疾病相鉴别。

● SLE 可出现多种自身抗体及不典型临床表现，尚需与其他结缔组织病和系统性血管炎相鉴别。

● 有些药物长期服用可引起类似 SLE 的表现（药物性狼疮），但抗体阴性，补体正常。

本例患者：该患者需与皮肤病、类风湿关节炎、结核性心包炎、导致白细胞下降的血液系统疾病和其他原因导致的肾炎、肺动脉高压等相鉴别。

治疗原则和药物治疗要点

急性期积极用药诱导缓解，尽快控制病情活动。病情缓解后调整用药，并维持缓解，保护重要脏器功能并减少药物不良反应。重视伴发疾病的治疗。

糖皮质激素和免疫抑制剂仍是主要的治疗方案。

● 糖皮质激素：

诱导缓解期：泼尼松为每日 0.5~1mg/kg。

维持治疗：病情稳定 2 周或 6 周后缓慢减量，最终以小剂量维持。

激素冲击疗法：适用于 SLE 活动及狼疮肾炎病理改变严重的病例。

● 免疫抑制剂：常用的细胞毒性药物包括环磷酰胺、霉酚酸酯、环孢素和他克莫司等。

根据患者病情选择，注意监测药物可能出现的不良反应。

本例患者：该患者肾活检报告为Ⅳ型狼疮肾炎，活动期。予每公斤体重 1mg 泼尼松足量口服，联合羟氯喹治疗，体温、皮疹及关节疼痛缓解，复查白细胞恢复正常,行环磷酰胺每月冲击治疗。针对肺动脉高压予西地那非口服治疗。

SLE 诊疗流程(图 8-1-4)

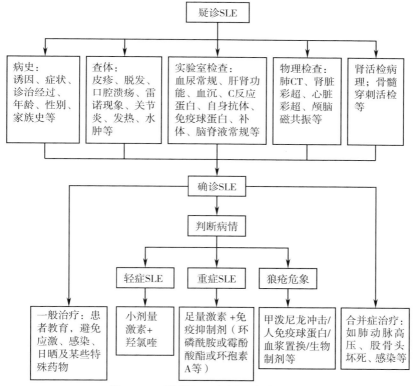

图 8-1-4 系统性红斑狼疮(SLE)诊疗流程

(丁 爽)

第二节 类风湿关节炎

临床病例

患者,女性,52 岁,无职业。以"多关节肿痛 4 年,加重伴有气短 3 个月"为主诉入院。患者 4 年前无明确诱因先后出现双手近端指间关节、掌指关节、双腕关节肿胀疼痛,伴有双手晨僵约 1 小时,间断口服"止痛药"治疗,关节症状无好转,此后逐渐出现双肘、双肩、双膝及双踝关节疼痛,并出现双手、双足部分关节变形,未予诊治。3 个月前患者自觉周身关节疼痛加重来诊。病来无光过敏,无眼炎,无反复口腔溃疡,无口干眼干及雷诺现象。饮食睡眠二便可,体重无明显变化。

既往体健,无吸烟嗜酒史,无粉尘接触史。

病史采集要点

- 关节表现:起病急缓;晨僵时间;具体关节肿胀疼痛,关节变形(天鹅颈或纽扣花样);关节症状是否对称。
- 关节外表现:心包炎、肺间质改变、肾小球肾炎、周围神经病、贫血、皮下结节。
- 诱因:感染、环境等。
- 诊治经过:应用非甾体抗炎药、激素及抗风湿药物的情况。
- 与之鉴别的其他症状:远端指间关节疼痛,晨僵时间短,虹膜炎,腰背疼痛。

本例患者:中年女性,起病缓慢,关节晨僵时间约 1 小时,对称性关节肿痛 4 年,并伴有部分关节变形。

体格检查

轻度贫血貌,结膜略苍白,心肺腹查体未见异常,双下肢轻度凹陷性水肿。神经系统病理征阴性。双手近指关节、掌指关节、腕关节肿胀伴压痛,双手大拇指呈"纽扣花样畸形",双手小指呈"天鹅颈样畸形"(图 8-2-1),双足足趾向外侧偏斜(图 8-2-2)。

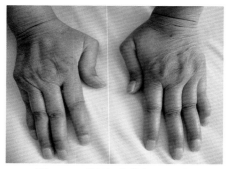

图 8-2-1　类风湿关节炎双手改变

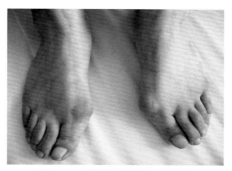

图 8-2-2　类风湿关节炎双足改变

体格检查要点

- 一般状态：有无发热、贫血貌、眼睑水肿。
- 关节：有无压痛、肿胀、畸形、活动障碍。
- 皮肤改变：有无摩擦部位的皮下结节。有无皮肤溃疡、指 / 趾坏疽、紫癜等。
- 呼吸系统：双肺听诊有无闻及干湿啰音及帛裂音。
- 神经系统：有无手足麻木感。

本例患者：有轻度贫血貌，有对称性关节肿胀、疼痛，有压痛，有关节畸形。

辅助检查

ESR 90mm/h，CRP 78mg/dl。

血常规：WBC 7.64×10^9/L，RBC 3.7×10^9/L，Hb 100g/L，PLT 400×10^9/L。

类风湿因子 315U/ml。

抗环瓜氨酸多肽抗体 >500U/ml。

抗核周因子抗体阴性。

抗角蛋白抗体阴性。

抗核抗体 1：100 均质型。

肝功能：白蛋白 37.9g/L。

双手数字 X 射线摄影：可见双手近端指间关节间隙狭窄，腕关节融合破坏（图 8-2-3）。

肺高分辨率 CT：双肺未见明显异常。

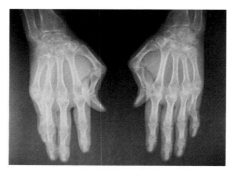

图 8-2-3　双手数字 X 射线摄影示关节间隙狭窄

辅助检查要点

- 反映关节炎症水平的指标:血沉(ESR)、C 反应蛋白(CRP)。
- 影像学检查:

关节 X 线反映关节周围软组织肿胀、骨质疏松,关节间隙狭窄、关节面侵蚀及关节面下骨质囊性破坏,晚期可见关节屈曲,半脱位或融合。

关节彩超反映关节滑膜炎及骨侵蚀情况。

关节 MRI 可发现早期骨髓水肿及骨破坏。

肺高分辨率 CT 反映肺间质改变程度。

- 自身抗体谱的检测(表 8-2-1)。

表 8-2-1　常见类风湿关节炎相关的自身抗体

名称	阳性率 /%	特异度 /%
类风湿因子(RF)	60~78	86
抗核周因子抗体(APF)	48~66	92
抗角蛋白抗体(AKA)	47~69	93
抗环瓜氨酸多肽(CCP)抗体	47~82	96

本例关键线索:贫血,血小板升高;炎性指标血沉,C 反应蛋白升高;多抗体出现:类风湿因子,抗环瓜氨酸多肽(CCP)抗体。

诊断标准

2010 年美国风湿病学会 / 欧洲抗风湿病联盟(ACR/EULAR)提出了新的

类风湿关节炎（RA）分类标准（表 8-2-2），对鉴别早期炎症关节炎，提示临床医生给予早期积极的治疗，有效防止患者发生骨质侵蚀，诱导患者病情缓解发挥着重要的作用。在该评分系统中，在每个区域内，取符合条件的最高分，总分≥6分，诊断为 RA。

表 8-2-2　2010 年 ACR/EULAR 关于类风湿关节炎分类标准和评分系统

目标人群：

1. 至少有 1 个关节存在临床滑膜炎（肿胀）。

2. 滑膜炎不能用其他疾病解释。

如果患者满足以上 2 个条件即可进入以下评分系统：

区域	得分 / 分
受累关节情况	
1 个中到大关节	0
2~10 个中到大关节	1
1~3 个小关节	2
4~10 个小关节	3
超过 10 个小关节	5
血清学	
类风湿因子（RF）或抗环瓜氨酸多态（CCP）抗体均为阴性	0
RF 或抗 CCP 抗体至少 1 项低滴度阳性	2
RF 或抗 CCP 抗体至少 1 项高滴度（> 正常上限 3 倍）阳性	3
滑膜炎持续时间	
<6 周	0
>6 周	1
急性时相反应物	
C 反应蛋白（CRP）或血沉（ESR）均正常	0
CRP 或 ESR 增高	1

注：1. 小关节定义为近端指间关节、掌指关节、第二到第五跖趾关节、拇指的指间关节和腕关节。

2. 远端指间关节、第一腕掌关节和第一跖趾关节不在受累关节之列。

本例患者：超过 10 个关节肿痛（双手近端指间关节、掌指关节、腕关节、双足足趾关节）（5 分），类风湿因子（RF）和抗 CCP 抗体高滴度阳性（3 分），滑膜炎时间 4 年（1 分），CRP 或 ESR 增高（1 分），共 10 分。

判断病情

诊断明确后需判断 RA 疾病活动度（DAS28 评分）（表 8-2-3），以及是否存在预后不良因素（表 8-2-4）。

表 8-2-3　DAS28 评分（RA 疾病活动度及临床缓解标准）

RA 疾病活动程度	评分 / 分
高	>5.1
中度	3.2~5.1
低度	2.6~3.2
缓解	<2.6

注：RA，类风湿关节炎。

表 8-2-4　RA 预后不良因素

RA 预后不良因素
肿胀、疼痛、活动受限、畸形关节数多者
RF 阳性或抗 CCP 抗体阳性，特别是高水平
急性期反应物血沉或 CRP 升高
早期关节侵蚀
传统 DMARDs 治疗病情仍中高度活动
两种或两种以上传统 DMARDs 药物治疗无效

注：RA，类风湿关节炎；RF，类风湿因子；CCP，环瓜氨酸多肽；CRP，C 反应蛋白；DMARDs，缓解病情抗风湿药。

DAS28 是目前常用的疾病活动度的评价方法，计算 28 个关节的肿胀数及压痛数[包括肩关节、肘关节、腕关节、拇指指间关节、膝关节（n=2）、掌指关节（n=10）、近端指间关节（n=8）]，血沉和病情的总体评分（视觉模拟评分法）。

本例患者： DAS28 评分 7.85 分，属高度活动，关节肿胀疼痛数较多，RF 阳性，CRP 及 ESR 升高，存在多种预后不良因素。

鉴别诊断

● 骨关节炎：中老年多发，起病缓慢，以手远端指间关节、膝、髋等负重关节多见，RF、抗 CCP 抗体阴性。

- 强直性脊柱炎:青年男性多发,起病缓慢。以骶髂关节受累为主,可伴有下肢大关节非对称性肿痛,常有 HLA-B27 阳性,RF 阴性。
- 银屑病关节炎:有银屑病特征性皮疹和指甲改变,可有 HLA-B27 阳性,RF 阴性。
- 反应性关节炎:男性多见,起病急,可有虹膜炎,尿道炎,龟头炎,溢脓性皮肤角化病及发热等表现。
- 其他疾病引起的关节炎:如系统性红斑狼疮,干燥综合征等。但上述疾病进一步检查可见特异性抗体出现。

本例患者:需与骨关节炎,以及其他疾病引起的关节炎等相鉴别。

治疗原则和药物治疗要点

- 治疗原则:早期治疗,联合治疗,个体化治疗,功能锻炼。
- 一般治疗:关节肿痛急性期适当限制关节活动,缓解期注重关节功能锻炼。
- 药物治疗:

(1)非甾体抗炎药(NSAIDs):可缓解疼痛,减轻症状,消除关节局部炎症,如布洛芬、洛索洛芬、美洛昔康等,如有消化道溃疡病史,宜选择COX-2抑制剂,如依托考昔、塞来昔布。

(2)缓解病情抗风湿药(DMARDs):起效慢,可延缓或控制病情的进展。EULAR 将 DMARDs 进行分类,具体如下:

1)合成 DMARDs(sDMARDs):甲氨蝶呤,来氟米特,柳氮磺吡啶,羟氯喹,硫唑嘌呤,环孢素,环磷酰胺,艾拉莫德。

2)生物 DMARDs(bDMARDs):英夫利西单抗,阿达木单抗,戈利木单抗,依那西普,托珠单抗,阿那白滞素,利妥昔单抗,阿巴西普,托法替布。

- 糖皮质激素:能迅速改善关节肿痛和全身症状。
- 植物药:如雷公藤等,对缓解关节肿痛、晨僵有较好作用。
- 外科治疗:为纠正畸形,改善生活质量,可行手术治疗,如滑膜切除术、人工关节置换术等。
- 其他治疗:如免疫吸附、间充质干细胞等。

本例患者:本例患者类风湿关节炎病情属于高度活动,存在预后不良因素,肺高分辨率 CT 未见肺间质改变,在治疗上选择联合方案:非甾体抗炎药 + 甲氨蝶呤 + 羟氯喹,每 1 个月评估 1 次病情,3 个月未达到病情缓解,需调整方案。

类风湿关节炎诊疗流程（图 8-2-4）

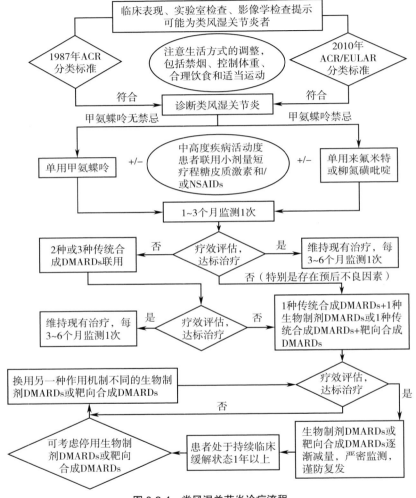

图 8-2-4 类风湿关节炎诊疗流程

ACR. 美国风湿病学会；EULAR；欧洲抗风湿病联盟；NSAIDs. 非甾体抗炎药；DMARDs. 缓解病情抗风湿药。

（杨娉婷）

第三节　强直性脊柱炎

临床病例

患者,男性,27岁,以"腰骶部、髋关节疼痛3年,加重3个月"为主诉入院。患者于3年前无明显诱因出现腰骶部、髋关节疼痛。夜间睡眠翻身费力,晨起腰部僵硬,活动后缓解,未系统诊治,自服"扑热息痛"疼痛可缓解。近3个月患者无明显诱因腰骶部、髋关节疼痛加剧,夜间翻身费力,疼醒次数增加,晨僵时间延长,同时左膝关节偶有肿胀,为求系统诊治入院。门诊完善:ESR 75mm/h,超敏CRP 47.9mg/L,HLA-B27阳性。骶髂关节CT:双侧骶髂关节炎2级。髋关节CT示右髋关节积液。门诊以"强直性脊柱炎"收入院。病来乏力明显,时有"虹膜炎"发作,否认皮疹、口腔溃疡、光过敏、雷诺现象。饮食睡眠二便可,体重无明显变化。

既往体健。其舅舅患有"强直性脊柱炎"。

病史采集要点

● 常见症状:腰痛、髋关节疼痛、弯腰费力、足跟痛、膝关节肿痛、踝关节肿痛、巩膜炎、虹膜炎。
　● 诱因:多数起病隐匿,受凉、劳累等可诱发。
　● 诊治经过:应用非甾体抗炎药、生物制剂及免疫抑制剂情况。
　● 与之鉴别的常见症状:腰痛、髋关节痛、非对称性大关节肿痛。
　● 关节肿痛相关疾病既往史,免疫系统疾病家族史。
本例患者:青年男性,腰骶部疼痛,休息时加重,活动后缓解,虹膜炎。强直性脊柱炎家族史。

体格检查

脊柱前屈、后伸、侧弯和转动受限,胸廓活动度减低,双侧"4"字试验阳性,骨盆按压试验阳性。左膝关节肿胀,压痛阳性。

080301

强直性脊柱炎查体

体格检查要点

● 中轴关节受累的体征:脊柱前屈、后伸、侧弯和转动受限,胸廓活动度减低,双侧"4"字试验,枕墙距等。
　● 外周关节受累的体征:髋关节疼痛、膝关节肿痛、踝关节肿胀压痛等。
　● 胸廓活动度:小于同年龄同性别的正常值。
　● 心脏受累:升主动脉根部扩张和主动脉瓣病变导致相应体征。

● 眼部受累:巩膜炎、虹膜炎导致的相应体征。

本例患者:腰骶部疼痛,脊柱前屈、后伸侧弯和转动受限,胸廓活动度减低,双侧"4"字试验阳性,骨盆按压试验阳性。膝关节肿胀,压痛阳性。

辅助检查

血常规、尿常规正常。

ESR 75mm/h,CRP 47.9mg/dl。

类风湿因子:阴性。

HLA-B27:阳性。

ANA 阴性。

肺高分辨率 CT:正常。

心脏彩超:正常。

骶髂关节 CT:双侧骶髂关节炎 2 级。

腰椎数字 X 射线摄影正侧位示腰椎曲度变直伴椎体关节下骨质略不规整。

髋关节 CT 示右髋关节积液。

辅助检查要点

实验室指标及影像学检查可提示强直性脊柱炎(AS)体内免疫状态的异常及受累靶器官表现。

● 靶器官受损的指标:骶髂关节 CT、髋关节 CT、心脏结构及功能、肺 CT 等。

● 反映免疫异常的指标:免疫球蛋白。

● 反映体内炎症水平的指标:血沉(ESR)、C 反应蛋白(CRP)。

● 重要的影像学检查:骶髂关节 CT/MRI、髋关节 CT/MRI、脊柱 X 线片、骨盆正位片、肺 CT、心脏超声、肾脏超声等。

● 重要的基因检测:HLA-B27,90% 左右的强直性脊柱炎患者 HLA-B27 阳性。

● 根据骶髂关节普通 X 线的特征性影像学表现情况,骶髂关节炎可分为 5 个等级。

0 级:正常。

1 级:疑似病变。

2 级:轻微异常,局部小区域出现侵蚀或硬化,关节间隙宽度无改变。

3 级:明显异常,中度或晚期骶髂关节炎,伴有侵蚀、硬化征象、增宽、狭窄或部分关节强直。

4 级:严重异常,完全性关节强直。

如果影像学检查发现双侧分级至少为 2 级,或者单侧分级至少为 3 级,则认为患者的影像学骶髂关节炎证据为阳性。

本例关键线索

骶髂关节 CT：骶髂关节双侧分级为 2 级。

脊柱 X 线片：腰椎数字 X 射线摄影正侧位示腰椎曲度变直伴椎体关节下骨质略不规整。

髋关节 CT 示右髋关节积液。

HLA-B27：阳性。

免疫球蛋白、CRP、ESR 升高对判断病情活动也有明确意义。

诊断标准

目前临床普遍采用的是 1984 年修订的 AS 纽约分类标准：

1. 下腰痛至少 3 个月，疼痛随活动改善，休息不减轻。

2. 脊柱在前后和侧屈方向活动受限。

3. 胸廓扩展范围小于同年龄和性别的正常值。

4. X 线检查提示：双侧骶髂关节炎为 2~4 级或单侧骶髂关节炎 3~4 级。

X 线提示的骶髂关节炎符合 4，并分别附上 1~3 条中任何 1 条，即符合 AS 的诊断条件。

本例患者：①有腰骶部疼痛 3 年，活动后减轻，休息后加重，符合炎性腰背痛；②脊柱前屈、后伸、侧弯和转动受限；③胸廓活动度减低；④骶髂关节 CT：骶髂关节双侧分级为 2 级。符合 AS 的诊断条件。

判断病情

对于疾病活动度 / 严重度的评估，有两种评分工具：Bath 强直性脊柱炎活动指数（BASDAI，表 8-3-1），Bath 强直性脊柱炎功能指数（BASFI）。近年来，普遍认为强直性脊柱炎疾病活动度评分（ASDAS，表 8-3-2）反映炎症性疾病过程优于 BASDAI。

BASDAI：根据 1 周内出现的症状进行积分。总分 >4 分提示病情活动。

表 8-3-1　Bath 强直性脊柱炎活动指数（BASDAI）

根据过去一周的病情回答以下问题，并在每条 10cm 目视模拟标尺上的相应位置标注 ×，0 表示没有影响，10 表示程度极重。

1. 疲劳或疲倦的程度
2. 颈、背、髋疼痛程度
3. 颈、背、髋以外关节的疼痛、肿胀程度
4. 身体任何部位的触、压痛程度

续表

5. 晨僵程度

6. 晨僵持续时间

请在下面标尺上的对应位置用 × 标出：

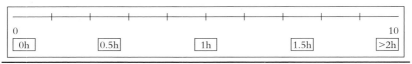

表 8-3-2　强直性脊柱炎活动指数疾病活动度评分（ASDAS）

ASDAS1：=0.122× 腰背痛 +0.061× 晨僵持续时间 +0.119× 患者总体评分 +0.210× 血沉的平方根 +0.383×（C 反应蛋白 +1）的自然对数

ASDAS2：=0.079× 腰背痛 +0.069× 晨僵持续时间 +0.113× 患者总体评分 +0.086× 外周关节疼痛 / 肿胀 +0.293× 血沉的平方根

ASDAS3：=0.121× 腰背痛 +0.058× 晨僵持续时间 +0.110× 患者总体评分 +0.073× 外周关节疼痛 / 肿胀 +0.579×（C 反应蛋白 +1）的自然对数

ASDAS4：=0.152× 腰背痛 +0.069× 晨僵持续时间 +0.078× 疲倦 +0.224× 血沉的平方根 +0.400×（C 反应蛋白 +1）的自然对数

计算值 <1.3,强直性脊柱炎不活动;计算值 <2.1,强直性脊柱炎中度活动;计算值 <3.5,强直性脊柱炎高度活动;计算值≥3.5,强直性脊柱炎非常活动

注：①腰背痛、晨僵持续时间、外周关节肿痛 / 肿胀及疲倦均采用 10cm 的视觉模拟评分法（VAS）来衡量,评分 0~10 分（10 分为非常严重）。②腰背痛、晨僵持续时间和疲倦分别为 BASDAI 第 2 个、第 6 个和第 1 个问题。③该公式包含 5 项变量：总体背部评分、患者总体评分、晨僵时间、C 反应蛋白和血沉。

鉴别诊断

● 其他血清阴性脊柱关节病：如银屑病关节炎、肠病关节炎、幼年强直性脊柱炎、反应性关节炎。应根据患者的诱发因素、关节炎特点及伴随表现等分析鉴别。

● 弥漫性特发性骨肥厚综合征（DISH）：好发于 50 岁以上男性患者,X 线可见韧带钙化常累及颈椎和低位胸椎,经常可见连接至少四节椎体前外侧的流注形钙化与骨化,而骶髂关节和脊椎骨突无侵蚀,ESR 正常,HLA-B27 阴性。

● 髂骨致密性骨炎：多见于青年女性,主要表现为慢性腰骶部疼痛和发僵。诊断主要靠影像学检查,其典型表现为在髂骨沿骶髂关节中下 2/3 部位有明显的骨硬化区,呈三角形尖端向上,密度均匀,不侵犯骶髂关节面,无关节狭窄或糜烂。

● 其他:机械性腰背痛、椎间盘突出、退行性椎间盘病变、腰椎关节炎、脊柱结核、纤维肌痛综合征、隐性脊柱裂等。

本例患者:该患者需与银屑病关节炎、肠病关节炎、反应性关节炎、机械性腰背痛、椎间盘突出等相鉴别。

治疗原则和药物治疗要点

● 治疗目的:缓解症状、控制疾病进展、防止关节强直畸形和改善关节功能。

● 一般治疗:进行颈、胸、腰椎活动度的锻炼,避免过度负重和剧烈运动。睡硬板床,低枕卧位,避免促进屈曲畸形的体位。

● 药物治疗:

(1)非甾体抗炎药(NSAIDs):主要用于缓解疼痛、晨僵及增加关节活动度。

(2)缓解病情抗风湿药物(DMARDs):用于控制病情的活动,抑制病变的发展。常用的药物有柳氮磺吡啶、甲氨蝶呤、来氟米特、硫唑嘌呤及沙利度胺。

(3)糖皮质激素:临床上不建议全身应用糖皮质激素,但在合并急性虹膜炎巩膜炎等关节外表现时可考虑。对顽固性关节积液者可应用关节腔糖皮质激素注射治疗。

(4)生物制剂:常用的肿瘤坏死因子(TNF)抑制剂有依那西普、英夫利西单抗、阿达木单抗等。

● 手术治疗:对于外周关节活动受限或关节强直,可选择关节置换术、手术矫形术及椎体楔形骨切除术等。

本例患者:该患者为青年男性,疾病活动度高,选择生物制剂 TNF 抑制剂 + 非甾体抗炎药。

AS 诊疗流程(图 8-3-1)

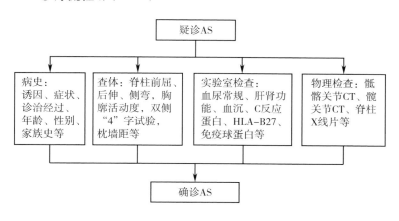

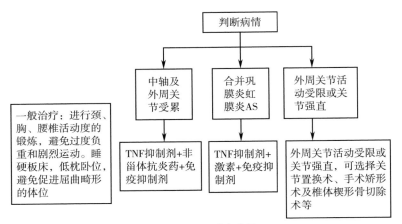

图 8-3-1 AS 诊疗流程

AS. 强直性脊柱炎；TNF. 肿瘤坏死因子。

（杨婷婷）

第四节 炎性肌病

临床病例

患者，男性，54 岁，以"乏力 9 个月，呼吸困难伴皮疹 3 个月"为主诉入院。患者 9 个月前无明显诱因出现乏力，未在意，后逐渐出现活动后呼吸困难，伴干咳，无咳痰，3 个月前于本院呼吸内科住院，完善相关检查见肺间质病变，诊断间质性肺炎，应用 N- 乙酰半胱氨酸口服治疗，后症状无明显缓解，且逐渐加重，伴双手指间关节及双肘关节伸侧脱屑样皮疹，双手指间关节伸侧皮肤角化，骶尾部皮疹。为求系统诊治入院。病来无发热，四肢肌肉略疼痛，无肌力减低，双手上举及蹲起自如，无反复口腔溃疡，无脱发，无双手遇冷变白、变紫及变红，无口干及眼干，无关节肿痛，无光过敏，无头痛等不适症状，食欲缺乏，睡眠可，近期体重无明显下降。

既往体健。

病史采集要点

● 常见症状：对称性四肢近端、肩周、颈周、髋周肌群进行性肌无力、肌痛或肌压痛，下蹲、起立、上楼、举物、梳头困难；皮疹、乏力、呼吸困难、干咳、吞咽困难、呛咳、发音不清、声哑、发热、关节痛、体重减轻、雷诺现象。

● 诱因：感染等。

● 诊治经过：是否完善相关检查及应用抗生素、激素、免疫抑制剂及抗肺间质纤维化等药物。

● 与之鉴别的常见症状：口腔溃疡，皮肤变硬，脱发，关节肿痛等。

● 化学制剂、石棉等接触史，近期感染史，免疫系统疾病家族史。

本例患者：皮疹，乏力，干咳，呼吸困难，四肢肌肉略疼痛及乏力。

体格检查

体温 36.5℃，血压 125/70mmHg，脉搏 90 次 /min，SpO₂ 83%，呼吸 20 次 /min，神清语明，结膜无苍白，无脱发，无颜面水肿及皮疹，双肺呼吸音清，双肺底帛裂音，心率 90 次 /min，律齐。腹软，无压痛。各关节不肿，压痛阴性。双肘伸侧脱屑（Gottron 征）（图 8-4-1），"技工手"（图 8-4-2），骶尾部皮肤见角化皮疹。四肢肌力正常范围，握痛阴性。

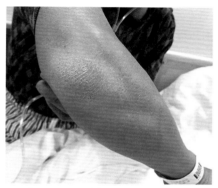

图 8-4-1 双肘伸侧脱屑（Gottron 征）

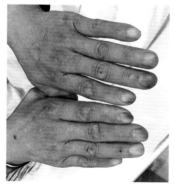

图 8-4-2 技工手

体格检查要点

重点关注多发性肌炎（polymyositis，PM）及皮肌炎（dermatomyositis，DM）易累及的脏器。

● 皮肤受累：特征性皮疹。

（1）眶周皮疹：表现为上眼睑或眶周的水肿性紫红色皮疹，单侧或双侧，可为一侧或双侧。这种皮疹还可出现在面部两颊、鼻梁、颈部、前胸 V 形区和肩背部（披肩征），日晒可加重。

（2）Gottron 征：出现在关节伸面的红色或紫红色斑丘疹，边缘不整或融合成片，表面常覆有鳞屑或局部水肿。常见于掌指关节、指间关节或肘关节伸面，亦可出现在膝关节伸面及内踝等处。

（3）"技工手"：手指的掌面和侧面皮肤粗糙、增厚、过多角化、裂纹。同样皮肤改变还可见于足跟部。

- 四肢近端肌群等肌肉受累：肌肉卧痛，肌力下降。
- 肺部听诊可闻及帛裂音。

本例患者：典型皮疹，双肺底帛裂音。

辅助检查

血常规：白细胞正常范围，淋巴细胞总数明显减低。

ESR 40mm/h；CRP、PCT 正常范围。

肌酶：CK 正常范围。LDH 略升高。肌电图未见异常。皮肤活检见角化过度。

ANA 1：320 阳性，MDA-5（+++），Ro-52（+++）。

肺 CT：双肺间质改变。

肺功能：重度通气功能障碍，弥散功能减低。血气分析：Ⅰ型呼吸衰竭。

甲状腺功能、肿瘤系列及 PET/CT 未见异常。

辅助检查要点

诊断相关：皮肤活检（可见轻度角化过度，棘层萎缩，皮突缩小，真皮浅层水肿，浅层及深层小血管周围可见淋巴细胞为主的炎细胞浸润，胶原纤维束间可见黏蛋白沉积）及肌肉活检（可见部分肌纤维变性，肌束断裂，肌横纹变浅或消失，局部肌核增多，淋巴细胞、组织细胞浸润）。

肌酶：肌酸激酶（CK）升高为主。

肌电图：肌源性损害三联征。

肌肉磁共振：双侧股骨周围肌肉组织内弥漫信号异常，可见多发不规则模糊斑片状长 T_2 信号影，肌间隙模糊，其内可见条状长 T_2 信号影，周围皮下组织略肿胀，T_2 信号升高（图 8-4-3）。

抗体：肌炎特异性抗体。

抗合成酶综合征：抗合成酶抗体（抗 OJ 抗体，抗 EJ 抗体，抗 PL-12 抗体，抗 PL-7 抗体，抗 SRP 抗体，抗 Jo-1 抗体）。

无肌病皮肌炎相关：MDA-5 抗体；抗 SAE1 抗体。

易合并恶性肿瘤：抗 TIF1γ 抗体；抗 NXP2 抗体。

肌炎相关性抗体：抗核抗体、类风湿因子、抗 PM-Scl 抗体及抗 Ku 抗体等。

鉴别诊断及合并症：甲状腺功能、心脏彩超、C 反应蛋白（CRP）、降钙素原

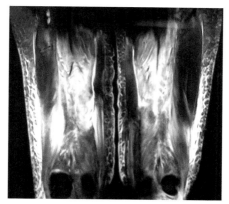

图 8-4-3　下肢肌肉磁共振

（PCT）、肿瘤系列、PET/CT、肺高分辨率 CT、肌炎特异性抗体等。

反映病情严重程度及预后：血沉（ESR）、淋巴细胞、T 细胞亚群、CK、肌炎特异性抗体、肺功能、血气分析等。

诊断标准

临床上较常用的是 1975 年 Bohan/Peter 建议的 PM/DM 诊断标准（表 8-4-1）。

表 8-4-1　Bohan/Peter 建议的 PM/DM 诊断标准

PM/DM 诊断标准：
1. 对称性近端肌无力表现　肩胛带肌和颈前伸肌对称性无力，持续数周至数月，伴或不伴食管或呼吸道肌肉受累
2. 肌肉活检异常　肌纤维变性、坏死，细胞吞噬、再生、嗜碱变性，核膜变大，核仁明显，筋膜周围结构萎缩，纤维大小不一，伴炎性渗出
3. 血清肌酶升高　如肌酸激酶、醛缩酶、天冬氨酸转氨酶、丙氨酸转氨酶和乳酸脱氢酶
4. 肌电图示肌源性损害　三联征：时限短、小型的多相运动电位；纤颤电位，正弦波；插入性激惹和异常的高频放电
5. 典型的皮肤损害　①眶周皮疹：眼睑呈淡紫色，眶周水肿；② Gottron 征：掌指及近端指间关节背面的红斑性鳞屑疹；③膝、肘、踝关节、面部、颈部和上半身出现的红斑性皮疹

注：PM，多发性肌炎；DM，皮肌炎。

判定标准：确诊 PM 应符合所有 1~4 条标准；拟诊 PM 应符合 1~4 条中的任何 3 条标准；可疑 PM 符合 1~4 条中的任何 2 条标准。确诊 DM 应符合第 5 条加 1~4 条中的任何 3 条；拟诊 DM 应符合第 5 条及 1~4 条中的任何 2 条；可疑 DM 应符合第 5 条及 1~4 条中的任何 1 条标准。

Bohan/Peter 诊断标准临床上使用虽然比较方便,但未包括包涵体肌炎(inclusion body myositis, IBM),使得很多 IBM 被误诊为 PM,因此 1995 年 Griggs 提出了 IBM 的诊断标准(未列出)。2004 年国际肌病协作组又提出了新的特发性炎性肌病(IIM)分类诊断标准(ENMC 标准),将 IIM 分为五类,包括 PM、DM、IBM、非特异性肌炎(nonspecific myositis, NSM)和免疫介导的坏死性肌炎(immune-mediated necrotizing myositis, IMNM)。首次明确了 NSM 和 IMNM 的定义,并对无肌病性皮肌炎(amyopathic dermatomyositis, ADM)提出了较明确的诊断标准,是目前临床最具代表性和最常用的诊断标准之一(未列出)。

鉴别诊断

神经源性肌病(重症肌无力、进行性肌营养不良症);风湿性多肌痛;感染相关性肌病;内分泌及代谢性肌病(甲状腺功能亢进、减退等);药物性肌病(他汀类降脂药、糖皮质激素等)。

本例患者:典型皮疹、皮肤及肌活检支持诊断;PET/CT 检查除外肿瘤;以逐渐出现呼吸困难为主诉,肌电图未见异常,CK 无升高,提示该患者为 ADM;肺 CT 及肌炎抗体抗黑色素瘤分化相关基因(melanoma differentiation-associated gene-5, MDA-5)抗体强阳性提示可能出现快速进展肺间质纤维化及呼吸衰竭;该患者诊断分类及肌炎相关阳性抗体类型均提示该患者预后不良;CRP 及 PCT 结果回报明确除外现症感染;血常规淋巴细胞明显减低、血气分析及肺功能结果提示病情重。

药物治疗要点

糖皮质激素和免疫抑制剂仍是主要的治疗方案。

● 糖皮质激素

①诱导缓解期:泼尼松每日 1mg/kg。

②维持治疗:病情稳定 2 周或 6 周后缓慢减量,最终以小剂量维持。

③早期应用大剂量激素:适用于肌酶显著升高或出现呼吸衰竭的重症病例。

● 免疫抑制剂:常用的细胞毒性药物包括甲氨蝶呤、硫唑嘌呤、羟氯喹、环磷酰胺、霉酚酸酯、环孢素和他克莫司等。

● 抗肺纤维化药物:N- 乙酰半胱氨酸、吡非尼酮、尼达尼布等。

● 重症患者可定期应用人免疫球蛋白,可考虑应用利妥昔单抗等生物制剂或血浆置换等。

本例患者:该患者为 MDA-5 阳性临床 ADM,预后差。予人免疫球蛋白 20g,每日一次,静脉滴注,3 天;大剂量激素甲泼尼龙 120mg,每日一次,静脉滴注,连续 5 天后,序贯足量口服;淋巴细胞上升后加用环磷酰胺 0.4g,每 2 周一次,静脉滴注;同时应用抗肺间质纤维化药物吡非尼酮治疗。

炎性肌病诊疗流程（图 8-4-4）

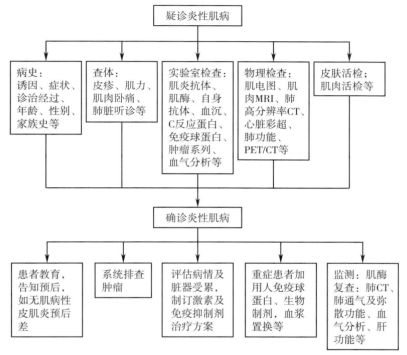

图 8-4-4　炎性肌病诊疗流程

（杨娉婷）

第五节　肉芽肿性多血管炎

临床病例

　　患者,男性,68 岁,农民。以"间断鼻出血伴头痛 9 个月,加重 10 天"为主诉入院。患者 9 个月前间断出现鼻出血,伴头痛,无恶心、呕吐,无腹痛、腹泻。10 天前症状加重,于门诊行鼻窦 CT 检查提示:鼻窦息肉。胸部 CT 示:双肺多发占位性病变,肺内结节,肺内陈旧性病变。ANA 阳性,c-ANCA 阳性。PET/CT

检查示：双肺多发斑片及空洞样病变，代谢不均匀增高；鼻窦及鼻腔内病变，不除外与肺内病变相关。为求进一步诊治收入院。发病以来患者无皮疹及光过敏，无口干、眼干，无口腔溃疡，无关节肿痛，无牙齿脱落。精神、状态一般，饮食、睡眠尚可，小便尚可，大便干燥，近 2 个月体重减少 5kg。

既往体健。

病史采集要点

- 常见症状：鼻和副鼻窦炎、咳嗽、咯血、肺炎或胸膜炎、水肿、少尿、眼球突出，鞍鼻等。
- 年龄及性别：青壮年及中老年均可发病，男性多于女性。
- 诊治经过：应用激素及免疫抑制剂情况。
- 与之鉴别的常见症状：乏力、发热、体重下降、鼻出血、咳嗽、咳痰、水肿。
- 眼部、耳鼻喉、呼吸、肾脏等系统相关疾病既往史，免疫系统疾病家族史。

本例患者：老年男性，间断鼻出血、头痛。未应用过激素和免疫抑制剂，无眼、耳鼻喉、呼吸系统、肾脏等相关疾病既往史，无免疫系统疾病家族史。

体格检查

体温 36.4℃，脉搏 100 次 /min，呼吸 18 次 /min，血压 132/57mmHg。神清语明，颜面及周身皮肤未见皮疹及出血点，眼球无突出，鼻梁无塌陷，双侧鼻腔可见陈旧血痂形成，口腔无溃疡，扁桃体无肿大，浅表淋巴结未触及，双肺可闻及少许湿啰音，心脏及腹部查体未见异常，双踝部水肿，周身关节无肿胀，四肢肌肉无握痛。

体格检查要点

- 皮肤表现：可有紫癜、出血性皮疹、结节及溃疡。
- 眼部病变：眼球突出，视力下降，巩膜炎，葡萄膜炎，角膜溃疡，视网膜病变。
- 耳病变：中耳炎，肉芽肿形成，听力减退。
- 上呼吸道表现：鼻炎、鼻窦炎表现，严重者可见鼻中隔穿孔、鼻梁塌陷。
- 关节体征：关节压痛，通常非持续性。
- 肺部受累：可闻及干、湿啰音。肺间质受累时，可闻及帛裂音。胸膜炎时，可闻及胸膜摩擦音。
- 肾脏病变：导致水肿、高血压等表现。
- 神经系统病变：少见，可有偏瘫、癫痫等异常体征。

本例患者：双侧鼻腔可见陈旧血痂形成，双肺可闻及少许湿啰音，双踝部水肿。

辅助检查

WBC 3.83×10^9/L，Hb 101g/L，PLT 143×10^9/L。

白蛋白 22.3g/L，肌酐 106μmol/L。

尿蛋白（++），尿 RBC 20~30/HP，畸形 80%，24 小时尿蛋白定量 2.2g。

ESR 65mm/h，CRP 31.7mg/dl。

C3 0.86g/L，C4 0.20g/L，IgG 19.1g/L。

ANA 阳性（1∶100），抗 ds-DNA 阴性，抗 ENA 谱均阴性。

c-ANCA 阳性，PR3-ANCA 阳性。

纤维喉镜：双侧鼻腔可见大量坏死及污秽样干痂，阻塞双侧鼻腔及双侧鼻腔后端，向后达鼻咽部，双侧鼻腔结构不清。

肺高分辨率 CT：双肺多发厚壁空洞，双侧支气管炎性病变，左肺团块影（图 8-5-1）。

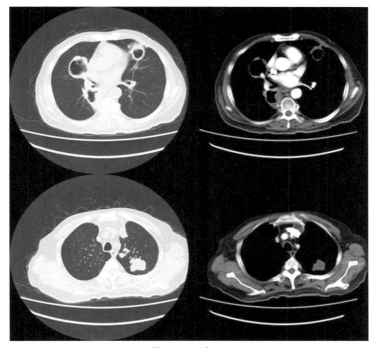

图 8-5-1 肺 CT

腹部超声:肝内血管瘤不除外;胆囊泥沙样结石;右肾积液,右输尿管中上段扩张。

泌尿系统平扫+增强CT:右肾及输尿管积液,左肾结石。

痰查瘤细胞:见炎性细胞,未见典型瘤细胞。

鼻腔肿物病理:见间质纤维增生,淋巴细胞浸润,伴局部大片坏死及类上皮细胞增生,可见多核巨细胞分布(图8-5-2)。

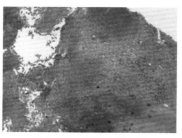

图8-5-2 鼻部组织病理

免疫组化:CD20(+),CD3(+),CD68(+),CD56(-),CK(-),Ki-67(局部10%+)。特染结果:PAS(黏液+),抗酸染色(-),六胺银染色(+/-)。分子病理结果:结核PCR(-)。

辅助检查要点

实验室指标及影像学检查可提示肉芽肿性多血管炎(GPA)体内免疫状态的异常及受累靶器官表现。

- 靶器官受损的指标:血常规、尿常规、肝肾功能等。
- 反映免疫异常的指标:可有免疫球蛋白升高,补体通常无下降。
- 反映体内炎症水平的指标:血沉(ESR)、C反应蛋白(CRP)。
- 影像学检查:肺CT、肾脏超声等。
- 病理学检查。上呼吸道及支气管内病变:血管炎或坏死性肉芽肿或非特异性急慢性炎症或类纤维蛋白变性的血管炎及巨细胞肉芽肿;肺病理:可见肺泡毛细血管炎及肺内动脉和静脉的坏死性肉芽肿性炎症;肾病理:局灶性、节段性、坏死性肾小球肾炎或肾小球外血管炎及肾内肉芽肿。
- 自身抗体检测:可有抗核抗体(ANA)及类风湿因子(RF)阳性。抗中性粒细胞胞质抗体胞质型(c-ANCA)为GPA的特异性抗体,治疗病情好转后,滴度可下降甚至消失。

本例关键线索

多系统损伤:鼻咽部、肺、肾脏。

自身抗体形成:ANA 1∶100阳性,c-ANCA阳性,蛋白酶3特异性抗中性粒细胞胞质抗体(PR3-ANCA)阳性。

病理:见间质纤维增生,淋巴细胞浸润,伴局部大片坏死及类上皮细胞增生,可见多核巨细胞分布。免疫组化:除外恶性病变。

诊断标准

目前临床普遍采用的是美国风湿病学会（ACR）1990 年制订的 GPA 分类标准（表 8-5-1）和美国风湿病学会 / 欧洲抗风湿病联盟（ACR/EULAR）2017 年发布的 GPA 分类标准。

表 8-5-1 ACR 1990 年制订的肉芽肿性多血管炎分类标准

肉芽肿性多血管炎分类标准：	
鼻或口腔炎症	痛性或无痛性口腔溃疡，脓性或血性鼻腔分泌物
胸部 X 线片异常	胸部 X 线片示结节、固定浸润病灶或空洞
尿沉渣异常	镜下血尿（红细胞 >5/HP）或出现红细胞管型
组织病理显示肉芽肿性炎性改变	动脉壁内、动脉周围或血管外有肉芽肿炎性改变

注：符合 2 条或 2 条以上时可诊断为肉芽肿性多血管炎，诊断的灵敏度和特异度分别为 88.2% 和 92.0%。

为了更好地适应临床工作，血管炎诊断分类标准研究工作组（DCVAS）于 2017 年发布"ACR/EULAR 2017 年肉芽肿性多血管炎（GPA）分类标准"，该标准适用于经风湿科医师判断，已确定患有小血管炎的患者，应用此标准旨在为确定其是否患有 GPA（表 8-5-2）。

表 8-5-2 ACR/EULAR 2017 年肉芽肿性多血管炎分类标准

分类	具体内容	分值 / 分
临床标准	鼻腔血性分泌物、溃疡、鼻痂或鼻窦 - 鼻腔充血 / 不通畅	3
	鼻息肉	−4
	听力丧失或下降	1
	软骨受累	2
	眼红或眼痛	1
实验室检查	c-ANCA 或 PR3-ANCA 抗体阳性	5
	嗜酸性粒细胞计数 $\geq 1 \times 10^9$/L	−3
	胸部影像检查提示结节、包块或空洞形成	2
	活检见到肉芽肿表现	3

注：c-ANCA，抗中性粒细胞胞质抗体胞质型；PR3-ANCA，蛋白酶 3 特异性抗中性粒细胞胞质抗体。以上 9 项评分总和 ≥5 分的患者可以分类诊断为芽肿性多血管炎。

本例患者：有鼻腔血痂，影像学检查可见肺部空洞。尿常规提示：尿蛋白（++），尿 RBC 20~30/HP，畸形 80%。c-ANCA 阳性。

鉴别诊断

- GPA 存在多系统受累，每种临床表现均须与相应的各系统疾病相鉴别。
- GPA 的病理改变为小血管炎，尚需与其他 ANCA 相关性血管炎相鉴别。

本例患者：该患者需与鼻部肿瘤，肺部真菌、结核或其他可造成空洞改变的感染性疾病，肾脏疾病及显微镜下多血管炎，嗜酸性肉芽肿性多血管炎，淋巴瘤样肉芽肿病及肺出血 - 肾炎综合征等相鉴别。

治疗原则和治疗要点

早期诊断、早期治疗。

治疗分为 3 期：急性期积极用药诱导缓解；病情缓解后调整用药，并维持缓解；长期随访，控制复发。

重视药物不良反应及伴发疾病的治疗。

- 药物治疗

1. 糖皮质激素　活动期用泼尼松 1.0~1.5mg/（kg·d）。用 4~6 周。对严重病例如中枢神经系统血管炎、呼吸道病变伴低氧血症如肺泡出血、进行性肾衰竭，可采用冲击疗法，甲泼尼龙 1.0g/d×3 天。病情缓解后逐渐减量至小剂量维持。

2. 免疫抑制剂

（1）环磷酰胺（CTX）：通常给予每日口服 1.5~2mg/kg，也可用 200mg，隔日一次。对严重病例给予 0.8~1.0g 冲击治疗，每 3~4 周一次。诱导缓解治疗 3~6 个月后进入维持治疗期。

（2）硫唑嘌呤：为嘌呤类似药，有时可替代 CTX 治疗，也可用于 CTX 治疗缓解后的维持治疗。一般用量为 1~2mg/（kg·d）。

（3）甲氨蝶呤（MTX）：一般用量为 10~15mg，一周一次，口服、肌内注射或静脉注射疗效相同，用于维持期治疗。

（4）其他免疫抑制剂：环孢素、来氟米特、霉酚酸酯等。

（5）丙种球蛋白：一般与激素及其他免疫抑制剂合用，剂量为 300~400mg/（kg·d），连用 5~7 天，用于难治性或重症患者或合并感染患者。

（6）生物制剂：利妥昔单抗能诱导疾病缓解并预防复发。用法为每周 375mg/m^2，持续使用 4 周。

- 其他治疗

（1）血浆置换：对活动期或危重病例，可用血浆置换治疗作为临时治疗。但需与激素及其他免疫抑制剂合用。

（2）透析治疗：急性期患者如出现肾衰则需要透析，55%~90% 的患者能恢复部分的肾功能。

（3）对于声门下狭窄、支气管狭窄等患者可以考虑内镜治疗或外科治疗。

本例患者： 予糖皮质激素和 CTX 联合治疗诱导缓解，取得了良好的疗效。

肉芽肿性多血管炎诊疗流程（图 8-5-3）

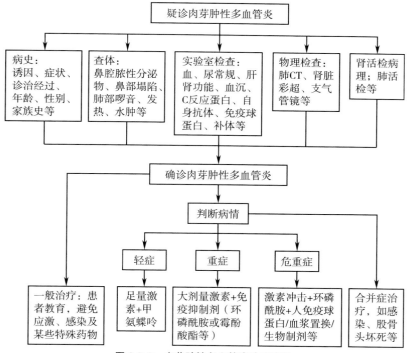

图 8-5-3 肉芽肿性多血管炎诊疗流程

（杨娉婷）

第六节 痛风

临床病例

患者，男性，41 岁，以"左侧第一跖趾关节、踝关节间断肿痛 1 年，右踝关节肿痛 2 天"为主诉入院。患者 1 年前出现饮酒后左侧第一跖趾关节及踝关节间断肿痛,发作时伴局部红肿、剧痛,口服"布洛芬"等药物后 2 天可自行缓解,累计发作 3 次。2 天前再次于饮酒后出现右踝关节红肿、疼痛,活动受限,为系统诊治入院。病来无发热,无心悸气短,饮食睡眠及精神状态可,大小便正常,体重无明显变化。

高血压病史 3 年,血压最高达 190/120mmHg,口服缬沙坦氢氯噻嗪、硝苯地平降压治疗。

既往史:高血脂 3 年。

病史采集要点

● 常见症状:多见于 40 岁以上男性,表现为高尿酸血症、反复发作的急性关节炎及慢性关节炎、尿酸性肾结石、痛风性肾病。

● 诱因:饮酒、进食海鲜、肉汤等高嘌呤食物。关节局部损伤、穿鞋紧、走路多、过度疲劳、受湿冷、感染及外科手术等。

● 诊治经过:既往有无类似发作史,应用秋水仙碱、非甾体抗炎药、糖皮质激素及降尿酸药物情况。

● 与之鉴别的常见症状:乏力、发热、关节痛、皮疹。

● 痛风家族史、体重情况、代谢综合征等相关疾病。

本例患者:41 岁男性,长期高尿酸血症,进食高嘌呤饮食后反复发作急性关节炎,伴肥胖及高血压、高血脂病史。

体格检查

体温 36.3℃,血压 140/90mmHg,肥胖体型。双肺听诊呼吸音清,心率 90 次/min,心律齐。腹软无压痛,右踝关节红肿、局部皮温高,触痛(+),活动受限。

体格检查要点

● 受累关节数量:多侵犯单个关节,第一跖趾关节最为常见,其余为趾、踝、膝等。

● 受累关节局部体征:受累关节呈暗红色,明显肿胀、局部皮温升高。

● 有无痛风石:典型痛风石位于耳郭,也见于足趾、指、腕、肘、膝等处。

● 关节有无畸形:慢性痛风性关节炎,关节可发生僵直畸形。

● 是否伴有代谢综合征表现。

● 是否有慢性痛风性关节炎伴肾脏损害,有无水肿等相应体征。

本例患者:肥胖体型,血压高,无痛风石。右踝关节红肿、局部皮温高,屈曲及伸直受限。

辅助检查

血常规：WBC $5.6 \times 10^9/L$，Hb 110g/L，PLT $320 \times 10^9/L$。

尿蛋白（+），24 小时尿蛋白定量 0.5g。

ESR 38mm/h，CRP 51.8mg/dl。

血尿酸：514μmol/L。

血生化：肝功能 GGT 132U/L。

血脂分析：甘油三酯 2.90mmol/L，血清总胆固醇测定 5.79mmol/L。

ANA、RF、抗 CCP 抗体、HLA-B27 阴性。

骨关节超声：右踝关节滑膜增厚，血流 1 级，软骨表面双轨征。

双足平片：双足骨质未见异常。

右踝关节双能 3D-CT：右踝关节见绿色伪影。

辅助检查要点

● 血尿酸测定：成年男性血尿酸值为 208~416μmol/L（3.5~7.0mg/dl），女性为 149~358μmol/L（2.5~6.0mg/dl），绝经后接近男性。

● 尿尿酸测定：限制嘌呤饮食 5 天后，每日尿酸排出量超过 3.57mmol（600mg），可认为尿酸生成增多。

● 肾脏损害

（1）痛风性肾病：可见低比重尿、蛋白尿、白细胞尿、轻度血尿及管型等，晚期血肌酐水平升高，超声显示肾脏缩小，皮质变薄。

（2）尿酸性肾结石病：可见血尿，超声见肾路结石，以及肾盂扩张、积水。

● 关节液或痛风石内容物检查：偏振光显微镜下可见双折光的针形尿酸盐结晶。

● X 线检查：急性关节炎期可见非特征性软组织肿胀；慢性期或反复发作后可见软骨缘破坏，关节面不规则，特征性改变为穿凿样、虫蚀样圆形或弧形骨质透亮缺损。

● CT 与 MRI 检查：CT 在受累部位可见不均匀斑点状高密度痛风石影像；双能 CT 能特异性地识别尿酸盐结晶。MRI 的 T_1 和 T_2 加权图像呈斑点状低信号。

本例关键线索：血尿酸明显升高。代谢综合征。肾脏：尿蛋白阳性，肾脏彩超示右肾囊肿囊壁钙化。骨关节超声：右踝关节积液，软骨表面双轨征。双足平片未见骨质破坏。右踝关节双能 3D-CT：右踝关节见异常绿色伪彩影。

诊断标准

目前诊断采用 2015 年美国风湿病学会（ACR）和欧洲抗风湿病联盟（EULAR）共同制定的痛风分类标准（表 8-6-1）。

表 8-6-1　2015 年 ACR/EULAR 分类标准

类别	标准	评分 / 分
第一步：适用标准	存在至少一个外周关节或滑囊肿痛	
第二步：确定标准	偏振光显微镜检证实存在尿酸结晶	
第三步：分类标准	≥8 分即可诊断痛风	
临床表现：		
受累的有症状关节、滑囊分布	累及踝关节或足中段（非第一跖趾关节）单或寡关节炎	1
	累及第一跖趾关节的单或寡关节炎	2
发作时关节症状特点：①受累关节皮肤发红；②受累关节触痛或压痛；③活动障碍	符合 1 个特点	1
	符合 2 个特点	2
	符合 3 个特点	3
发作时间特点（符合以下 3 条中的 2 条）：①疼痛达峰 <24h；②症状缓解≤14d；③ 2 次发作期间完全缓解	有 1 次典型发作	1
	反复典型发作	2
有痛风石临床证据		4
实验室检查：		
血尿酸水平（尿酸氧化酶法）	<4mg/dl（<240μmol/L）	−4
	6~8mg/dl（360~480μmol/L）	2
	8~10mg/dl（480~600μmol/L）	3
	≥10mg/dl（≥600μmol/L）	4
对发作关节或者滑囊的滑液进行分析	未做	0
	尿酸盐阴性	−2
影像学特征：		
关节滑囊尿酸盐沉积的影像学表现	关节超声有"双轨征"；双能 CT 有尿酸盐沉积（任一方式）	4
存在痛风关节损害的影像学证据	X 线显示手和 / 或足至少 1 处骨侵蚀	4

本例患者：存在外周关节肿痛，受累关节包括第一跖趾关节，此次发作时有右踝关节红肿，活动障碍；有反复典型发作史；血尿酸水平明显升高（514μmol/L），踝关节彩超示"双轨征"，累计评分达 14 分，可确诊痛风。

判断病情

- 病程：分为无症状期、急性关节炎期及发作间歇期、痛风石及慢性关节炎期。
- 预后不良因素：
（1）肾脏受累如痛风性肾病、尿酸性肾石病致蛋白尿、血尿、管型尿、肾积水等表现，晚期出现肾功能不全及高血压等。
（2）合并代谢综合征。

本例患者：患者病程为急性关节炎期，同时存在肾脏受累和代谢综合征，提示预后欠佳。

鉴别诊断

- 需要与类风湿关节炎、反应性关节炎、化脓性关节炎、焦磷酸钙沉积病相鉴别。
- 慢性关节炎 X 线平片显示关节软骨下骨质破坏应与恶性肿瘤骨转移、恶性血液系统疾病及骨结核相鉴别。

本例患者：需与类风湿关节炎、脊柱关节炎、化脓性关节炎、导致尿蛋白阳性的肾脏原发疾病和其他原因导致的代谢综合征等疾病相鉴别。

治疗原则和药物治疗要点

痛风防治目的：①控制高尿酸血症，预防尿酸盐沉积；②迅速控制急性关节炎发作；③防止尿酸结石形成和肾功能损害。

- 非药物治疗：限酒、减少高嘌呤食物摄入、大量饮水、控制体重、规律运动。
- 急性关节炎期的治疗：秋水仙碱、非甾体抗炎药和糖皮质激素是急性痛风性关节炎治疗的一线药物，应尽早使用。急性发作期不进行降尿酸治疗，但已服用降尿酸药物者不需停用。
- 发作间歇期和慢性关节炎期的处理：急性痛风性关节炎频繁发作（>2 次／年），有慢性痛风性关节炎或痛风石的患者，应行降尿酸治疗。治疗目标是血尿酸 <6mg/dl 并终身保持。对于有痛风石、慢性关节炎、痛风频繁发作者，治疗目标是血尿酸 <5mg/dl，但不低于 3mg/dl。

目前降尿酸药物主要有：

（1）抑制尿酸合成药物

1）别嘌醇：从 50~100mg/d 开始，不良反应包括胃肠道症状、皮疹、药物热、转氨酶升高、骨髓抑制等。有条件时亚裔人群在用药前可行 *HLA-B*5801* 检测。

2）非布司他：不完全依赖肾脏排泄，可用于轻至中度肾功能不全者。从 20~40mg/d 开始，最大剂量 80mg/d。

（2）促进尿酸排泄药物：主要用于尿酸排泄减少型、对别嘌醇过敏或疗效不佳者；有尿酸性结石者不宜使用。包括苯溴马隆和丙磺舒，注意监测药物可能出现的不良反应。治疗初期预防性使用小剂量秋水仙碱可减少降尿酸过程中出现的痛风急性发作。

● 伴发疾病的治疗：伴发代谢综合征应积极对症治疗。合并慢性肾病者使用对肾功能影响小的降尿酸药物。

● 手术治疗：必要时可选择剔除痛风石，对残毁关节进行矫形等手术治疗。

本例患者：建议患者低糖、低脂、低嘌呤饮食，控制体重，急性痛风性关节炎发作给予非甾体抗炎药控制炎症，右踝肿痛缓解后加用非布司他 40mg/d 口服降尿酸治疗，针对高血压、高血脂请相关科室会诊加用相应降压及降脂治疗。患者关节症状明显改善，复查血尿酸降至 410μmol/L，尿蛋白转阴，肝肾功能正常，血压控制理想，嘱患者出院后继续非布司他及秋水仙碱口服，定期门诊复查。

痛风诊疗流程（图 8-6-1）

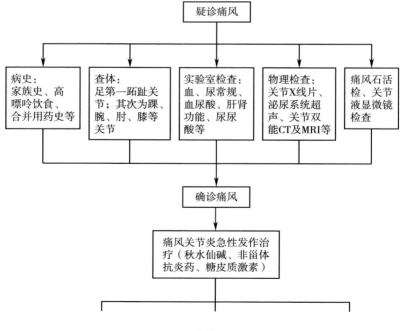

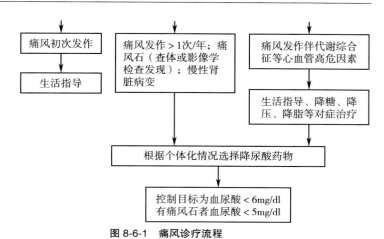

图 8-6-1 痛风诊疗流程

（杨娉婷）

第九章
重症医学科

第一节　急性呼吸窘迫综合征

临床病例

　　患者,女性,66 岁,身高 160cm,体重 50kg。以"发热、咳嗽、咳痰 10 天,伴呼吸困难 1 天"为主诉入院。患者 10 天前无明显诱因出现发热,并出现咳嗽、咳痰,痰为白色黏痰,体温最高 39.0℃,服用退热药物体温可降至正常,无胸痛、咯血及呼吸困难,4 天前于当地医院住院治疗,诊断为肺炎,应用三代头孢菌素抗感染治疗,症状无好转。1 天前出现呼吸困难,活动后加重,休息后不能缓解。为进一步诊治来院。病程中饮食睡眠欠佳,大小便正常,体重无变化。患者既往丙型肝炎后肝硬化 6 年,脾切除后 4 年。否认高血压、冠心病、糖尿病、慢性支气管炎等病史,否认药物、食物过敏史。

病史采集要点

- 常见症状:气急、呼吸急促、进行性加重的呼吸困难等呼吸窘迫的症状。
- 诱因:严重肺部感染、胸部外伤、误吸、肺栓塞、感染性休克、大量输血、重症急性胰腺炎等。
- 与之鉴别的常见症状:心源性肺水肿。

本例患者:10 天前无明显诱因出现发热,并出现咳嗽、咳痰,痰为白色黏痰,体温最高 39.0℃,4 天前诊断为肺炎,应用三代头孢菌素抗感染治疗,症状无好转。1 天前出现呼吸困难,活动后加重,休息后不能缓解。

体格检查

　　脉搏 138 次 /min,血压 152/95mmHg,体温 38.4℃,呼吸 38 次 /min,意识模糊,问话回答有时语句断断续续,口唇重度发绀。桶状胸,听诊双肺呼吸音粗糙,闻及湿啰音,心律规整,未闻及病理性杂音。

体格检查要点

重点关注能够反映呼吸窘迫和乏氧的临床表现,以及肺部和原发疾病的查体。

- 反映呼吸窘迫的临床表现:呼吸急促、进行性加重的呼吸困难等。
- 乏氧:皮肤、黏膜发绀,意识模糊等。
- 肺部查体:听诊干湿啰音、哮鸣音、管状呼吸音等。
- 原发疾病的查体等。

本例患者:呼吸 38 次 /min,意识模糊,问话回答有时语句断断续续,口唇重度发绀。桶状胸,听诊双肺呼吸音粗糙,闻及湿啰音。

辅助检查

CT:双下肺可见致密斑片影,边界不清,双侧胸腔见少量液性密度影。肝脏体积缩小,表面凹凸不平,密度不均,可见低密度结节影,肝脾区见液性密度影。

心脏超声:各房、室内径正常范围,室间隔及左室厚度正常,运动幅度正常。各瓣膜结构正常,开闭良好。主、肺动脉内径正常范围,房、室间隔连续完整,心包腔内未见明显液性无回声区。

血常规:红细胞计数 4.28×10^{12}/L,血红蛋白 151g/L,血细胞比容 43.2%,白细胞计数 16.43×10^9/L,中性粒细胞绝对值 13.71×10^9/L。

动脉血气分析:pH 7.38,$PaCO_2$ 30.3mmHg,PaO_2 26.5mmHg,乳酸 5.1mmol/L。

中心静脉压:4cmH$_2$O。

辅助检查要点

实验室指标及影像学检查可提示肺部病变及急性呼吸窘迫综合征(ARDS)的严重程度和分级。

- 呼吸衰竭的指标:血气分析 $PaCO_2$ 和 PaO_2、氧合指数等。
- X 线和 CT:X 线显示双肺透光度降低,CT 可以除外胸腔积液、肺(叶)不张或结节引起的 X 线双肺透光度降低。
- 心脏超声:除外静水压升高的心源性肺水肿。
- 中心静脉压或肺动脉楔压:除外静水压升高的心源性肺水肿。

本例关键线索:呼吸系统症状明确,可见呼吸窘迫,肺部 CT 显示双下肺可见致密斑片影,血气分析提示患者是中度 ARDS,心脏超声和中心静脉压除外静水压升高的心源性肺水肿。

诊断标准（表 9-1-1）

表 9-1-1　ARDS 诊断标准

ARDS 柏林标准		
发病	已知危险因素或新发 / 原有呼吸症状恶化一周内	
胸部影像学	双肺透光度降低，不能完全用胸腔积液、肺(叶)不张或结节解释	
肺水肿来源	呼吸衰竭不能完全用心功能衰竭或液体负荷过多解释；如果没有危险因素，则需要客观评估（如心脏超声）排除静水压升高的肺水肿	
	轻度	中度	重度
氧合	PEEP 或 CPAP≥5cmH$_2$O 时 200mmHg<PaO$_2$/FiO$_2$≤300mmHg	PEEP 或 CPAP≥5cmH$_2$O 时 100mmHg<PaO$_2$/FiO$_2$≤200mmHg	PEEP 或 CPAP≥5cmH$_2$O 时 PaO$_2$/FiO$_2$≤100mmHg

注：ARDS，急性呼吸窘迫综合征；PEEP，呼气末正压通气；CPAP，连续气道正压通气；PaO$_2$，动脉血氧分压；FiO$_2$，吸入气氧浓度。

治疗原则

去除病因，治疗原发疾病。

- 防治肺水肿，维持心输出量：保持组织灌注的前提下保持低水平的血管内容量。具体措施包括限制性容量治疗、根据血流动力学应用利尿剂等。
- 改善氧合：目标 PaO$_2$ 60~80mmHg。
- 经鼻高流量吸氧：意识清楚、血流动力学稳定、气道保护能力正常的轻度 ARDS 患者初始可选择经鼻高流量吸氧，但要密切监测。
- 无创通气：意识清楚、血流动力学稳定、气道保护能力正常的轻度 ARDS 患者初始可选择无创通气，如果数小时内换气功能无改善，则需要改为有创通气，浅快指数 >105 次 /（min·L）或潮气量 >9.5ml/kg 时需要及时改为有创通气。
- 有创通气：中、重度 ARDS 患者需气管插管进行有创通气。意识不清、血流动力学不稳定、气道保护能力不足、上腹部或食管术后、上消化道出血、肠梗阻等轻度 ARDS 患者也应行有创通气。通气策略包括：小潮气量通气、肺复张、最佳呼气末正压通气（PEEP）、俯卧位通气等。

（1）小潮气量通气：实施潮气量 =6ml/kg（理想体重）的通气策略且气道平台压 <30cmH$_2$O。如果已经实施 6ml/kg（理想体重）的小潮气量通气策略，但气道平台压 >30cmH$_2$O，降低潮气量 1ml/kg，直至气道平台压 <30cmH$_2$O。吸入气氧浓度（FiO$_2$）和 PEEP 可以按照 ARDS Network 推荐意见进行调节（表 9-1-2）。

表 9-1-2　ARDS Network 推荐的 FiO_2 和 PEEP

FiO_2/%	PEEP/cmH_2O	FiO_2/%	PEEP/cmH_2O
30	5	70	12
40	5	70	14
40	8	80	14
50	8	90	14
50	10	90	16
60	10	90	18
70	10	100	18~24

注:ARDS,急性呼吸窘迫综合征;FiO_2,吸入气氧浓度;PEEP,呼气末正压通气。

（2）肺复张:充分复张 ARDS 塌陷的肺泡是纠正低氧血症和保证 PEEP 效应的重要手段,PEEP 选择前应实施肺复张。如果 FiO_2>50% 才能维持氧合目标时需评估肺可复张性。目前常用的肺复张手法包括控制性肺膨胀、PEEP 递增法及压力控制法（表 9-1-3）。压力控制法:吸气峰压（PIP）选择 40~45cmH_2O,PEEP 选择 15~20cmH_2O,吸呼比（Ⅰ：E）1：2,持续 90~120 秒。可以通过肺部超声、CT、P-V 曲线法评估肺可复张性。

表 9-1-3　常用肺复张的方法

方法	参数设置
控制性肺膨胀法	CPAP:PEEP 30~45cmH_2O,维持 30~40s
PEEP 递增法	Phigh 35cmH_2O,PEEP 5cmH_2O,保持驱动压不变,PEEP 每 30s 增加 5cmH_2O,Phigh 相应增加 5cmH_2O,直到 PEEP=35cmH_2O,维持 30s,Phigh、PEEP 每 30s 递减 5cmH_2O
压力控制法	PCV/BIPAP:Phigh 40cmH_2O,PEEP 20cmH_2O,维持 90~120s,呼吸频率保持不变

注:CPAP,连续气道正压通气;PEEP,呼气末正压通气;Phigh,高水平压力;PCV/BIPAP,压力控制通气 / 双相气道正压通气。

（3）最佳 PEEP:PEEP 选择需要考虑换气功能、血流动力学稳定性、肺可复张性、呼气末跨肺压及驱动压。能够维持最低吸氧浓度保证氧合及循环稳定的 PEEP 通常被认为是最佳 PEEP。若有条件,可根据静态 P-V 曲线低位转折点压力 +2cmH_2O 或监测食管压根据呼气末跨肺压进行 PEEP 滴定来确定最佳 PEEP。也可以应用压力指数法、肺复张后利用 PEEP 递减法和顺应性的测量来滴定最佳 PEEP（表 9-1-4）。

表 9-1-4　常用滴定呼气末正压通气（PEEP）的方法

方法	具体操作
最大氧合法	在肺复张以后，从 20cmH₂O PEEP 水平每 3~5min 降低 2cmH₂O，直到氧合指数下降大于 5%，重新肺复张后 PEEP 设置在该 PEEP+2cmH₂O 即最佳 PEEP
最大肺顺应性法	在肺复张以后，选择容量控制模式下按 5ml/kg（理想体重）设置潮气量，从 25cmH₂O PEEP 水平每 2~3min 降低 2cmH₂O，在每次降低 PEEP 前，利用吸气屏气法（设置 0.3s 的平台时间）测量顺应性，当肺顺应性明显下降时，前一个水平的 PEEP 即最佳 PEEP
跨肺压法	在患者没有自主呼吸时，分别通过吸气屏气和呼气屏气测量食管内压力，一般设置 PEEP 使跨肺压维持 0~10cmH₂O 防止肺泡塌陷，调整潮气量使跨肺压平台压力 <25cmH₂O 防止过度膨胀

（4）俯卧位通气：氧合指数 <150mmHg、实施小潮气量通气策略时驱动压 >15cmH₂O，FiO₂>60% 和 PEEP>10cmH₂O 且 SaO₂<88% 建议实施俯卧位通气，并且深镇静联合神经肌肉阻滞剂。俯卧位禁忌证：腹部开放性外伤、不稳定的骨盆骨折、脊柱病变及颅脑损伤。

（5）纠正酸碱平衡失调：如果 PaCO₂>60mmHg，pH<7.20，增加呼吸频率最多至 35 次 /min，纠正呼吸性酸中毒。如果呼吸频率增加到 35 次 /min 或 PaCO₂<25mmHg，仍然 pH<7.20，使用碳酸氢钠；如果呼吸频率增加到 35 次 /min 时，仍 PaCO₂>50mmHg 且 pH<7.20，使用碳酸氢钠，并建议应用体外膜氧合（ECMO）技术进行挽救性治疗。PaCO₂<40mmHg，减慢频率或镇静镇痛，避免呼吸性碱中毒。

（6）ECMO：对于已接受保护性通气治疗超过 6 小时，但氧合指数 <100mmHg，FiO₂>90% 和 / 或急性肺损伤评分（Murray score）为 3~4 分的 ARDS 患者，若无 ECMO 治疗的禁忌证，则建议进行 ECMO 治疗。

（7）有创呼吸机的撤离：氧合指数 >200mmHg，且 PEEP<10cmH₂O，可考虑自主呼吸试验，进行有创呼吸机的撤离。

本例患者：入院后（当天）进行抗感染（奥司他韦、莫西沙星、哌拉西林 / 他唑巴坦）、气管插管进行有创机械通气［俯卧位 + 肺复张，FiO₂=90%，潮气量（Vt）=300ml，呼吸频率 =15 次 /min，PEEP=16cmH₂O］，深镇静（丙泊酚，RAMSAY 评分 6 分）。动脉血气分析：pH 7.32，PaCO₂ 40.7mmHg，PaO₂ 72.6mmHg。

第四天：有创机械通气（FiO₂=55%，Vt=300ml，呼吸频率 =12 次 /min，PEEP=

10cmH$_2$O）、深镇静（丙泊酚,RAMSAY 评分 6 分）。动脉血气分析:pH 7.45,
PaCO$_2$ 33.3mmHg,PaO$_2$ 77.2mmHg。

第九天: 有 创 机 械 通 气（FiO$_2$=40%,CPAP,PEEP=6cmH$_2$O）、浅 镇 静（丙
泊酚,RAMSAY 评分 4 分）。动脉血气分析:pH 7.42,PaCO$_2$ 41.7mmHg,PaO$_2$
68.5mmHg。进行呼吸机撤离,改为经鼻高流量吸氧。

第十三天: 经鼻导管吸氧（5L/min）。 动脉血气分析:pH 7.47,PaCO$_2$
35.0mmHg,PaO$_2$ 62.9mmHg。

第十五天:转呼吸科继续治疗。

急性呼吸窘迫综合征机械通气流程（图 9-1-1）

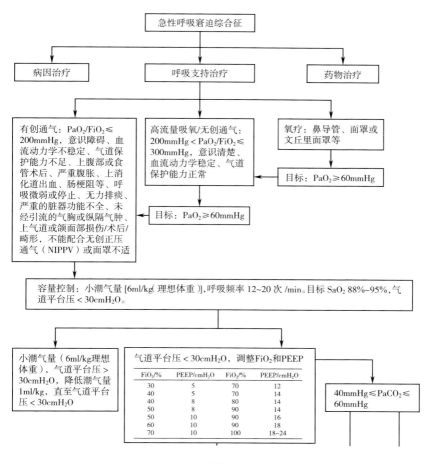

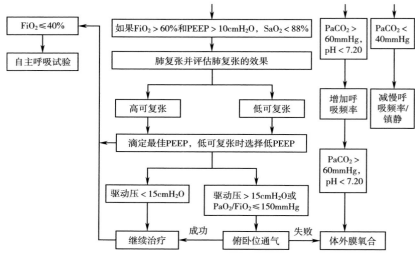

图 9-1-1 急性呼吸窘迫综合征机械通气流程

PaO₂. 动脉血氧分压；FiO₂. 吸入气氧浓度；SaO₂. 动脉血氧饱和度；PaCO₂. 动脉血二氧化碳分压；PEEP. 呼气末正压通气。

（赵鸣雁）

第二节 失血性休克

临床病例

患者，男性，56 岁。以"车祸外伤后右上肢、右下肢疼痛伴出血 1 小时"为主诉入院。患者 1 小时前被出租车撞伤后出现右上肢、右下肢疼痛伴出血，伴有呼吸困难，半小时前出现意识模糊，面色苍白，皮肤湿冷，无抽搐、无发热、无呕血、无便血。由急诊 120 到现场行右上肢、右下肢伤口加压包扎、夹板固定、快速输液后送入院，于急诊室测量脉搏 135 次/min，血压 78/50mmHg。以"失血性休克"收治入院。

病史采集要点

● 常见症状：创伤出血、呕血、便血、少尿、皮肤苍白或湿冷、意识变化、心动过速、血压下降等。

● 诱因：大血管破裂、腹腔内出血、消化道大出血、严重创伤失血等。

- 诊治经过:现场行右上肢、右下肢伤口加压包扎、夹板固定、快速输液。
- 与之鉴别的常见症状:少尿、心动过速、血压下降。

本例患者:1小时前被出租车撞伤后出现右上肢、右下肢疼痛伴出血,伴有呼吸困难,半小时前出现意识模糊,面色苍白,皮肤湿冷。由急诊120到现场行右上肢、右下肢伤口加压包扎、夹板固定、快速输液后送入院,于急诊室测量脉搏135次/min,血压78/50mmHg。

体格检查

脉搏140次/min,血压56/42mmHg,体温36.2℃,呼吸32次/min,意识模糊,问话能简单回答,眼睑苍白,面色青紫,呼吸急促。右侧胸部可见反常呼吸运动,胸壁触及握雪感,右肺呼吸音明显减弱。心律规整,未闻及病理性杂音。腹部软,无肌紧张。右上肢、右下肢明显肿胀畸形,右上肢肱骨中1/3处可见约5cm创口、骨折断端及活动性出血。右小腿中上1/3处可见约6cm创口、骨折断端及活动性出血。周身湿冷,桡动脉及足背动脉触不清,末梢充盈时间4秒。

体格检查要点

重点关注能够反映组织灌注的临床表现和血流动力学数据,以及原发创伤或失血的部位。

- 反映组织灌注的临床表现:精神状态、皮肤温度和色泽、末梢充盈时间、尿量等。
- 血流动力学:脉率、血压、脉压。
- 原发创伤或失血的部位等。

本例患者:脉搏140次/min,血压56/42mmHg,意识模糊,眼睑苍白,周身湿冷,桡动脉及足背动脉触不清,末梢充盈时间4秒。右上肢、右下肢明显肿胀畸形,右上肢肱骨中1/3处可见约5cm创口、骨折断端及活动性出血。右小腿中上1/3处可见约6cm创口、骨折断端及活动性出血。

辅助检查

X线:右肱骨骨折伴移位。右胫腓骨中上段骨折伴移位。

CT:胸廓不对称,气管纵隔左移,右侧胸腔内见气体及液体密度影,右肺受压,体积缩小,双肺内见片状影。右侧胸壁皮下可见气体密度影。右侧3~10肋骨,左侧第4肋骨骨质不连续,断端对位不佳,错位。

血常规:红细胞计数2.3×10^{12}/L,血红蛋白65g/L,血细胞比容19%。

凝血功能:凝血酶原时间18秒,凝血酶原活动度50%,国际标准化比值1.55,活化部分凝血活酶时间45秒,纤维蛋白原2.09g/L。

血乳酸:12mmol/L。

肝肾功能:丙氨酸转氨酶 21.3U/L,天冬氨酸转氨酶 60.7U/L,总胆红素 23.8μmol/L,直接胆红素 6.2μmol/L,间接胆红素 17.6μmol/L,谷氨酰转肽酶 11.7U/L,尿素氮 6.6mmol/L,肌酐 89.4μmol/L。

中心静脉压 $1cmH_2O$。

辅助检查要点

实验室指标及影像学检查可提示原发创伤或失血的部位、贫血程度、凝血功能、组织灌注、器官功能和容量状态。

● 贫血程度的指标:红细胞计数、血红蛋白、血细胞比容等。红细胞计数、血红蛋白、血细胞比容等降低提示失血。

● 凝血功能的指标:凝血酶原时间、凝血酶原活动度、国际标准化比值(INR)、活化部分凝血活酶时间、纤维蛋白原等。血小板计数降低、凝血酶原时间延长、活化部分凝血活酶时间延长、纤维蛋白原降低通常提示弥散性血管内凝血。

● 组织灌注的指标:血乳酸、尿量等。乳酸是反映无氧代谢的敏感指标之一,也是反映组织低灌注的指标,能在宏观血流动力学监测指标改变之前提示组织低灌注与缺氧的存在。乳酸清除率是反映组织低灌注改善和组织细胞无氧代谢被纠正的指标,常作为血流动力学监测和治疗的指标。

● 血流动力学指标:心输出量、中心静脉压、肺动脉楔压、动静脉二氧化碳分压差等。中心静脉压是反映右心前负荷的指标,与血容量、静脉压力和右心功能有关,中心静脉压 $<5cmH_2O$ 通常提示血容量不足。肺动脉楔压是反映左心前负荷的指标,肺动脉楔压 >12mmHg 提示左心功能不全、肺淤血。动静脉二氧化碳分压差作为流量充分性指标指导血流动力学中容量的治疗,可作为心输出量的粗略的替代指标。

● 容量反应性指标:每搏量变异度(SVV)、脉压变异度(PPV)、被动抬腿试验(PLRT)、腔静脉直径变异度($\triangle$IVC)等。每搏量变异度、脉压变异度和被动抬腿试验能够动态反映容量状态,更为精确地预测液体负荷反应、指导容量治疗。

● 器官功能的指标:丙氨酸转氨酶、天冬氨酸转氨酶、总胆红素、直接胆红素、间接胆红素、谷氨酰转肽酶、尿素氮、肌酐、胱抑素 C 等。可以通过 Marshall-MODS 等评分系统评估是否出现器官功能障碍。

本例关键线索:外伤史明确,可见活动性出血。血流动力学参数、反映组织灌注的临床表现和客观指标及容量状态的指标均提示患者是失血性休克,失代偿期。

诊断标准

根据病史、临床表现、血流动力学改变及反映组织灌注的临床表现和客观指标进行诊断。凡遇到严重创伤、大量失血的患者，应想到并发失血性休克的可能；临床观察中，对于有烦躁、眼睑面色苍白、脉搏加快、脉压变小、尿少、末梢循环时间延长等症状的患者，应疑有休克；若已经出现淡漠甚至昏迷、眼睑面色苍白、收缩压 <90mmHg（高血压患者比基础值下降超过 40mmHg）、脉压 <20mmHg、尿少或无尿的患者，应考虑已经进入休克失代偿期。可以根据血压、脉搏、神经系统症状估计失血量（表 9-2-1）。

表 9-2-1　失血量估计

分级	失血量 /ml	失血量 比例 /%	脉搏 / （次·min⁻¹）	血压	神经系统症状
轻度	<800	<20	<100	正常	痛苦、紧张、焦虑
中度	800~1 600	20~40	100~200	下降，收缩压 70~90mmHg	淡漠
重度	>1 600	>40	测不出	下降，收缩压 <70mmHg 或测不出	萎靡、昏睡甚至昏迷

本例患者：外伤史明确。查体：脉搏 140 次 /min，血压 56/42mmHg，意识模糊，眼睑苍白，周身湿冷，桡动脉及足背动脉触不清，标志已经进入休克失代偿期。右上肢、右下肢明显肿胀畸形，可见开放性创口、骨折断端及活动性出血。

治疗原则

● 一般紧急治疗：包括制动、压迫止血、建立静脉通道、保持气道通畅、保温等。

● 补充血容量：对出血未控制的失血性休克，早期采用控制性液体复苏，可以根据表 9-2-2 判断容量是否充足。收缩压维持在 80~90mmHg，以保证重要脏器的基本灌注，并尽快止血；出血控制后再进行积极容量复苏。对合并颅脑损伤的多发伤、老年患者及高血压的患者应避免控制性液体复苏。首先快速滴注平衡盐溶液和人工胶体液。失血量在 30% 以下时，不输全血；失血量超过 30% 时，可输全血与浓缩红细胞悬液各半，再配合晶体和胶体液及血浆以补充血容量；失血量超过 50% 且大量输入库存血时，还应及时额外补充某些特殊成分如血小板及凝血因子等。血红蛋白在 70~100g/L 时应根据患者的具体情况来决定是否输血。对于复苏后的创伤患者，血红蛋白在 70~100g/L 时，若合并组织缺氧症状：

混合静脉血氧饱和度 <65%、血乳酸浓度增高,推荐输注红细胞悬液。若存在胸痛、体位性低血压、心动过速且输液无效等症状,当血红蛋白 ≤80g/L 时,考虑输注红细胞悬液。对于合并严重心血管疾病的创伤患者,当血红蛋白 <100g/L 时,考虑输注红细胞悬液。当凝血酶原时间、活化部分凝血活酶时间 >1.5 倍参考值,INR>1.5 时,推荐输注新鲜冰冻血浆。对于严重创伤大出血、预计需要输注 >20 单位红细胞的患者,推荐尽早积极输注新鲜冰冻血浆。血小板计数 <50×10^9/L 时,考虑输注血小板。血小板计数在 (50~100)×10^9/L 之间,应根据是否有自发性出血或伤口渗血决定是否输注血小板。当出血明显且血栓弹力图(TEG)表现为功能性纤维蛋白原缺乏或血浆纤维蛋白原低于 2.0g/L 时,推荐输注纤维蛋白原或冷沉淀。

表 9-2-2　判断容量是否充足

判断项目	容量不足	容量充足
病史	有容量丢失的病史	无容量丢失病史
脱水貌	有	无
皮肤弹性	差	正常或水肿
颈静脉充盈	平坦	充盈/扩张
脉搏	强	弱
体位性低血压	有	无
静态前负荷指标(CVP/PAWP)	低	高
动脉压力波形	陡直上升,随呼吸变异明显	缓慢上升,平坦无变异
动态前负荷指标(液体反应性)		
机械通气患者	PPV>13%,SVV>12%,△IVC≥18%	PPV、SVV 随呼吸无变异,扩张而固定的 IVC
自主呼吸患者	PLRT 后△CO>10%,△IVC≥50%	PLRT 后△CO≤10%;扩张而固定的 IVC
超声	小而高动力的左心	扩大而低动力的左心

注:CVP,中心静脉压;PAWP,肺动脉楔压;PPV,脉压变异度;SVV,每搏量变异度;PLRT,被动抬腿试验;△CO,心输出量变异度;(△)IVC,腔静脉直径(变异度)。

● 积极处理原发病、控制出血:积极处理原发病和补充血容量同等重要,补充血容量同时积极控制出血、处理原发灶。

- 纠正酸碱平衡失调：pH<7.20 时补充碳酸氢钠。
- 血管活性药物的应用：应用血管活性药 / 正性肌力药（如多巴胺、去甲肾上腺素、多巴酚丁胺等）维持血压在目标范围。

本例患者：入院后进行床头局部清创、止血，闭合创口、胸腔闭式引流；输血、补液等抗休克治疗（输注红细胞悬液 8 单位，新鲜冰冻血浆 400ml，人工胶体 500ml，平衡盐溶液 1 000ml）后，脉搏 105 次 /min，血压 96/68mmHg，呼吸 20 次 /min，意识清楚，问话回答正确，眼睑略苍白。胸壁触及握雪感减轻，右肺呼吸音略减弱。心律规整，未闻及病理性杂音。腹部平软，无肌紧张。桡动脉及足背动脉可触及，末梢充盈时间 2 秒。尿量 1ml/（kg·h）。血乳酸 4.0mmol/L。中心静脉压 11cmH$_2$O。血常规：红细胞计数 3.12×10^{12}/L，血红蛋白 98g/L，血细胞比容 29.1%。凝血功能：凝血酶原时间 13.0 秒，凝血酶原活动度 75.8%，国际标准化比值 1.19，活化部分凝血活酶时间 28.3 秒，纤维蛋白原 2.3g/L。限期行外科手术：右侧开放性胫腓骨骨折复位外固定术 + 肋骨骨折切开复位内固定术 + 右肱骨骨折切开复位内固定术 + 右桡神经松解术。

失血性休克诊疗流程（图 9-2-1）

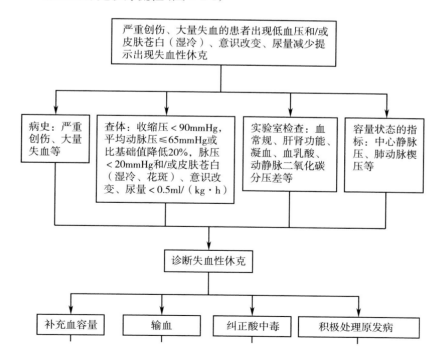

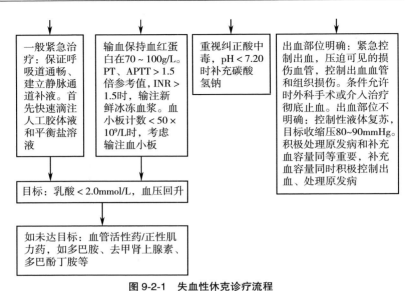

图 9-2-1　失血性休克诊疗流程

PT. 凝血酶原时间；APTT. 活化部分凝血活酶时间；INR. 国际标准化比值。

（赵鸣雁）

第三节　感染性休克

临床病例

患者，男性，70岁。以"呕吐、腹泻伴发热、寒战1日"为主诉入院。患者1日前进食不洁食物后出现呕吐腹泻2次，呕吐物为胃内容物，无咖啡色，大便为稀水样便，无里急后重，腹泻前伴有腹部钝痛，排便后腹痛略减轻，随后出现发热伴寒战，体温最高达39.0℃，未行任何治疗。今日出现头晕、心悸、尿量减少，来院就诊，于急诊室测量脉搏130次/min，血压76/55mmHg。以"休克"收治入院。

病史采集要点

● 常见症状：发热、少尿、皮肤花斑或湿冷、意识变化、心动过速、血压下降等。

● 常见诱因：重症肺炎、急性梗阻性化脓性胆管炎、急性弥漫性腹膜炎、肠源性感染等。

- 诊治经过：抗菌药物使用情况、血管活性药物使用情况、液体补充情况等。
- 与之鉴别的常见症状：发热、少尿、心动过速、血压下降。

本例患者：1 日前进食不洁食物后出现呕吐腹泻二次，大便为稀水样便，腹泻前伴有腹部钝痛，随后出现发热伴寒战，体温最高达 39.0℃。今日出现头晕、心悸、尿量减少，于急诊室测量脉搏 130 次 /min，血压 76/55mmHg。

体格检查

脉搏 135 次 /min，血压 78/56mmHg，体温 38.2℃，呼吸 28 次 /min，意识清楚，眼睑无苍白，呼吸急促，双肺呼吸音清晰，未闻及干湿啰音。心音有力，心律规整，无杂音。腹部膨隆，全腹压痛，无反跳痛，无肌紧张。指尖略发绀，桡动脉细速，末梢充盈时间 4 秒。

体格检查要点

重点关注原发病和反映组织灌注的临床表现、血流动力学数据。

- 反映组织灌注的临床表现：精神状态、皮肤温度和色泽、尿量、末梢充盈时间等。
- 血流动力学数据：脉率、血压、脉压等。

本例患者：脉搏 135 次 /min，血压 78/56mmHg，体温 38.2℃，全腹压痛，无反跳痛，无肌紧张。指尖略发绀，桡动脉细速，末梢充盈时间 4 秒。

辅助检查

腹部 X 线：未见膈下游离气体及气液平面。

腹部 CT：肝、胆、脾、胰腺等器官未见明显异常，肠管略扩张，未见气液平面。

血常规：白细胞计数 27.33×10^9/L，中性粒细胞绝对值 25.85×10^9/L，血小板计数 27.2×10^9/L。

凝血功能：凝血酶原时间 18.1 秒，活化部分凝血活酶时间 46.0 秒，纤维蛋白原 5.28g/L。

便常规：黄色稀便，红细胞 0/HP，白细胞 2/HP，粪隐血试验（++）。

降钙素原：100.00μg/L。

血乳酸：8mmol/L。

肝肾功能：丙氨酸转氨酶 201U/L，天冬氨酸转氨酶 165U/L，总胆红素 21.8μmol/L，直接胆红素 9.9μmol/L，尿素氮 19.44mmol/L，肌酐 201.90μmol/L。

心输出量监测：6.2L/min。

中心静脉压：2cmH$_2$O。

被动抬腿试验：阳性。

血培养（入院后第 5 日回报）：肺炎克雷伯菌、大肠埃希菌（超广谱 β- 内酰胺酶检测阴性）。

辅助检查要点

影像学和实验室检查可提示原发疾病、凝血功能、组织灌注、器官功能和容量状态。

● 感染的指标：白细胞计数、中性粒细胞绝对值和百分率、淋巴细胞绝对值和百分率、降钙素原等。白细胞计数升高、中性粒细胞核左移、降钙素原升高通常提示严重细菌感染。

● 凝血功能的指标：凝血酶原时间、凝血酶原活动度、国际标准化比值、活化部分凝血活酶时间、纤维蛋白原等。血小板计数进行性降低、凝血酶原时间延长、活化部分凝血活酶时间延长、纤维蛋白原降低通常提示弥散性血管内凝血，同样也可能提示严重感染。

● 反映组织灌注、血流动力学、容量反应性和器官功能的指标同失血性休克。

本例关键线索：呕吐、腹泻伴发热、寒战的症状，白细胞计数和降钙素原等感染性指标、血流动力学参数、反映组织灌注的临床表现和容量状态的指标均提示患者是感染性休克，伴有急性器官功能障碍。

诊断标准

有明确的感染症状、新出现的器官功能障碍、在充分恰当的液体复苏后仍然血乳酸 ≥2mmol/L、需要应用血管活性药物才能维持平均动脉压（MAP）≥65mmHg 时诊断为感染性休克。若已经出现淡漠甚至昏迷、末梢发绀、皮肤花斑、收缩压 <90mmHg（高血压患者比基础值下降超过 40mmHg）、脉压 <20mmHg、尿少或无尿，应考虑已经进入休克失代偿期。

本例患者：呕吐、腹泻伴发热、寒战的症状。查体：体温 38.2℃，脉搏 135 次 /min，血压 78/56mmHg，全腹压痛，无反跳痛，无肌紧张，指尖略发绀，桡动脉细速，末梢充盈时间 4 秒，血乳酸 8mmol/L，标志已经进入休克失代偿期。

治疗原则

● 液体复苏：对低前负荷型的感染性休克，在开始的 3 小时内给予至少 30ml/kg 的晶体液。平衡盐晶体液或生理盐水均可用于感染性休克的液体复苏及后续血容量补充。如需要输注大量晶体液，在早期复苏及随后的容量补充阶段中还可使用白蛋白。避免使用羟乙基淀粉及明胶对感染性休克进行液体复苏。无论是初始复苏还是复苏之后的输液，都要利用容量反应性评价输液的效果与安全性,若容量反应性是阴性的,则应该停止补液。

● 血管活性药物:对于正常前负荷型的感染性休克,需要血管活性药物维持 MAP≥65mmHg,去甲肾上腺素作为首选。当需要使用更大剂量的去甲肾上腺素时,可选用肾上腺素(加用或替代去甲肾上腺素),也可在去甲肾上腺素基础上加用血管升压素。对低危快速型心律失常和心动过缓的患者,可应用多巴胺(表 9-3-1)。

表 9-3-1　感染性休克常用血管活性药物和正性肌力药物

药物	剂量	心输出量	平均动脉压	外周血管阻力
去甲肾上腺素	0.05~0.5μg/(kg·min)	−/+	↑	↑↑↑
肾上腺素	0.05~2μg/(kg·min)kg/min	++	↑↑	↑↑↑
升	0.04U/min	0	↑↑↑	↑↑↑
多巴胺	5~20μg/(kg·min)	++	↑	↑↑
多巴酚丁胺	2.5~20μg/(kg·min)	+++	−/+	0

● 正性肌力药物:当已经补充了充足的血容量,但提示心功能障碍或已经达到了目标 MAP,但仍出现组织灌注不足时,可以输注多巴酚丁胺(表 9-3-1)。

● 抗感染治疗:一旦诊断为感染性休克,应尽早使用有效的抗菌药物进行经验性抗感染治疗(1 小时以内),应用抗菌药物前要送检感染灶的病原学标本用于病原微生物培养。可以包括一种或多种药物,针对感染部位最可能的病原体(细菌、真菌、病毒、非典型病原体等),并且要有足够的药物浓度可以渗透到感染灶中。同时应充分评估多重耐药菌感染的风险,避免过度使用抗菌药物。在 48~72 小时后,根据微生物培养结果和临床疗效,选择目标性抗感染治疗(图 9-3-1)。

● 控制感染源,治疗原发病:尽快寻找病因并诊断或排除诊断,如果可行,在确诊后 12 小时内采用生理损伤最小的有效干预措施控制感染源。

● 糖皮质激素:充分的液体复苏和缩血管药物治疗仍不能使血流动力学稳定,应用氢化可的松 200mg/d。

● 纠正酸碱平衡失调:对于低灌注导致的乳酸酸中毒,当 pH≤7.15 时,使用碳酸氢钠纠正酸中毒。

本例患者:入院后立即进行初期复苏(输注平衡盐溶液 3 000ml,20% 人血白蛋白 200ml)、去甲肾上腺素 30μg/min 泵入、早期经验性抗感染治疗(考虑感染部位在肠道,最可能的病原微生物为大肠埃希菌,且既往 3 个月内未应用过抗生素,无多重耐药菌感染的风险,选择三代头孢菌素)等治疗。10 小时共补

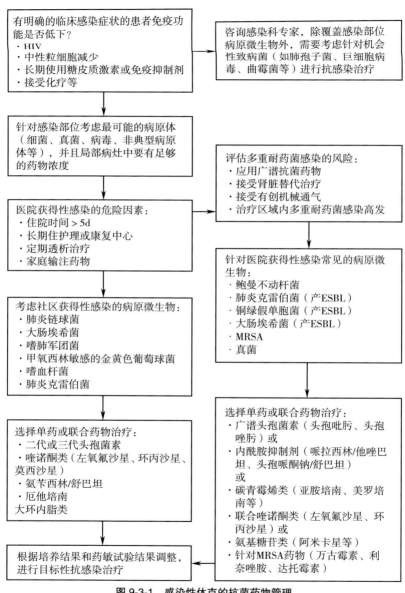

图 9-3-1　感染性休克的抗菌药物管理

HIV. 人类免疫缺陷病毒；ESBL. 超广谱 β- 内酰胺酶；MRSA. 耐甲氧西林金黄色葡萄球菌。

液 4 500ml,去甲肾上腺素 20μg/min 泵入,尿量 10ml/h,血乳酸 5.3mmol/L,中心静脉压 10cmH₂O。心输出量监测显示 6.2L/min,被动抬腿试验结果为阴性,脉搏 115 次 /min,血压 100/58mmHg,呼吸 25 次 /min,意识淡漠,双肺呼吸音清晰。心音有力,无杂音。全腹压痛,无反跳痛,无肌紧张。桡动脉及足背动脉可触及。

经过上述治疗 48 小时后,脉搏 110 次 /min,血压 116/72mmHg(去甲肾上腺素 10μg/min),呼吸 30 次 /min,意识清楚,双肺呼吸音粗糙,双肺闻及细湿啰音。心音有力,无杂音。全腹压痛,无反跳痛,无肌紧张。周身下垂部位略水肿,桡动脉及足背动脉可触及,末梢充盈时间 2 秒。尿量 15ml/h,血乳酸 1.8mmol/L,中心静脉压 17cmH₂O。心输出量监测显示 5.2L/min,被动抬腿试验结果为阴性。血尿素氮 25.71mmol/L,肌酐 476.30μmol/L。48 小时累计液体正平衡 7 756ml。诊断为急性肾损伤,呋塞米应激试验(呋塞米 1mg/kg)尿量 80ml/2h。行连续性肾脏替代治疗(CRRT),逐步停用去甲肾上腺素后开始容量负平衡。行 CRRT 48 小时后,脉搏 80 次 /min,血压 121/68mmHg,尿量 40ml/h,血乳酸 1.2mmol/L,中心静脉压 10cmH₂O。血常规:白细胞计数 12.46×10⁹/L,中性粒细胞绝对值 10.56×10⁹/L,淋巴细胞绝对值 1.40×10⁹/L,降钙素原 22.30μg/L。血尿素氮 12.52mmol/L,肌酐 118.36μmol/L。腹痛明显减轻,停 CRRT 后转消化科继续治疗。

感染性休克诊疗流程(图 9-3-2)

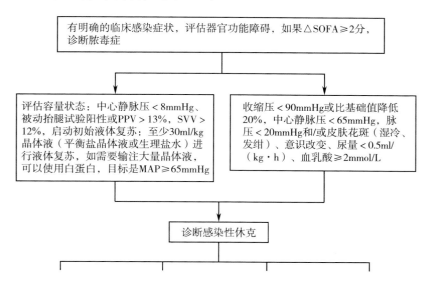

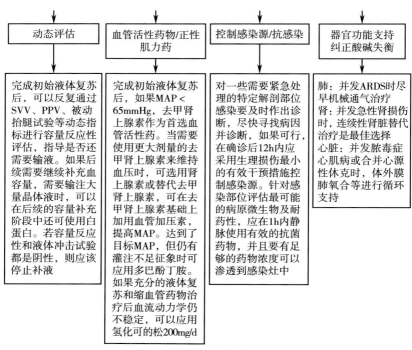

图 9-3-2 感染性休克诊疗流程

△SOFA. 序贯器官衰竭评分变化；MAP. 平均动脉压；SVV. 每搏量变异度；PPV. 脉压变异度；ARDS. 急性呼吸窘迫综合征。

（赵鸣雁）

第四节 心肺脑复苏

临床病例

患者，男性，41 岁，因出差途中出现一过性晕厥来医院就诊，无心悸、胸闷、胸痛。于诊室查血压 138/72mmHg，心率 68 次 /min，心电图未见异常。等待 CT 检查时突发意识丧失，单位同事立刻将患者送入急诊室，检查发现呼吸停止，大动脉搏动消失，立即行心肺复苏，监护显示血压血氧测不出，心电监护显示直线。

心搏骤停的判定

1. 判断要点 意识突然丧失、颈动脉搏动消失。
2. 其他临床表现 呼吸停止或抽搐样呼吸、瞳孔散大固定、全身发绀等。

注意事项

1. 要判断及确定环境安全。
2. 不宜花时间详细询问病史，扼要询问目击者从发作到就诊时间、患者发作前症状、当时所处环境、有无外伤史以及心脏病史、药物使用和化学品中毒史等。

常见诱因

1. 心脏疾病 冠心病、急性心肌梗死、恶性室性心律失常、长 QT 综合征等。
2. 非心脏疾病 肺栓塞、脑出血、蛛网膜下腔出血、严重的酸碱平衡失调、离子紊乱、各种中毒、电击、各种类型休克等。

基础生命支持具体步骤

1. 判断意识 拍患者双肩并大声呼唤。
2. 判断呼吸 观察胸廓起伏（5 秒钟完成）。
3. 启动急救系统 呼叫其他医护人员，并要求取来除颤器和抢救设备。
4. 判断脉搏 触摸患者颈动脉搏动（5~10 秒钟完成）。
5. 心肺复苏（CPR） 如患者无意识、无呼吸、颈动脉搏动未触及，则立即 CPR，按照胸外心脏按压→开放气道→人工呼吸的顺序进行。从胸外心脏按压开始，按压部位：胸骨中下 1/3，按压频率 100~120 次 /min，按压深度 5~6cm，按压与放松时间大致相等。需注意按压时手掌根部置于胸骨上，另一只手重叠压在其背上，肘关节伸直不能弯曲，双肩在患者胸骨上方正中，肩、臂保持垂直借助身体重力向下按压，每 2 分钟交换一次按压职责以保证按压质量。正确开放气道：仰头举颏法（左手掌根放在患者前额处，用力下压使头部后仰，右手的食指与中指并拢放在患者下颌骨处，向上抬起下颌，不适合用于可疑颈椎骨折的患者）、推举下颌法（在患者的头侧，双肘位于患者肩部同一水平上，用双手抓住患者两侧下颌角，向上牵拉，使下颌向前。同时避免头部后仰，两手拇指可将下唇下推，使口腔打开，适合用于可疑颈椎骨折的患者）。人工呼吸：用右手拇指和食指捏紧患者鼻孔，深吸一口气，张口紧贴患者口部封闭患者的口周，用力向患者口内呼气 1 秒钟以上，直至患者胸廓起伏，放松捏紧鼻孔的手，以便于患者从鼻孔出气，连续进行 2 次人工呼吸。不论单人还是双人心肺复苏，胸外心脏按压与人工呼吸的比例均为 30∶2。进行 5 次高质量的 CPR 循环后，如果除颤器已经到位,判断为心室颤动后可行电除颤,除颤后继续进行 5 次高质量的 CPR 循环,直至恢复自主心律。

电除颤

使用步骤:选择非同步→选择能量→充电→放电。除颤后继续进行 5 次高质量的 CPR 循环,直至恢复自主心律。

除颤时机:心室颤动、无脉性室性心动过速。

电极板位置:胸骨右缘第二肋间和左胸壁心尖部。

非同步除颤能量:单相波 360J 或双相波 150~200J。

CPR 有效征象

1. 大动脉搏动恢复。
2. 自主呼吸出现。
3. 瞳孔回缩。
4. 口唇颜色红润。

患者于急诊室行心肺复苏 3 分钟后,呼吸和颈动脉搏动仍未恢复,行胸外心脏按压同时转入急诊重症监护治疗病房(ICU),进行高级生命支持。

高级生命支持

1. 气管内插管。
2. 经气管内插管进行正压通气。
3. 建立静脉通道,给予抢救药物。
4. 连接心电监护和电除颤。

抢救药物包括:

①肾上腺素:静脉途径标准剂量 1mg/ 次,每 3~5 分钟重复一次。

②胺碘酮:用于顽固性心室颤动,可提高除颤的成功率。用法:首剂 300mg 静脉推注,如无效可追加 150mg 静脉推注。

③利多卡因:用于反复发作的心室颤动。用法:首剂 1~1.5mg/kg 静脉推注,间隔 5~10 分钟重复 0.5~0.75mg/kg 静脉推注。

④碳酸氢钠:主要是用于纠正组织内酸中毒,在有效通气及胸外心脏按压 10 分钟后 pH<7.1 或心搏骤停前即已存在代谢性酸中毒或伴有严重的高钾血症,应依据动脉血气指导谨慎给药,宁酸勿碱,切勿矫枉过正。

复苏后治疗

1. 优化通气和氧合,维持氧饱和度≥94%,避免过高的氧分压加重再灌注损伤。

2. 维持血流动力学稳定,平均动脉压≥65mmHg,保证脑灌注压。

3. 脑复苏　低温治疗(32～36℃维持 3～5 天)、防治脑水肿、降低颅内压。

患者入急诊 ICU 后,给予胸外心脏按压、气管插管、呼吸囊正压通气,肾上腺素 1mg 每 3 分钟一次静脉推注。5 分钟后恢复自主心律,血压 110/65mmHg,心率 135 次/min,昏迷,GCS 评分 3 分,双侧瞳孔等大同圆,直径 4.0mm,对光反射消失,给予机械通气,冰毯冰帽降温,降颅压等治疗。心电图显示窦性心律,V_1 导联 ST 段明显压低。心内科会诊后急诊下行冠状动脉造影,显示冠脉分布呈右优势型,左主干(LM)未见异常,左前降支(LAD)中段弥漫动脉硬化伴心肌桥,收缩期管腔压缩程度达 60%,血流 TIMI 3 级。左回旋支(LCX)未见明显狭窄,血流 TIMI 3 级,右冠状动脉(RCA)中段弥漫病变,管腔最重狭窄程度达 90%,血流 TIMI 3 级。于右冠状动脉(RCA)中段病变部位置入 Synergy 4.0mm×32mm 支架,术后返回 ICU。术后 16 小时血压:120/80mmHg,心率 75 次/min,血氧 100%,意识清楚,进行自主呼吸试验后撤离呼吸机。术后 48 小时转心内科继续治疗。

基础生命支持整体流程(图 9-4-1)

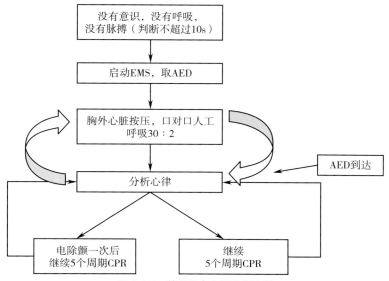

图 9-4-1　基础生命支持整体流程

EMS. 紧急救援系统;AED. 自动体外除颤器;CPR. 心肺复苏。

高级生命支持整体流程（图 9-4-2）

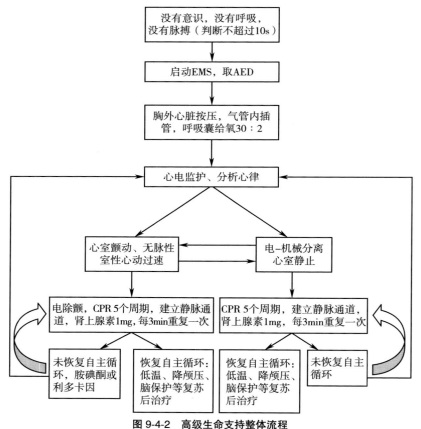

图 9-4-2 高级生命支持整体流程
EMS. 紧急救援系统；AED. 自动体外除颤器；CPR. 心肺复苏。

（赵鸣雁）

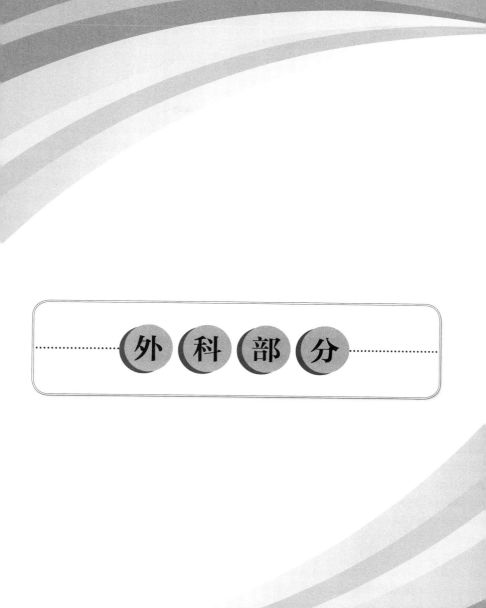

外 科 部 分

第十章

普外科

第一节　结节性甲状腺肿

临床病例

患者,男性,45岁。因"发现颈前肿物2年余"就诊。患者2年前无意中发现颈前右侧出现一无痛性肿块,约"蚕豆"大小,无吞咽及呼吸困难,无失眠、双手颤动、怕热、多汗、心悸,无声音嘶哑、饮水呛咳等症状。肿块质韧,活动性良好,边界清楚。患者发病以来进食正常,体重无明显变化。患者既往体健,无外伤及手术史。

病史采集要点

● 症状体征:颈部肿物、结节,无压痛、无吞咽及呼吸困难,无失眠、双手颤动、怕热、多汗、心悸,无声音嘶哑、饮水呛咳等。

● 既往史:有无甲状腺手术史,有无甲状腺炎症、结核、肿瘤病史。

本例患者:中年男性,病史2年,肿块增长缓慢。患者无吞咽及呼吸困难,无失眠、双手颤动、怕热、多汗、心悸,无声音嘶哑、饮水呛咳等症状。

体格检查

一般状态良好,浅表淋巴结未触及肿大。颈对称,无颈静脉怒张,肝颈静脉回流征阴性,颈动脉无异常搏动,气管居中,双侧触及多发结节,最大约3cm×2cm,质韧,无压痛,边界清,表面光滑,无波动感,无血管杂音,肿块可随吞咽上下活动,无突眼征,无声音改变。

体格检查要点

重点关注颈部大静脉、气管及甲状腺情况。

● 颈深部大静脉压迫:肿大甲状腺压迫颈深部大静脉,引起头颈部静脉血液回流障碍,可出现面部青紫、肿胀及颈胸部表浅静脉扩张。

- 气管压迫:甲状腺压迫气管,引起呼吸不畅,甚至呼吸困难,气管移向对侧。
- 甲状腺:甲状腺大小、数量、硬度、压痛,结节大小、硬度、活动度等。

本例患者:无颈部深静脉及气管受压,气管居中,双侧触及多发结节,最大约3cm×2cm,质韧,无压痛,边界清,表面光滑,肿块可随吞咽上下活动,无突眼征,声音无改变。

辅助检查

甲状腺功能五项:T_3 1.2nmol/L,T_4 70nmol/L,FT_3 4.1nmol/L,FT_4 15.2nmol/L,TSH 1.2μU/ml。

颈部超声及弹性评分:双侧叶见多个实性及囊实性结节,TI-RADS 2级。左侧叶较大者3.3cm×2.5cm,右侧叶较大者2.9cm×1.5cm,边界清楚,轮廓规整,弹性评分2分。

喉镜:未见异常。

辅助检查要点

实验室指标可以提示甲状腺功能,影像学检查可以明确甲状腺大小、数量、位置及有无压迫气管、喉返神经等。细针抽吸细胞学检查可明确肿块病理。

- 甲状腺功能五项:明确甲状腺功能,有无甲亢或甲减。
- 核素扫描:甲状腺扫描用于补充病理学检查所见,且能提供甲状腺功能活动情况。
- 颈部超声:评估甲状腺结节的首选方法。超声可以检测出2~4mm的小结节。超声检查可以明确甲状腺大小、有无结节、结节数量、结节囊实性、高回声还是低回声、有无钙化、边界是否清楚等。
- 颈部CT及MRI:不推荐作为甲状腺结节的常规评估手段,但可以提供结节或肿块的影像及甲状腺与周围组织的解剖学信息。
- 针吸细胞学检查(FNAC):目前在超声引导下细针抽吸细胞学检查应用广泛。FNAC诊断分类包括:标本不能诊断或不满意;良性;意义不明的细胞非典型性病变或滤泡性病变;滤泡性肿瘤或可疑滤泡性肿瘤;可疑恶性、恶性。
- 喉镜检查:确定声带的功能。一侧喉返神经受累,可能在呼吸或发音时没有明显的临床症状,此项检查可明确是否存在喉返神经损伤。
- 甲状腺评分系统:TI-RADS分级(0、1、2、3、4a、4b、5、6级)级数越高恶性可能性越大。弹性评分(0、1、2、3、4、5级)级数越高,恶性可能性越大。

本例关键线索:甲状腺功能五项正常,甲状腺彩超弹性评分为2分,边界清楚,轮廓规整,可能为良性。

判断病情

诊断明确后需判断患者的肿块良恶性以便采取相应的治疗措施（表 10-1-1）。

表 10-1-1　良性恶性甲状腺结节的超声特点

类别		超声特点
良性结节		海绵状回声（结节内 >50% 为纤细分隔的囊性结构）
		囊性结节包膜光滑
		大部分囊性结节含胶质成分（强回声伴彗星尾征）
		结节边缘蛋壳样钙化
恶性结节	乳头状癌	实性低回声结节，纵横比 >1
		边缘毛刺或分叶征
		含有或不含有点状或颗粒样强回声
		低回声结节伴钙化边缘连续性中断，且低回声组织突破钙化边缘
	滤泡状肿瘤	均质等回声或略低回声结节，有明显的声晕

本例患者： 实性及囊实性结节，边界清楚、轮廓规整，弹性评分 2 级。良性结节可能性大。

鉴别诊断

● 亚急性甲状腺炎：见于 30~40 岁女性，表现为甲状腺肿胀、质地较硬、有压痛。

● 桥本甲状腺肿：甲状腺弥漫性增大、对称、表面光滑、质地较硬。甲状腺功能多减退。

● 甲状腺癌：根据甲状腺结节大小、质地等判断（详见表 10-1-1）。

本例患者： 该患者需与亚急性甲状腺炎、桥本甲状腺肿及甲状腺癌引起的结节性甲状腺肿相鉴别。

治疗

结节性甲状腺肿的治疗是一个多学科问题，对不同年龄、不同性别、不同临床症状和不同影像学表现的患者要采用不同的治疗方式。

1. FNAC 活检细胞学分型：不能诊断

①首次 FNAC 活检不能诊断的实性结节建议重复 FNAC 检查。或考虑行甲状腺粗针穿刺活检。

②临床和超声未有可疑发现的囊性或囊实性（囊性 >50%）结节，建议随访观察。

2. FNAC 活检细胞学分型：良性

（1）随访

①若无临床症状，长期随访即可。

②以下情况建议重复 FNAC：临床或超声有可疑发现；结节体积增长 >50% 或出现临床症状。

（2）药物治疗

①不推荐使用左甲状腺素（L-T$_4$）抑制治疗。

②碘缺乏地区，促甲状腺素（TSH）处于正常高值的年轻患者，可以补充碘剂或非 TSH 抑制性的 L-T$_4$ 治疗。

③亚临床甲减或自身免疫性甲状腺炎的年轻患者，推荐 L-T$_4$ 替代治疗。

④甲状腺叶切除术后 TSH 正常时，不推荐使用 L-T$_4$ 来防止复发。

（3）手术治疗

①当因结节造成局部压迫，或超声发现可疑恶性特征时，考虑手术治疗。

②单结节性甲状腺肿首先考虑叶部加峡部切除术，多结节甲状腺肿则首选甲状腺全切术。

（4）放射性碘治疗

1）适应证

①高功能 / 有症状的甲状腺肿，特别是已经进行过甲状腺手术或有手术指征但拒绝手术的患者。

②非毒性多结节甲状腺肿伴冷结节时，治疗前应进行 FNAC 检查。

③治疗前避免使用碘造影剂或含碘药物。

④若情况允许，治疗前 4~7 天停用抗甲状腺药物，治疗后一周恢复使用。

2）禁忌证

①妊娠和哺乳期妇女。

②育龄期妇女，治疗前应进行妊娠试验。

3. FNAC 活检细胞学分型：意义不明的细胞非典型性病变或滤泡性病变

①低风险：根据临床指标可选择保守治疗，密切观察。

②高风险：建议手术治疗。

4. FNAC 活检细胞学分型：可疑恶性　推荐手术治疗，必要时可行术中冷冻切片。

5. FNAC 活检细胞学分型：恶性

①对于分化型甲状腺癌，推荐手术治疗。

②对于未分化甲状腺癌、转移性病灶和甲状腺淋巴瘤，在手术治疗前需进一

步确诊。

　　术后病理:左右均为结节性甲状腺肿。

　　本例患者:甲状腺切除后病理提示结节性甲状腺肿,术后根据甲状腺功能调整 L-T₄ 用量。

结节性甲状腺肿诊断流程(图 10-1-1)

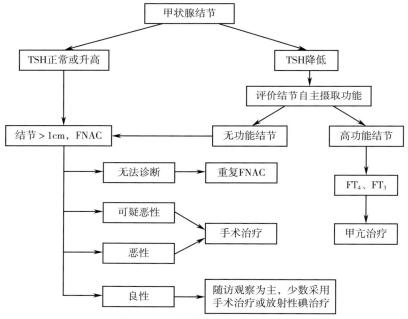

图 10-1-1　结节性甲状腺肿诊断流程

TSH.促甲状腺素;FNAC.针吸细胞学检查;FT₄.游离甲状腺素;FT₃.游离三碘甲腺原氨酸。

(谭宏涛)

第二节　乳腺癌

临床病例

　　患者,女性,65 岁。因"发现左乳肿块半年,近期增大"来院就诊。患者半年前无意中发现左乳外侧一无痛性肿块,约"花生米"大小,近 1 个月来肿块明显增大,直径约 2.5cm。肿块质硬,活动性差,边界不清。肿块无明显压痛,乳头无溢液及凹陷,左乳皮肤无异常改变。患者发病以来饮食睡眠可,二便正常,体重无明显变化。既往体健,无外伤及手术史。患者初潮年龄 13 岁,52 岁绝经,既往月经规律,无激素替代治疗史。孕 1 产 1,25 岁时生育 1 子,母乳喂养 12 个月。子女及配偶体健,直系亲属中无乳腺癌患者。

病史采集要点

- 症状体征:结节、肿块、触痛、红肿、乳头溢液、皮肤改变。
- 既往史:有无乳腺外伤史,有无乳腺手术史,有无炎症、结核、增生或肿瘤病史。
- 月经及婚育史:初潮年龄、月经情况、绝经年龄;生育情况包括初产年龄、孕次、产次、哺乳时长。
- 个人史:是否采用激素替代治疗或长期口服避孕药(何种药物、剂量、用药时长)。
- 家族史:直系亲属中有无恶性肿瘤(尤其是乳腺癌)患者,应注意询问家族中哪一级亲属、发病人数、发病年龄,单侧还是双侧乳腺癌、是否健在。

本例患者:老年女性,病史半年,肿块近 1 个月明显增大。肿块无压痛,质硬,活动性差,边界不清。

体格检查

一般状态良好,神清语明,皮肤巩膜无黄染,浅表淋巴结未触及肿大。胸廓对称无畸形,双乳对称,无乳头内陷,皮肤无破溃,无橘皮样外观。左乳外上象限可触及肿块,大小约 25mm×15mm,质地硬,活动性差,边界不清,无压痛。腹平软,未触及包块,无压痛及反跳痛,肝脾肋下未触及,移动性浊音阴性。

体格检查要点

1. 常规
①肿块:无痛、单发、质硬、不光滑、活动度差。
②乳头:扁平、回缩、凹陷、溢液(单侧或单导管、血性)。
③皮肤:局部隆起 / 溃疡、酒窝征、橘皮样变。
④淋巴结:部位(腋窝、锁骨上 / 下);性状(质硬、边界不清、活动差、融合)。
⑤远处转移:骨、肝、肺、脑。
2. 特殊
(1)炎性乳腺癌
①乳房弥漫肿大、坚实。

②皮肤红热、水肿、粗糙,边界不清;严重时可呈丹毒样边缘或斑状色素沉着;皮肤溃疡。

③无痛。

④橘皮征。

⑤ 50%~75% 伴腋下淋巴结肿大。

（2）乳头湿疹样乳腺癌（佩吉特病）

①乳头乳晕部湿疹样变（乳头皮肤糜烂、破溃、结痂、脱屑,伴灼痛,常伴瘙痒感）;伴或不伴肿块。

②乳头溢液或溢血。

③与湿疹鉴别:病变由乳头向乳晕发展、局部激素治疗无效。

本例患者:左乳外上象限触及肿块,大小约 25mm×15mm,质地硬,活动性差,边界不清。

辅助检查

血常规、肝肾功能、离子、血糖、凝血功能等均正常。

乳腺超声:左乳腺外侧 2 至 3 点钟距乳头 2cm,探及低回声结节,大小 26mm×18mm,形态不规则,边界欠清晰,边缘毛刺状,内部回声欠均匀,可见点状强回声,后方回声无变化,彩色超声显示内部血流信号,走行扭曲。左腋下见一个 12mm×8mm 的低回声结节,边界清楚,轮廓规整。诊断意见:左乳外上象限实性占位,拟 BI-RADS-US 4C 类。

腹部超声:肝胆胰脾双肾未见异常。

乳腺钼靶提示:左乳外上部成簇细小钙化,拟 BI-RADS 4C 类。

胸部 CT:双肺未见异常。

左乳 CNB 病理:浸润性导管癌,组织学分级 Ⅱ 级。

辅助检查要点

1. 无创检查　乳腺影像报告和数据系统（BI-RADS）将诊断结果分为未定类别（0 类）和最终类别（1~6 类）,级别越高恶性可能性越大,4 类以上需进一步证实恶性诊断。

● 乳腺钼靶摄片:肿块（高或等密度）;边界不清;钙化［簇状沙砾样钙化（>10~15 个 /cm^2）、铸型钙化］;星芒状 / 毛刺征;凹陷（皮肤、乳头）。

● 乳腺超声检查:不均匀低回声,后方回声衰减;无包膜;边界不清（锯齿状或蟹足状）;钙化（针尖样 / 颗粒状）;晕环;血流（周边 / 穿支）。

● 乳腺磁共振（MRI）检查:信号（T_1WI 低,T_2WI 高）;边缘（弥漫性浸润）;强化（不规则环形,"向心式"）;毛刺。

- 考虑远处转移的检查：胸部 X 线片（常规）、胸部 CT（肺转移）、头 MRI（有神经系统症状）、骨扫描（骨痛／骨折）、腹部超声／CT（肝功能异常／腹部症状）。

2. 有创检查

- 乳腺导管内镜：（多用于乳头溢液的鉴别诊断）不规则新生物、宽基底或蒂；表面多发小结节状新生物；出血。
- 针吸细胞学检查（FNAC）：细胞学诊断（无法鉴别浸润与原位癌）。
- 空芯针穿刺活检（CNB）：组织学诊断（明确病理类型、浸润深度、雌激素受体、人表皮生长因子受体 2 状态及增殖情况）。
- 切除活检：病理确诊（详细病理结果、完整切除）。
- 切取活检（不建议）：病理确诊。

3. 乳腺癌常见病理分型

- 非浸润性：乳腺导管原位癌、小叶原位癌、乳头湿疹样乳腺癌（伴发浸润性癌者，不在此列）。
- 浸润性特殊癌：乳头状癌、髓样癌、小管癌、腺样囊性癌、黏液腺癌、鳞状细胞癌等。
- 浸润性非特殊癌：浸润性小叶癌、浸润性导管癌、腺癌等。
- 其他罕见癌。

本例关键线索：乳腺超声及钼靶 BI-RADS 分类均为 4C，提示肿块恶性可能。穿刺活检证实肿块为浸润性导管癌。

诊断及病情判断

完善的诊断除确定乳腺癌的病理类型外，还需记录疾病发展程度及范围，以便制订术后辅助治疗方案，评价治疗效果及判断预后。分期方法现多数采用国际抗癌协会建议的 TNM 分期法。内容如下。

T_0：原发癌瘤未查出。

Tis：原位癌（非浸润性癌及未查到肿块的乳头湿疹样乳腺癌）。

T_1：癌瘤长径≤2cm。

T_2：癌瘤长径 >2cm，≤5cm。

T_3：癌瘤长径 >5cm。

T_4：癌瘤大小不计，但侵及皮肤或胸壁（肋骨、肋间肌、前锯肌），炎性乳腺癌亦属之。

N_0：同侧腋窝无肿大淋巴结。

N_1：同侧腋窝有肿大淋巴结，尚可推动。

N_2：同侧腋窝肿大淋巴结彼此融合，或与周围组织粘连。

N_3：有同侧胸骨旁淋巴结转移，有同侧锁骨上淋巴结转移。

M_0：无远处转移。

M_1：有远处转移。

根据以上情况进行组合，可把乳腺癌分为以下各期。

0 期：$TisN_0M_0$；

I 期：$T_1N_0M_0$；

II 期：$T_{0\sim1}N_1M_0$，$T_2N_{0\sim1}M_0$，T_3NM_0；

III 期：$T_{0\sim2}N_2M_0$，$T_3N_{1\sim2}M_0$，T_4 任何 NM_0，任何 TN_3M_0；

IV 期：任何 T 任何 NM_1。

本例患者：患者左乳肿瘤大小 26mm×18mm，腋下肿大淋巴结 1 枚，未发现远处转移，应属 II 期。

鉴别诊断

● 纤维腺瘤：青年女性、形态规则、边界清、活动度大、发展缓慢。

● 乳腺囊性增生：中年女性、胀痛、肿块大小及质地随月经周期变化。

● 浆细胞性乳腺炎：无菌性炎症、浆细胞为主、橘皮样改变、乳晕旁肿块、边界不清。

● 乳腺结核：中青年女性、病程长、发展缓慢、肿块易与皮肤粘连。

本例患者：该患已取得病理结果，诊断明确；如在未取得病理情况下该患者需与纤维腺瘤、乳腺囊性增生、乳腺结核等相鉴别。

治疗

乳腺癌目前的主要治疗手段是以手术为主的综合治疗。

1. 手术治疗　手术适应证为国际临床分期的 0、I、II 及部分 III 期的患者。乳腺癌手术治疗常见术式如表 10-2-1 所示。

表 10-2-1　乳腺癌手术治疗常见术式

术式	切除范围
乳腺癌根治术	整个乳房、胸大肌、胸小肌、腋区 I、II、III 组淋巴结的整块切除
乳腺癌扩大根治术	乳腺癌根治术的基础上，同时切除胸廓内动、静脉及其周围的淋巴结（即胸骨旁淋巴结）
乳腺癌改良根治术	Patey 手术：保留胸大肌，切除胸小肌加腋区淋巴结清扫 Auchincloss 手术：保留胸大肌、胸小肌，清扫 I、II 组腋区淋巴结
全乳房切除术	切除整个乳腺，包括腋尾部及胸大肌筋膜

术式	切除范围
保留乳房的乳腺癌切除术	完整切除肿块及腋区淋巴结清扫
乳癌根治术后乳房重建术	包括即刻和延期乳房重建,可采用自体组织、人造材料或联合重建

注:前哨淋巴结活检阴性者可不常规做腋区淋巴结清扫。

2. 辅助化疗

● 辅助化疗应于术后早期应用,联合效果优于单药化疗,治疗期以 6 个疗程为宜。

● 以蒽环类为主的方案:如 CAF、A(E)C 方案(C:环磷酰胺,A:多柔比星,E:表柔比星,F:氟尿嘧啶)。

● 蒽环类与紫杉类联合方案:如 TAC(T:多西他赛)。

● 蒽环类与紫杉类序贯方案:如 AC → T/P(P:紫杉醇)或 FEC → T。

● 不含蒽环类的联合化疗方案(老年、低风险、蒽环类禁忌或不能耐受者):TC、CMF 方案(M:甲氨蝶呤)。

3. 内分泌治疗　对于不同分子分型乳腺癌的辅助治疗共识推荐方案如表10-2-2所示。

表 10-2-2　不同分子分型乳腺癌的辅助治疗共识推荐方案

分型	特点	推荐方案
Luminal A 型	ER/PR 阳性且 PR 高表达(≥20%),HER2 阴性,Ki-67 低表达(<14%)	大多数患者仅需内分泌治疗
Luminal B 型	Luminal B 型(HER2 阴性)ER/PR 阳性,HER2 阴性且 Ki-67 高表达(<14%)或 PR 低表达(<20%)	全部患者均需内分泌治疗,大多数患者要加用化疗
	Luminal B 型(HER2 阳性)ER/PR 阳性,HER2 阳性(蛋白过表达或基因扩增),任何状态的 Ki-67	化疗 + 抗 HER2 治疗 + 内分泌治疗
HER2 阳性型	HER2 阳性(蛋白过表达或基因扩增);ER 阴性和 PR 阴性	化疗 + 抗 HER2 治疗
Basal-like 型	三阴性(非特殊型浸润性导管癌)ER 阴性,PR 阴性,HER2 阴性	化疗

注:ER,雌激素受体;PR,孕激素受体;HER2,人表皮生长因子受体 2。

- 内分泌治疗适应证:雌激素受体(ER)和/或孕激素受体(PR)阳性的乳腺癌患者。
- 绝经前患者辅助内分泌治疗方案:首选他莫昔芬(20mg/d,服用5年)。卵巢去势:手术切除卵巢、卵巢放射及药物去势。
- 绝经后患者辅助内分泌治疗的方案:第三代芳香化酶抑制剂(来曲唑、阿那曲唑或依西美坦)。

4. 辅助放疗　原则上所有浸润性乳腺癌保乳术后患者均应接受术后放疗。目前根治术后不做常规放疗,术后放疗指征如下:

- 原发肿瘤最大直径≥5cm,或肿瘤侵及乳腺皮肤、胸壁。
- 腋窝淋巴结转移≥4枚。
- 淋巴结转移1~3枚的T_{1-2},当腋窝清扫不彻底或淋巴结检测不彻底也应考虑放疗。
- T_{1-2}乳腺单纯切除术,如前哨淋巴结(SLN)阳性,当不考虑后续腋窝清扫时,推荐术后放疗。

5. 生物治疗

- 免疫组化结果判读:HER2(-)/(+)均为阴性。

　　　　　　　　HER2(++)→荧光原位杂交(FISH)法明确有无基因扩增。

　　　　　　　　HER2(+++)为阳性。

- 抗HER2靶向治疗药物:赫赛汀,即曲妥珠单抗。

术后病理

病理结果回报:*左乳浸润性导管癌,Ⅱ级,肿瘤大小28mm×20mm×13mm,腋窝淋巴结(3/23)查见癌转移。免疫组化检测提示浸润性癌:ER(+)(强,阳性率约80%)、PR(+)(中等强度,阳性率约60%)、HER2(++)、Ki-67阳性率约30%。HER2 FISH检测示:HER2基因扩增,阳性。*

本例患者:该患者病理报告为浸润性导管癌,ER、PR、HER2均阳性,应属Luminal B型(HER2阳性),故应行化疗+抗HER2治疗+内分泌治疗。

乳腺癌诊疗流程(图10-2-1)

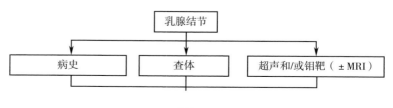

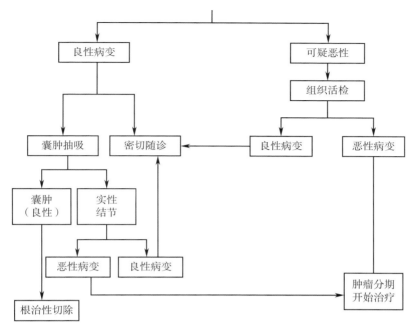

图 10-2-1 乳腺癌诊疗流程

（孙 备）

第三节 腹股沟斜疝

临床病例

患者,男性,70岁。以"发现右腹股沟区肿块1天,腹痛4小时"为主诉急诊入院。患者1天前搬重物后发现右腹股沟区出现一肿块,呈梨形,约鹅卵大小,4小时前开始出现持续腹痛,病程中伴恶心呕吐,精神食欲差,停止排便排气,排尿困难,未予诊治。既往曾因前列腺增生行手术治疗。否认高血压、冠心病、糖尿病史,否认乙肝、结核等传染病史,无吸烟及慢性咳嗽病史,无外伤史,无家族遗传病史。

病史采集要点

● 常见症状

（1）腹股沟斜疝临床表现:腹股沟区有一突出肿块。腹股沟斜疝肿块起初较小，通过内环进入腹股沟管，伴有轻微坠胀感，随着内环口逐渐增大肿块进入阴囊。

①易复性斜疝：患者一般仅有轻度坠胀感。肿块呈梨形，可进入阴囊或阴唇。在站立、咳嗽或排便时肿块突出增大，平卧时肿块可全部或部分回纳入腹腔。

②难复性斜疝和滑疝：不能完全回纳腹腔。部分病例除坠胀感外可出现排便困难、腹胀等不完全肠梗阻症状。

③嵌顿疝：疝块突然增大，并伴有明显疼痛。平卧或用手推送不能使疝块还纳。肿块紧张发硬，且有明显触痛。可伴有腹部绞痛、恶心、呕吐、停止排便排气、腹胀等完全性肠梗阻表现。如不及时处理将发展为绞窄性疝。

④绞窄性疝：常伴腹股沟区剧烈疼痛、腹部绞痛、腹胀、肛门停止排便排气等完全肠梗阻症状。严重者可发生脓毒血症。

（2）腹股沟直疝临床表现：在腹股沟内侧端、耻骨结节上外方出现一半球形肿块，很少进入阴囊。

● 诱因：腹内压增加，如长期慢性咳嗽、慢性便秘、长期排尿困难包括前列腺增生及尿道梗阻等疾病、重体力劳动者、腹水、妊娠、婴儿哭闹等。

● 有无下腹部手术史、排尿困难、便秘。

● 与之鉴别的常见症状：腹痛、腹胀、恶心、呕吐、停止排便排气。

本例患者：病程中恶心呕吐，精神食欲差，停止排便排气，排尿困难，右腹股沟区肿块。

体格检查

体温 36.70 ℃，脉搏 100 次 /min，血压 143/75mmHg，呼吸 16 次 /min，神清语明，皮肤巩膜无黄染。腹部平软，未见肠型及蠕动波，右腹股沟区可见肿块，约 12cm×8cm（图 10-3-1）。质地硬，触痛明显，肿块未进入阴囊，平卧肿块不消失，不可还纳，咳嗽时冲击感明显，余腹无压痛及反跳痛，无肌紧张，移动性浊音（-），肠鸣音亢进，腹股沟区未触及肿大淋巴结。

体格检查要点

● 腹股沟区有无肿块、肿块能否还纳、肿块有无触痛、肿块是否进入阴囊、咳嗽时有无冲击感。

● 余腹有无压痛、反跳痛、肌紧张。

本例患者：右腹股沟区肿块，呈梨形，约 12cm×

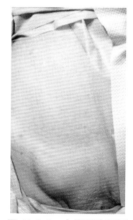

图 10-3-1　右腹股沟区可见肿块，约 12cm×8cm

8cm,质地硬,明显触痛,肿块未进入阴囊,平卧肿块不消失,不可还纳,咳嗽时冲击感明显,余腹无压痛、反跳痛、肌紧张。

辅助检查

血常规:WBC 19.32×10^9/L,Hb 114g/L,PLT 243×10^9/L,白蛋白 30.4g。

腹股沟区超声示:腹股沟区肿块(疑似肠管)。

盆腔 CT:右侧腹股沟区可见经腹股沟疝入等密度及略低密度影(图 10-3-2)。

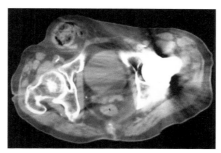

图 10-3-2　盆腔 CT 示:右侧腹股沟区可见经腹股沟疝入等密度及略低密度影

辅助检查要点

● 实验室检查为常规检查,影像学检查可提示疝囊颈位置及疝内容物,CT可以与腹股沟直疝及股疝鉴别,并可初步判断肠管是否坏死。

● 常见的疝内容物为小肠,大网膜次之。此外如盲肠、阑尾、乙状结肠、横结肠、膀胱等均可作为疝内容物进入疝囊,但较少见。

本例关键线索:腹股沟区超声示疝内容物为肠管。盆腔 CT 示右侧腹股沟区可见经腹股沟疝入等密度及略低密度影。白细胞升高提示肠管有坏死可能。

诊断标准

腹股沟疝一般根据症状和体征即可诊断,表现不典型者可借助超声确诊。但确定是腹股沟直疝还是斜疝,有时并不容易。

一般情况下,斜疝多见于儿童及青壮年,呈椭圆形或梨形,从腹股沟管突出可进入阴囊,回纳后压住内环疝块不再突出,术中可见精索在疝囊后方、疝囊颈在腹壁下动脉外侧,嵌顿机会较多。

直疝多见于老年,半球形,由直疝三角突出,很少进入阴囊,回纳后压住内环疝块仍可突出,术中可见精索在疝囊前方、疝囊颈在腹壁下动脉内侧,嵌顿机会极少。

本例患者：青壮年男性，肿块呈梨形，不可还纳，有坠胀感，肿块未进入阴囊，平卧不消失。故可诊断为嵌顿性腹股沟疝。

判断病情

诊断明确后需判断患者的病情严重程度：是否嵌顿、嵌顿疝是否有肠坏死征象。

若疝块可还纳则为可复性疝，可择期手术。不还纳者为嵌顿疝，应急诊手术。

鉴别诊断

腹股沟疝的诊断虽较容易，但需与如下常见疾病相鉴别。

● 睾丸鞘膜积液：鞘膜积液所呈现的肿块完全局限在阴囊内，其上界可以清楚地摸到；鞘膜积液透光试验多为阳性，而疝块则不能透光。腹股沟斜疝时，可在肿块后方扪及实质感的睾丸；鞘膜积液时，睾丸在积液中间，故肿块各方均呈囊性而不能扪及实质感的睾丸。

● 交通性鞘膜积液：肿块的外形与睾丸鞘膜积液相似。于每日起床后或站立活动时肿块缓慢地出现并增大。平卧或睡觉后肿块逐渐缩小，挤压肿块，其体积也可逐渐缩小。透光试验为阳性。

● 精索鞘膜积液：肿块较小，在腹股沟管内，牵拉同侧睾丸可见肿块移动。

● 隐睾：腹股沟管内下降不全的睾丸可被误诊为斜疝或精索鞘膜积液。隐睾肿块较小，挤压时可出现特有的胀痛感觉。如患者阴囊内睾丸缺如，则诊断更为明确。

● 急性肠梗阻：肠管被嵌顿的疝可伴发急性肠梗阻，但不应仅满足于肠梗阻的诊断而忽略疝的存在，尤其是患者比较肥胖或疝块较小时，更易发生这类问题而导致治疗上的错误。

本例患者：该患者病程中恶心呕吐，精神食欲差，停止排便排气，右腹股沟区肿块，有明显压痛，质硬，有坠胀感。应与急性肠梗阻鉴别。

治疗原则和治疗要点

1. 非手术治疗　一岁以下的婴儿可暂不手术。因为婴幼儿腹肌可随身体增长逐渐强壮，疝有自行消失的可能。年老体弱或伴有其他疾病而禁忌手术者，可在回纳疝内容物后，用疝带将疝环顶住。

2. 手术治疗　虽然无症状的腹股沟疝可临床观察，但手术治疗是腹股沟疝唯一的治愈手段。腹股沟疝术式较多，各有利弊，应根据患者具体情况选择合适的手术方式。

- 传统疝手术方式包括：单纯疝囊高位结扎术，主要用于儿童腹股沟疝的治疗；传统疝修补术包括 Bassini 法、Halsted 法、McVay 法及 Shouldice 法，主要用于急诊手术嵌顿疝或肠坏死患者，经济状况较差患者也可考虑传统修补，但传统修补术患者术后疼痛较明显且复发率较高。

- 开放无张力疝修补术，包括平片无张力疝修补术，即 Lichtenstein 手术，网塞充填式无张力疝修补术，即各种腹膜前无张力疝修补术，绝大多数非儿童腹股沟疝患者均适用。

- 腹腔镜无张力疝修补术，包括经腹腹膜前疝修补术（transabdominal preperitoneal，TAPP）、完全腹膜外疝修补术（totally extraperitoneal，TEP）、腹腔内补片植入手术（intraperitoncal onlay mesh，IPOM）以及单纯疝环缝合法。腹腔镜疝修补术对于中青年或对美容有较高需求的患者，尤其是双侧腹股沟疝和复发疝具有优势，对于年龄较大特别是合并症较多的患者宜采用局麻或腰麻下开放无张力疝修补。

- 嵌顿疝与绞窄疝的处理原则：嵌顿疝患者应急诊手术治疗。对于不能耐受手术且嵌顿时间在 4 小时内的患者，如局部无明显压痛，腹部无压痛，反跳痛，无明显肠坏死征象可考虑手法复位并严密观察。嵌顿疝急诊手术中如肠管活性好，无坏死可考虑择期行无张力疝修补。如出现肠绞窄、肠坏死，患者全身情况允许应切除坏死肠管，一期吻合。如全身情况不允许可先于近段肠管切一小口置入引流管解除肠道梗阻，二期行肠切除吻合术。肠绞窄、肠坏死患者仅行疝囊高位结扎术，不行无张力疝修补术。

本例患者：该患者行急诊手术，术中确诊为嵌顿性腹股沟斜疝，见部分小肠肠管发黑、无弹性、无蠕动、未触及肠系膜动脉搏动（图 10-3-3），判断该段小肠已坏死，行小肠部分肠段切除并进行一期吻合，仅行疝囊高位结扎术，未行疝修补术。

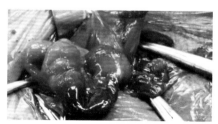

图 10-3-3　术中见部分小肠肠管坏死

腹外疝确诊流程（图 10-3-4）

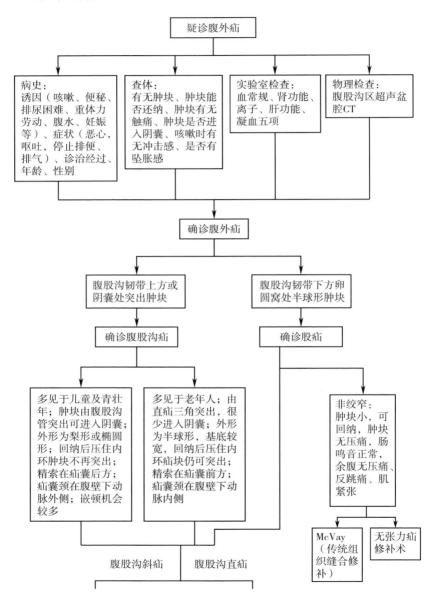

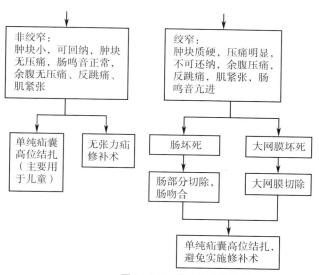

图 10-3-4 腹外疝确诊流程

（薛东波）

第四节 闭合性腹外伤

临床病例

患者,女性,60岁,3小时前横穿马路时,被一辆行驶中的小汽车撞倒,自觉左胸及左上腹疼痛,呼吸时加重。无昏迷,无恶心呕吐,无明显体表出血。于当地医院行各项检查及对症治疗,胸部X线正位片提示左侧肋骨骨折并胸腔积液,腹部超声提示腹腔大量积液,1小时前患者血压明显下降,遂立即转运至本院,转运过程中患者血压75/50mmHg,心率129次/min,并出现烦躁不安,面色苍白等症状。病程中大小便正常。

病史采集要点

● 了解受伤史:包括受伤时间、致伤条件和受伤至就诊期间的伤情变化等。伤者有意识障碍或因其他情况不能回答问话时,应向现场目击者和护送人询问。

● 基本生命体征:包括脉率、呼吸、体温、血压、意识等的测定,注意有无休克征象。

- 症状:主要是疼痛的部位、性质、程度、持续时间等。
- 伴随症状:发病以来大小便的情况,特别是尿量及尿色变化;有无恶心、呕吐等。
- 诊疗经过:在入院前做过哪些检查和急救处理;治疗是否有好转。

本例患者:受伤史为车祸撞击伤 3 小时,表现为左胸及左上腹疼痛,呼吸时加重。生命体征:心率过速(129 次/min),血压降低(75/50mmHg),呼吸过速(25 次/min),是急性失血性低血容量性休克的失代偿表现。入院前检查提示左侧肋骨骨折,大量腹水。

体格检查

体温 35.6℃,血压 70/50mmHg,呼吸 27 次/min,心率 129 次/min。平卧体位,神情烦躁不安,不能口述病史。左侧胸腹部有皮肤软组织挫伤痕并局部淤血肿胀。左侧胸壁压痛(+),左侧肺呼吸音较右侧低,无明显干湿啰音。腹部稍膨隆,上腹部腹肌紧张,左上腹压痛(+),肝区叩痛(-),移动性浊音(+),肠鸣音减弱。

体格检查要点

- 生命体征:包括脉率、呼吸、体温、血压的测定,注意有无休克征象。
- 体格检查:全面而有重点,包括腹部压痛、肌紧张和反跳痛的程度和范围,是否有肝浊音界的改变和移动性浊音,肠蠕动是否受抑制,直肠指诊是否有阳性表现。

本例患者:体温降低,心率明显增快,血压降低,处于休克失代偿期。左侧胸壁压痛,上腹部压痛、反跳痛、肌紧张,提示有腹膜炎。腹部膨隆,移动性浊音(+),提示有大量腹水。

辅助检查

血常规:WBC $8.2 \times 10^9/L$,中性粒细胞百分比 86%,RBC $3.2. \times 10^{12}/L$,血细胞比容 22%,Hb 65g/L,PLT $90 \times 10^9/L$。

凝血功能:PT 15 秒,APTT 26 秒,纤维蛋白原 2.05mg/dl,TT 17 秒,D-二聚体 1.02mg/L。

血生化:ALT 20U/L,AST 25U/L,ALP 80U/L,GGT 10U/L,K^+ 3.8mmol/L,Na^+ 133mmol/L,Cl^- 100mmol/L,Ca^{2+} 7.4mmol/L;血糖 10.7mmol/L,尿素氮 22mg/dl,肌酐 1.35mg/dl。

胸部 CT:左侧肋骨骨折,双侧胸腔积液,左侧伴少量气胸(图 10-4-1)。

腹部超声:脾包膜回声连续性中断,中断部位见形态不规则,脾实质内可见无回声区,延伸至脾包膜破裂处。脾肾及肝肾隐窝、双侧髂隐窝可见游离性液性暗区,透声良好。超声引导下左下腹穿刺抽出不凝固血性液。

腹部 CT:脾脏大小形态未见异常,中下极密度不均,见片状略高密度影,脾被膜下见新月形高低混杂密度影,脾周见弧形低密度影(图 10-4-2)。腹盆腔内见液性密度影。

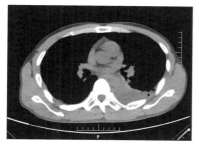

图 10-4-1 胸部 CT 示:左侧肋骨骨折,双侧胸腔积液,左侧伴少量气胸

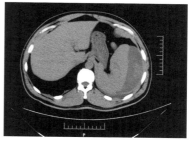

图 10-4-2 腹部 CT 示:脾脏大小形态未见异常,中下极密度不均,见片状略高密度影,脾被膜下见新月形高低混杂密度影,脾周见弧形低密度影

辅助检查要点

● 实验室指标:红细胞计数(RBC)、血红蛋白(Hb)与血细胞比容下降,表示有大量失血。白细胞计数(WBC)及中性粒细胞百分比升高不但见于腹内脏器损伤,也是机体对创伤的一种应激反应,诊断意义不大。血、尿淀粉酶升高,提示胰腺损伤或胃肠道穿孔,但是胰腺损伤或胃肠道穿孔未必均伴有淀粉酶升高。血尿是泌尿系统损伤的重要标志。

● 诊断性腹腔穿刺:阳性率可达 90% 以上,对于判断腹腔内脏有无损伤和哪类脏器损伤有很大帮助。

● X 线检查:凡腹内脏器损伤诊断已确定,尤其是伴有休克,应抓紧时间处理,不必再行 X 线检查以免加重病情。

● 超声检查:有安全、简便、无创、可重复等优点。主要用于诊断肝、脾、胰、肾等实质脏器的损伤,能根据脏器的形状和大小提示损伤的有无、部位和程度,以及周围积血、积液情况。

● CT 检查:需搬动患者,仅适用于病情稳定而又需明确诊断者。对实质脏器损伤及其范围程度有重要的诊断价值。

本例关键线索

实验室指标:红细胞计数、血红蛋白、血细胞比容明显下降,提示有大量出血。

影像学指标:左侧肋骨骨折、双侧胸腔积液、左侧少量气胸;腹部超声及 CT 示脾脏真性破裂,脾撕裂伤Ⅲ级。

诊断流程

- 有无内脏损伤:
(1)详细了解受伤史。
(2)重视观察基本生命体征。
(3)全面而有重点的体格检查。
(4)必要的实验室检查。

通过检查如发现以下情况之一,应考虑有腹内脏器损伤:

①早期出现休克征象者,尤其是出血性休克。

②有持续性甚至进行性加重的腹部剧痛伴恶心、呕吐等消化道症状者。

③有明显腹膜刺激征者。

④有气腹表现者。

⑤出现移动性浊音者。

⑥有便血、呕血或血尿者。

⑦直肠指诊发现前壁有压痛或波动感,或指套染血者。

- 有无脏器受伤:单纯实质性器官损伤时,腹痛一般不重,压痛和肌紧张也不明显。出血量多时可有腹胀和移动性浊音。单纯空腔脏器破裂以腹膜炎为临床表现。
- 是否有多发性损伤:对外伤患者应时刻警惕以避免漏诊。

本例患者:左侧肋骨骨折、双侧胸腔积液、左侧少量气胸;脾脏真性破裂,脾撕裂伤Ⅲ级。

鉴别诊断

- 肝破裂:肝破裂的致伤因素、病理类型、临床表现都与脾破裂极为相似。肝、脾破裂的主要表现为腹腔内出血和出血性休克,脾破裂时血性腹膜炎所致的腹膜刺激征多不明显。但肝破裂后可能有胆汁进入腹腔,因此,腹痛和腹膜刺激征常较脾破裂者更为明显。超声是诊断肝脾破裂的首选方法。
- 消化性溃疡穿孔:患者多有溃疡病史,临床表现为突发上腹剧痛,并向全腹扩散,可有恶心呕吐、面色苍白、血压下降等症状。随后体温增高,白细胞计数增多,腹膜炎症状,腹肌强直呈板状,肝浊音界缩小或消失。X 线下可见膈下游离气体征。
- 左肾破裂:左肾破裂主要表现为左腰部疼痛,偶尔可以在左腰部摸到肿块,腰肌紧张,常有血尿,X 线有助于鉴别,肾盂造影可以确定诊断。

需要注意的是,以上的这些损伤可与脾损伤同时存在,证实有上述损伤存在时并不能排除合并脾损伤。

本例患者:该患者需与肝破裂、消化道溃疡穿孔、泌尿系统损伤等疾病相鉴别。

治疗原则和治疗要点

首先处理对生命威胁最大的损伤,对最危急的病例,应及时进行心肺复苏,其中解除气道梗阻是关键环节。其次要迅速控制明显的外出血、开放性气胸或张力性气胸。如无上述情况,应做好紧急术前准备,力争早期手术。

● 剖腹探查的指征:

(1)全身情况有恶化趋势,出现口渴、烦躁、脉率增快或体温及白细胞计数上升或红细胞计数进行性下降者。

(2)腹痛和腹膜刺激征有进行性加重或范围扩大者。

(3)肠鸣音逐渐减弱、消失或腹部逐渐膨胀。

(4)膈下有游离气体,肝浊音界缩小或消失,或者出现移动性浊音。

(5)积极救治休克而情况不见好转或继续恶化者。

(6)消化道出血者。

(7)腹腔穿刺抽出气体、不凝血、胆汁、胃肠内容物等。

(8)直肠指诊有明显触痛。

● 脾损伤处理:

(1)无休克或容易纠正的一过性休克,影像学检查(超声、CT)证实脾破裂比较局限,无其他脏器合并伤,可在严密观察下行非手术治疗。

(2)观察中如发现继续出血或发现有其他脏器损伤,应立即中转手术。

(3)彻底查明伤情后明确可能保留脾者(主要是Ⅰ、Ⅱ级损伤),可根据伤情,采用生物胶黏合止血、单纯缝合修补及部分脾切除等。

(4)脾中心部碎裂,脾门撕裂等缝合修补不能有效止血,高龄及伤情严重者需迅速施行全脾切除术。

(5)脾被膜下破裂形成的血肿和少数脾真性破裂后包裹形成的局限性血肿,可发展为延迟性脾破裂,此种情况下应切除脾。

本例患者:影像学检查显示真性脾破裂,脾撕裂伤Ⅲ级。急诊行剖腹探查,脾切除术(图10-4-3)。

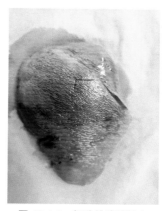

图 10-4-3 切除的脾脏标本

脾破裂诊治流程（图 10-4-4）

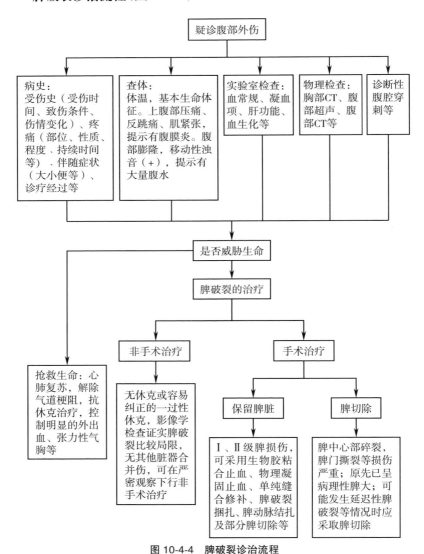

图 10-4-4　脾破裂诊治流程

（薛东波）

第五节 胃癌

临床病例

患者,男性,50岁,出租车司机。因"上腹部隐痛不适伴进食后饱胀感半年"来院就诊。患者半年来感觉上腹部疼痛不适,为持续性隐痛,偶有反酸和嗳气症状。进食后饱胀感明显,无呕吐。按"慢性胃炎"服用"胃黏膜保护剂"治疗,效果不佳。发病以来,食欲明显减退,体重下降10kg,小便正常,偶有黑便。既往15年前因间断上腹痛于外院诊断为"慢性胃炎,幽门螺杆菌(+)"未规律治疗。无手术外伤史。其母健在,父亲20年前因胃癌去世。

病史采集要点

● 症状体征:上腹部不适、心窝部隐痛、进食后饱胀感、食欲缺乏、消瘦、乏力、呕血、黑便、呕吐、进食哽咽感。

● 既往史:幽门螺杆菌感染、慢性萎缩性胃炎、胃溃疡、胃息肉、残胃、手术史等。

● 个人史:生活习惯、有无烟酒等嗜好,常用药物等。

● 家族史:父母、兄弟、姐妹及子女的健康情况,有无类似疾病。

本例患者:中年男性,病史半年,上腹部隐痛不适伴进食后饱胀感、食欲下降、消瘦、既往慢性胃炎及幽门螺杆菌(+)病史,父亲患胃癌去世。

体格检查

一般状态尚可,体温36.7℃,脉搏88次/min,呼吸20次/min,血压125/88mmHg。神志清晰,正常面容。腹部凹陷,全腹无压痛,无反跳痛,未触及明显包块。墨菲征阴性,肝脾未触及,肝浊音界存在,移动性浊音阴性,双侧肾无叩击痛,可闻及正常肠鸣音,3次/min。锁骨上淋巴结无肿大,直肠指诊未见异常。

体格检查要点

早期患者多无明显体征,上腹部深压痛可能是唯一值得注意的体征。晚期患者可能出现上腹部肿块、左锁骨上淋巴结肿大、直肠指诊在直肠前凹触及肿块、腹水等。

本例患者:上腹部压痛,无上腹部肿块及左锁骨上淋巴结肿大。

辅助检查

血常规:Hb 125g/L,其余肝功能、肾功能、离子未见异常。

肿瘤标志物:未见异常。

超声检查:肝胆脾胰腺检查未见异常。

电子胃镜:胃角部肿物,活检病理提示低分化腺癌伴部分印戒细胞癌(图10-5-1)。

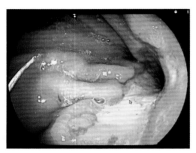

图 10-5-1　电子胃镜检查结果

辅助检查要点

* X 线气钡双重对比造影:定位诊断优于常规 CT 或 MRI,对临床医师手术方式及胃切除范围的选择有指导意义。

* 超声检查(ultrasonography,US):可作为胃癌患者的常规影像学检查。超声检查可发现腹盆腔重要器官及淋巴结有无转移,颈部、锁骨上淋巴结有无转移;超声引导下肝脏、淋巴结穿刺活检有助于肿瘤的诊断及分期。

* CT:CT 检查应为首选临床分期手段,有助于判断肿瘤部位、肿瘤与周围脏器(如肝脏、胰腺、膈肌、结肠等)或血管关系及区分肿瘤与局部淋巴结,提高分期信心和准确率。

* MRI:推荐对 CT 对比剂过敏者或其他影像学检查怀疑转移者使用。

* PET/CT:可辅助胃癌分期,但不做常规推荐。

* 发射单光子计算机断层扫描仪(ECT):对高度怀疑骨转移的患者可行骨扫描检查。

* 肿瘤标志物:广泛应用于临床诊断,而且肿瘤标志物的联合检测为我们提供了动态观察肿瘤发生发展及临床疗效评价和患者的预后的条件,从而提高了检出率和鉴别诊断准确度。建议常规推荐糖类抗原 72-4(CA72-4)、癌胚抗原

（CEA）和糖类抗原 19-9（CA19-9）。

● **胃镜检查**：对怀疑胃癌的患者行胃镜检查可获取病理组织，明确诊断。胃癌常见的病理分型包括：

①大体分型：早期胃癌（隆起型、表浅型、凹陷型）；进展期胃癌（息肉/肿块型、无浸润溃疡型、有浸润溃疡型、弥漫浸润型）。

②组织分型：腺癌（乳头状腺癌、管状腺癌、低分化腺癌、黏液腺癌及印戒细胞癌）、腺鳞癌、鳞状细胞癌、未分化癌、不能分类的癌。

本例关键线索：电子胃镜提示胃窦部肿物，病理提示低分化腺癌伴部分印戒细胞癌。

诊断及病情判断

完善的诊断除确定胃癌的病理类型外，还需记录疾病发展程度及范围，以便制订术后辅助治疗方案，评价治疗效果及判断预后。胃癌分期：推荐美国癌症联合会（AJCC）和国际抗癌联盟（UICC）联合制定的分期。

肿瘤浸润深度（T）：

T_X：原发肿瘤无法评估。

T_0：无原发肿瘤证据。

Tis：原位癌，上皮内肿瘤，未侵及固有层，高度不典型增生。

T_1：肿瘤侵及黏膜和/或黏膜肌（M）或黏膜下层（SM）。

T_{1a}：肿瘤侵及固有层或黏膜肌层。

T_{1b}：肿瘤侵及黏膜下层。

T_2：肿瘤侵犯固有肌层。

T_3：肿瘤穿透浆膜下结缔组织，而尚未侵犯脏腹膜或邻近结构。

T_4：肿瘤侵犯浆膜（脏腹膜）或邻近结构。

T_{4a}：肿瘤侵犯浆膜（脏腹膜）。

T_{4b}：肿瘤侵犯邻近结构。

淋巴结转移（N）：

N_X：区域淋巴结无法评估。

N_0：无淋巴结转移（受检淋巴结个数不低于 15）。

N_1：1~2 个区域淋巴结有转移。

N_2：3~6 个区域淋巴结有转移。

N_3：7 个或 7 个以上区域淋巴结有转移。

N_{3a}：7~15 个区域淋巴结有转移。

N_{3b}：16 个或 16 个以上区域淋巴结有转移。

远处转移（M）:

M_0:无远处转移。

M_1:有远处转移。

根据以上进行胃癌临床分期（表 10-5-1）。

表 10-5-1　胃癌分期

浸润深度 / 转移情况	淋巴结转移			
	N_0	N_1	N_2	N_3
T_1	I	ⅡA	ⅡA	ⅡA
T_2	I	ⅡA	ⅡA	ⅡA
T_3	ⅡB	Ⅲ	Ⅲ	Ⅲ
T_{4a}	ⅡB	Ⅲ	Ⅲ	Ⅲ
T_{4b}	ⅣA	ⅣA	ⅣA	ⅣA
$H_1P_1CY_1M_1$	ⅣB	ⅣB	ⅣB	ⅣB

注:H_1,肝脏转移;P_1,腹膜转移;CY_1,腹腔脱落细胞检查阳性;M_1,其他远处转移。

本例患者:肿瘤分期需术后病理结果。目前可确认无远处转移。

鉴别诊断

● 胃良性溃疡:与胃癌相比较,胃良性溃疡一般病程较长,曾有典型溃疡疼痛反复发作史,抗酸剂治疗有效,多不伴有食欲减退。

● 胃淋巴瘤:占胃恶性肿瘤的 2%~7%。95% 以上的胃原发恶性淋巴瘤为非霍奇金淋巴瘤,常广泛浸润胃壁,形成一大片浅溃疡。以上腹部不适、胃肠道出血及腹部肿块为主要临床表现。

● 胃肠道间质瘤:间叶源性肿瘤,约占胃肿瘤的 3%,肿瘤膨胀性生长,可向黏膜下或浆膜下浸润形成球形或分叶状的肿块。瘤体小症状不明显。

● 胃神经内分泌肿瘤（neuroendocrine neoplasm,NEN）:神经内分泌肿瘤是一组起源于肽能神经元和神经内分泌细胞的具有异质性的肿瘤,所有神经内分泌肿瘤均具有恶性潜能。这类肿瘤的特点是能储存和分泌不同的肽和神经胺。

本例患者:该患者已取得病理结果,诊断明确。

治疗原则

应当采取综合治疗的原则,即根据肿瘤病理学类型及临床分期,结合患者一般状况和器官功能状态,采取多学科综合治疗模式,有计划、合理地应用手术、化疗、放疗和生物靶向等治疗手段,达到根治或最大幅度地控制肿瘤,延长患者生存期,改善生活质量的目的。

● 早期胃癌且无淋巴结转移证据,可根据肿瘤侵犯深度,考虑内镜下治疗或手术治疗,术后无须辅助放疗或化疗。

● 局部进展期胃癌或伴有淋巴结转移的早期胃癌,应当采取以手术为主的综合治疗。根据肿瘤侵犯深度及是否伴有淋巴结转移,可考虑直接行根治性手术或术前先行新辅助化疗,再考虑根治性手术。成功实施根治性手术的局部进展期胃癌,需根据术后病理分期决定辅助治疗方案(辅助化疗,必要时考虑辅助化放疗)。

● 复发/转移性胃癌应当采取以药物治疗为主的综合治疗手段,在恰当的时机给予姑息性手术、放射治疗、介入治疗、射频治疗等局部治疗,同时也应当积极给予止痛、支架置入、营养支持等最佳支持治疗。

治疗

1. 早期胃癌内镜治疗　早期胃癌的治疗方法包括内镜下切除和外科手术。与传统外科手术相比,内镜下切除具有创伤小、并发症少、恢复快、费用低等优点,且疗效相当,5 年生存率均可超过 90%。因此,国际多项指南和共识均推荐内镜下切除为早期胃癌的首选治疗方式。早期胃癌内镜下切除术主要包括内镜下黏膜切除术(endoscopic mucosal resection,EMR)和内镜黏膜下剥离术(endoscopic submucosal dissection,ESD)。

● 早期胃癌内镜治疗的绝对适应证:①肉眼可见黏膜内(cT_{1a})分化癌,必须无溃疡(瘢痕)发生,即 UL(-);②肉眼可见黏膜内(cT_{1a})分化癌,直径≤3cm,有溃疡(瘢痕)发生,即 UL(+)。当血管浸润超出上述标准,淋巴结转移风险极低时,也可以考虑进行内镜治疗。对于 EMR/ESD 治疗后局部黏膜病灶复发患者,可行扩大适应证进行处理。

● 早期胃癌内镜治疗禁忌证。国内目前较为公认的内镜切除禁忌证为:①明确淋巴结转移的早期胃癌;②癌症侵犯固有肌层;③患者存在凝血功能障碍。另外,ESD 的相对手术禁忌证还包括抬举征阴性,指在病灶基底部的黏膜下层注射盐水后局部不能形成隆起,提示病灶基底部的黏膜下层与肌层之间已有粘连;此时行 ESD 治疗,发生穿孔的危险性较高,但是随着 ESD 操作技术的熟练,即使抬举征阴性也可以安全地进行 ESD。

2. 手术治疗　手术切除是胃癌的主要治疗手段,也是目前治愈胃癌的唯一方法。

● 安全切缘的要求

(1) 对于 T_1 肿瘤,应争取 2cm 的切缘,当肿瘤边界不清时,应进行内镜定位。

（2）对于 T_2 以上的肿瘤，Borrmann Ⅰ 型和 Ⅱ 型建议至少 3cm 近端切缘，Borrmann Ⅲ 型和 Ⅳ 型建议至少 5cm 近端切缘。

（3）以上原则不能实现时，建议冷冻切片检查近端边缘。

（4）对于食管侵犯的肿瘤，建议切缘 3~5cm 或冷冻切片检查争取 R0 切除。

● 胃切除范围的选择：对于不同部位的胃癌，胃切除范围是不同的。位于胃下部癌进行远侧胃切除术或者全胃切除术，位于胃体部癌进行全胃切除术，位于胃食管结合部癌进行近侧胃切除术或者全胃切除术。

● 淋巴结清扫范围（表 10-5-2）

表 10-5-2　淋巴结清扫范围

术式	淋巴结清扫范围			
	D0	D1	D1+	D2
全胃切除术	<D1	No.1~7	D1+ No.8a、9、11p	D1+ No.8a、9、11p、11d、12a
远端胃切除术	<D1	No.1、3、4sb、4d、5、6、7	D1+ No.8a、9	D1+ No.8a、9、11p、12a
近端胃切除术	<D1	No.1、2、3a、4sa、4sb、7	D1+ No.8a、9、11p	
保留幽门胃切除术		No.1、3、4sb、4d、6、7	D1+ No.8a、9	

3. 化疗　胃癌对化疗药物有低至中等程度的敏感度。适应证：对于根治术后患者，早期胃癌根治术后原则上不必辅以化疗，Ⅱ 期以上的患者均应行术后辅助治疗；非根治术后患者，包括姑息性切除术后、旁路术后、造瘘术后、开腹探查未切除，以及有癌残留的患者；不能手术或再发的患者。化疗方案包括：

● FAM 方案：由 5- 氟尿嘧啶（5-FU）、阿霉素（ADM）和丝裂霉素 C（MMC）组成。每 2 个月重复一次，有效率为 21%~42%。

● UTFTM 方案：由优福定（UFT）和 MMC 组成。有效率为 9%~67%。

● 替吉奥（S-1）方案：由替加氟（FT）、吉莫斯特（CDHP）和奥替拉西钾三药按一定比例组成。6 周为一个疗程，其中用药 4 周，停药 2 周。有效率 44.6%。

4. 放疗　放疗指征：

● 一般情况好，KPS≥70 分或 ECOG 0~2 分。

● 局部晚期胃癌的术前放疗。

● 不可手术切除的胃癌。

● 拒绝接受手术治疗或因内科疾病原因不能耐受手术治疗的胃癌。

- 术后辅助放疗。
- 局部区域复发的胃癌。
- 晚期胃癌的减症放疗。

5. 靶向治疗

- 曲妥珠单抗:对人表皮生长因子受体2(HER2)过表达[免疫组化染色呈(+++),或免疫组化染色呈(++)且荧光原位杂交检测呈阳性]的晚期胃或胃食管结合部腺癌患者。

- 阿帕替尼:是高度选择血管内皮细胞生长因子受体2(VEGFR2)抑制剂,其适应证是晚期胃或胃食管结合部腺癌患者的三线及三线以上治疗,且患者接受阿帕替尼治疗时一般状况良好。

6. 免疫治疗　生物治疗在胃癌综合治疗中的地位越来越受到重视。如卡介苗、白介素-2、干扰素等。

7. 胃癌的介入治疗　胃癌介入治疗主要包括针对胃癌、胃癌肝转移、胃癌相关出血及胃出口梗阻的微创介入治疗。

8. 中医药治疗　中医药治疗有助于改善手术后并发症,减轻放、化疗的不良反应,提高患者的生活质量,可以作为胃癌治疗重要的辅助手段。对于高龄、体质差、病情严重而无法耐受西医治疗的患者,中医药治疗可以作为辅助的治疗手段。

术后病理

胃低分化腺癌,部分呈印戒细胞癌,侵及浆膜层,可见脉管癌栓及神经侵犯,两断端未见肿瘤细胞;淋巴结可见转移(10/15)。免疫组化:HER2(-),EGFR(+/-),C-MET(++),VEGFR(++++),E-cad(-),Ki-67(约60%)。

本例患者:该该者病理诊断为低分化腺癌,部分呈印戒细胞癌。分期为$T_3N_2M_0$,属于ⅢVEGFR(++++)。故患者应行手术治疗同时行化疗及放疗,同时可尝试应用阿帕替尼行靶向治疗。

胃癌的诊疗流程(图10-5-2)

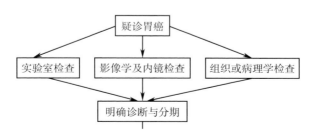

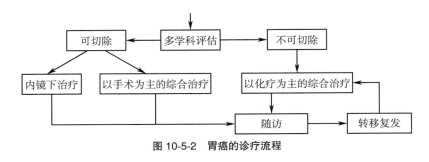

图 10-5-2　胃癌的诊疗流程

（谭宏涛）

第六节　急性肠梗阻

临床病例

患者,男性,68 岁。因"阵发性腹痛伴腹胀 2 月余,加重 3 天"入院。患者 2 个月前间断出现进食后腹痛腹胀,禁食后缓解。3 天前患者进食后出现腹痛腹胀明显,为阵发性绞痛,伴有呕吐,呕吐物为黄绿色液体,并停止排气排便。遂来院就诊。患者一般状态差,食欲差,近 3 天未进食,睡眠质量差,近两个月体重下降 10kg。患者既往体健,无手术外伤史。配偶及子女健康。其父 20 年前因结肠癌去世。

病史采集要点

● 常见症状及体征:腹痛、呕吐、腹胀、停止排气排便;腹部膨隆、肠型及蠕动波、压痛、腹膜刺激征、肠鸣音增强或减弱、移动性浊音。

● 常见病因:肠外因素,粘连及束带压迫、疝嵌顿、肿瘤压迫;肠壁因素,肠套叠、肠扭转、先天畸形;肠内因素,蛔虫梗阻、异物、粪块或胆石堵塞。

● 既往病史:腹部手术史、腹部创伤或弥漫性腹膜炎病史等。

本例患者:腹痛腹胀、呕吐、停止排气排便,既往无手术史,近两个月体重明显下降,其父因结肠癌去世。

体格检查

一般状态差,体温 36.7℃,脉搏 120 次 /min,呼吸 20 次 /min,血压 125/88mmHg。神志清晰,痛苦面容。腹部膨隆,上腹部可见肠型,全腹压痛阳性,无反跳痛,未触及明显包块。墨菲征阴性,肝脾未触及,肝浊音界存在,移动性浊音阴性,双侧肾无叩击痛,可闻及肠鸣音亢进。

体格检查要点

重点关注腹部查体,同时关注患者全身状态,是否存在发热、休克等表现。

● 视诊:机械性肠梗阻可见肠型和蠕动波;肠扭转时腹胀多不对称;麻痹性肠梗阻则腹胀均匀。

● 触诊:单纯性肠梗阻因肠管膨胀,可有轻压痛,但无腹膜刺激征;绞窄性肠梗阻时,可有固定压痛和腹膜刺激征,压痛的包块常为有绞窄的肠袢。

● 叩诊:绞窄性肠梗阻时,腹腔有渗出液,移动性浊音可呈阳性。

● 听诊:肠鸣音亢进,有气过水声或金属音,为机械性肠梗阻表现;麻痹性肠梗阻时,肠鸣音减弱或消失。

本例患者:腹部膨隆,上腹部可见肠型,全腹压痛阳性,移动性浊音阴性,腹部未触及明显包块,肠鸣音亢进。

辅助检查

血常规:WBC 15×10^9/L,中性粒细胞百分比 90%,Hb 88g/L。其余肝功能、肾功能、离子未见异常。

立位腹平片:双侧膈下未见游离气体,左膈下及中下腹部可见肠管扩张及气液平面,符合肠梗阻(图 10-6-1)。

腹部 CT:腹腔胀气、结肠脾曲肠壁增厚。

纤维结肠镜:距肛门 55cm 可见菜花状外生物,向肠腔内生长,表面凹凸不平,易出血,肠腔狭窄。夹取 0.3cm×0.3cm 标本送病理检查。病理回报结肠腺癌(图 10-6-2)。

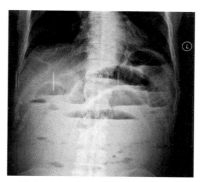

图 10-6-1 急性肠梗阻立位腹平片

辅助检查要点

实验室检查及影像学检查可以反映患者目前的全身状态、梗阻部位及性质。

● 实验室检查:明确是否存在主要脏器的功能障碍,有无电解质及酸碱平衡紊乱。主要检查包括血常规、肝功能、肾功能、离子检查及动脉血气分析等。

● 立位腹平片:可显示肠袢胀气,空肠黏膜的环状皱襞在肠腔充气时呈鱼骨刺样,结肠可显示结肠袋。肠腔充气的肠袢是梗阻以上的部位,小肠完全梗阻

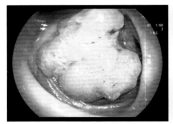
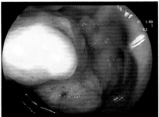

图 10-6-2　纤维结肠镜

时,结肠不显示。典型的 X 线表现是出现多个肠袢内含有气液面呈阶梯状。

● CT 检查:肠梗阻最有效的检查方法之一,可显示肠梗阻的部位、程度和性质(图 10-6-3)。钡餐灌肠:可用于疑有肠梗阻的患者,可显示肠梗阻的部位与性质。

● 纤维结肠镜:对于结肠梗阻的患者,纤维结肠镜可明确梗阻位置,亦可获取病理,明确诊断。

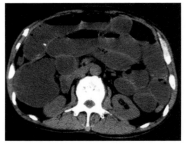

图 10-6-3　急性肠梗阻腹部 CT 表现

本例关键线索:白细胞计数、中性粒细胞百分比增高,血红蛋白下降,立位腹平片见气液平,结肠镜见菜花状外生物、向肠腔内生长。

诊断及病情判断

首先根据肠梗阻临床表现的共同点,确定是否为肠梗阻,进一步确定肠梗阻的类型和性质,最后明确肠梗阻的部位和原因。

● 是否有肠梗阻的存在:根据腹痛、呕吐、腹胀、停止排气排便症状和腹部可见肠型或蠕动波及肠鸣音异常等可明确诊断。

● 机械性肠梗阻还是动力性肠梗阻:机械性肠梗阻具有典型的临床表现,相反动力性肠梗阻肠蠕动减弱或者消失,腹胀明显,肠鸣音减弱或消失。

● 单纯性肠梗阻还是绞窄性肠梗阻:这点极为重要,关系到治疗方法的选择和患者的预后(表 10-6-1)。

表 10-6-1　单纯性肠梗阻与绞窄性肠梗阻鉴别

鉴别点	单纯性肠梗阻	绞窄性肠梗阻
发病	较缓慢,以阵发性腹痛为主	发病急,腹痛剧烈,持续性绞痛

续表

鉴别点	单纯性肠梗阻	绞窄性肠梗阻
腹胀	均匀全腹	不对称,晚期出现麻痹性肠梗阻
肠鸣音	气过水声,金属音	气过水声
压痛	轻,部位不固定	固定压痛
腹膜刺激征	无	压痛,反跳痛,肌紧张
一般情况	良好	有中毒症状如发热、脉快等
休克	无	中毒性休克,进行性加重
腹腔穿刺	阴性	血性液体或炎性渗出液
血腥大便	无	可有,乙状结肠扭转或肠套叠时频繁
X线片	小肠袢扩张呈梯形排列	可见孤立、位置及形态不变的肠袢,腹部局限性密度增加等

● 高位梗阻还是低位梗阻:高位小肠梗阻呕吐发生早而频繁,腹胀不明显;低位小肠梗阻腹胀明显,呕吐晚而次数少,并可吐粪样物。结肠梗阻以腹胀为主,查体时发现腹部有不对称膨隆。

● 是完全性还是不完全性梗阻:完全性梗阻呕吐频繁,完全停止排气排便。X线可明确梗阻程度(表10-6-2)。

表10-6-2 肠梗阻程度判断

梗阻程度	症状	X线表现
不完全梗阻	可有少量排气,排气后症状不缓解	结肠内可有气体
完全梗阻	排气排便停止,呕吐剧烈	结肠内无气体或有孤立扩张肠袢

● 是什么原因引起梗阻:不同类型梗阻的临床表现是判断梗阻原因的主要线索,同时参考年龄、病史、体征、X线检查。

本例患者:阵发性绞痛、腹部膨隆、无腹膜刺激征、移动性浊音阴性、压痛较轻、肠鸣音亢进、无血腥大便,同时发现结肠脾曲存在菜花状外生物。考虑因结肠脾曲肿瘤引起机械性肠梗阻。

鉴别诊断

● 胃十二指肠穿孔:溃疡病史,突发上腹剧痛,迅速蔓延全腹,明显腹膜炎体征,腹肌高度紧张,可呈"板状腹",腹平片可见膈下游离气体。

● 急性胰腺炎：多于饮酒、暴饮暴食后发病，以上腹部疼痛为主，血尿淀粉酶显著升高。

● 胆石症、急性胆囊炎：疼痛多位于右上腹，以发作性绞痛为主，墨菲征阳性。超声可发现胆囊结石、胆囊增大、胆囊壁水肿等。

● 急性阑尾炎：转移性右下腹痛和右下腹局限性压痛，如发生穿孔，会出现全腹痛和腹膜炎体征。

本例患者：该病需与胃十二指肠溃疡穿孔、急性胰腺炎、胆石症、急性胆囊炎、急性阑尾炎等疾病相鉴别。

治疗

急性肠梗阻的治疗主要包括基础治疗及手术治疗。

1. 基础治疗　急性肠梗阻不论是否采用手术治疗，均需应用基础治疗。

● 胃肠减压：治疗肠梗阻的基本措施之一。有助于减少胃肠道积留的气体、液体，减轻肠腔膨胀；有利于肠壁血液循环的恢复。

● 纠正水、电解质紊乱和酸碱失衡：水、电解质紊乱和酸碱失衡是急性肠梗阻最突出的生理紊乱，应及时纠正。

● 抗感染：肠梗阻易发生肠道菌群移位，产生严重感染。因此及时应用抗生素可预防或治疗腹部或肺部感染。

● 其他治疗：包括吸氧、生长抑素、镇静剂、解痉剂等。

2. 手术治疗　手术目的是解除梗阻、去除病因，手术方式可根据患者的情况与梗阻的部位、病因加以选择。

● 单纯解除梗阻的手术：包括粘连松解术，肠切开去除粪石、蛔虫等，肠套叠或肠扭转复位等。

● 肠切除术：对肠管肿瘤、狭窄或局部肠祥已经失活坏死，则应做肠切除术。肠管无生机的表现：肠壁呈紫黑色并已塌陷；肠壁失去张力和蠕动能力，肠管扩大对刺激无收缩反应；相应肠系膜终末小动脉无搏动。

● 肠短路手术：当梗阻部位难以切除时行此术式。

● 肠造口术：肠梗阻部位的病变复杂或者患者的情况差，不允许行复杂手术可用此术式解除梗阻。

本例患者：该患者诊断为结肠癌、急性肠梗阻。应予以结肠癌根治术治疗，行左半结肠切除术，同时根据患者肠管情况决定是否行一期吻合术或行结肠造口术。

急性肠梗阻诊疗流程（图 10-6-4）

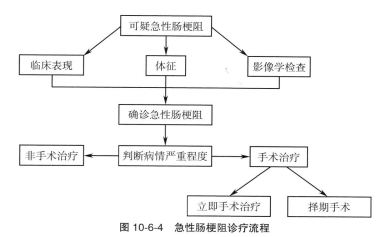

图 10-6-4 急性肠梗阻诊疗流程

（谭宏涛）

第七节 急性阑尾炎

临床病例

患者,男性,24 岁。因"转移性右下腹痛 1 天"就诊。患者 1 天前无明显诱因出现上腹部隐痛不适,呈阵发性发作。10 小时后疼痛转移并固定于右下腹,呈持续性疼痛,无肩背及会阴部放射痛,伴恶心、乏力,无呕吐、心悸、喘憋,无寒战、高热、黄疸、无腹胀、腹泻。发病后即来院就诊,目前患者精神尚可,食欲欠佳,大小便正常。患者平素体健,无手术及外伤史。否认糖尿病、高血压等疾病。父母健在。

病史采集要点

● 腹痛:转移性右下腹疼痛或右下腹疼痛,逐渐加重;持续性钝痛阵发性加剧。

● 消化道症状:恶心、呕吐、食欲减退、便秘、腹泻等。

● 全身症状:乏力、畏寒、发热、脉率加快,并发门静脉炎者可出现高热、黄疸。

- 既往有无类似腹痛。
- 女性患者注意与妇科疾病相鉴别。

本例患者: 转移性右下腹痛 1 天,上腹部疼痛不适,阵发性发作,固定于右下腹,呈持续性疼痛。

体格检查

体温 36.8°C,心率 80 次 /min,呼吸 18 次 /min,血压 120/75mmHg,患者发育正常,营养中等,神志清晰,强迫体位,痛苦貌,查体合作。腹部平坦,对称,未见肠型及蠕动波,未见腹部静脉曲张。右下腹肌紧张,右下腹压痛、反跳痛明显,尤以麦氏点为著。未触及腹部包块。肝脾肋下未触及,肝肾区无叩痛,无移动性浊音,肠鸣音正常。结肠充气试验阳性。

体格检查要点

- 右下腹固定性压痛:急性阑尾炎最常见和最重要的体征。常见压痛部位有麦氏点、Lanz 点(左右髂前上棘连线的右、中 1/3 交点上)或 Morris 点(右髂前上棘与脐连线和腹直肌外缘交汇点)。
- 腹膜刺激征:有反跳痛、腹肌紧张、肠鸣音减弱或消失等。
- 右下腹肿块:右下腹饱满,可触及压痛性肿块,固定,边界不清,考虑阑尾炎性肿块或阑尾周围脓肿。
- 诊断性试验:结肠充气试验、腰大肌试验、闭孔内肌试验可能阳性。
- 直肠指诊:直肠右前方有压痛,可触及痛性肿块。

本例患者: 右下腹固定性压痛、右下腹肌紧张、反跳痛、麦氏点压痛明显。

辅助检查

血常规:WBC 15.3×10^9,中性粒细胞百分比 90%。

肝胆脾胰腺彩超未见异常。

腹腔彩超提示:右下腹阑尾区异常回声,考虑肿大阑尾。

辅助检查要点

1. 实验室检查　大多数白细胞计数和中性粒细胞百分比升高,白细胞核左移。

2. 影像学检查

- 超声检查:可以发现肿大的阑尾或脓肿,灵敏度为 85%。
- CT:诊断困难时可做 CT 检查,可以发现阑尾增粗及阑尾周围的肠脂垂肿胀。

- 立位腹平片:有助于评估急腹症患者的病情。可见盲肠扩张和气液平,偶尔可见粪石及异物影。

本例关键线索:白细胞计数及中性粒细胞百分比升高,彩超提示阑尾肿大。

诊断及病情判断

急性阑尾炎的诊断主要依靠病史、临床症状、体征和实验室检查。转移性右下腹痛对诊断急性阑尾炎的价值很大,加上固定性压痛和体温、白细胞计数升高的感染表现,临床诊断可以成立。同时应对阑尾炎的严重程度进行判断,以选择合适的治疗方式。

急性阑尾炎根据临床过程及病理改变分为四种病理类型:

- 急性单纯性阑尾炎:病变局限于黏膜和黏膜下层。轻度肿胀,浆膜充血失去光泽,表面有少量纤维素性渗出物。光镜下阑尾各层均有水肿和中性粒细胞浸润,黏膜表面有小溃疡和出血点。本型属于轻型阑尾炎或病变早期,临床症状和体征较轻。

- 急性化脓性阑尾炎:病变累及阑尾全层。阑尾明显肿胀,浆膜高度充血,表面覆盖脓性渗出物,稀薄脓液,局限性腹膜炎。本型阑尾炎常由单纯性阑尾炎发展而来,临床症状和体征较重。

- 坏疽及穿孔性阑尾炎:阑尾管壁部分坏死、暗紫色或黑色,阑尾腔内积脓。可引起急性弥漫性腹膜炎。属重型阑尾炎。

- 阑尾周围脓肿:急性阑尾炎化脓坏疽或穿孔时,形成炎性肿块或阑尾周围脓肿。

本例患者:考虑为急性单纯性阑尾炎。

鉴别诊断

- 胃十二指肠溃疡穿孔:既往消化性溃疡病史,立位腹平片见膈下游离气体可有助于鉴别。

- 妇科疾病:异位妊娠时下腹痛、急性失血症状和腹腔内出血的体征,有停经史。查体时可有宫颈举痛、附件肿块,阴道后穹隆穿刺有血性液体。

- 右侧输尿管结石:右下腹痛、绞痛,X线检查可见输尿管走行部位呈现结石阴影。超声可见肾盂积水、输尿管扩张和结石影。

- 急性肠系膜淋巴结炎:儿童患者,上呼吸道感染病史,腹部压痛偏内侧,不固定,可随体位变动。

本例患者:本患者需与胃十二指肠溃疡穿孔、异位妊娠、右侧输尿管结石、急性肠系膜淋巴结炎等疾病相鉴别。

治疗

原则上急性阑尾炎一经确诊,应尽早手术切除阑尾。

1. 非手术治疗　适应证包括:

● 急性阑尾炎病程超过 72 小时,已形成炎性包块。

● 患者不愿手术的急性单纯性阑尾炎。

● 接受手术治疗前后,或急性阑尾炎的诊断尚未明确。

主要措施:选择有效抗生素和补液治疗。

2. 手术治疗　适应证包括:

● 原则上急性阑尾炎一经确诊,均应及早手术切除阑尾。

● 阑尾穿孔并发弥漫性腹膜炎。

● 复发性阑尾炎。

● 急性阑尾炎非手术治疗无效者。

● 部分阑尾周围脓肿经非手术治疗无效者及特殊类型阑尾炎(小儿、老年和妊娠期阑尾炎)。

手术方式:阑尾切除术。特殊情况下可仅行阑尾周围脓肿引流术。

并发症

急性阑尾炎并发症:腹腔脓肿;内外瘘形成;门静脉炎。

阑尾切除术后并发症:出血;切口感染;粘连性肠梗阻;阑尾残株炎;粪瘘。

本例患者:患者发病时间较短,症状较轻,急性阑尾炎诊断明确,行阑尾切除术。

急性阑尾炎诊疗流程(图 10-7-1)

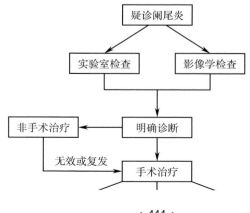

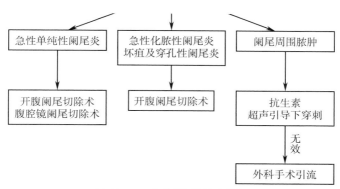

图 10-7-1　急性阑尾炎诊疗流程

（谭宏涛）

第八节　直肠癌

临床病例

　　患者,男性,65 岁。以"间歇性便血 3 个月,腹泻 1 周"为主诉入院。患者 3 个月前无明显诱因出现间歇性便中带血,血与粪便混合,为暗红色伴少量黏液,伴有里急后重及肛门坠胀感,无腹泻,未给予治疗。1 周前开始出现腹泻,每日 3~4 次,带有脓血,遂来院就诊。发病以来体重下降 5kg,否认结直肠息肉家族史。

病史采集要点

　　● 常见症状。直肠刺激症状:便意频繁,排便习惯改变;便前肛门有下坠感、里急后重,排便不尽感,晚期有下腹痛。肠腔狭窄症状:肿瘤侵犯致肠管狭窄,初时大便变细,当造成肠管部分梗阻后,有腹痛、腹胀、肠鸣音亢进等不完全肠梗阻表现。癌肿破溃感染症状:大便表面带血及黏液,甚至有脓血。
　　● 诊治经过:有无服用药物、是否做过肠镜、便常规。
　　● 与之鉴别的常见症状:腹泻、里急后重、肛门有下坠感、脓血便。
　　● 消化性溃疡、消化道出血等消化系统相关疾病既往史,结直肠息肉病家族史。
　　本例患者:老年男性,脓血便,里急后重,肛门坠胀感,腹泻,体重下降。

体格检查

血压 138/75mmHg,体温 37.0℃,脉搏 75 次 /min,呼吸 23 次 /min。神清语明,轻度贫血貌,皮肤巩膜无黄染。腹部平软,未见肠型及蠕动波,无手术瘢痕,未触及肿物,无压痛及反跳痛,无肌紧张,移动性浊音(-),触及腹股沟肿大淋巴结。直肠指诊:距肛缘约 4.5cm 处,胸膝位 6 至 8 点方向,触及一菜花样肿物,带蒂,直径约 2cm,质硬,表面高低不平,活动度良好,指套见染血。

体格检查要点

重点关注腹部查体及直肠指诊。
- 腹部体征:腹水,移动性浊音(+);液波震颤,腹部压痛,是否触及腹部肿块,听诊肠鸣音。
- 贫血体征:头晕、乏力、面色苍白、黏膜颜色变淡。
- 淋巴结:锁骨上淋巴结肿大,腹股沟淋巴结肿大。
- 直肠指诊:应关注肿块的位置、大小、表面是否光滑、活动度、质地、上极位置,指套是否染血。

本例患者:轻度贫血貌,距肛缘约 4.5cm 处,胸膝位 6 至 8 点方向,触及一菜花样肿物,带蒂,直径约 2cm,质硬,表面高低不平,活动度良好,指套见染血,触及腹股沟肿大淋巴结。

辅助检查

血常规:WBC $5.62×10^9$/L,Hb 99g/L,PLT $389×10^9$/L。白蛋白 30g/L。

肿瘤系列:AFP 1.69U/ml,CEA 41.87μg/L,铁蛋白 8.75μg/L,消化道癌系列(CA19-9)9.94U/ml。

腹部 CT(图 10-8-1):直肠管壁增厚,局部管腔变狭窄,腹腔内未见明显肿大淋巴结。

纤维结肠镜检查(图 10-8-2):循腔进镜70cm 抵达回盲部,阑尾开口光滑,回盲瓣唇形。距肛门 5cm 处见一个环肠腔肿物,病变区肠管变硬,管状狭窄,表面结节,糜烂,溃疡,取材 3 块。余所见直肠、结肠黏膜光滑,纹理清晰。

直肠肿物活检病理:溃疡隆起型高分化腺癌。

辅助检查要点

- 大便潜血检查:此为大规模普查或对高危人群进行结直肠癌的初筛手段。阳性者再做进一步检查。无症状阳性者的癌发现率在 1% 以上。
- 直肠指诊:是诊断直肠癌的最重要的方法,指诊可查出癌肿的部位,距肛

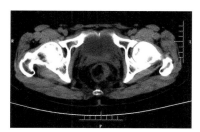

图 10-8-1 腹部 CT 示:直肠管壁增厚,局部管腔变狭窄

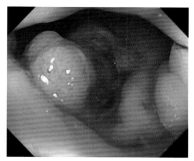

图 10-8-2 纤维结肠镜示:环肠腔肿物,病变区肠管变硬,管状狭窄,表面结节,糜烂,溃疡

缘的距离,癌肿的大小,范围,固定程度,与周围脏器的关系等。

● 内镜检查:包括肛门镜、乙状结肠镜、纤维结肠镜检查。内镜检查不仅可在直视下观察,还可取组织进行病理检查。

● 肿瘤标志物:目前公认的在结直肠癌诊断和术后监测中有意义的肿瘤标志物是癌胚抗原(CEA),糖类抗原 19-9(CA19-9)的临床意义与 CEA 相似。

● 影像学检查

(1)钡剂灌肠检查:是结肠癌的重要检查方法,对直肠癌的诊断意义不大,用以排除结、直肠多发癌和息肉病。

(2)腔内超声检查:对低位直肠癌推荐进行腔内超声检查以检测癌肿浸润肠壁情况。

(3)MRI 检查:以评估肿瘤在肠壁内的浸润深度,对中低位直肠癌的诊断及术前分期有重要价值。

(4)CT 检查:盆腔 CT 检查可以了解直肠癌盆腔内扩散情况,有无侵犯膀胱子宫及盆壁,是术前常用的检查方法。腹部 CT 扫描可检查有无肝转移及腹主动脉旁淋巴结肿大。

(5)PET/CT:针对病程较长肿瘤固定的患者,为排除远处转移及评价手术价值时有条件者可进行 PET/CT 检查,以排除远处转移。

(6)腹部超声检查:由于结直肠癌手术时有 10%~15% 同时存在肝转移,所以腹部超声检查应列为常规。

本例患者:大便潜血(+),脓血便,里急后重,肛门坠胀感,腹泻。直肠指诊:距肛缘约 4.5cm 处,胸膝位 6 至 8 点方向,触及一菜花样肿物,带蒂,直径约 2cm,质硬,表面高低不平,活动度良好,指套见染血。CEA 41.87μg/L(升高),铁蛋白 8.75μg/L(升高)。腹部 CT:直肠管壁增厚。肠镜:局部管腔变狭窄距肛门

5cm 处见一个环肠腔肿物,病变区肠管变硬,管状狭窄,表面结节,糜烂,溃疡。直肠肿物活检病理:溃疡隆起型高分化腺癌。综上可明确诊断。

鉴别诊断

● 与便秘及功能性的肠道紊乱鉴别:直肠癌早期临床表现为大便习惯改变、便血,应注意与便秘及功能性的肠道紊乱进行鉴别。

● 与痔鉴别:痔为常见的肛肠良性疾病,其临床表现为肛门出血,血色鲜红,一般量不多,为手纸染血、便后滴血、粪池染血等,大便本身不带血,或仅有少许血迹。出血一般为间歇性,多为大便干结时或进食辛辣刺激食物后出现。不伴腹痛、腹胀。无大便变细或大便性状改变(如大便带沟槽)。直肠指诊可助鉴别。

● 与直肠息肉的鉴别:多数结直肠息肉患者无明显症状,部分患者可有间断性便血或大便带血,多为鲜红色,大出血者少见;继发炎症感染可伴多量黏液或黏液血便,可有里急后重,便秘或便次增多,长蒂或位置近肛者可有息肉脱出肛门。少数患者可有腹部闷胀不适,隐痛等症状。直肠指诊可触及质软肿块,指套可染血。

● 与肛裂的鉴别:肛裂为肛门出血,血色鲜红,一般量不多。其特点是伴排便时及排便后肛门剧痛。肛门视诊可见肛门皮肤裂口,有时可见前哨痔。指诊有时可触及肥大肛乳头,一般指套无染血。

● 与痢疾的鉴别:痢疾以腹痛腹泻、里急后重、排赤白脓血便为主要临床表现。一般发病急,常以发热伴呕吐开始,腹痛多呈阵发性,常在腹泻后减轻,腹泻次数可达每日 10~20 次,粪便呈胶冻状、脓血便。

● 与溃疡性结肠炎的鉴别:溃疡性结肠炎临床表现为持续性或反复发作的腹泻、黏液脓血便伴腹痛、里急后重和不同程度的全身症状,病程 4~6 周以上。

本例患者:该患者需与便秘及功能性的肠道紊乱、痔、直肠息肉、肛裂、痢疾、溃疡性结肠炎等相鉴别。

治疗原则和治疗要点

目前针对直肠癌的治疗强调多学科综合治疗(MDT),确定治疗方案的基础包括直肠癌的临床病理分期,同时需结合患者的一般状况及伴随疾病等进行综合考虑。通常需要肿瘤外科、肿瘤内科、放疗科、医学影像科、病理科等多科室会诊,共同制订治疗方案。

● 早期直肠癌不伴淋巴结转移者(T_1N_0 期)经局部手术即有可能获得治愈性切除,严格掌握适应证后可酌情选择。

(1)内镜下治疗,如内镜下黏膜切除术(endoscopic mucosal resection,EMR)

和内镜黏膜下剥离术（endoscopic submucosal dissection，ESD）。

（2）经肛门或肛门内镜微创手术（transanal endoscopic microsurgery，TEM）局部切除。

● 进展期直肠癌（T_2 期及以上）患者，须经腹腔镜或开腹直肠癌根治术。

（1）直肠前切除术（Dixon 术，距齿状线 5cm 以上）或腹会阴联合切除术（Miles 术）是最常选择的手术方式。

（2）其他手术方式包括：经腹切除近端造口、远端封闭术（Hartmann 术），经腹直肠癌切除，经肛门结肠肛管吻合术（Parks 术），经肛门括约肌间直肠癌切除（ISR 术），拖出式低位直肠癌切除术等。

● 一般根据术后病理结果选择辅助放疗或化疗。对于手术无法切除的患者，可行术前新辅助放、化疗，待肿瘤降期后再考虑根治性手术。

本例患者：该患者属于直肠癌局部进展期，距肛门距离 5cm，活动度可，根据腹部 CT，未发现远处或腹膜转移迹象，患者一般状况可耐受手术，应考虑限期实施 Miles 手术，并根据术后病理分期情况决定辅助治疗方案。

直肠癌诊疗流程（图 10-8-3）

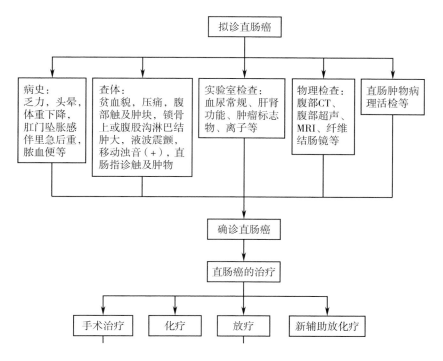

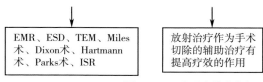

图 10-8-3　直肠癌诊疗流程

EMR. 内镜下黏膜切除术；ESD. 内镜黏膜下剥离术；TEM. 经肛门或肛门内镜微创手术；ISR. 经肛门括约肌间直肠癌切除。

（薛东波）

第九节　原发性肝癌

临床病例

　　患者，男性，52岁。因"右上部胀痛不适20日余"来院就诊。患者约20天前感觉右上腹胀痛，呈间断性发作，无发热、恶心、呕吐、腹泻、腹胀等症状。自行按"慢性胃炎"服用"胃药"治疗，症状无明显好转。为求进一步诊治来院就诊。于门诊行腹部彩超检查示"肝右叶占位性病变"。患者发病以来食欲下降，二便正常，体重下降约2kg。既往乙型肝炎病史30余年，未规律服药，未复查。吸烟史30余年，20支/d，无酗酒史。无手术外伤史。其母10年前因"肝癌"去世。

病史采集要点

● 常见症状
早期：多无临床症状。
中期：肝区疼痛、消化道症状、消瘦、乏力、发热等。
晚期：肝外转移症状、黄疸、出血倾向、上消化道出血、肝性脑病、癌旁表现等。
● 病因：肝硬化、病毒性肝炎、黄曲霉毒素、肝癌家族史等。
● 个人史：是否长期吸烟、酗酒史；是否接触致癌物（亚硝胺等）。
本例患者：中年男性，右上腹胀痛，乙型肝炎病史，彩超检查发现肝占位性病变，肝癌家族史。

体格检查

　　生命体征平稳，神清语明，皮肤巩膜无黄染，浅表淋巴结未触及肿大。腹平软,未见胃肠型及蠕动波,无腹壁静脉曲张,无手术瘢痕,全腹无压痛,无反跳痛,无肌紧张,肝脾未触及,墨菲征阴性,未触及包块,肠鸣音 4 次 /min,双下肢无水肿。

体格检查要点

- 局部症状:肝大、肝区肿块。
- 存在梗阻或肝功能异常:黄疸。
- 门静脉高压:腹水、脾大、双下肢水肿等。
- 合并肝硬化:肝掌、蜘蛛痣、腹壁静脉扩张、食管 - 胃底静脉曲张等。
- 其他癌旁表现:低血糖、红细胞及白细胞增多症、男性乳房发育等。

本例患者:肝癌起病隐匿,早期可无明显症状和体征,该患者查体未发现阳性体征。

辅助检查

血常规:WBC $3.65×10^9$/L,Hb 124g/L,PLT $116×10^9$/L。

肝功能:总胆红素 21.0μmol/L, 直接胆红素 3.8μmol/L, 间接胆红素 18.8μmol/L,ALT 52.9U/L,AST 46.2U/L,白蛋白 36.5g/L。

肾功能、离子正常。

凝血功能:PT 13.6 秒,APTT 31.5 秒,纤维蛋白原 2.04g/L。

感染指标:HBsAg、HBeAb、HBcAb(+);HBV-DNA 定量 $1.4×10^5$U/ml。

AFP 212.4μg/L。

超声检查:形态大小正常,轮廓清晰,包膜粗糙。实质回声增粗,增强,分布不均匀,肝右叶可见一大小约 40mm×32mm 的低回声光团,边界清,其旁可见一大小约 19mm×16mm 的低回声光团,边界清,肝内管腔结构清晰,血流充盈良好。门静脉主干内径 16mm,呈向肝性,肝内胆管未见扩张。考虑肝硬化伴肝内多发实性占位;门脉增宽。

肝脏增强 CT:肝右叶边缘见低密度影,动脉期边界欠清,可见轻微强化,门脉期及平衡期未见强化,病变旁另见一动脉期强化结节影,边界清楚,门静脉期及平衡期未见显示,门静脉充盈良好,其内未见异常密度影。考虑肝癌可能性大,请结合临床及其他检查(图 10-9-1)。

胸部 X 线:双肺未见转移灶。

辅助检查要点

- 血清甲胎蛋白(AFP)检测:AFP≥400μg/L,排除慢性肝炎、肝硬化、睾丸或卵巢胚胎性肿瘤及妊娠等;轻度升高者应动态观察。

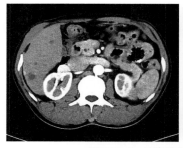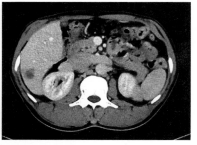

图 10-9-1　原发性肝癌的腹部增强 CT 表现

- 血清酶学检测：碱性磷酸酶、谷氨酰转肽酶、乳酸脱氢酶等。
- 感染指标：乙肝病毒（HBV）、丙肝病毒（HCV）等指标及病毒滴度。
- 超声：根据病理改变类型和病程不同，可有强回声型、弱回声型等回声型囊性变。
- 增强 CT：“快进快出”，动脉期明显强化，静脉期强化迅速衰减，延迟期病灶呈低密度。
- MRI：增强扫描“快进快出”。
- 其他：CT 血管成像（CTA）、肝动脉造影、肝穿刺组织检查等。

本例关键线索：血常规示白细胞计数、血红蛋白降低；肝功能、凝血功能异常，AFP 升高、HBV 检测阳性。肝脏超声提示肝硬化伴肝内多发实性占位；肝脏增强 CT 考虑肝癌可能性大。

临床诊断和分期

- 肝癌大体分型：微小肝癌（直径≤2cm）。

小肝癌（>2cm，≤5cm）。

大肝癌（>5cm，≤10cm）。

巨大肝癌（>10cm）。

- 肝癌病理组织学分型：肝细胞癌（hepatocellular carcinoma，HCC）。

肝内胆管癌（intrahepatic cholangiocarcinoma，ICC）。

混合性肝癌。

一般认为，相对于其他的实体肿瘤，肝癌可采用临床诊断。《原发性肝癌治疗规范（2011 年版）》中，要求同时满足①＋②a 或者①＋②b＋③三项时，可以确立 HCC 的临床诊断。

①具有肝硬化及 HBV 和 / 或 HCV 感染（HBV 和 / 或 HCV 抗原阳性）的证据。

②典型的原发性肝癌影像学特征：同期多排 CT 和／或动态对比增强 MRI 检查示肝脏占位在动脉期快速不均质血管强化，而静脉期或延迟期快速洗脱。

a. 如肝脏占位直径≥2cm，CT 和 MRI 两项影像学检查中有一项显示肝脏占位具有上述肝癌特征，即可诊断 HCC。

b. 如肝脏占位直径为 1~2cm，则需 CT 和 MRI 两项影像学检查都显示肝脏占位具有上述肝癌的特征，方可诊断 HCC。

③血清 AFP≥400μg/L 持续 1 个月或≥200μg/L 持续 2 个月，并能排除其他原因引起的 AFP 升高，包括妊娠、生殖系胚胎源性肿瘤、活动性肝病及继发性肝癌等。

● 肝癌的 TNM 分期法（UICC/AJCC，2010）

T_X：原发肿瘤不能测定。

T_0：无原发肿瘤的证据。

T_1：孤立肿瘤无血管受侵。

T_2：孤立肿瘤，有血管受侵或多发肿瘤直径≤5cm。

T_{3a}：多发肿瘤直径 >5cm。

T_{3b}：孤立肿瘤，或多发肿瘤侵及门静脉或门静脉主要分支。

T_4：肿瘤直接侵及周围组织，或致胆囊或脏器穿孔。

N_X：区域内淋巴结不能测定。

N_0：无淋巴结转移。

N_1：区域淋巴结转移。

M_X：远处转移不能测定。

M_0：无远处转移。

M_1：有远处转移。

TNM 分期

Ⅰ期：$T_1N_0M_0$

Ⅱ期：$T_2N_0M_0$

ⅢA 期：$T_{3a}N_0M_0$

ⅢB 期：$T_{3b}N_0M_0$

ⅢC 期：$T_4N_0M_0$

ⅣA 期：任何 TN_1M_0

ⅣB 期：任何 T 任何 NM_1

本例患者：患者 HBV 检测阳性，肝右叶占位长径 4cm，肝脏增强 CT 呈现"快进快出"的典型原发性肝癌影像学特征。满足临床诊断标准中的①＋②a 两项，可以确立原发性肝癌的临床诊断。

鉴别诊断

● **转移性肝癌**：发展较慢、AFP 多阴性、无肝炎病史、无肝硬化、其他脏器原发癌的症状或手术史。

● **肝硬化**：大的肝硬化结节，影像学检查可显示为肝占位性病变，特别是 AFP 阳性或低度升高时，很难与肝癌鉴别。

● **肝良性肿瘤**：常见有肝海绵状血管瘤、肝腺瘤等，全身状况好、进展慢、多不伴肝硬化。借助 AFP 检查、超声、CT、MRI 及肝动脉造影可鉴别。

本例患者：该患者需与转移性肝癌、肝硬化、肝腺瘤及海绵状血管瘤等良性肿瘤等相鉴别。

治疗

对于原发性肝癌的治疗，目前国内外公认的是以手术切除为主的个体化综合治疗，如局部肿瘤能切除且患者能耐受手术，则首选手术治疗。

1. 术前评估及手术适应证

● 一般状态：较好，无明显心、肺、肾等重要脏器器质性病变。

Child-Pugh 肝功能分级属 A 级；或属 B 级，经短期护肝治疗后肝功能恢复到 A 级（肝功能分级可参考本章第十节）。

肝外无广泛转移肿瘤。

● 肿瘤局部情况：包括肿瘤直径、数目、解剖位置及与血管的关系。

● 残余肝功能评估：Child-Pugh 分级。

吲哚氰绿（ICG）清除试验（15 分钟，<12%）。

2. 肝癌的常见手术方式

● 根治性肝切除：单发的微小肝癌和小肝癌。

单发的向肝外生长的大肝癌或巨大肝癌，肿瘤包膜完整，周围界限清楚，受肿瘤破坏的肝组织少于 30%。

多发肿瘤，但肿瘤结节少于 3 个，且局限在肝的一段或一叶肝内。

● 姑息性肝切除：多发肿瘤、大肝癌或巨大肝癌，无瘤侧肝体积代偿达全肝 50% 以上。

原发肿瘤可切除，肝门部有淋巴结转移者。

周围脏器受侵，原发肿瘤可切除，连同受侵脏器一并切除。

远处脏器单发转移性肿瘤，同时行原发肝癌切除和转移瘤切除。

● 肝癌合并胆管癌栓、门静脉癌栓和 / 或腔静脉癌栓时，如条件允许，应积极手术。

● 肝移植：肝功能属 Child-Pugh C 级，或长期为 B 级，经护肝治疗不能改善。

肿瘤≤5cm,数目少于 3 个。

无血管侵犯和远处转移。

3. 肝癌的非手术治疗

● 局部消融:射频消融(RFA)。

微波消融(MWA)。

冷冻治疗(cryoablation)。

高功率超声聚焦消融(HIFU)。

无水乙醇注射治疗(PEI)。

● 介入治疗:经导管动脉化学栓塞(TACE)。

● 放射治疗:姑息性治疗手段,控制疼痛或缓解压迫等。

● 分子靶向治疗:索拉非尼(400mg,每日两次)。

● 化学治疗:原则上肝癌不做全身化疗。

奥沙利铂在我国被批准用于治疗不适合手术切除或局部治疗的局部晚期和转移性肝癌。

● 免疫治疗:免疫调节剂(干扰素 α、胸腺肽 $α_1$)。

免疫检查点阻断剂[程序性死亡蛋白 1 及配体(PD-1/PDL1)阻断剂等]。

● 中医药治疗:如槐耳颗粒等,改善癌症相关症状,提高生活质量。

● 抗病毒治疗:合并 HBV 感染且复制活跃者,积极进行抗病毒治疗可降低术后复发率(恩替卡韦、替比夫定或替诺福韦脂等)。

本例患者:该患者肝功能评估为 Child-Pugh A 级,且符合根治性切除的适应证,因此首选根治性肝切除术。患者病毒复制活跃,应积极进行抗病毒治疗。患者术后应注重动态观察症状、体征和辅助检查(主要是 AFP 和影像学检查),定期随访。

肝癌诊疗流程(图 10-9-2)

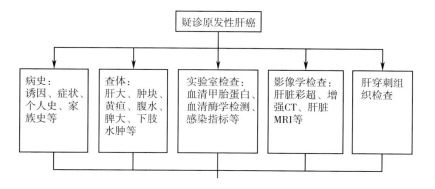

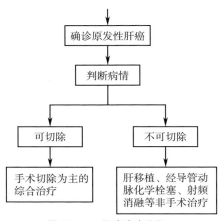

图 10-9-2　肝癌诊疗流程

（孙　备）

第十节　门静脉高压（上消化道出血）

临床病例

患者,男性,48 岁,以"呕血、黑便 1 月余"为主诉来院就诊。该患者 1 个月前进食坚硬食物后出现呕血,呕血量约 500ml,伴胸闷、心慌,无腹痛、腹胀,无畏寒、发热。就诊于当地医院,行止血、补液、输血等治疗后患者状态好转。近 1 个月来,患者多次出现黑便,未予治疗。现为求进一步诊治来院就诊。病程中患者饮食睡眠可,体重无明显变化。

既往乙肝病史 20 年,否认溃疡病史,无酗酒史。其母患乙型肝炎,5 年前因肝硬化去世。

病史采集要点

● 常见症状:呕血、黑便、脾大、脾功能亢进、腹水、蜘蛛痣、肝掌、嗜睡、厌食、肝病面容等。

● 既往史:有无病毒性肝炎、血吸虫病、急性胰腺炎、门静脉血栓等病史。

● 个人史:有无酗酒史。

● 家族史:有无病毒性肝炎家族史。

本例患者:中年男性,乙肝病史,进食坚硬食物后呕血,黑便,无溃疡病史,乙

· 456 ·

肝家族史。

体格检查

生命体征平稳,神清语明,慢性肝病面容,睑结膜苍白,皮肤巩膜无黄染,胸部可见蜘蛛痣,无肝掌。腹软,全腹无压痛,脐周可见腹壁静脉曲张,肝脏未触及,脾脏左肋下约 5cm,质韧,移动性浊音阳性,双下肢无水肿。

体格检查要点

- 腹部体征:有无腹壁静脉曲张、有无腹部压痛、有无肝脾大及质地变化、有无腹水。
- 其他:有无贫血、黄疸、蜘蛛痣、肝掌、下肢水肿等。

本例患者:慢性肝病面容,睑结膜苍白,蜘蛛痣,腹壁静脉曲张,脾大,移动性浊音阳性。

辅助检查

血常规:WBC 2.65×10^9/L,RBC 2.9×10^9/L,Hb 71g/L,PLT 36×10^9/L。

肝功能:总胆红素 27.4μmol/L,结合胆红素 19μmol/L,白蛋白 32.5g/L,谷丙转氨酶 68U/L,谷丙转氨酶 55U/L,碱性磷酸酶 262.5U/L。

肾功能、离子正常。

AFP 4.8ng/L,凝血酶原时间 13.6 秒,纤维蛋白原 256mg/dl。

HBsAg(+),粪便潜血(+)。

胃镜:食管下段胃底静脉重度曲张伴有胃黏膜病变。

超声:肝硬化,脾大,中等量腹水,门静脉高压,未见血栓。

上腹部 CT:肝硬化,脾大,腹水。

骨髓穿刺提示骨髓增生活跃。

辅助检查要点

- 血常规:脾功能亢进时,红细胞、白细胞、血小板常减少。
- 肝功能:不同程度的肝功能损害,胆红素、转氨酶、白蛋白等指标异常。
- 感染指标:HBV、HCV 等指标常为阳性。
- 影像学检查:

(1)食管 X 线吞钡检查:食管充盈时轮廓虫蚀状改变,排空时变现为蚯蚓状或串珠状负影。

(2)胃镜:确定静脉曲张程度,是否黏膜病变、溃疡等。

(3)超声:肝硬化程度、是否脾大、有无腹水及门静脉血栓。

（4）其他：骨髓检查可排除髓外造血引起的脾大。CT、CT 血管成像等可了解肝硬化程度、入肝血流及主要血管的变化。

本例关键线索

实验室检查：三系细胞减少、肝功能损害、HBsAg（＋）。

影像学检查：肝硬化、脾大、腹水、食管下段胃底静脉曲张。

诊断及鉴别诊断

临床上有脾大和脾功能亢进、呕血或黑便、腹水等表现者，结合肝病病史可作出诊断。同时，门静脉高压应与其他原因引起的脾大、脾功能亢进、上消化道出血及腹水进行鉴别。

1. 门静脉高压伴上消化道出血的鉴别诊断

● 胃、十二指肠溃疡：既往溃疡病史，单次出血多不超过 500ml，较少引起休克。

● 急性胃黏膜病变：多与休克、严重创伤、大手术等有关，较少引起休克。

● 胃癌：多发于进展期胃癌或晚期胃癌。

● 胆道出血：出血量较少（200~300ml）、便血为主、可周期性复发（1~2 周）。

● 其他：贲门黏膜撕裂综合征、胃十二指肠间质瘤等。

病史结合胃镜检查可对上述疾病进行鉴别。

2. 门脉静脉高压伴脾大、脾功能亢进的鉴别诊断

● 血液系统疾病：溶血性贫血、血小板减少性紫癜、慢性白血病、淋巴瘤等。

● 感染性疾病：败血症、伤寒、传染性单核细胞增多症、结核病、HIV 感染等。

● 脾脏占位性病变所致的脾大：脾囊肿、脾脓肿、脾肿瘤、脾动脉瘤等。

病史结合骨髓检测等辅助检查可对上述疾病进行鉴别。

3. 门静脉高压伴腹水的鉴别诊断

● 肝源性：重症肝炎。

● 心源性：充血性心力衰竭、缩窄性心包炎等。

● 肾源性：肾病综合征、肾功能不全等。

● 其他：营养不良、黏液性水肿、静脉阻塞等。

本例患者：有呕血、黑便的症状，经检查发现肝硬化，脾大（肋下 5cm），脾功能亢进（三系细胞减少），中量腹水，乙型肝炎等，故可确诊门静脉高压。

病情评估

目前常用的肝功能评估方法为 Child-Pugh 分级（表 10-10-1）。

表 10-10-1 Child-Pugh 肝功能分级

项目	肝功能评分		
	1 分	2 分	3 分
血清胆红素 / (mmol·L⁻¹)	<34.2	34.2~51.3	>51.3
白蛋白 / (g·L⁻¹)	>35	28~35	<28
凝血酶原延长时间 /s	1~3	4~6	>6
腹水	无	少量,易控制	中等量,难控制
肝性脑病	无	轻度	中度以上

注:A 级,5~6 分;B 级,7~9 分;C 级,10~15 分。

本例患者:肝功能较差,为 C 级。

治疗原则和治疗方法

门静脉高压的治疗原则:早期、持续、终身治疗。

门静脉高压患者病情稳定而无其他明显并发症者,主要针对病因及保肝治疗为主,原则上不做"预防性手术"。

外科手术主要是治疗和预防食管 - 胃底静脉曲张破裂出血及治疗脾功能亢进。

临床中消化道出血是最常见的并发症,对于出血的治疗包括非手术治疗和手术治疗两部分。

1. 非手术治疗

● 复苏处理:快速补液、输血。

● 药物治疗:生长抑素(首选)。

血管升压素(垂体后叶激素)。

维生素 K、凝血酶原复合物及其他止血药如氨甲环酸等。

● 三腔二囊管压迫止血:圆形气囊充气 150~200ml 可压迫胃底。

圆柱形气囊充气 100~150ml 可压迫食管下段。

不宜超过 48 小时,每 12 小时放气 5~10 分钟,后重新充气、牵拉、固定。

● 内镜治疗:经内镜将硬化剂注入曲张静脉旁、内法。

经内镜食管曲张静脉套扎术。

经内镜静脉内注射组织黏合剂止血(用于胃底曲张静脉)。

● 经颈静脉肝内门体分流术(TIPS):药物和内镜治疗失败,肝功能差不能耐受手术者。

2. **手术治疗** 对于无黄疸和明显腹水的患者（肝功能 Child-Pugh A、B 级）发生大出血，应争取及时手术；或非手术治疗 24~48 小时无效者立即手术。

● 分流手术：非选择性分流包括门静脉下腔静脉分流术、肠系膜上静脉与下腔静脉分流、脾肾分流。

选择性分流包括远端脾肾静脉分流术（Warren 手术）、冠腔静脉分流。

分流手术效果较差，术后肝性脑病发生率高，已较少使用。

● 断流手术：贲门周围血管离断术，止血效果确切。

要点：切断胃短静脉。

切断结扎胃后静脉。

切断结扎胃冠状静脉（包括食管支、高位食管支、异高位食管支）。

切断左膈下静脉。

● 肝移植：肝功能 C 级发生上消化道出血时考虑肝移植。

● 脾大联合脾功能亢进的外科治疗：

单纯脾切除：多见于晚期血吸虫病。

脾切除 + 贲门周围血管离断术：脾大、脾亢合并食管 - 胃底静脉曲张。

本例患者：该患者肝功能为 Child-Pugh C 级，消化道出血已基本控制，目前应给予保肝治疗，同时进一步控制出血，补充凝血因子，完善术前准备，待患者肝功能改善为 A 级时，行脾切除联合贲门周围血管离断术。

门静脉高压诊疗流程（图 10-10-1）

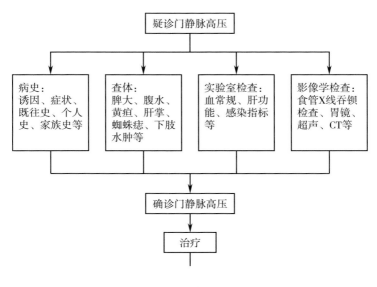

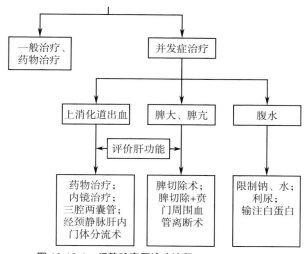

图 10-10-1 门静脉高压诊疗流程

（孙 备）

第十一节 急性梗阻化脓性胆管炎

临床病例

患者，男性，45岁，3天前无明显诱因突发右上腹持续性绞痛，向右肩部放射痛，伴寒战、发热，皮肤黄染，恶心、呕吐，呕吐物为胃内容物。于当地医院行抗炎对症治疗，无明显缓解，体温在39℃左右波动。为系统诊治入院，患者病程中，饮食欠佳，大便陶土色，小便正常，精神淡漠，嗜睡。

既往有胆结石病史3年。

病史采集要点

● 常见症状。肝内梗阻：寒战高热，可有腹痛，黄疸较轻；肝外梗阻：腹痛、寒战高热、黄疸均较明显；消化系统：恶心、呕吐；神经系统：神情淡漠、嗜睡，甚至昏迷；可合并休克：烦躁不安，谵妄等。

● 病因。国内：肝内外胆管结石、胆道寄生虫、胆管狭窄；国外：恶性肿瘤、胆道良性病变引起狭窄、先天性胆道解剖异常、原发性硬化性胆管炎等；近年来，由胆肠吻合口狭窄、经皮肝穿刺胆道造影（PTC）、内镜逆行胰胆管造影

（ERCP）、置放内支架等引起者渐多。

- 诊治经过：在哪些医院进行过治疗；都做过哪些检查和治疗措施；治疗是否有效。
- 与之鉴别的常见症状：右肩部放射痛、发热、恶心、呕吐。
- 胆道系统疾病既往史。

本例患者：中年男性，腹痛、寒战、高热、皮肤黄染、神情淡漠。胆结石既往史。

体格检查

体温 39.2℃，血压 100/70mmHg，呼吸 20 次 /min，心率 110 次 /min。神情淡漠、嗜睡，皮肤、巩膜黄染，无嘴唇发绀，无甲床青紫，皮肤黏膜无出血点。双肺听诊无异常。剑突下和右上腹腹肌紧张，有压痛，轻度反跳痛，肝区叩痛，肝脾肋下未触及，墨菲征（＋）。

体格检查要点

- 生命体征：体温常呈弛张热或持续升高达 39℃以上，脉搏快而弱，血压降低。
- 休克体征：嘴唇发绀，指甲床青紫，全身皮肤可有出血点和皮下瘀斑。
- 腹部体征：剑突下或右上腹有压痛，可有腹膜刺激征。肝常肿大并有压痛和叩击痛。胆总管梗阻者胆囊肿大。
- 神经系统症状：神情淡漠、嗜睡、神志不清，甚至昏迷；有的表现为烦躁不安、谵妄等。
- 黄疸表现：皮肤巩膜黄染等。

本例患者：高热，心率增快，血压稍低，无休克体征，剑突下和右上腹腹肌紧张，有压痛，轻度反跳痛，肝区叩痛，肝脾肋下未触及，墨菲征（＋），神情淡漠、嗜睡，皮肤巩膜黄染。

辅助检查

*血常规：*WBC 22×10^9/L，中性粒细胞百分比 20×10^9/L，RBC 4.6×10^{12}/L，Hb 130g/L，PLT 170×10^9/L。

*凝血系列：*PT 15 秒，纤维蛋白原 6.4g/L，D- 二聚体 >20mg/L。

*血生化：*ALT 650U/L，AST 350U/L，ALP 250U/L，GGT 450U/L，总胆红素 110μmol/L，直接胆红素 50μmol/L，间接胆红素 25μmol/L，血淀粉酶 40U/L，K^+ 3.5mmol/L。

*心电图：*窦性心动过速，心率 110 次 /min。

*腹部超声：*肝脏大小、形态正常，肝实质回声均匀，肝内管道结构清晰，门

脉内径正常，肝内胆管无扩张，胆囊大小、形态正常，壁增厚毛糙，腔内透声好，胆囊腔内探及多发颗粒样强回声光团，后伴声影，可随体位移动，大者约 1.2cm×1.0cm。胆总管增粗，内可见点状强回声光团，大小约 0.9cm×1.0cm（图 10-11-1）。脾脏、胰腺、双肾及肾上腺未探及明显异常回声。

MRCP：肝内胆管，左右肝管未见明显扩张，肝总管，胆总管扩张，最宽径约为 1.3cm，胆总管末端见低信号充盈缺损影，约 0.9cm×1.0cm，胰管形态，信号未见明显异常；胆囊不大，壁增厚，其内见小团块状低信号充盈缺损影（图 10-11-2）。

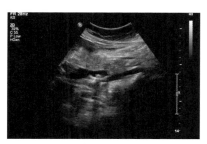

图 10-11-1　超声示：胆总管增粗，内可见点状强回声光团，大小约 0.9cm×1.0cm

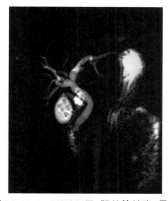

图 10-11-2　MRCP 示：胆总管扩张，最宽径约为 1.3cm，胆总管末端见低信号充盈缺损影，约 0.9cm×1.0cm；胆囊不大，壁增厚，其内见小团块状低信号充盈缺损影

辅助检查要点

实验室检查及影像学检查可提示血常规、肝功能的异常及梗阻部位、梗阻的原因。

- 实验室检查：血常规、肝功能等。
- 影像学检查：腹部超声、腹部 CT、磁共振胰胆管成像（MRCP）。

本例关键线索

实验室检查：白细胞计数（WBC）、中性粒细胞百分比明显升高；肝功能明显受损。

影像学检查：腹部超声及 MRCP 示胆囊结石，胆总管结石。

诊断标准

典型的临床表现、结合实验室和影像学检查，诊断一般无困难。

本例患者：有 Charcot 三联征外，还有神经中枢系统受抑制表现，血常规（白细胞计数、中性粒细胞百分比升高），影像学（可见胆总管结石）。

判断病情

诊断明确后需判断患者的病情严重程度，以及是否存在休克，以便采取相应的治疗措施。

本例患者：患者诊断为胆囊结石、胆总管结石并急性梗阻化脓性胆管炎（AOSC）。未合并休克。

鉴别诊断

● **重症急性胰腺炎**：属于急性胰腺炎的特殊类型，病情险恶，病死率高，大多由胆道疾病、酗酒和暴饮暴食引起。可有腹痛、休克、呼吸窘迫、神志改变等表现。血、尿淀粉酶常有升高。起病初及部分严重病例，淀粉酶可能不升高。腹部CT 为诊断胰腺坏死的有效方法。

● **消化性溃疡穿孔**：患者多有溃疡病史，临床表现为突发上腹剧痛，并向全腹扩散，可有恶心呕吐，面色苍白，呼吸变浅，血压下降等症状。随后体温上升，白细胞计数增高，腹膜炎症状，腹肌强直呈板状，肝浊音界缩小或消失。X 线下可见膈下游离气体征。

● **急性化脓性或坏疽性胆囊炎**：Mirizzi 综合征时胆囊结石嵌顿于胆囊管或Hartmann 袋，压迫肝总管，可引起肝总管堵塞而发生黄疸或胆管炎。可于超声或 CT、MRCP 下见梗阻结石不在胆总管处。

● **胆道蛔虫**：胆道蛔虫病是指由于饥饿、胃酸降低或驱虫不当等因素，蛔虫钻入胆道，所引起的临床症状。特点是剧烈的腹痛与较轻的腹部体征不相称。常突发剑突下钻顶样剧烈绞痛，阵发性加剧。查体仅有右上腹或剑突下轻度深压痛。超声是本病的首选检查方法，表现为胆管内有平行强光带并偶可见蛔虫在胆管内蠕动。ERCP 检查在该处常可见蛔虫，并可在镜下钳夹取出。

本例患者：该患者需与重症急性胰腺炎、消化性溃疡穿孔、急性化脓性或坏疽性胆囊炎、胆道蛔虫、高位阑尾炎、肝脓肿、胆囊癌、结肠肝曲癌或小肠憩室穿孔，以及右侧肺炎、胸膜炎和肝炎等疾病相鉴别。

治疗原则和治疗要点

● **治疗原则**：紧急手术立即解除胆道梗阻并引流。

● 非手术治疗:既是治疗手段,又可作为手术前准备。

(1) 维持有效的输液通道。

(2) 联合应用足量抗生素。

(3) 纠正水、电解质紊乱和酸碱失衡。

(4) 对症治疗如降温、使用维生素和支持治疗。

(5) 经短时间治疗后患者如不好转,应考虑应用血管活性药物、肾上腺皮质激素。

(6) 经以上治疗仍未改善,应在抗休克的同时紧急胆道引流治疗。

● 紧急胆管减压引流:目的是中止胆汁或细菌进入血液,阻断病情的恶化。

(1) 胆总管切开减压、T 管引流:是最迅速、最确切的胆管减压方法。术中如果患者生命体征平稳,胆管结石尽量取净,否则,可留待术后经 T 管窦道取石。急诊可行开腹胆总管切开减压、T 管引流术,如患者状态尚可,为减小患者创伤及改善术后愈合情况,可行腹腔镜胆囊切除、胆总管切开减压、T 管引流术。

(2) 内镜鼻胆管引流(ENBD):快捷、简便,但对于高位胆管梗阻引流常难达到治疗目的。

(3) 经皮经肝穿刺胆管引流(PTCD):操作简单,能及时减压,对较高位胆管或非结石性阻塞效果较好,在老年、危重不能耐受手术者,可作为首选。

本例患者:该患者经积极的术前准备,生命体征平稳,能耐受手术,无手术禁忌。实施了腹腔镜胆囊切除、胆总管切开取石,T 管引流术。

急性梗阻化脓性胆管炎诊疗流程(图 10-11-3)

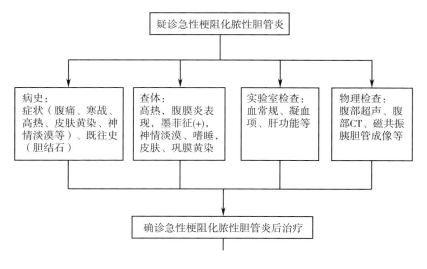

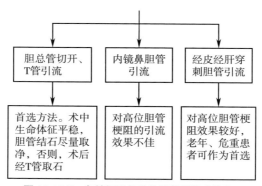

图 10-11-3　急性梗阻化脓性胆管炎诊疗流程

（薛东波）

第十二节　急性胰腺炎

临床病例

患者,女性,60 岁,因"上腹疼痛 10 小时"入院。患者约 10 小时前无明确诱因出现上腹部疼痛,持续性发作,伴有呕吐,呕吐物为胃内容物,伴腹胀,无发热、无腹泻及便秘,未予任何治疗。既往体健,否认胆石症、消化道溃疡病史,血脂既往未查。

病史采集要点

- 常见症状:腹痛、恶心、呕吐、腹胀、肌紧张、反跳痛、发热、黄疸等。
- 诱因:大量饮酒、暴饮暴食、腹部外伤、某些药物、医源性原因等。
- 既往史:胆石症病史、高脂血症病史、消化道溃疡病史。
- 个人史:酗酒史。
- 其他:感染因素（如流行性腮腺炎）、内分泌和代谢因素（妊娠、高钙血症等）。

体格检查

体温 36.7℃,脉搏 121 次/min,呼吸 22 次/min,血压 127/79mmHg,神清语明,急性痛苦面容,皮肤巩膜无黄染。腹稍膨隆,未见胃肠型及蠕动波,无腹壁静脉曲张,无手术瘢痕,腹肌稍紧张,中上腹及左上腹压痛,无反跳痛,墨菲征阴性,未触及包块,肠鸣音 3 次 /min,双下肢无水肿。

体格检查要点

- 局部体征:上腹压痛、腹膜刺激征、腹胀、肠鸣音减弱或消失。
- 梗阻症状:黄疸。
- 生命体征改变:发热、心动过速、呼吸加快等。
- 特征性皮肤瘀斑:部分患者后期可出现脐周皮肤青紫色瘀斑(Cullen 征)或腰部青紫色瘀斑(Grey-Turner 征)。

本例患者:患者腹痛位于上腹部,首先考虑胃十二指肠疾病、肝胆疾病、胰腺疾病的可能性大。该患者既往否认胆石症、消化道溃疡病史,腹痛位于中上腹及左上腹,墨菲征阴性,因此胰腺疾病可能性偏大。

辅助检查

血常规:WBC 14.86×10^9/L,中性粒细胞百分比 86.9%,RBC 4.63×10^9/L,血细胞比容 41.2%,PLT 371×10^9/L。

离子:钠 132.5mmol/L,氯 97.6mmol/L,钾 3.73mmol/L,钙 2.22mmol/L。

肝功能、肾功能正常。

血糖:13.32mmol/L

血淀粉酶 66.2U/L,尿淀粉酶 265.0U/L。

血脂:总胆固醇 9.73mmol/L,甘油三酯 13.31mmol/L。

超声提示:胰腺形态饱满伴回声不均;脂肪肝。

上腹部 CT 示:胰腺增粗,边缘毛糙,胰腺实质内未见异常密度影,胰腺周围可见不规则液体密度影及条索,边界模糊,左侧肾前筋膜增厚,胰管未见扩张(图 10-12-1)。

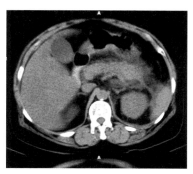

图 10-12-1　上腹部 CT 示胰腺周围渗出

辅助检查要点

- 淀粉酶测定:血、尿淀粉酶测定值超过正常上限 3 倍有诊断价值。

血淀粉酶发病 2 小时升高,24 小时达高峰,4~5 天恢复正常。

尿淀粉酶发病 24 小时开始升高,持续 1~2 周。

- 血清脂肪酶:发病 24 小时开始升高,持续 5~10 天,有助于较晚就诊者的诊断。
- 其他:血白细胞计数(WBC)、血清钙测定、血糖测定、动脉血气分析、诊断性腹腔穿刺等。
- 影像学检查

(1)超声:均匀低回声(胰腺水肿)、粗大强回声(出血、坏死可能)。

(2)CT 和 MRI:胰腺弥漫性增大、密度不均、边界模糊、胰周渗出;磁共振胰胆管成像(MRCP)可清晰地显示胆管及胰管,对诊断胆道结石、胆胰管解剖异常等引起的胰腺炎有重要作用。

本例关键线索:血常规示白细胞计数及中性粒细胞百分比升高,甘油三酯 13.31mmol/L,血糖 13.32mmol/L。超声提示脂肪肝,胰腺回声不均;CT 示胰腺增粗,边缘毛糙周围可见不规则液体密度影及条索,左侧肾前筋膜增厚。

诊断标准

临床上符合以下 3 项特征中的 2 项,即可诊断急性胰腺炎(AP):①与 AP 相符合的腹痛;②血清淀粉酶和 / 或脂肪酶活性至少高于正常上限值 3 倍;③腹部影像学检查符合 AP 影像学改变。

本例患者:该患者腹痛性质及部位符合 AP 相关腹痛;CT 示胰腺边缘毛糙,周围见不规则液体密度影及条索,左侧肾前筋膜增厚。符合 3 条诊断标准中的 2 条,且患者甘油三酯 13.31mmol/L,故可确诊高脂血症性急性胰腺炎。

严重度分级和病程分期

"亚特兰大分类标准(修订版)"将 AP 按严重程度进行分级。依据器官功能衰竭是否出现及其持续的时间将 AP 分为三类:

- 轻症急性胰腺炎(MAP):不伴有器官功能衰竭及局部或全身并发症。
- 中重症急性胰腺炎(MSAP):伴有一过性(≤48 小时)的器官功能障碍。或存在局部或全身并发症。
- 重症急性胰腺炎(SAP):伴有持续(>48 小时)的器官功能衰竭。

急性胰腺炎的病程分期见表 10-12-1。

表 10-12-1　急性胰腺炎的病程分期及特点

病程分期	发病时间	主要表现	治疗重点
早期(急性期)	2 周之内 (第一个死亡高峰)	全身炎症反应综合征、器官功能衰竭	加强重症监护,稳定内环境及器官功能保护
中期(演进期)	2~4 周	胰周液体积聚或坏死性液体积聚	感染的综合防治
后期(感染期)	4 周以后 (第二个死亡高峰)	胰周坏死组织合并感染、全身细菌感染等,继而引起出血、消化道瘘等并发症	感染的控制及并发症的外科处理

本例患者:该患者无器官功能衰竭,但伴有局部并发症(急性液体积聚),属 MSAP,目前的治疗重点为加强重症监护,稳定内环境及器官功能保护。

并发症

1. 全身并发症

● 全身性并发症:全身炎症反应综合征(SIRS)、脓毒症、多器官功能障碍综合征(MDOS)、多器官功能衰竭(MOF)及腹腔间隔室综合征(ACS)、胰性脑病等。

2. 局部并发症

● 急性液体积聚:发生于病程早期,为胰周或胰腺远隔间隙液体积聚,缺乏完整包膜。

● 急性坏死物积聚:发生于病程早期,指胰腺实质或胰周组织的坏死。

● 包裹性坏死:一种包含胰腺和/或胰周坏死组织且具有界限清晰炎性包膜的囊实性结构,多发生于 AP 起病 4 周后。

● 胰腺假性囊肿:有完整非上皮性包膜包裹的液体积聚,多发于 AP 起病 4 周后。

● 胰腺脓肿:胰腺内或胰周的脓液积聚,外周为纤维囊壁,增强 CT 示气泡征,细菌或真菌培养为阳性。

● 其他:胸腔积液、消化道梗阻、消化道瘘、脾静脉或门静脉血栓形成等。

鉴别诊断

● 消化性溃疡急性穿孔:突发腹痛、板状腹、溃疡病史、膈下游离气体。

● 胆石症和急性胆囊炎:右上腹绞痛、右侧肩背部放射、胆绞痛史、墨菲征阳性。

● 急性肠梗阻:腹痛、腹胀、呕吐、停止排气排便、肠鸣音异常、X 线下可见液气平面。

● 心肌梗死:冠心病史、心肌酶升高、心电图示心肌梗死表现。

本例患者:该患者需与消化性溃疡急性穿孔、胆石症、急性胆囊炎、心肌梗死、急性肠梗阻等相鉴别。

治疗

急性胰腺炎的治疗方式是以非手术治疗为主的早期综合治疗。原则是早期液体复苏、动态评估病情发展、维持水、电解质平衡、脏器功能支持、积极防治局部及全身并发症。

(一)针对病因的治疗

● 急性胆源性胰腺炎:关键是明确是否胆道梗阻。

有梗阻者首选内镜下十二指肠乳头括约肌切开术(EST)及内镜鼻胆管引流(ENBD),治疗失败可选择开腹手术解除梗阻。

如无梗阻,先行非手术治疗,病情稳定后行腹腔镜胆囊切除术(LC)。

● 高脂血症性胰腺炎:多数患者甘油三酯 >11.3mmol/L,需短时间降至5.65mmol/L 以下。

小剂量低分子量肝素和胰岛素,或血脂吸附和血浆置换快速降脂。

限用脂肪乳剂,避免应用可能升高血脂的药物。

● 高钙血症性胰腺炎:多与甲状旁腺功能亢进有关,需要行降钙治疗。

(二)非手术治疗

1. 一般治疗

● 禁食水、胃肠减压:减少胰腺分泌。

● 抑酸治疗:质子泵抑制剂或 H_2 受体拮抗剂。

● 抑制胰液分泌及胰酶激活:蛋白酶抑制剂、生长抑素及其类似物。

● 解痉、镇痛:哌替啶类联合阿托品或山莨菪碱(654-2)。

● 液体复苏:首选乳酸林格液,对于需要快速复苏的患者可适量选用代血浆制剂。

监测中心静脉压或肺动脉楔压、心率、血压、尿量等,避免液体复苏不足或过度。

2. 器官功能的维护与替代

● 针对呼吸衰竭的治疗:鼻导管或面罩吸氧,必要时应用机械通气。

● 针对急性肾衰竭的治疗:连续性肾脏替代治疗(CRRT)。

● 其他器官功能支持:肝功能异常时可予以保肝药物。

急性胃黏膜损伤需应用质子泵抑制剂或 H_2 受体拮抗剂。

3. 营养支持治疗

● 肠功能恢复前,可酌情选用肠外营养;一旦肠功能恢复,应尽早进行肠内营养。

● 采用鼻空肠管或鼻胃管输注法,注意营养制剂的配方、温度、浓度和输注速度,并依据耐受情况进行调整。

4. 抗生素应用 现有指南不推荐静脉使用抗生素以预防感染,抗生素的使用应遵循下列指征:

● 有胰腺或胰腺外感染的证据。

● 怀疑感染者,行细针穿刺细菌培养,依药敏结果使用抗生素。

● 未获得药敏结果时,抗生素应用遵循"降阶梯"治疗策略:即初始选用广谱、强效、能穿透血胰屏障的药物,随后根据药敏结果调整用药。

(三)手术治疗

外科治疗主要针对胰腺局部并发症继发感染或产生压迫症状,以及胰瘘、消化道瘘、假性动脉瘤破裂出血等其他并发症。

1. 无菌性坏死 无症状的无菌性坏死首选保守治疗;引起梗阻、疼痛等症状时,可选择外科干预。

2. 感染性坏死

● 手术时机:一旦出现感染立即行针对性抗生素治疗,稳定病情。

外科引流可缓解中毒症状,可作为手术前的过渡治疗。

手术治疗遵循延期原则,最佳干预时机在发病 4 周后。

● 手术方式:遵循 step-up 原则,可分为经皮穿刺置管引流(PCD)、内镜、微创手术和开放手术。

微创手术:小切口手术、视频辅助手术(腹腔镜、肾镜等)。

开放手术:经腹或经腹膜后途径的胰腺坏死组织清除并置管引流。

3. 胰腺假性囊肿

● 长径 <6cm:无症状,不做处理,随访观察。

出现症状、体积增大或继发感染,需行经皮穿刺置管引流或手术引流。

● 长径 >6cm:定期复查,3 个月不吸收者,做内引流术。

囊壁成熟,囊内无感染、无坏死组织,可行内引流术,否则行外引流术。

本例患者:该患者为高脂血症性急性胰腺炎,严重程度分级为中重症急性胰腺炎(MSAP),属病程早期。目前的治疗重点是加强重症监护、稳定内环境及器官功能保护。在进行液体复苏、禁食水、胃肠减压、抑酸胰酶、解痉止痛等一般治疗的同时,需注重针对病因治疗,即应用小剂量低分子量肝素和胰岛素,或血脂吸附和血浆置换,短时间将甘油三酯降至 5.65mmol/L 以下。

患者痊愈后仍需严格控制血脂,定期检测,以防胰腺炎反复发作。

AP 诊疗流程（图 10-12-2）

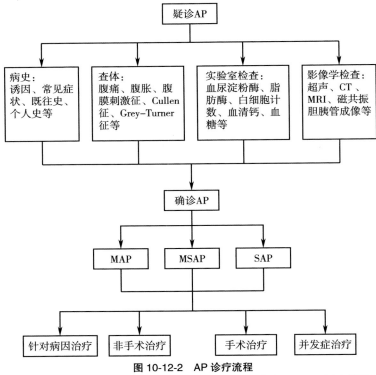

图 10-12-2　AP 诊疗流程

AP. 急性胰腺炎；MAP 轻症急性胰腺炎；MSAP. 中重症急性胰腺炎；SAP. 重症急性胰腺炎。

（孙　备）

第十一章
心脏 / 血管外科

第一节　主动脉夹层

临床病例

　　患者,男性,49 岁。以"突发胸痛 3 小时"为主诉入院。患者于 3 小时前在就餐过程中突发持续剧烈胸背部疼痛,为撕裂样锐痛,伴大汗及轻微胸闷。疼痛部位为胸骨后深部及脊椎附近,向腹部放射,不向左肩臂放射。

　　既往高血压病史 5 年,未遵医嘱服用降压药物,血压波动在 180~140/100~90mmHg。吸烟史 30 年,每天 1~2 包。无手术外伤史。无家族遗传病史。

主动脉夹层危险因素

　　高血压、马方综合征、吸烟、饮酒、主动脉瓣二叶畸形、动脉粥样硬化是主动脉夹层发病的主要独立危险因素。其他危险因素包括:主动脉缩窄、大动脉炎、外伤、家族性遗传性主动脉疾病、猝死家族史、妊娠、主动脉介入或外科操作等。

临床表现

　　胸背部深部急性剧烈疼痛是主动脉夹层患者最常见的临床症状。常表现为刀割样或撕裂样、持续不缓解、难以忍受的剧烈疼痛。升主动脉夹层疼痛常位于前胸部,降主动脉夹层往往为背部疼痛。夹层累及腹主动脉者可有腹痛。迁移性疼痛的出现提示夹层进展。患者出现下肢疼痛,则提示夹层累及髂动脉或股动脉造成下肢缺血。

　　升主动脉夹层最常累及心脏。夹层导致主动脉根部扩张时,可引起主动脉瓣关闭不全。夹层累及冠状动脉开口时,常导致急性心肌缺血或冠脉综合征。夹层假腔渗漏或直接破入心包腔时,可致心包积液或心脏压塞。急性主动脉瓣关闭不全、急性心肌梗死及急性心脏压塞常表现为急性心力衰竭,重者甚至出现心源性休克。

　　夹层累及主动脉的重要分支血管,可出现相应脏器缺血的临床表现。头臂血管受累,可导致中枢神经系统症状,患者出现晕厥或意识障碍;脊髓动脉受累时,可导致截瘫。肾动脉受累时,可有血尿或急性肾衰竭。夹层累及腹腔干或肠系膜动脉时,可引起胃肠道缺血表现,如腹胀、黑便或急腹症。

病史采集要点

- 典型症状:胸背部、突发、持续、撕裂样剧痛。
- 危险因素:高血压、马方综合征、家族史。
- 诱因:无,个别患者有外伤史。
- 血压控制情况。
- 与之鉴别的常见症状:疼痛是否向左肩及左上肢发散。
- 伴随症状:呼吸困难、晕厥、无尿、腹胀、黑便、下肢痛、截瘫。
- 相关疾病既往史,家族史。

本例患者:49 岁男性,无外伤史及家族史,高血压病史,无降压治疗史。突发剧烈胸背部疼痛,持续 3 小时不缓解,为撕裂样锐痛。伴胸闷。疼痛部位为胸骨后深部及脊椎附近,向腹部放射,不向左肩臂放射。

体格检查

体温 36.9℃,心率 90 次 /min,血压 195/70mmHg,呼吸 20 次 /min。推入病室,急性病容,神清语明,结膜无苍白,口唇无发绀。双肺听诊无异常。心尖搏动正常,未触及震颤,心音有力,心率齐,90 次 /min,主动脉瓣听诊区闻及舒张期杂音。腹软无压痛反跳痛,无肌紧张,肝脾肋下未触及。双下肢无水肿。左侧桡动脉搏动弱。股动脉搏动正常。四肢肌力正常。

体征

主动脉夹层患者最常见的体征为血压及周围动脉搏动异常。主动脉夹层常引起某个或某几个肢体血流减少,导致该受累肢体血压测量值偏低或测不出,对应肢体动脉搏动减弱或无脉。因此,对于主动脉夹层患者,应常规测量四肢血压。四肢血压测量均表现为低血压时,应考虑心源性休克可能。

主动脉瓣区舒张期杂音,且除外既往心脏病史,则提示夹层引起急性主动脉瓣反流可能。双肺底闻及湿啰音提示急性心力衰竭。

气管向右侧移位,左胸叩诊呈浊音,左侧呼吸音减弱或消失,提示夹层大量渗出或破裂出血导致的左侧血胸。此时多伴有面色苍白、脉搏细速等急性失血征象。

腹部膨隆,腹胀、叩诊呈鼓音,广泛压痛、反跳痛及肌紧张等腹部体征,提示主动脉夹层导致腹腔脏器供血障碍。

意识障碍或偏瘫、下肢肌力减弱或截瘫,提示神经系统受累。

体格检查要点

重点关注四肢血压及意识。尤其应关注患者双上肢血压是否有差异,并掌握患者脉搏情况。

- 四肢血压测量:关注四肢血压差异。
- 周围动脉搏动:对比双侧动脉搏动强度。
- 心脏受累:有无心力衰竭及休克体征。
- 神经系统查体:有无头臂动脉及脊髓动脉供血减少。
- 腹部查体:有无胃肠道缺血体征。
- 胸部查体:有无胸腔积液体征。

本例患者:推入病室,急性病容,神清语明,结膜无苍白,口唇无发绀。

左侧桡动脉搏动弱。进一步测量四肢血压:右上肢 195/70mmHg,左上肢 75/30mmHg,右下肢 110/60mmHg,左下肢 115/65mmHg。

双肺听诊无异常。主动脉瓣听诊区闻及舒张期杂音。腹软无压痛反跳痛,无肌紧张。

四肢肌力正常。

辅助检查

血常规:WBC 13.05×10^9/L,余正常。血生化:肌酐 108μmol/L,CRP 9.6mg/dl,D-二聚体 612ng/ml。

心电图见左心室高电压。全主动脉 CT 血管成像(图 11-1-1):升主动脉、主动脉弓及降主动脉内可见内膜片,将管腔分为真腔和假腔。真腔受压变窄,其内可见高密度造影剂充填,主动脉弓小弯侧可见内膜片破口。无名动脉、左颈总动脉及左锁骨下动脉开口处可见内膜片及真假腔。腹腔干、肠系膜上动脉起自真腔,左肾动脉为真假腔供血、右肾动脉为假腔供血。双侧髂动脉内未见内膜片及真假腔。肺动脉 CT 血管成像未见异常。心脏彩超:室间隔与左室壁增厚,室壁运动未见异常,左室射血分数 60%。升主动脉及主动脉弓内径增宽 45mm,其内可见膜样回声。主动脉无冠窦脱垂,至主动脉瓣中量反流。少量心包积液。腹部超声:双肾动脉血流缓慢。

实验室检查

目前缺乏对主动脉疾病诊断具有特异性的实验室检查。但高度怀疑急性主动脉夹层的患者,应常规完善如下实验室检查:血常规及血型、尿常规、血生化系列、淀粉酶、血气分析、血糖、传染病筛查、心肌酶、肌钙蛋白、肌红蛋白、凝血功能

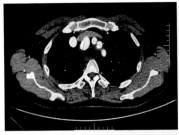
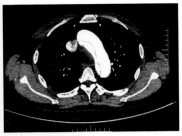
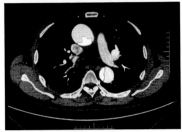

图 11-1-1　主动脉 CT 血管成像

（包括 D- 二聚体）、C 反应蛋白、降钙素原。这些基础实验室检查有助于鉴别诊断及评估脏器功能及手术风险，减少术前准备的时间。

肌钙蛋白 T 或 I、心肌酶学检查有助于鉴别急性冠脉综合征。D- 二聚体对主动脉夹层、急性肺栓塞及肢体栓塞具有鉴别诊断作用。红细胞计数用以判断有无失血。白细胞计数、降钙素原用来诊断感染与脓毒症。肌酐、转氨酶及淀粉酶有助于判定腹部脏器受累情况。乳酸有助于判定组织缺血及代谢紊乱。血气分析可以判定酸碱代谢紊乱及氧供给情况。

影像学检查

通过多种影像学检查达到如下诊断目的：①识别真假腔，明确夹层累及范围，以完成诊断分型；②明确内膜片及破口位置；③识别心包积液、胸腔积液及程度；④明确主动脉窦及主动脉瓣累及情况；⑤了解主动脉一级分支受累情况及血流状态；⑥识别主要脏器及肢体缺血情况。

1. 心电图　单纯主动脉夹层无心电图 ST-T 改变。当合并心肌缺血或急性冠脉综合征时可表现为 ST 段抬高或压低，T 倒置。

2. 超声　超声心动图检查是评价主动脉夹层的必要常规标准检查，但非首选。经胸超声心动图是用于检查及测量近端主动脉段最常用的技术。心包腔、心脏及胸腔必须行经胸超声心动图检查以评估主动脉窦受累情况、主动脉瓣反流、心包积液、心肌缺血及胸腔积血。经食管超声心动图虽然可获得较高分辨率图像,且可多平面成像评估主动脉根部到降主动脉,但由于其有创,需要镇静和严格控制血压方可实施。如非必须,不建议行经食管超声心动图检查。腹部彩色超声检查可更准确地测量腹主动脉大小、可发现真假动脉腔、血栓或斑块,还可以检查肾动脉血流。

3. CT 全主动脉 CT 血管成像(CTA)是诊断主动脉夹层的首选影像学检查手段,在主动脉疾病的诊断、管理和危险分层中占据核心地位(灵敏度100%,特异度98%)。较其他成像方法,其优点在于图像采集和处理时间短,可获得完整的主动脉三维成像。冠脉 CTA 还可以确诊或排除冠状动脉疾病。CTA 的缺点是使用碘化造影剂,可能引起过敏反应或肾衰竭。其放射性也限制了其在年轻人,尤其是在女性患者的应用。头 CT 可明确颅内缺血病灶。

4. MRI MRI 适合诊断主动脉疾病。临床决策所需的特征,如最大主动脉直径、形状和主动脉的程度,主动脉分支,与动脉瘤的扩张或解剖及其邻近结构的关系,附壁血栓,都可以被 MRI 可靠地描述。MRI 的优点是无电离辐射、无须碘化对比剂增强,因此,它更适合连续随访。缺点是采集时间较长,不适用于急性病患。

辅助检查要点

- 识别真假腔:全主动脉 CTA、超声。
- 明确夹层累及范围与程度:全主动脉 CTA、超声、MRI。
- 确定内膜片破口位置:全主动脉 CTA、超声、MRI。
- 明确分支受累情况:全主动脉 CTA、超声、MRI。
- 判断重要脏器受累情况:肌酐、转氨酶、淀粉酶、超声、头 CT、腹部 CT。
- 判断主动脉根部及主动脉瓣受累情况:经胸超声心动图。
- 判断冠状动脉病变及有无急性冠脉综合征:冠脉 CTA、心电图、心肌酶、肌钙蛋白。
- 明确有无心包积液及胸腔积液:超声。
- 明确有无手术禁忌证。

本例关键线索:心电图见左心室高电压,印证高血压病史。无 ST-T 改变,排除冠心病。

全主动脉 CTA 明确诊断主动脉夹层、范围、破口位置及分支血管受累情况。

肺动脉 CTA 排除肺栓塞。

心脏彩超证实高血压病史,排除冠心病,明确升主动脉及主动脉弓夹层,明确主动脉根部受累及主动脉瓣反流情况。

全主动脉 CTA、腹部超声及血肌酐明确双肾动脉受累。

实验室诊断除外急性冠脉综合征,评价肝肾功能状态。

诊断

对于具有高危因素及典型的临床表现患者,通过全主动脉 CTA 和 / 或 MRI,以及 D- 二聚体可明确或排除主动脉夹层诊断。

本例患者:中年男性,高血压史,突发典型的撕裂样胸痛主诉,右上肢 195/70mmHg。左侧桡动脉搏动弱,左上肢 75/30mmHg。主动脉瓣听诊区闻及舒张期杂音。全主动脉 CTA 及彩超检查明确诊断主动脉夹层,累及头臂动脉及双肾动脉,主动脉瓣关闭不全。排除急性冠脉综合征及肺栓塞。

诊断分型

目前,国际上 De Bakey 分型和 Stanford 分型应用最为广泛(图 11-1-2)。

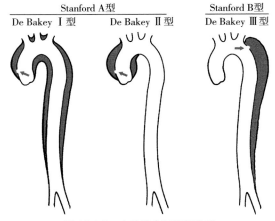

图 11-1-2 主动脉夹层诊断分型

(1)De Bakey 分型:Ⅰ型,原发破口位于升主动脉或主动脉弓,夹层累及大部或全部胸升主动脉、主动脉弓、胸降主动脉、腹主动脉;Ⅱ型:原发破口位于升主动脉,夹层累及升主动脉,少数可累及主动脉弓;Ⅲ型:原发破口动脉位于左锁骨下动脉以远,夹层范围局限于胸降主动脉为Ⅲa 型,向下同时累及腹主动脉为Ⅲb 型。

(2)Stanford 分型:A 型,夹层累及升主动脉,相当于 De Bakey Ⅰ型和Ⅱ型;B 型,夹层仅累及胸降主动脉及其远端,相当于 De Bakey Ⅲ型。

诊断分期

2014 年欧洲心脏病学会(ESC)指南根据发病时间将主动脉夹层分为三期：发病时间≤14 天为急性期,发病时间 15~90 天为亚急性期,发病时间 >90 天为慢性期。主动脉夹层进入慢性期后病情趋于稳定,其并发症发生率特别是主动脉破裂概率远低于急性期。

本例患者:急性主动脉夹层、Stanford A 型。

鉴别诊断

● 疼痛性质、放射部位、持续时间、心电图、心脏彩超及心肌标志物可与急性冠脉综合征相鉴别。

● 肺动脉 CTA 可与肺栓塞相鉴别。

本例患者:该患者需与急性冠脉综合征及急性肺栓塞相鉴别。

治疗原则和要点

影响急性主动脉夹层自然病程和预后的主要因素有病变的分型、病变范围和程度、有无并发症及血流动力学变化。患者死亡的主要原因是主动脉破裂、急性心脏压塞、急性心肌梗死、卒中、腹腔脏器缺血、肢体缺血等。未经手术治疗的急性 Stanford A 型主动脉夹层发病 24 小时内病死率每小时增加 1%~2%,发病 1 周病死率超过 70%。即使是慢性 Stanford A 型主动脉夹层仍存在主动脉破裂、脏器衰竭等死亡风险。

主动脉夹层明确诊断后,必须绝对卧床,避免活动,予以加强监护,稳定血流动力学。中心静脉压及有创动脉压监测可以实时监测患者血压,指导输液和用药。

主动脉夹层初步治疗的原则是有效镇痛、控制心率和血压,减轻主动脉剪应力,降低主动脉破裂的风险。镇痛剂可选择阿片类药物,可以降低交感神经兴奋导致的心率和血压的上升,提高控制心率和血压的效果。静脉应用 β 受体阻滞剂控制心率和血压的同时减小主动脉壁剪应力,是最基础的药物治疗方法。降压效果不佳者,可在 β 受体阻滞剂的基础上联用一种或多种降压药物。目标血压控制在收缩压至 100~120mmHg,心率 60~80 次 /min。

外科手术是急、慢性 Stanford A 型主动脉夹层最有效的治疗方法。急性 Stanford A 型主动脉夹层一经明确诊断原则上均应紧急外科手术治疗。年龄不是急性 Stanford A 型主动脉夹层外科手术禁忌证。各年龄段 Stanford A 型夹层外科手术效果均明显优于保守治疗。但对于高龄患者,应充分评估全身其他器官的状况。持续昏迷、胃肠道缺血伴肉眼血便或黑便、持续心肺复苏是相对手术禁忌证。

急性 Stanford B 型主动脉夹层病情的凶险程度大多低于 Stanford A 型患者，发病 2 周内的病死率 6.4%。且目前尚无充分证据表明腔内修复术（TEVAR）和外科手术在治疗急性非复杂性 B 型主动脉夹层中存在显著优势。因此，药物治疗是 Stanford B 型主动脉夹层患者最基本的治疗方法。Stanford B 型主动脉夹层患者急性期药物保守治疗病死率低，85%~90% 无内脏缺血或肢体缺血等并发症的急性非复杂性 Stanford B 型主动脉夹层可仅通过最佳药物治疗而出院。药物治疗的 5 年生存率约为 60%，部分患者可获得长期良好的预后。Stanford B 型主动脉夹层手术治疗的方法主要有腔内修复术（TEVAR）、开放性手术和 Hybrid 手术治疗等。亚急性期（发病 2 周后）是介入治疗的最佳时机。

临床医生应根据患者情况及主动脉病变的节段位置制订主动脉手术治疗方案，包括：主动脉根部重建、升主动脉替换、主动脉弓部重建、降主动脉支架象鼻技术、胸腹主动脉替换及腔内修复技术。

本例患者：在全麻低温体外循环及深低温停循环下行主动脉根部重建、升主动脉替换、全主动脉弓替换、支架象鼻植入手术。手术过程顺利，术后 10 天康复出院。

主动脉夹层诊疗流程（图 11-1-3）

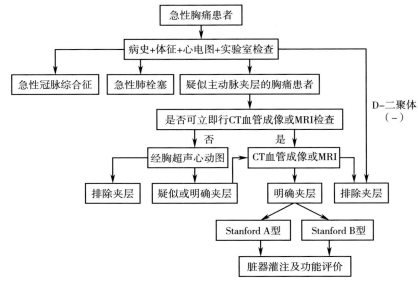

图 11-1-3　主动脉夹层诊疗流程

（张国伟）

第二节　深静脉血栓形成

临床病例

患者,女性,80 岁。以"突发左下肢肿胀 3 天"为主诉入院。患者 3 天前一夜睡眠后突发下肢肿胀,初为小腿,其后逐渐扩展至大腿,伴肢体酸胀、沉重,站立时症状加重。小腿疼痛感,以至于无法行走,按压疼痛加重,抬高患肢症状则可减轻。无发热,无胸闷、胸痛、气短、咯血等。发病以来饮食、二便尚可,精神紧张、睡眠欠佳,体重无明显变化。

既往患有高血压,曾于 3 年前行冠状动脉支架植入术。

病史采集要点

● 根据发病时间,下肢深静脉血栓形成(deep venous thrombosis,DVT)分为急性期、亚急性期和慢性期。急性期是指发病 14 天以内;亚急性期是指发病 15~30 天;发病 30 天以后进入慢性期。早期 DVT 包括急性期和亚急性期。

● 常见症状:患肢的突然肿胀、疼痛等,查体患肢呈凹陷性水肿,软组织张力增高、皮肤温度增高,在小腿后侧和 / 或大腿内侧、股三角区及患侧腘窝有压痛。

● 诱因:DVT 的主要原因是静脉壁损伤、血流缓慢和血液高凝状态。DVT 多见于大手术或严重创伤后、长期卧床、肢体制动、肿瘤患者等。其中原发性 DVT 的危险因素包括:抗凝血酶缺乏、蛋白 C 缺乏、先天性异常纤维蛋白原血症、V 因子 Leiden 突变(活化蛋白 C 抵抗)、高同型半胱氨酸血症、纤溶酶原缺乏、抗心磷脂抗体阳性、异常纤溶酶原血症、纤溶酶原激活物抑制剂过多、蛋白 S 缺乏、凝血酶原 *20210A* 基因变异、XII 因子缺乏以及VIII、IX、XI因子增高等。继发性 DVT 的危险因素包括:髂静脉压迫综合征、损伤 / 骨折、脑卒中、瘫痪或长期卧床、高龄、中心静脉留置导管、下肢静脉功能不全、吸烟、妊娠 / 产后、克罗恩病、肾病综合征、血液高凝状态(红细胞增多症、华氏巨球蛋白血症、骨髓增生异常综合征)、血小板异常、手术与制动、长期使用雌激素、恶性肿瘤、化疗患者、肥胖、心、肺衰竭、长时间乘坐交通工具、口服避孕药、狼疮抗凝物、人工血管或血管腔内移植物、静脉血栓栓塞症(VTE)病史、重症感染等。

● 静脉血栓一旦脱落,可随血流漂移、堵塞肺动脉主干或分支。根据肺循环障碍的不同程度引起相应急性肺栓塞的临床表现。

本例患者:老年女性,肥胖,一夜睡眠后,突发左下肢肿胀,疼痛感,按压时疼痛加重,抬高患肢症状减轻。

体格检查

体温 36.3℃,血压 124/78mmHg,左下肢肿胀,皮肤皱褶消失,发白。左侧皮温较右侧轻度增高,小腿、腘窝及腹股沟区有深压痛。足背动脉及胫后动脉搏动减弱,左下肢功能障碍。Homans 征和 Neuhof 征呈阳性。

体格检查要点

● 患肢呈凹陷性水肿、软组织张力增高、皮肤温度增高,在小腿后侧和/或大腿内侧、股三角区及患侧髂窝有压痛。发病 1~2 周后,患肢可出现浅静脉显露或扩张。

● 血栓位于小腿肌肉静脉丛时,Homans 征和 Neuhof 征呈阳性。Homans 征:患肢伸直,足被动背屈时,引起小腿后侧肌群疼痛,为阳性。Neuhof 征:压迫小腿后侧肌群,引起局部疼痛,为阳性。

● 严重的下肢 DVT,患者可出现股青肿,是下肢 DVT 中最严重的情况,由于髂股静脉及其属支血栓阻塞,静脉回流严重受阻,组织张力极高,导致下肢动脉受压和痉挛,肢体缺血。临床表现为下肢极度肿胀、剧痛、皮肤发亮呈青紫色、皮温低伴有水疱。足背动脉搏动消失,全身反应强烈,体温升高。如不及时处理,可发生休克和静脉性坏疽。

本例患者:左下肢肿胀,皮肤皱褶消失,发白。小腿、腘窝及腹股沟区有深压痛。足背动脉及胫后动脉搏动减弱。Homans 征和 Neuhof 征呈阳性。

辅助检查

检验结果:D- 二聚体 4.10mg/L;ESR 31mm/h;AST 41U/L;GGT 88U/L;胱抑素 C 1.12mg/L;CRP 7.60mg/L;PCT 0.1μg/L。

双下肢深静脉彩超:左下肢深静脉血栓形成(急性期),右下肢深静脉未见异常。

全下肢 + 下腔静脉 CTV:下腔静脉末段、左下肢静脉血栓形成,伴左下肢软组织肿胀(图 11-2-1)。

辅助检查要点

1. 血浆 D- 二聚体测定 D- 二聚体是纤维蛋白复合物溶解时产生的降解产物。下肢 DVT 时,血液中 D- 二聚体的浓度升

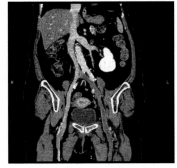

图 11-2-1 全下肢 + 下腔静脉 CT 静脉造影(CTV)

高。但临床的其他一些情况如手术后、妊娠、危重及恶性肿瘤时,D-二聚体也会升高,因此,D-二聚体检查的灵敏度较高、特异度差。可用于急性静脉血栓栓塞症的筛查、特殊情况下 DVT 的诊断、疗效评估和血栓栓塞性疾病复发的危险程度评估。

2. 彩色多普勒超声检查 灵敏度、准确性均较高,临床应用广泛,是 DVT 诊断的首选方法,适用于筛查和监测。

3. CT 静脉造影(CTV) 主要用于下肢主干静脉或下腔静脉血栓的诊断,准确性高。

4. 磁共振静脉成像 能准确显示髂、股、腘静脉血栓,但不能很好地显示小腿静脉血栓。

5. 静脉造影 准确率高,可以有效判断有无血栓、血栓部位、范围、形成时间和侧支循环情况,目前仍是诊断下肢 DVT 的金标准。缺点是有创、造影剂可能过敏、肾毒性及造影剂本身对血管壁的损伤等。目前,临床上已逐步用超声检查来部分代替静脉造影。

本例关键线索

下肢静脉彩超提示:左下肢深静脉血栓形成。

全下肢 + 下腔静脉 CTV:下腔静脉末段、左下肢静脉血栓形成,伴左下肢软组织肿胀。

D-二聚体:4.10mg/L(升高)(0~0.5mg/L)。

诊断标准

● 近期有手术、严重外伤、骨折或肢体制动、长期卧床、肿瘤等病史。

● 出现下肢肿胀、疼痛、小腿后方和/或大腿内侧有压痛时,提示下肢 DVT 的可能性大。

● 影像学检查及实验室检查。

本例患者:老年女性、肥胖,突发左下肢肿胀,疼痛感,按压时疼痛加重,抬高患肢症状减轻。

下肢静脉彩超提示:左下肢深静脉血栓形成。全下肢 + 下腔静脉 CTV:下腔静脉末段、左下肢静脉血栓形成,伴左下肢软组织肿胀。D-二聚体:4.10mg/L(升高)。

判断病情

按照 DVT 诊断的临床特征评分,可将患有 DVT 的临床可能性分为高、中、低度(表 11-2-1)。

表 11-2-1　静脉血栓栓塞症（VTE）高危评分（Caprini 评分）

高危评分	病史	实验室检查	手术
1 分 / 项	年龄 41~60 岁 肥胖（体质量指数 >25kg/m²） 异常妊娠 妊娠期或产后（1 个月） 口服避孕药或激素替代治疗 卧床的内科患者 炎性肠病史 下肢水肿 静脉曲张 严重的肺部疾病，含肺炎（1 个月内）肺功能异常，慢性阻塞性肺疾病 急性心肌梗死 充血性心力衰竭（1 个月内） 败血症（1 个月内） 大手术（1 个月内） 其他高危因素		计划小手术
2 分 / 项	年龄 61~74 岁 石膏固定（1 个月内） 患者需要卧床大于 72 小时 恶性肿瘤（既往或现患）		中心静脉置管 腹腔镜手术（>45min） 大手术（>45min） 关节镜手术
3 分 / 项	年龄 75 岁 深静脉血栓 / 肺栓塞病史 血栓家族史 肝素诱导的血小板减少症（HIT） 未列出的先天或后天血栓形成	抗心磷脂抗体阳性 凝血酶原 20210A 阳性 V 因子 Leiden 突变阳性 狼疮抗凝物阳性 血清同型半胱氨酸酶升高	
5 分 / 项	脑卒中（1 个月内） 急性脊髓损伤（瘫痪）（1 个月内）		选择性下肢关节置换术 髋关节，骨盆或下肢骨折 多发性创伤（1 个月内）

注：0~1 分，非常低危；2 分，低危；3~4 分，中危；≥5 分，高危。

本例患者：患者出现左下肢肿胀3天，属于急性期，DVT高危人群。根据患者症状、查体、彩超及CTV结果，深静脉血栓累及髂静脉及全下肢，属于混合型。

鉴别诊断

下肢淋巴水肿、脏器衰竭导致的下肢水肿。

本例患者：该患者需与下肢淋巴水肿、下肢软组织感染、心源性、肾源性水肿等相鉴别。

治疗原则和药物治疗要点

1. 抗凝　抗凝是DVT的基本治疗，可抑制血栓蔓延、利于血栓自溶和管腔再通，降低肺栓塞（PE）发生率和病死率。但是，单纯抗凝不能有效消除血栓、降低血栓后综合征（PTS）发生率。抗凝药物有普通肝素、低分子量肝素、维生素K拮抗剂和新型口服抗凝剂，后者包括直接凝血酶抑制剂、Ｘa因子抑制剂，它们具有抗凝效果稳定、药效不受食物影响、药物之间相互作用很小、半衰期较短、用药剂量固定、服药期间无须定期监测凝血功能等特点。高度怀疑DVT者，如无禁忌，在等待检查结果期间，可先抗凝治疗，然后根据确诊结果决定是否继续抗凝。有肾功能不全的患者建议使用普通肝素、直接Ｘa因子抑制剂。

2. 溶栓治疗

（1）溶栓药物：尿激酶最常用，对急性期的治疗具有起效快，效果好，过敏反应少的特点。

（2）降纤药物：常用巴曲酶，是单一组分降纤制剂，通过降低血中纤维蛋白原的水平、抑制血栓的形成，治疗DVT的安全性高。

（3）溶栓治疗的适应证：急性近端DVT（髂、股、腘静脉）；全身状况好；预期生命>1年和低出血并发症的危险。

（4）溶栓治疗的禁忌证：①溶栓药物过敏；②近期（2~4周内）有活动性出血，包括严重的颅内、胃肠、泌尿道出血；③近期接受过大手术、活检、心肺复苏、不能实施压迫的穿刺；④近期有严重的外伤；⑤严重难以控制的高血压（血压>160/110mmHg）；⑥严重的肝肾功能不全；⑦细菌性心内膜炎；⑧出血性或缺血性脑卒中病史者；⑨动脉瘤、主动脉夹层、动静脉畸形患者；⑩年龄>75岁和妊娠者慎用。溶栓方法：包括导管接触性溶栓和系统溶栓，导管接触性溶栓（catheter directed thrombolysis，CDT）是将溶栓导管置入静脉血栓内，溶栓药物直接作用于血栓，而系统溶栓是经外周静脉全身应用溶栓药物。其中CDT优势明显，能显著提高血栓的溶解率，降低血栓后综合征的发生率，治疗时间短，并发症少，为临床首选的溶栓方法。

3. 手术取栓　是清除血栓的有效治疗方法，可迅速解除静脉梗阻。常用

Fogarty 导管经股静脉取出髂静脉血栓,用挤压驱栓或顺行取栓清除股腘静脉血栓。

4. 机械血栓清除术 经皮机械性血栓清除术(percutaneous mechanical thrombectomy,PMT)主要是采用旋转涡轮或流体动力的原理打碎或抽吸血栓,从而达到迅速清除或减少血栓负荷、解除静脉阻塞的作用。临床资料证实 PMT 安全、有效,与 CDT 联合使用能够减少溶栓药物剂量、缩短住院时间。

5. 下腔静脉滤器 下腔静脉滤器可以预防和减少肺栓塞的发生,由于滤器长期置入可导致下腔静脉阻塞和较高的深静脉血栓复发率等并发症,为减少这些远期并发症,建议首选可回收或临时滤器,待发生肺栓塞的风险解除后取出滤器。

本例患者:该患者入院后给予低分子量肝素 5 000U 每日两次,20 万 U 尿激酶每日两次。完善相关检查后行下腔静脉滤器植入术、血管内机械性血栓切除术、下肢静脉置管溶栓术。出院后口服利伐沙班 15mg 每日一次。

DVT 诊断流程(图 11-2-2)

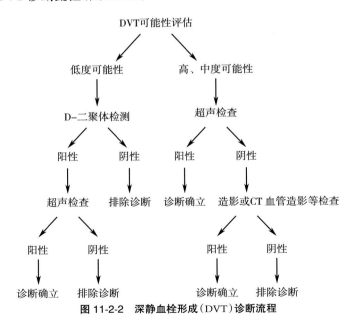

图 11-2-2 **深静血栓形成(DVT)诊断流程**

(张 健)

第十二章

胸外科

第一节　食管癌

临床病例

患者,男性,59岁。以"进行性吞咽困难2个月"为主诉入院。患者入院2个月前无明确诱因出现进行性吞咽困难症状,目前可进流食,无吞咽胸骨后刺痛,无呕吐与咯血,无黑便,无胸闷与发热,为系统诊治入院。患者患病以来饮食二便减少,体重减轻约2kg。

既往体健。患者有长期大量吸烟与饮酒史。

病史采集要点

- 常见症状:早期可有吞咽时胸骨后烧灼感、针刺感、哽噎感或食管内异物感;进展期有进行性吞咽困难,即先进固体饮食吞咽困难,然后进半流食困难,最后进流质饮食困难;持续性胸背痛提示癌变侵及食管周围组织;出现呛咳说明癌肿侵及气管或支气管;出现声嘶说明喉返神经受到侵及。
- 诱因:长期大量吸烟及饮酒史;长期进食过热、过硬、过快。
- 诊治经过:入院前检查如胃镜或上消化道造影情况。
- 消化系统相关疾病,既往史、家族史。

本例患者:老年男性,有长期大量吸烟与饮酒史。

体格检查

体温36.5℃,血压138/82mmHg,神清语明,睑无苍白,唇无发绀,气管居中,双侧锁骨上区未扪及肿大淋巴结。胸廓对称,无压痛,双肺听诊呼吸音清晰,无异常啰音,心音齐。腹软无压痛,肝脾肋下未触及。双下肢无水肿。四肢活动自如,神经系统病理征阴性。

体格检查要点

重点关注胸部及消化系统阳性体征。

- 胸部:胸部是否压痛、有无异常呼吸音、有无胸腔积液体征等。
- 消化系统体征:腹部有无压痛,肝脾是否肿大、压痛,有无腹水体征。
- 有无转移体征:双侧锁骨上淋巴结有无异常肿大。
- 有无恶病质体征:黄疸、昏迷、舟状腹等。

本例患者:双侧锁骨上淋巴结无肿大,双肺呼吸音清晰,无啰音,心音齐。腹软无压痛,肝脾肋下未触及。双下肢无水肿。

辅助检查

血常规:WBC 5.05×10^9/L, Hb 142g/L, PLT 161×10^9/L。白蛋白 37.2g/L。

电子胃镜:距门齿 30~35cm 食管腔内可见新生肿物,表面污秽。

肺高分辨率 CT:中下段食管增粗,管壁增厚(图 12-1-1)。

腹部超声:肝脾无肿大,结构清晰,腹腔内无积液,未见肿大淋巴结。

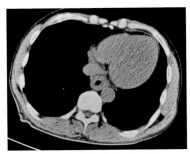

图 12-1-1　肺 CT 示中下段食管增粗,管壁增厚

辅助检查要点

病理学检查可确诊食管癌;影像学检查可显示食管肿瘤的部位、大小及外侵、转移的程度;实验室指标可明确主要脏器功能变化。

- 病理学检查:胃镜可直视食管肿瘤的位置、大小、形态,并可行活检确诊。
- 小探头超声胃镜可显示食管肿瘤的浸润层次、外侵深度、食管旁及纵隔淋巴结转移情况。
- 上消化道造影可显示食管肿瘤的位置、大小等情况。早期食管癌可显示为小龛影,小充盈缺损,食管黏膜紊乱、粗糙或中断,病变处食管壁僵硬,蠕动中断;中晚期食管癌表现为不同程度的管壁僵硬、狭窄或充盈缺损,病变上方食管管腔可有扩张。

- 胸腹部 CT、超声可显示肿瘤的大小,与周围组织关系,区域淋巴结肿大情况,有无胸腹水。
- 实验室化验指标可显示患者营养状态、主要脏器功能。
- PET/CT 有助于确诊,亦可显示是否有淋巴及远处脏器转移。

本例关键线索:电子胃镜示距门齿 30~35cm 食管腔内可见新生肿物,表面污秽。肺 CT:中下段食管增粗,管壁增厚。

诊断标准

目前临床普遍采用的是病理诊断确诊,在明确病理性质后,可诊断。

本例患者:胃镜及影像显示中下段食管肿瘤,病理回报:鳞癌。故可确诊中下段食管癌。

判断病情

- 国际抗癌联盟 / 美国癌症联合会(UICC/AJCC)食管癌 TNM 定义见表 12-1-1。

表 12-1-1　UICC/AJCC 食管癌 TNM 定义

分类	标准
T(原发肿瘤分期)	
T_X	原发肿瘤不能确定
T_0	无原发肿瘤证据
Tis	重度不典型增生
T_1	肿瘤侵犯黏膜固有层、黏膜肌层或黏膜下层
T_{1a}	肿瘤侵犯黏膜固有层、黏膜肌层
T_{1b}	肿瘤侵犯黏膜下层
T_2	肿瘤侵犯食管肌层
T_3	肿瘤侵犯食管外膜
T_4	肿瘤侵犯食管周围组织结构
T_{4a}	肿瘤侵犯胸膜、心包或膈肌,可手术切除
T_{4b}	肿瘤侵犯如主动脉、椎体或气管,不能手术切除

分类	标准
N（区域淋巴结分期）	
N_x	不能确定区域淋巴结转移
N_0	区域淋巴结无转移
N_1	1~2 枚区域淋巴结转移
N_2	3~6 枚区域淋巴结转移
N_3	≥7 枚区域淋巴结转移
M（远处转移分期）	
M_0	无远处转移
M_1	有远处转移
G（肿瘤分化程度分类）	
鳞癌 G 分类	
G_x	分化程度不能确定
G_1	高分化
G_2	中分化
G_3	低分化（进一步检查发现鳞状细胞成分或经过进一步分析仍考虑"未分化"，则归为 G_3 期）
腺癌 G 分类	
G_x	分化程度不能确定
G_1	高分化
G_2	中分化
G_3	低分化（进一步检查发现腺体成分，则属于 G_3）
鳞状细胞癌（分段、位置）L 分类	
L_x	肿瘤位置不能确定
Upper	颈部食管至奇静脉弓下缘
Middle	奇静脉弓下缘至下肺静脉下缘
Lower	下肺静脉下缘至胃，包含食管胃交界部

● 鳞状细胞癌（包括其他非腺癌类型）TNM 分期见表 12-1-2。

表 12-1-2　鳞状细胞癌（包括其他非腺癌类型）**TNM 分期**

分期	T	N	M	G	部位
0	is（高级别不典型增生，即 HGD）	0	0	1，X	任何
ⅠA	1	0	0	1	任何
ⅠB	1	0	0	2~3	任何
	2~3	0	0	1，X	下段，X
ⅡA	2~3	0	0	1，X	上、中段
	2~3	0	0	2~3	下段，X
ⅡB	2~3	0	0	2~3	上、中段
	1~2	1	0	任何	任何
ⅢA	1~2	2	0	任何	任何
	3	1	0	任何	任何
	4a	0	0	任何	任何
ⅢB	3	2	0	任何	任何
ⅢC	4a	1~2	0	任何	任何
	4b	任何	0	任何	任何
	任何	3	0	任何	任何
Ⅳ	任何	任何	1	任何	任何

● 食管腺癌 TNM 分期见表 12-1-3。

表 12-1-3　食管腺癌 TNM 分期

分期	T	N	M	G
0	is（高级别不典型增生，即 HGD）	0	0	1，X
ⅠA	1	0	0	1~2，X
ⅠB	1	0	0	3
	2	0	0	1~2，X

分期	T	N	M	G
ⅡA	2	0	0	3
ⅡB	3	0	0	任何
	1~2	1	0	任何
ⅢA	1~2	2	0	任何
	3	1	0	任何
	4a	0	0	任何
ⅢB	3	2	0	任何
ⅢC	4a	1~2	0	任何
	4b	任何	0	任何
	任何	3	0	任何
Ⅳ	任何	任何	1	任何

● 食管癌的区域淋巴结名称与编码见表 12-1-4。

表 12-1-4　食管癌的区域淋巴结名称与编码

编码	名称	部位
1	锁骨上淋巴结	胸骨上切迹与锁骨上
2R	右上气管旁淋巴结	气管与无名动脉根部交角与肺尖之间
2L	左上气管旁淋巴结	主动脉弓顶与肺尖之间
3P	后纵隔淋巴结	气管分叉之上,又称上段食管旁淋巴结
4R	右下气管旁淋巴结	气管与无名动脉根部交角与奇静脉头端之间
4L	左下气管旁淋巴结	主动脉弓顶与隆突之间
5	主肺动脉窗淋巴结	主动脉弓下、主动脉旁及动脉导管侧面
6	前纵隔淋巴结	升主动脉和无名动脉前方
7	隆突下淋巴结	气管分叉根部
8M	中段食管旁淋巴结	气管隆凸至下肺静脉根部之间
8L	下段食管旁淋巴结	下肺静脉根部与食管胃交界之间
9	下肺韧带淋巴结	下肺韧带内

续表

编码	名称	部位
10R	右气管支气管淋巴结	奇静脉头端与右上叶支气管起始部之间
10L	左气管支气管淋巴结	隆突与左上叶支气管起始部之间
15	膈肌淋巴结	膈肌膨隆面与膈脚之间（膈上）
16	贲门周围淋巴结	胃食管交界周围的淋巴结（膈下）
17	胃左淋巴结	胃左动脉走行区
18	肝总淋巴结	肝总动脉走行区
19	脾淋巴结	脾动脉走行区
20	腹腔淋巴结	腹腔动脉周围

本例患者：患者除食管肿瘤外，不存在远处转移，排除晚期食管癌。
需术后病理明确肿瘤外侵程度及区域淋巴结转移情况以判断早中期食管癌。

鉴别诊断

● 食管癌出现的吞咽困难临床表现均须与相应的各疾病相鉴别。
● 食管癌的影像表现可出现食管黏膜的紊乱、僵硬与管腔狭窄，尚需与其他食管疾病相鉴别。
本例患者：该患者需与食管良性狭窄、贲门失弛缓症等相鉴别。

治疗原则和治疗要点

食管癌的治疗原则是包括手术、放疗、化疗等的多学科综合治疗。
手术治疗是食管癌的首选治疗方法，术前行 TNM 分期评估，Ⅰ、Ⅱ 及部分 Ⅲ 期（T_3、T_{4a} N_1M_0）食管癌患者，部分 T_4 患者切除困难，可先行术前放化疗以缩小瘤体提高切除率。
手术切除的范围包括肿瘤的完全切除（R0 切除，切除长度距肿瘤两端 5~8cm 以上）及系统淋巴结清扫。
化疗与放疗仍是主要的综合治疗方案。
本例患者：该患者行 McKeown 手术。术后病理显示：$T_3N_1M_0$，术后行 TP 方案（紫杉醇 + 顺铂）化疗。

（张铁娃）

第二节　肺癌

临床病例

患者,男性,64 岁。以"体检发现左肺上叶团块阴影半个月"为主诉入院。患者入院半个月前行常规体检时肺 CT 显示:左肺上叶团块状影像。患者无明显胸痛,无明显咳嗽与咯血,无胸闷,无发热。为求系统诊治入院。患者患病以来饮食二便正常、睡眠欠佳,体重无明显变化。

既往体健。有长期吸烟史。

病史采集要点

- 常见症状:多为呼吸系统症状,但不典型,如咯血、刺激性干咳、咳痰带血、胸痛、胸闷等。
- 病因不明:长期吸烟、空气污染、职业接触、遗传因素等。
- 诊治经过:应用抗炎、抗结核药物情况,以及纤支镜或穿刺活检等病理检查。
- 与之鉴别的常见症状:发热、盗汗、咳脓痰等。
- 呼吸系统相关疾病既往史,肿瘤家族史。

本例患者:老年男性,有长期吸烟史。

体格检查

体温 36.0℃,血压 138/76mmHg,神清语明,皮肤黏膜无出血点,唇无发绀,气管居中,双侧锁骨上淋巴结未扪及,胸廓对称,双肺呼吸音清晰,无啰音,心律齐。腹软无压痛,肝脾肋下未触及。双下肢无水肿。神经系统病理征阴性。四肢活动自如。

体格检查要点

重点关注呼吸系统的阳性体征。

- 呼吸系统表现:呼吸音强弱、语颤变化和异常呼吸音等。
- 肿瘤造成梗阻或压迫体征:头面部静脉怒张(上腔静脉受压)、胸痛(侵犯胸膜)、肩臂痛、上肢运动受限、同侧面部无汗、瞳孔缩小(肺上沟 Pancoast 瘤)等。
- 肿瘤转移表现:骨痛(骨转移)、神经系统异常体征(脑转移)、右上腹压痛、肝大(肝转移)、表浅淋巴结肿大(淋巴转移)。

本例患者:唇无发绀,气管居中,双侧锁骨上淋巴结未扪及,胸廓对称,双肺呼吸音清晰,无啰音,心律齐。肝脾肋下未触及。神经系统病理征阴性。

辅助检查

血 CEA:3.05U/L。

肺 CT:左肺上叶尖后段可见直径约 2cm 大小团块状影像,分叶生长,边缘毛刺(图 12-2-1)。

腹部 CT:肝脾结构清晰。

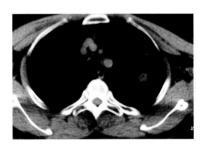

图 12-2-1　肺 CT 示左肺上叶团块影

辅助检查要点

胸部影像学检查可提示肺部病变的位置、大小、形态与周围组织器官的关系及淋巴转移情况。

● 肺癌的征象:肿瘤多呈分叶生长,边缘短毛刺,可有胸膜牵扯或凹陷、偏心厚壁空洞;早期肺腺癌表现为磨玻璃结节,可有边缘毛刺、胸膜牵扯、密度不均、血管支气管穿行等;中心型肺癌多为肺门处实性肿块,可有支气管的狭窄、阻塞、肺门增大、阻塞性肺不张或肺炎。

● 活检病理:对肺癌的诊断、治疗和判断预后均有价值。中心型肺癌可考虑纤支镜或支气管内超声引导针吸活检(EBUS)、痰脱落细胞检查;周围型肺癌可行经胸壁穿刺活检;怀疑恶性胸腔积液可抽取胸腔积液做细胞学检查;怀疑转移灶可行转移灶切除病理检查;疑纵隔淋巴结转移可行纵隔镜检查;其他办法无法取得病理可考虑胸腔镜检查。

● 重要的影像学检查:颈部淋巴结超声、头部 MRI、全身骨 ECT、腹部器官 CT 或超声、PET/CT 等。

本例关键线索:左肺可见直径约2cm大小团块状影像,分叶生长,边缘毛刺。

诊断标准

肺部肿瘤如有明确病理诊断即可诊断肺癌。

本例患者：左肺上叶团块可行穿刺活检，病理回报为腺癌，故可确诊肺癌。

判断病情

肺癌 TNM 定义见表 12-2-1。

表 12-2-1　肺癌 TNM 定义

分类	标准
T 分期	
T_x	未发现原发肿瘤，或者通过痰细胞学或支气管灌洗发现癌细胞，但影像学及支气管镜无法发现
T_0	无原发肿瘤的证据
Tis	原位癌
T_1	肿瘤最大径≤3cm，周围包绕肺组织及脏胸膜，支气管镜见肿瘤侵及叶支气管，未侵及主支气管
T_{1a}	肿瘤最大径≤1cm
T_{1b}	肿瘤最大径 >1cm，≤2cm
T_{1c}	肿瘤最大径 >2cm，≤3cm
T_2	肿瘤最大径 >3cm，≤5cm；侵犯主支气管（不常见的表浅扩散型肿瘤，不论体积大小，侵犯限于支气管壁时，虽可能侵犯主支气管，仍为 T_1），但未侵及隆突；侵及脏胸膜；有阻塞性肺炎或者部分肺不张
T_{2a}	肿瘤最大径 >3cm，≤4cm
T_{2b}	肿瘤最大径 >4cm，≤5cm
T_3	肿瘤最大径 >5cm，≤7cm。直接侵犯以下任何一个器官，包括：胸壁（包含肺上沟瘤）、膈神经、心包；全肺肺不张肺炎；同一肺叶出现孤立性癌结节。符合以上任何一个条件即归为 T_3
T_4	肿瘤最大径 >7cm；无论大小，侵及以下任何一个器官，包括：纵隔、心脏、大血管、隆突、喉返神经、主气管、食管、椎体、膈肌；同侧不同肺叶内孤立癌结节
N 分期	
N_x	区域淋巴结无法评估
N_0	无区域淋巴结转移

分类	标准
N_1	同侧支气管周围和 / 或同侧肺门淋巴结及肺内淋巴结有转移,包括直接侵犯
N_2	同侧纵隔内和 / 或隆突下淋巴结转移
N_3	对侧纵隔、对侧肺门、同侧或对侧前斜角肌及锁骨上淋巴结转移
M 分期	
M_X	远处转移不能被判定
M_0	没有远处转移
M_1	远处转移
M_{1a}	局限于胸腔内,包括胸膜播散(恶性胸腔积液、心包积液或胸膜结节)及对侧肺叶出现癌结节
M_{1b}	远处器官单发转移灶为 M_{1b}
M_{1c}	多个或单个器官多处转移为 M_{1c}

- 肺癌 TNM 分期见表 12-2-2。

表 12-2-2　肺癌 TNM 分期

分期	TNM
隐性肺癌	$T_XN_0M_0$
原位癌 0 期	$TisN_0M_0$
I 期	
I A 期	$T_{1a/b/c}N_0M_0$
I B 期	$T_{2a}N_0M_0$
II 期	
II A 期	$T_{2b}N_0M_0$、$T_{2a}N_1M_0$
II B 期	$T_{1a/b/c}N_1M_0$、$T_{2b}N_1M_0$、$T_3N_0M_0$
III 期	
III A 期	$T_3N_1M_0$、$T_{1a/b/c}N_2M_0$、$T_{2a/b}N_2M_0$、$T_4N_0M_0$、$T_4N_1M_0$
III B 期	$T_2N_3M_0$、$T_1N_3M_0$、$T_3N_2M_0$、$T_4N_2M_0$
III C 期	$T_3N_3M_0$、$T_4N_3M_0$

分期	TNM
Ⅳ期	
ⅣA期	任何 T,任何 N,M_{1a}、M_{1b}
ⅣB期	任何 T,任何 N,M_{1c}

本例患者:患者除左肺原发腺癌外,无明显淋巴结与远处器官转移,属ⅠA期。

鉴别诊断

- 肺结核。
- 肺部炎症。
- 肺部其他肿瘤。

本例患者:该患者需与肺结核、炎性病变、肺脓肿、肺部良性肿瘤等相鉴别。

治疗原则和治疗要点

肺癌治疗包括手术治疗、化学药物治疗、放射治疗、靶向药物治疗等。

- 小细胞肺癌除ⅠA期可手术外,其他均需非手术治疗。
- 非小细胞肺癌(Ⅰ期、Ⅱ期、ⅢA期)可考虑手术治疗,N_2期患者可考虑在新辅助治疗后进行手术。
- 除Ⅰ期非小细胞肺癌外,其他肺癌均需非手术治疗。

本例患者:该患者行胸腔镜下左肺上叶病变楔形切冰冻病理回报为癌,遂行左肺上叶切除、淋巴结清扫术,术后病理报告为 $T_1N_0M_0$,术后定期随访。

(张铁娃)

第三节　肋骨骨折

临床病例

患者,女性,44 岁。以"车祸后右胸痛 3 小时"为主诉入院。患者入院 3 小时前遭遇车祸后出现右侧胸部持续疼痛,疼痛性质较剧烈,并随咳嗽及活动症状加重,患者略有胸闷及气短症状,无明显呼吸困难,无咯血。无意识不清,无四肢活动受限,无腹痛与呕吐症状。曾急送至当地医院行胸部 X 线片示:右侧肋骨骨质不连续。未给予系统诊治。患者为求进一步诊治来院,以"胸部损伤"收入院。患者患病以来,未进食水,未解大小便。

既往体健。否认手术、其他疾病及过敏史。

病史采集要点

● 常见症状:伤后即出现患侧胸部持续性疼痛,性质剧烈,随活动及咳嗽症状加重。

● 诱因:车祸、摔倒、高处坠落等外伤因素。

● 诊治经过:可经急诊处理或未经处置。

● 与之鉴别的常见症状:咯血(肺损伤)、呼吸困难(气胸)。

本例患者:外伤病史明确,症状典型。

体格检查

体温 36.7℃,血压 132/74mmHg,心率 102 次 /min,神清语明,痛苦表情,口唇无发绀。气管居中,胸廓对称,右侧胸廓直接压痛(+),间接压痛(+),并可触及骨擦感,左侧胸廓压痛不明显,双侧胸廓未触及明显皮下捻发感,双肺叩诊清音,双肺听诊呼吸音清晰。腹软无压痛,肠音正常。双下肢无水肿。神经系统病理征阴性。四肢活动自如。

体格检查要点

重点关注胸部阳性体征。

● 口唇是否发绀,气管是否居中。

● 胸廓是否对称(多根多处肋骨骨折可有患侧胸廓塌陷,甚至反常呼吸运动),患侧胸廓直接压痛与间接压痛均为阳性(与胸壁软组织挫伤鉴别),是否有骨擦感(不一定是阳性体征)及皮下捻发感(合并张力性气胸)。

● 患肺叩诊是否清音,呼吸音是否减弱(合并血气胸)。

本例患者:右侧胸廓直接压痛(+),间接压痛(+),可触及骨擦感,左侧胸廓压痛不明显,双侧胸廓未触及明显皮下捻发感,双肺叩诊清音,双肺听诊呼吸音清晰。

辅助检查

胸部 X 线片:右侧肋骨多处骨质不连续(图 12-3-1)。

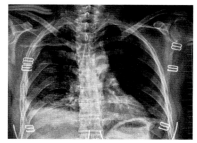

图 12-3-1 胸部 X 线片示右侧肋骨骨质不连续

辅助检查要点

影像学检查可提示患侧肋骨骨皮质不连续、断裂、错位。

本例关键线索：X 线片示右侧肋骨多处骨质不连续。

诊断标准

明确外伤病史，伤后胸痛症状典型，性质剧烈，随活动及咳嗽症状明显加重。有阳性体征：患者胸廓直接压痛与间接压痛均阳性，可触及骨擦感。胸部影像学显示患侧肋骨骨皮质中断，错位。

本例患者：明确外伤病史，伤后胸痛症状典型，性质剧烈，随活动及咳嗽症状加重。

查体阳性体征：患者胸廓直接压痛与间接压痛均阳性，偶可触及骨擦感。

辅助检查：胸部影像学显示患侧肋骨骨皮质中断，错位。

判断病情

诊断明确后需判断患者的病情严重程度和活动度，以及是否存在并发症，以便采取相应的治疗措施。

- 闭合性单处肋骨骨折：以胸痛为主，无重要脏器损伤。
- 闭合性多根多处肋骨骨折：有胸廓塌陷或反常呼吸运动。
- 肋骨骨折合并血气胸：有肺脏损伤，可合并皮下气肿。

本例患者：患者除胸痛表现外，暂不存在重要脏器损伤及血气胸。

鉴别诊断

- 胸壁软组织挫伤：有外伤病史，患处胸痛，可有直接压痛阳性，但无间接压痛，无骨擦感。
- 病理性骨折：多无外伤病史，可在活动、咳嗽或打喷嚏后出现胸痛症状，有肋骨骨折阳性体征，胸部影像片可显示肋骨骨质破坏影像。

本例患者：该患者需与胸壁软组织挫伤与病理性骨折等相鉴别。

治疗原则和治疗要点

- 有效控制疼痛。
- 肺部物理治疗。
- 早期活动。

确切止痛与加强呼吸道管理是主要的治疗方案。

- 一般肋骨骨折可采用口服或肌内注射镇痛剂。

- 多根多处肋骨骨折则需持久有效的镇痛效果：硬膜外镇痛（epidural analgesia）、静脉镇痛、肋间神经阻滞和胸膜腔内镇痛（interpleural analgesia）。
- 闭合性单根肋骨骨折：镇痛、清理呼吸道分泌物、胸带固定、防治并发症。
- 闭合性多根多处肋骨骨折：镇痛、呼吸道管理、固定（局部加压包扎固定、胸廓牵引固定、切开内固定）、防治并发症。

本例患者：该患者胸部X线报告为右侧多根肋骨骨折。予曲马多50mg口服，联合胸带固定，雾化吸入，协助排痰。一周左右复查胸部X线片，患侧胸腔无迟发性血气胸发生。

（张铁娃）

第四节　张力性气胸

临床病例

患者，男性，36岁，工人。以"高处坠落后左胸痛，呼吸困难两小时"为主诉入院。患者入院两小时前自高处坠落后，出现左侧胸痛症状，有明显呼吸困难，无明显咯血与意识不清，无呕吐与四肢活动不良，未经系统诊治，急送入院。患者患病以来，未进食水，未解大小便。

既往体健。否认手术、过敏及其他疾病史。

病史采集要点

- 常见症状：极度呼吸困难症状。
- 诱因：可有外伤病史，多数患者无明显外伤病史。
- 诊治经过：多数患者未经系统诊治。
- 与之鉴别的常见症状：发热、咳嗽、咯血症状。
- 呼吸系统相关疾病既往史。

本例患者：中年男性，明确外伤史。明显呼吸困难症状。

体格检查

体温36.7℃，血压104/74mmHg，心率121次/min，呼吸30次/min，痛苦表情，神清语明，端坐呼吸。无明显吸气三四征，气管右偏，左侧肋间隙增宽，呼吸幅度减低。左胸可触及皮下捻发感，左肺叩诊鼓音，左肺呼吸音消失，右肺呼吸音粗，未闻及啰音，左侧心界叩不清，心律齐，心音略弱，未闻及杂音。腹软无压痛，肠音3次/min。双下肢无水肿，四肢活动自如。

体格检查要点

重点关注患侧胸部阳性体征。

● 双侧胸腔压力不平衡的表现:气管位置向健侧偏移。

● 患侧气胸阳性体征:呼吸幅度减低,患肺叩诊鼓音,患肺呼吸音消失,患侧心界叩不清。

● 胸腔内负压增加表现:颈部及患侧胸部膨隆,可触及皮下捻发感,患侧肋间隙增宽。

● 严重纵隔偏移引起循环功能障碍:心音稍弱。

本例患者:气管右偏,左侧肋间隙增宽,呼吸幅度减低。左胸可触及皮下捻发感,左肺叩诊鼓音,左肺呼吸音消失,右肺呼吸音粗,未闻及啰音,左侧心界叩不清,心律齐,心音略弱。

辅助检查

胸部 X 线片:肋骨骨质断裂,左胸大量积气,左肺萎陷,膈肌下移,纵隔右偏,胸壁皮下积气影像(图 12-4-1)。

辅助检查要点

影像学检查可提示患侧气胸表现及双侧胸腔压力异常变化,以及相关器官功能的异常。

● 气胸表现:患侧胸腔内大量积气,患肺完全萎陷。

● 患侧胸腔内压力升高:气管及纵隔向健侧偏移、颈部胸部皮下积气。

● 呼吸功能障碍:血气分析氧分压降低,二氧化碳分压升高。

● 循环功能障碍:心室射血分数降低。

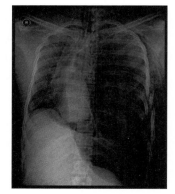

图 12-4-1　张力性气胸,肋骨骨折

本例关键线索:左胸大量积气,左肺萎陷,膈肌下移,纵隔右偏,胸壁皮下积气。

诊断标准

症状:极度呼吸困难,大汗淋漓、发绀、烦躁、意识障碍。

体征:气管偏向健侧,颈静脉怒张,颈胸部可有皮下捻发感,患侧胸廓饱满,叩诊鼓音,呼吸音消失。

影像学:患侧胸腔大量积气,患肺完全萎陷,纵隔偏向健侧,可有纵隔和皮下气肿。

本例患者:有明显呼吸困难症状,查体示气管右偏,左侧肋间隙增宽,呼吸幅度减低。左胸可触及皮下捻发感,左肺叩诊鼓音,左肺呼吸音消失,右肺呼吸音粗,未闻及啰音,左侧心界叩不清,心律齐,心音略弱,胸部影像:左胸大量积气,左肺萎陷,膈肌下移,纵隔右偏,胸壁皮下积气。符合诊断标准,故可确诊。

判断病情

诊断明确后需判断患者的病情严重程度和活动度,以及是否存在并发症,以便采取相应的治疗措施。

患者如合并烦躁、意识障碍或脉搏细速,血压降低表现提示张力性气胸引起纵隔偏移影响循环功能。

本例患者:患者除明显呼吸困难表现外,无明显呼吸与循环系统受累表现。

鉴别诊断

● 张力性气胸存在呼吸循环系统受累,均须与相应的各系统疾病相鉴别。

● 张力性气胸引起的呼吸系统功能受限需与呼吸系统其他疾病相鉴别,如大量闭合性气胸,合并肺功不良的少量闭合性气胸及慢性阻塞性肺疾病急性加重。

● 有些循环系统疾病可引起类似张力性气胸的表现(肺动脉栓塞),但胸腔内无积气表现。

本例患者:该患者需与哮喘急性发作、慢性阻塞性肺疾病急性加重、大量胸腔积液等疾病和其他原因导致的呼吸困难等相鉴别。

治疗原则和治疗要点

● 张力性气胸是可迅速致命的危急重症,必须即刻处理。

● 入院前或院内急救:立即用粗针头对患侧胸腔进行穿刺减压,外联单向活瓣装置(如带有小口的无菌橡胶指套或塑料袋)。

● 进一步处理需行胸腔闭式引流,以便于气体排出、促进患肺复张。

本例患者:该患者经行左胸闭式引流排气治疗,呼吸困难症状明显缓解,胸管无漏气24小时后复查胸部X线片,患肺复张良好,停止胸腔引流管护理。

(张铁娃)

第五节　胸腺瘤

临床病例

患者,男性,55岁。以"体检发现前纵隔肿块1周"为主诉入院。患者入院前1周行常规体检时肺CT检查示前上纵隔团块影像。患者无双上睑下垂,无咀嚼与构音障碍,无胸闷与呼吸困难症状。未经系统诊治。患者为求进一步诊治来院,门诊以"纵隔肿瘤"收入院。患者饮食睡眠二便可,体重无明显变化。

既往体健。否认家族传染病与遗传病史。

病史采集要点

● 常见症状:原发纵隔肿瘤多无典型症状,15%胸腺瘤可合并重症肌无力症状,表现为具有"晨轻暮重"的肌无力症状。

● 与之鉴别的常见症状:胸闷、胸痛、头面部肿胀等。

本例患者:中老年男性,体检发现前上纵隔肿瘤,无明显伴随症状。

体格检查

体温36.0℃,血压135/76mmHg,心率74次/min,神清语明,双上睑无下垂,口唇无发绀,气管居中,双侧颈静脉无明显充盈或怒张。双侧胸廓对称。双肺听诊无异常,心律齐。腹软无压痛,肝脾肋下未触及。双下肢无水肿。四肢活动自如。

体格检查要点

重点关注胸部阳性体征。

● 有无肌无力表现:双上睑下垂,构音无力等。

● 有无肿瘤压迫周围器官体征:气管位置偏移,头面部血管有无充盈或怒张。

本例患者:无明显阳性体征。

辅助检查

肺CT:前上纵隔无名静脉前方可见一直径约2cm大小实性肿块,边界清晰(图12-5-1)。

辅助检查要点

影像学检查可显示纵隔肿瘤的位

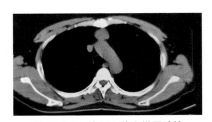

图12-5-1　肺CT:前上纵隔肿块

置、大小、形态、密度及与周围脏器的关系。

本例关键线索：前上纵隔无名静脉前方，直径约 2cm 肿块，边界清晰。

诊断标准

胸部影像学可显示前上纵隔的圆形或椭圆形阴影，可为囊性或囊实性，也可显示肿瘤的大小、范围、密度及外侵情况。

活组织检查：包括针吸活检、纵隔镜或胸腔镜检查确定病变良、恶性。

本例患者：无肌无力症状，无明显呼吸道症状，肺部 CT 显示前上纵隔肿块，可确诊前上纵隔肿瘤。

判断病情

诊断明确后需判断患者是否合并重症肌无力，以及肿瘤的位置、大小、范围及外侵程度，以便采取相应的治疗措施。

本例患者：患者无明显症状，胸部影像显示前上纵隔肿瘤，边界清晰，与周围组织界限分明。

考虑为非浸润性胸腺瘤。

鉴别诊断

● 中央型肺癌：纤维支气管镜可取病理诊断，如有咳痰带血或咯血症状患者痰脱落细胞可为阳性。

● 纵隔淋巴结核：患者多发病年龄较轻，多有午后低热、晨起盗汗等结核症状，结核菌素试验可为阳性，应用抗结核治疗可见好转。

● 主动脉瘤：主动脉彩超、主动脉 CT 血管造影或主动脉 MRI 可显示病变的位置与程度。

本例患者：该患者需与纵隔淋巴结增生、纵隔淋巴结转移等相鉴别。

治疗原则和治疗要点

● 胸腺瘤只要无手术禁忌，均需手术治疗。根据肿瘤部位和大小可选择开胸手术或胸腔镜手术。

● 侵袭性胸腺瘤或胸腺癌如已侵入邻近器官无法切除或有远处转移，则禁忌手术，可根据病理性质给予放射治疗或化学治疗。

本例患者：该患者入院经术前检查与检验，无手术禁忌证，于全麻下行胸腔镜纵隔肿瘤切除术。术后恢复良好，病理回报：A 型胸腺瘤。

（张铁娃）

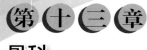

第十三章
骨科

第一节　股骨近端骨折

临床病例

患者,女性,83岁,以"头晕后摔伤致右髋部疼痛、肿胀4小时"为主诉入院。患者4小时前头晕后摔伤出现右侧髋部疼痛、肿胀,无皮肤破损及出血,急送当地医院,行X线检查示:右侧股骨转子间骨折。为求进一步明确诊断及治疗来院,急诊以"右股骨转子间骨折"收入骨科。伤后无意识障碍、发热、头痛,未进食水,二便未排。患者既往有多发腔隙性脑梗死,高血压,原发性骨质疏松症,脑萎缩。

病史采集要点

- 损伤机制:低暴力损伤。
- 伤前生活状态:伤前可以自主行走。
- 与之鉴别的常见症状:髋部疼痛、活动受限。
- 患者年龄、性别、伴随疾病等信息。

本例患者:高龄老年女性,轻微摔伤,伴有多项内科疾病。

体格检查

体温36.5℃,血压160/62mmHg,神清语明,右侧髋关节呈屈曲位,右下肢较左下肢缩短约2cm,外旋畸形,右侧大转子区域叩痛明显,右侧髋周软组织肿胀伴有青紫。右下肢皮肤感觉正常,足趾活动灵活,足背动脉搏动可触及。

体格检查要点

重点关注髋关节形态和活动。
- 患肢多有严重的屈髋屈膝及外旋畸形。
- 大转子区有压痛和叩击痛。
- 股骨转子间骨折多系囊外骨折,外观上局部肿胀,伴有皮下瘀青。

- 神经症状:是否伴有坐骨神经损伤的表现。
- 血管损伤:足背动脉搏动是否可触及,远端皮色皮温情况。

本例患者:右下肢明显缩短、屈曲、外旋畸形,局部肿胀、压痛明显。

辅助检查

*血常规:*WBC 12.26×10^9/L,中性粒细胞百分比 86.10%,RBC 3.66×10^{12}/L,Hb 120.00g/L。

*凝血五项:*PT 13.10 秒,纤维蛋白原 3.69g/L,APTT 25.80 秒,D-二聚体 12.66mg/L。

*生化检查:*ALT 20.00U/L,AST 14.00U/L,白蛋白 29.70g/L,尿素氮 7.75mmol/L,肌酐 65.40μmol/L,血糖 7.18mmol/L,K$^+$ 3.47mmol/L。

*心电图:*心电图示窦性心律,心率 71 次/min,广泛导联 T 波低平。

*下肢血管彩超:*双下肢动脉斑块(多发),双下肢胫前动脉狭窄。双下肢静脉未见明显异常。

*心脏彩超:*心内结构未见异常,左室舒张功能减低。

骨盆正位片(图 13-1-1):右侧股骨转子间骨折。

*胸部正位片:*主动脉硬化,肺纹理增强,心影饱满。

*髋关节三维 CT:*骨盆骨质疏松,右侧股骨转子间骨折(图 13-1-2)。

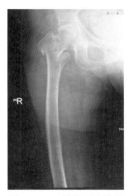

图 13-1-1　骨盆正位片示右侧股骨转子间骨折

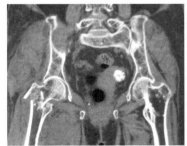 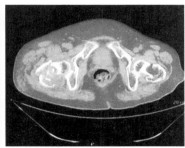

图 13-1-2　三维 CT 扫描示骨折端呈粉碎性骨折

*头 CT:*腔隙性脑梗死,轻度老年性脑萎缩。

*肺 CT:*双肺尖陈旧性结核灶,右肺中叶轻微炎症,左肺上叶及右肺中叶小结节,双肺下叶轻微间质性病变,左肺上叶舌段及双肺下叶多发小条索,双侧胸

腔微量积液。

辅助检查要点

实验室指标及影像学检查可提示股骨近端骨折的情况及全身状态。

- 骨盆 X 线:可见股骨进度骨折,可显示骨折的具体部位、骨折的类型、移位情况及是否伴随骨质疏松。
- 髋关节三维 CT:可以通过平扫图像和三维重建影像更加清楚地显示股骨近端骨折的骨折情况和骨质疏松情况。
- 下肢血管超声:显示是否有下肢静脉血栓,评估围手术期肺栓塞发生风险。
- 心电图、心脏彩超、胸部正侧位、肺部 CT、头部 CT 可以评估心脏、肺部、脑功能情况,评估围手术期风险。
- 血常规、凝血功能、D- 二聚体、生化系列、血糖可评估内环境情况,评估围手术期风险。

本例关键线索:本例患者骨盆 X 线、髋关节三维 CT 显示为股骨转子间骨折,伴有骨质疏松,D- 二聚体增高提示血液高凝状态,下肢静脉彩超显示无静脉血栓形成,有下肢动脉闭塞,肺 CT 显示右肺中叶轻微炎症,头 CT 提示腔隙性脑梗死,轻度老年性脑萎缩。

骨折分型

- Evans-Jensen 分型(图 13-1-3)

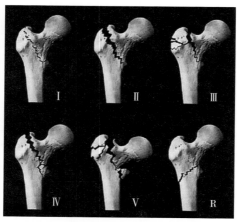

图 13-1-3　股骨转子间骨折 Evans-Jensen 分型

Ⅰ型:单纯转子间骨折,骨折线由外上斜向内下。

Ⅱ型:移位,合并小转子撕脱骨折,但股骨距完整。

Ⅲ型:合并大转子骨折,骨折累及股骨距,有移位,常伴有转子间后部骨折。

Ⅳ型:合并小转子粉碎骨折,可出现股骨颈和大转子冠状面的爆裂骨折。

Ⅴ型:Ⅲ型 +Ⅳ型。

R型:为反转子间骨折,骨折线由内上斜向外下,可伴有小转子骨折,股骨距破坏。

● AO 分型(图 13-1-4)

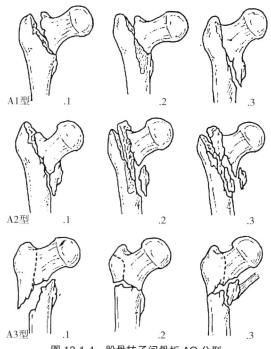

图 13-1-4 股骨转子间骨折 AO 分型

AO31.A1:两部分骨折,大粗隆外侧皮质完整,内侧皮质仍有良好的支撑。分为三个亚型:

A1.1 沿粗隆间线骨折,无嵌插。

A1.2 沿粗隆间线骨折,有嵌插。

A1.3 顺粗隆间骨折,骨折线至小粗隆下。

AO31.A2:粉碎骨折,内侧和后方骨皮质在数个平面上断裂,小转子粉碎,但外侧皮质保持良好。分为三个亚型:

A2.1　有一个中间骨折块。

A2.2　有两个中间骨折块。

A2.3　有两个以上中间骨折块。

AO31.A3:骨折线经过外侧及内侧皮质,股骨转子间骨折外侧皮质断裂,逆向骨折。分为三个亚型:

A3.1　简单骨折,由外下斜向内上斜形骨折线。

A3.2　简单骨折,横行骨折骨折线。

A3.3　粉碎骨折。

本例患者:Evans-Jensen 分型为 R 型,即反转子间骨折。

AO 分型:A3.2 型(反转子间骨折,外侧壁骨皮质破裂,横行骨折)。

判断病情

治疗方案的选择与骨折类型、骨质疏松程度、患者的全身状态有关。

● 股骨近端骨折(proximal femoral fracture,PFF),指发生在股骨头边缘和小转子远端 5cm 之内的骨折,包括股骨头、股骨颈、转子间、转子下骨折。

● 股骨近端骨折是骨科常见病、多发病,多发生在老年人,伴有骨质疏松,最大的危害是造成患者长期卧床,甚至危及生命,被称为"人生最后一次骨折"。

● 股骨头的血供特点:支持带血管(70%),股骨干滋养动脉(25%),股骨头圆韧带动脉(5%)。血管长而远,不易形成侧枝血环,关节囊内骨折易导致股骨头血循丧失。

● 股骨颈骨折:≤65 岁首选复位内固定,>65 岁首选关节置换。

● 股骨转子下骨折,是指自股骨小转子至股骨干中段与近端交界处,即骨髓腔最狭窄处之间的骨折(小转子下 5cm 范围内骨折)。

● 外侧壁的概念:完整的外侧壁对近侧的头颈骨块有支撑作用,外侧壁能帮助对抗头颈骨块的旋转和内翻倾向。

● 危险外侧壁:Gotfried 按照外侧壁结构的完整与否,将股骨转子间骨折分为以下 3 型。

(1)外侧壁完整型:相当于 AO 分型中的 31.A1 型和 31.A2.1 型骨折。

(2)外侧壁危险型:相当于 31.A2.2 型和 31.A2.3 型骨折。

(3)原发外侧壁骨折:相当于 31.A3 型。

● 2018 年新版 AO/OTA 骨折分类,对 31.A 型骨折做了修订,将原来 31.A2.1 型骨折修改为 A1.3。区分 A1 与 A2 型骨折是以残留"外侧壁"厚度,厚度≤20.5mm 为 A2 型骨折,>20.5mm 为 A1 型骨折。

- 股骨转子间骨折系指股骨颈基底至小转子水平以上部位所发生的骨折。
- 年龄：对于 <65 岁首选复位内固定；对于 >75 岁患者选择内固定或关节置换要根据个体状态决定。
- 患者个体状态决定治疗方案选择的个性化。

个人因素：骨质疏松程度、伤前生活状况、性别、全身各系统的功能状态。

- 骨质疏松（T 值）：T 值≤-2.5 可视为骨质疏松；T 值≤-3.5 为重度骨质疏松；T 值≤-2.5，但伴有身体 1 处以上的骨质疏松骨折，也可视为重度骨质疏松。临床实践表明单就 T 值作为判定骨质疏松程度和治疗方式的依据有其片面性。在临床实际中，应综合考量，如性别、同龄男性多较女性骨质疏松程度轻、伤前生活状况良好、X 线骨结构纹理清晰密实、骨小梁排列有序、全身疾病少、无慢性消耗性疾病存在等，此类骨折患者虽测得 T 值≤-2.5，可不视为严重骨质疏松者。
- 患者全身状态：伤前生活状态，包括是否能正常行走、是否伴有严重的内科疾病等。
- 骨折类型：稳定或不稳定骨折。

稳定型骨折：Evans-Jensen 分型 I 型和 II 型，AO 分型 A1 和 A2.1、A2.2。

不稳定型骨折：Evans-Jensen 分型 III 型和 IV 型，AO 分型 A2.3 和 A3。

本例患者：该患者为反转子间骨折，年龄高，伴有骨质疏松及多项内科疾病。

鉴别诊断

- 股骨颈骨折：受伤机制与本病类似，但年龄相对较小，局部肿胀及瘀青不甚明显，压痛点在腹股沟中点，患肢外旋幅度较小。X 线片可鉴别。
- 髋关节后脱位：常见于青壮年，有强大暴力损伤史；患肢弹性固定于屈髋、屈膝、内收、内旋位，在臀后可扪及脱出的股骨头。X 线片可鉴别。
- 股骨干上 1/3 骨折：青壮年及儿童多见，有明显外伤史；局部压痛敏锐，出现短缩、成角或旋转畸形，可扪及骨擦感和异常活动。X 线片可鉴别。

本例患者：该患者需与其他髋部骨折及脱位等相鉴别。

治疗原则和要点

- 非手术治疗：死亡率高，仅适用于伤前没有行走能力、预期寿命较短、有严重内科疾病不能耐受手术者。
- 手术治疗：主流，手术方式包括内固定（钢板、髓内钉）或关节置换（全髋或双极头）。

手术时机：尽早手术（48 小时内）。

手术目的：避免长期卧床。

（1）内固定的选择：首选髓内固定（PFNA），中心型固定，抗旋转；力臂短，头钉负荷小,抗剪切力强;稳定、不稳定骨折都适合。髓外固定仅适用于稳定性骨折。

（2）人工关节置换:因其需先做股骨转子间骨折修复,再行关节置换,增加了手术操作和时间,且术中副损伤相对大,风险增加,对术者经验及技术要求高,虽有术后早期负重活动及并发症减少之优势,一般不作为首选方案。

人工关节置换治疗股骨转子间骨折需严格把握手术适应证:通常仅在伴有重度骨质疏松者、伴有股骨头坏死或严重髋关节骨性关节炎者、骨肿瘤病理性骨折或内固定失败者,作为一种补偿手段可考虑选择。

● 抗骨质疏松治疗:抗骨质疏松是老年髋部骨折术后康复治疗的重要内容,有研究证实,5 年间椎体骨折患者再发骨折发生率最高为 40%,髋部骨折最低为 27%。

● 预防深静脉血栓治疗,防止肺栓塞。

本例患者:本例患者选择闭合复位、髓内钉内固定术(图 13-1-5)。

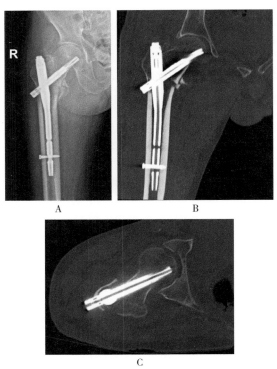

A   B

C

图 13-1-5　患者术后检查

A 为 X 线片;B 和 C 为三维 CT 图像。

股骨近端骨折诊疗流程（图 13-1-6）

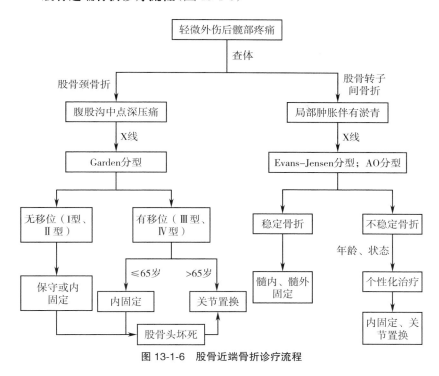

图 13-1-6　股骨近端骨折诊疗流程

（王文波）

第二节　肩关节脱位

临床病例

患者,女性,37岁,以"右肩关节反复脱位五年"为主诉入院。患者5年前因外伤致右肩关节脱位,于当地医院就诊,手法复位后制动治疗,症状缓解。患者1年前无明确诱因复发脱位致疼痛伴活动受限,后反复出现,可自行恢复,未予诊治。近日行右肩关节 MRI 示肩关节滑膜囊疝,可疑关节盂缺损,自觉肩关节不稳,为求肩关节功能恢复遂来院就诊,病程中饮食睡眠二便可,体重无明显变化。

既往体健,无颈椎病及癫痫病史。

病史采集要点

- 常见症状:肩关节脱位症状,手法复位或可自行复位。
- 诱因:初次脱位有外伤史,此后无明显诱因。
- 诊治经过:初次脱位后的治疗经过,后反复脱位治疗情况。
- 与之鉴别的常见症状:肩关节活动受限,上肢活动无力。
- 患者年龄,颈椎病及癫痫等既往疾病史。

本例患者:初次脱位有外伤史,后无明显诱因即发生脱位,排除因癫痫所致脱位。

低于20岁的肩关节脱位患者中,复发率超过90%,而在40岁以上的患者中,复发率仅为10%。

体格检查

体温38.0℃,血压132/74mmHg,神清语明,心律齐,一般状态良好,右肩关节未见明显畸形,肱骨大结节压痛,右肩活动尚可,外展活动时患者因恐惧而不能配合,抽屉试验可疑阳性,Neer征阴性,Jobe试验阴性,双上肢桡动脉搏动有力、一致。

体格检查要点

重点关注肩关节功能的全面检查。

- 肩关节活动度的检查:主动活动度、被动活动度及各方向活动度。
- 肌力测量:肩袖肌肉及肱二、三头肌肌力测量。
- 颈椎功能检查:因颈椎病所致脱位。
- 其余关节活动情况:是否并存全身关节松弛。
- 臂丛神经及肩袖损伤等。
- 如恐惧试验、复位试验及抽屉试验等专项试验。
- 临床表现:关节易滑脱,疼痛,外展、外旋位恐惧感。

本例患者:右肩关节活动无明显受限,肌力无减弱,其余关节无松弛,肩关节恐惧试验可疑阳性。

辅助检查

右肩关节MRI示右肩关节滑膜囊疝,可疑关节盂缺损,三维CT重建示关节盂损伤,肌电图报告正常(图13-2-1~图13-2-4)。

辅助检查要点

影像学检查可提示肩关节不稳定的骨性、关节盂唇及关节囊、韧带损伤

（表 13-2-1）。

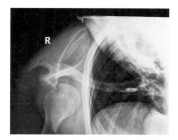

图 13-2-1　肩关节脱位 X 线片

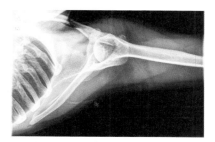

图 13-2-2　肩关节腋位 X 线片

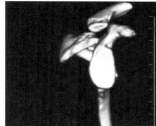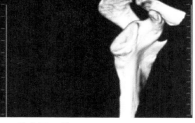

图 13-2-3　关节盂三维 CT

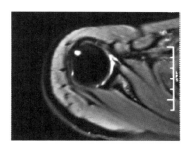

图 13-2-4　肩关节脱位 MRI

表 13-2-1　常见肩关节不稳定的损伤病理

	损伤	描述
骨性损伤	Hill-Sachs 损伤	肱骨头后上方的骨或软骨缺损,发生率为 31%~80%
	Bony Bankart 损伤	前下盂唇骨性缺损的宽度超过盂长度的 21% 会引起不稳定

续表

	损伤	描述
前下盂唇损伤	Bankart 损伤	肩关节前下盂唇撕裂脱位或不伴相应区域盂骨膜的撕脱或剥离
	ALPSA 损伤	前下盂唇连同相应局部骨膜套袖状撕裂
	GLAD 损伤	单纯的前下盂唇的关节内损伤,不伴骨膜损伤
	Perthes 损伤	肩关节前下盂唇及相应区域骨膜自肩胛盂的剥离。盂唇及骨膜联系完整
关节囊、韧带损伤		主要是指 HAGL 损伤,即肩关节盂肱下韧带肱骨头止点处的撕脱

- X 线检查:肩胛骨正位、西点位、尖斜位,以及内旋位肩胛骨正位。
- CT 检查:CT 测量肩胛盂缺损。
- 三维 CT 检查:有助于诊断和手术方案制订。
- CT 造影:适用于 MRI 检查禁忌患者。
- MRI 检查:显示多方位组织结构,软组织影像清晰,能够全面评价肩关节病变。

本例关键线索:右肩关节滑膜囊疝,关节盂唇损伤。肌电图报告正常表示臂丛神经未受损伤。

判断病情

诊断明确后需判断患者的病情严重程度和关节松弛程度,以及是否存在并发症,以便采取相应的治疗措施。麻醉下检查患者有助于明确临床诊断,上臂外展,固定肩胛骨后向前后施压,若存在不稳定肱骨头可出现前移。关节松弛程度分为三级:

- 1 级:肱骨头前移范围大于健侧,但不超过盂缘。
- 2 级:肱骨头前移超过盂缘,但松手可自行复位。
- 3 级:肱骨头可置于肩胛盂前方,松手后不能自行复位。

本例患者:患者属年轻患者,反复脱位,MRI 示肩关节囊疝,三维 CT 示关节盂缺损。

鉴别诊断

- 肩袖损伤:可于 MRI 检查后对比鉴别及肩袖损伤特殊试验如 Jobe 试验等相鉴别。
- 需要与肩关节其他方向不稳定鉴别:Sulcus 试验可用于诊断下方不稳定。

Jerk 试验用于检查后方不稳定。

本例患者:该患者需与皮肤病、类风湿关节炎、结核性心包炎、导致白细胞下降的血液系统疾病和其他原因导致的肾炎、肺动脉高压等相鉴别。

治疗方法

1. 非手术治疗　手法复位后 3~6 周的外旋位制动,随后行肩袖和肩胛周围肌肉肌力练习。

2. 手术治疗

（1）适应证

● 年龄小于 30 岁,有较高的运动水平。

● 创伤引起的复位失败患者。

● 悬吊制动期间或去掉悬吊带后发生脱位。

● 有较大的 Hill-Sachs 损伤;骨性 Bankart 损伤;广泛的韧带的松弛。

（2）禁忌证

● 合并癫痫且未得到有效治疗,近期仍有癫痫发作。

● 患者依从性差,不能配合术后制动及康复治疗。

（3）手术治疗方法

● 早期手术方式主要为切开手术如 Bankart 手术及喙突移位术。

● 当前,骨性缺损是开放稳定关节手术的主要适应证,手术包括 Latarjet 手术和骨移植重建术等。

● 近年来肩关节镜手术得到重视,成功率逐渐提高,甚至超过切开手术。

本例患者:该患者希望功能恢复较高,虽已过 30 岁但差距不大。排除癫痫及依从性差结合辅助检查后行关节镜下修复术（图 13-2-5、图 13-2-6）。

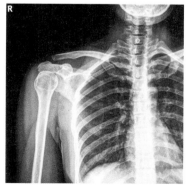

图 13-2-5　肩关节复位后 X 线片

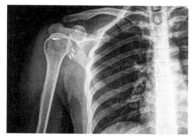

图 13-2-6　肩关节脱位关节镜术后 X 线片

肩关节脱位诊疗流程（图 13-2-7）

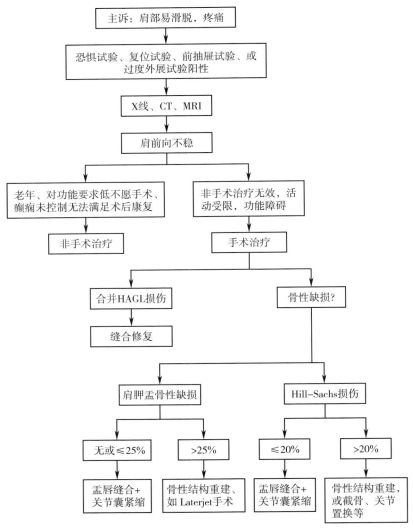

图 13-2-7 肩关节脱位诊疗流程

（王文波）

第三节　骨关节炎

临床病例

患者,女性,63 岁,以"双膝疼痛 10 余年,右膝渐加重伴跛行 1 月余"为主诉入院。10 余年前,患者无明显原因及诱因开始出现双侧膝关节疼痛,疼痛以膝关节内侧疼痛为主,呈不规律针刺样疼痛,偶有胀痛不适,以远行、负重、上下楼梯及爬坡时明显,且下楼梯疼痛较上楼梯为甚,休息后疼痛可缓解。不伴膝关节肿胀、局部皮肤发红、皮温升高,不伴四肢其余关节疼痛、晨僵,不伴明显其他大关节肿痛,不伴畏寒发热,不伴潮热、盗汗等症状,予以消炎止痛药、中成药(活血止痛药)等治疗(具体不详),经治疗后疼痛症状短期缓解后仍反复发作。入院前 1 月余,病员右膝疼痛较前明显加重,伴跛行,口服消炎止痛药后,上述症状稍缓解。为进一步诊治收入科。病程中,饮食尚可,睡眠稍差,大小便正常,体重无明显减轻。

病史采集要点

- 常见症状:关节疼痛(初期为轻微钝痛,以后逐步加剧,活动时疼痛加重明显,休息后缓解,可与天气变化、潮湿受凉有关)、关节活动不灵(晨起或长时间固定体位后关节僵硬,关节弹响,关节交锁)、关节肿大、骨擦音、关节无力,活动障碍。
- 病因:外伤史、手术史、炎症、肥胖、遗传、代谢性疾病。
- 诊治经过:非药物治疗及药物治疗情况。
- 与之鉴别的常见症状:发热、关节痛、关节肿胀、关节弹响、关节活动障碍。
- 肥胖、血液、系统相关疾病既往史,免疫系统疾病家族史。

本例患者:肥胖(BMI 26kg/m^2),关节疼痛,关节活动受限,关节肿胀。

体格检查

神志清楚,查体合作,对答切题。发育正常,营养中等,体型偏胖。脊柱和双上肢未见明显畸形,无压痛,关节活动正常。右膝外观轻度内翻畸形,轻度肿胀,局部皮肤不红、皮温不高,内侧关节间隙明显压痛,浮髌试验阴性,髌骨研磨试验阳性,前后抽屉试验阴性,内侧和外侧麦氏征阳性,侧方应力试验阴性,过伸及过屈试验阳性,膝关节活动度 5°~115°。左膝无明显肿胀及内外翻畸形,皮温不高,皮肤不红。内侧关节间隙轻压痛,关节屈伸活动 0°~120°,浮髌征阴性,髌骨摩擦征阳性,前后抽屉试验阴性,内侧和外侧麦氏征可疑阳性,侧方应力试验阴性。

双下肢远端循环、感觉、运动正常。双下肢肌力及肌张力正常,双侧膝、踝反射正常,病理征阴性。

体格检查要点

重点关注骨性关节炎累积的骨及相应的关节。

- 关节压痛。
- 关节肿大。
- 骨擦音。
- 肌肉萎缩。
- 活动度减小。
- 髌骨研磨试验、麦氏征、过伸及过屈试验。

本例患者: 右膝内侧关节间隙明显压痛,髌骨研磨试验阳性,内侧和外侧麦氏征阳性,过伸及过屈试验阳性,膝关节活动度 5°~115°。左膝内侧关节间隙轻压痛,髌骨摩擦征阳性,内侧和外侧麦氏征可疑阳性。

辅助检查

术前血液检查(血常规、C 反应蛋白、血沉、肝肾功能、离子、凝血功能、感染标志物未见明显异常)。

心电图、胸部 X 线片未见明显异常。

下肢血管彩超未见明显异常。

X 线片示:右膝关节内侧平台不规则、关节间隙狭窄,骨赘增生(图 13-3-1)。

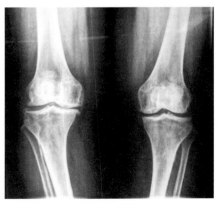

图 13-3-1 关节间隙狭窄,骨赘增生

辅助检查要点

实验室指标及影像学检查可提示骨关节炎（OA）的严重程度及排除相关疾病。

- 血常规（可正常）。
- 血沉（多为轻度增高）。
- C 反应蛋白（多为轻度增高）。
- X 线检查：可见非对称性关节间隙变窄，软骨下骨硬化和 / 或囊变，关节边缘增生和骨赘形成或伴有不同程度的关节积液，部分关节内可见游离体。严重者出现关节畸形。
- CT 三维重建（重建主要用于关节存在不规则病变）。
- MRI（有利于 OA 早期诊断）。

本例关键线索

血常规：WBC 9.3×10^9/L，Hb 14.4g/dl，C 反应蛋白 7.6mg/L，D- 二聚体：0.4mg/L（0~0.5mg/L）。X 线片示：右膝关节内侧平台不规则、关节间隙狭窄，骨赘增生。

诊断标准

结合流行病学、临床表现、实验室检查及影像学检查进行诊断（表 13-3-1、表 13-3-2）。

表 13-3-1　骨关节炎诊断标准（膝骨关节炎）

临床标准	临床 + 放射学标准
1. 近 1 个月来大多数时间有膝关节疼痛	1. 近 1 个月大多数时间有膝痛
2. 有骨摩擦音	2. X 线片示骨赘形成
3. 晨僵≤30min	3. 关节液检查符合骨关节炎
4. 年龄≥38 岁	4. 年龄≥40 岁
5. 有骨性膨大	5. 晨僵≤30min
	6. 有骨摩擦音
满足 1+2+3+4 条或 1+2+5 条或 1+4+5 条即可诊断	满足 1+2 条或 1+3+5+6 条或 1+4+5+6 条可诊断

表 13-3-2　骨关节炎诊断标准（髋骨关节炎）

临床 + 放射学标准：
1. 近 1 个月大多数时间髋痛
2. 血沉≤20mm/h
3. X 线片示骨赘形成
4. X 线片示髋关节间隙狭窄
满足 1+2+3 条或 1+2+4 条或 1+3+4 条即可诊断

本例患者：双膝疼痛 10 余年，63 岁，右膝轻度肿胀。术前 X 线片示：右膝关节内侧平台不规则、关节间隙狭窄，骨赘增生。符合膝 OA 诊断标准。

鉴别诊断

● 类风湿关节炎：类风湿关节炎以多发性对称性四肢大小关节受累为主，具有典型的晨僵病史，本病例不具典型病史，不具典型的关节畸形症状，影像学检查不符合类风湿关节炎表现。

● 膝关节结核：本病例既往无结核病史及结核病密切接触史，无结核中毒症状，无潮热、盗汗表现，血沉及 C 反应蛋白不明显升高，影像学检查不符合结核表现，可排除。

● 痛风性关节炎：痛风性关节炎据典型病史、家族史、性别、年龄、血尿酸增高、发作时关节急性肿胀、疼痛、局部温度升高等可容易诊断，本病例不具上述表现，可排除。

● 其他类型关节炎：可与其他类型的骨关节炎相鉴别。如血友病性关节炎，多伴有反复关节内出血倾向、家族史等，可与骨关节炎进行鉴别。如强直性脊柱炎，强直性脊柱炎以青年男性多发，X 线片多以骶髂关节炎病变为主，晚期出现脊柱"竹节样"改变，本病例不支持，可鉴别。

本例患者：该患者需与类风湿关节炎、膝关节结核、痛风性关节炎、其他类型关节炎等相鉴别。

治疗原则和药物治疗要点

治疗原则：减轻症状，延缓关节结构改变，维持关节功能，提高生活质量。

● 非药物治疗（减轻体重、物理治疗、辅助器械、使用护膝等）。

● 物理治疗（热疗、水疗、红外线、超短波、离子导入、电刺激及中医针灸、按摩等传统疗法）。

● 控制症状类药物(也称为非特异性药物)

非甾体抗炎药:具有抗炎、止痛、解热等功能的非类固醇药物,主要药物包括双氯芬酸等。

止痛剂:对乙酰氨基酚、弱阿片类。

● 局部治疗:外用非甾体抗炎药如双氯芬酸二乙胺盐、依托芬那酯凝胶、辣椒辣素、水杨酸甲酯。

● 关节腔内注射药物:玻璃酸钠、糖皮质激素、富血小板血浆(PRP)。

● 改善病情药物及软骨保护剂:氨基葡萄糖、双醋瑞因等。

● 手术治疗

关节镜下清理术。

截骨矫形术(图 13-3-2)。

关节融合术。

关节置换术(图 13-3-3、图 13-3-4)。

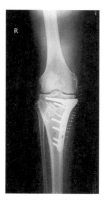

图 13-3-2　截骨矫形术后 X 线片

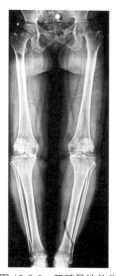

图 13-3-3　双膝骨性关节炎术前负重位下肢全长片

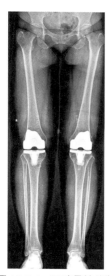

图 13-3-4　双膝骨性关节炎术后负重位下肢全长片

本例患者:行膝关节人工表面假体置换术。

骨关节炎诊疗流程（图 13-3-5）

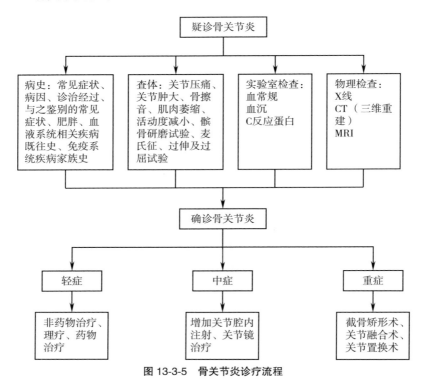

图 13-3-5　骨关节炎诊疗流程

（王文波）

第四节　骨肉瘤

临床病例

患者，男性，6 岁，学前班学生。以"左大腿疼痛、肿胀三个月，加重三周"为主诉入院。患者三个月前运动时感觉左大腿疼痛，以为是肌肉拉伤，口服对乙酰氨基酚片缓解，未予诊治。三周前开始左大腿疼痛加剧，呈持续性，左膝关节屈曲位，伸直位疼痛加剧，左大腿局部肿胀、皮肤有灼热感，呈现避痛性跛行。经常夜间疼痛，口服止痛药无明显好转。门诊摄 X 线片后发现左股骨肿瘤性病变，为进一步诊治收入院。病程中反复发热伴乏力,但无寒战、盗汗,口服退热药物体温可恢复正常。饮食睡眠差,消瘦,二便正常。

既往体健。无家族遗传病史。家族无同类病史。

体格检查

体温38.6℃,血压110/70mmHg,神清语明,轻度贫血貌。心肺腹部无著征。左大腿肿胀明显,左大腿中、远段皮肤发红,表面浅静脉怒张,左膝关节强迫半屈曲位,局部皮温高,可触及中、远段深部肿块,边界不清,无活动度,质地坚硬,无波动感或囊性感,弥漫性压痛,因疼痛左膝关节主动屈伸受限、抗拒被动检查,其他各关节活动度良好。左大腿肿胀最突出处周径与健侧的差值为8cm。足背动脉波动良好,无感觉障碍。无区域淋巴结肿大,神经系统病理征阴性。

病史采集和体格检查要点

- 患肢疼痛,夜间痛。一般状态差,发热、食欲缺乏、体重减轻。
- 皮肤表现:发红,张力高,浅静脉怒张,应与健侧对比。
- 触诊体征:压痛及部位,皮温,肿块的大小、质地、边界、移动度。
- 关节活动度:痛性关节运动受限。
- 测量:测量患肢周径与健侧对比。
- 全身表现:有无发热、体温增高,贫血貌,有无盗汗、乏力等。
- 与之鉴别的常见症状:感染性高热、寒战,结核性低热、盗汗、乏力。

本例患者:发育期儿童,运动后下肢疼痛,夜间痛,避痛性跛行。贫血貌,体温高,左大腿肿胀、发红、浅静脉怒张,深部肿块质地硬,边界不清,弥漫性压痛,患肢痛性关节活动障碍。

辅助检查

血常规:WBC 11.05×10^9/L,RBC 3.2×10^9/L,Hb 105g/L,PLT 151×10^9/L。C反应蛋白13.8mg/dl,ALP 1 488.2U/L,LDH 510U/L。

X线:股骨干至干骺端边界不清的棉絮状骨硬化和地图样骨溶解,肿瘤穿破骨皮质向周围软组织浸润,呈日光放射样、Codman三角骨膜反应(图13-4-1)。

MRI:骨干中部至干骺端巨大肿瘤,延伸至周围软组织,可见日光放射样骨膜反应。横断面上肿瘤紧邻股动脉、静脉。未发现跳跃病灶(图13-4-2)。

切开活检病理:通常型成骨细胞型骨肉瘤,肿瘤呈显著异型性和多形性,肿瘤细胞包裹并侵蚀原有松质骨,并产生大量肿瘤性骨样组织(图13-4-3)。

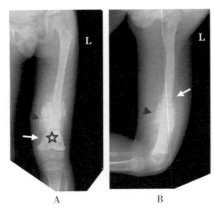

图 13-4-1　左股骨 X 线显示骨干至干骺端巨大成骨性肿瘤

A. 正位片；B. 侧位片。L 表示左侧，▲ 示日光放射影，→示 Codman 三角，☆示云絮状骨硬化影。

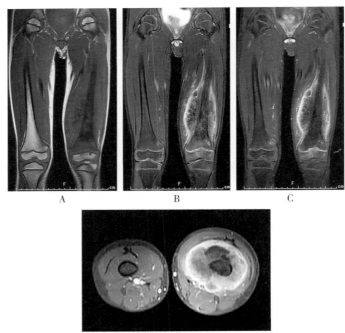

图 13-4-2　左大腿 MRI 显示骨干至干骺端巨大肿瘤，由髓腔内延伸到周围软组织

A. T₁加权（冠状位）；B. T₂加权压脂（冠状位）；C. T₁加权压脂＋钆造影（冠状位）；D. T₁加权压脂＋钆造影（横断位）。

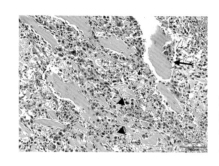

图 13-4-3　活检病理 HE 染色（100×）：
通常型骨肉瘤（成骨细胞型）
→示包裹吸收原有骨小梁，▲示肿瘤性
成骨（恶性骨样组织）。

辅助检查要点

● 白细胞计数（WBC）升高，C 反应蛋白（CRP）升高，常见于骨肉瘤或尤因肉瘤。

● 碱性磷酸酶（ALP）和乳酸脱氢酶（LDH）值：异常高的 ALP 和 LDH 值常见于骨肉瘤。

● X 线是最重要的影像学检查，干骺端棉絮状不规则硬化和骨溶解混在，Codman 三角、日光放射样骨膜反应等表现，强烈怀疑骨肉瘤。

● MRI：对确定肿瘤延伸范围，与周围血管神经的毗邻情况，有无跳跃病灶等有帮助。

● 活检病理：是确诊为骨肉瘤的最关键依据，并且对病理分型、恶性度分级、治疗方案和判断预后均有帮助。

本例患者：6 岁儿童，符合骨肉瘤高发年龄，夜间痛，避痛性跛行，左大腿肿胀、发红、浅静脉怒张，X 线上骨干至干骺端呈不规则骨硬化、Codman 三角、日光放射影，ALP 高值，切开活检病理确诊为通常型骨肉瘤。

鉴别诊断

● 急性骨髓炎：WBC、CRP 升高，软组织有波动感，细菌培养阳性，X 线片不会有髓外日光放射影或 Codman 三角骨膜反应。

● 骨巨细胞瘤：一般 30 岁以上多见，病变只在骨骺闭合后的干骺端 - 骨骺出现偏心性、膨胀性溶骨性破坏，肥皂泡样改变，一般酸性磷酸酶增高，不会出现 ALP 或 LDH 增高。

● 软骨肉瘤：X 线片点状、环状不规则钙化影，无日光放射影、Codman 三角，MRI T$_2$ 呈高信号软骨基质，没有 ALP 升高，无肿瘤性发热。

● 尤因肉瘤：有肿瘤性发热，WBC、CRP 升高常见，X 线片为典型葱皮样骨膜反应，弥漫性不规则溶骨性破坏，成骨性硬化、日光放射骨膜反应罕见。*EWS-*

FLI1 融合基因检测可确定诊断。

本例患者：该患者需与急性骨髓炎、尤因肉瘤相鉴别。

判断病情

诊断明确后需判断患者的恶性程度，即确定肿瘤分期及分级，以便预测其预后，设计最佳治疗方案。最常用的骨肉瘤分期方法为美国癌症联合委员会骨肿瘤分期系统（表 13-4-1）。

表 13-4-1　美国癌症联合委员会（AJCC）TNM 分期系统

分期	分级	肿瘤（T）	淋巴结（N）	转移（M）
I A	G_1，G_2	T_1	N_0	M_0
I B	G_1，G_2	T_2	N_0	M_0
II A	G_3，G_4	T_1	N_0	M_0
II B	G_3，G_4	T_2	N_0	M_0
III	G_3，G_4	T_3	N_0	M_0
IV A	任何 G	任何 T	N_0	M_{1a}
IV B	任何 G	任何 T	N_1	任何 M
	任何 G	任何 T	任何 N	M_{1b}

T，原发肿瘤		G，组织学分级（grading）
T_0	无原发肿瘤证据	低度恶性
T_1	原发肿瘤大小≤8cm	G_1 高分化
T_2	原发肿瘤大小 >8cm	G_2 中等分化
T_3	原发灶的非连续性肿瘤	高度恶性
N，区域淋巴结		G_3 低分化
N_0	无区域淋巴结转移	G_4 未分化（尤因肉瘤、淋巴瘤等）
N_1	区域淋巴结转移	
M，远隔转移		
M_0	无远隔转移	
M_1	远隔转移	
M_{1a}	肺转移	
M_{1b}	其他脏器转移	

本例患者：MRI 上肿瘤最大长度 >8cm，无淋巴结转移，无肺转移或其他脏器转移证据，病理所见为高度恶性，低分化通常型骨肉瘤，故肿瘤分期为 $T_2N_0M_0$，G_3。

治疗原则和要点

- 完善上述相关辅助检查，根据MRI确定最佳活检通道，进行切开活检术。
- 对于 G_1 骨旁骨肉瘤或 G_2 骨膜骨肉瘤可行广泛切除，一般不需要化疗；对于高度恶性骨肉瘤首先要进行术前新辅助化疗后再手术，术后继续辅助化疗。化疗方案以大剂量甲氨蝶呤、阿霉素、顺铂为主药，根据效果加用或改用异环磷酰胺。
- 手术时机：一般是在新辅助化疗结束后（10~13 周），进行手术。但如果严格化疗无效，肿瘤继续扩大，全身状态恶化，直接进行手术。

保肢手术适应证
- 能够以安全的手术切缘（距离肿瘤≥3cm）切除肿瘤。
- 切除后通过重建能够保证有效的患肢功能。
- 虽有肺转移灶但生长缓慢或经化疗缩小，可以行部分肺或肺叶切除。

保肢治疗方法
- 广泛切除＋肿瘤骨术中放射回植＋自体骨或人工骨移植。
- 广泛切除＋带血管的腓骨移植＋自体松质骨移植。
- 广泛切除＋同种异体骨移植。
- 广泛切除＋人工肿瘤假体植入或同种异体骨复合人工肿瘤假体植入。

截肢术
适用于 10%~20% 的无法进行保肢的骨肉瘤患者或多发肺转移或其他脏器转移，全身状态不佳，无法耐受肿瘤广泛切除、肢体重建等大手术。

术后治疗
- 对切除骨肉瘤组织进行坏死率测定即化疗药物效果判定。
- 术后辅助化疗方案：根据术前化疗效果，维持或更改化疗方案。
- 术后肿瘤标本切缘有肿瘤残留，则追加切除或放疗，预防其复发。
- 定期复查胸部 X 线片或 CT，监测有无肺转移。

本例患者：病理所见为高度恶性骨肉瘤，肿瘤分期为 $T_2N_0M_0$，G_3，行新辅助化疗，尽管 ALP 显著下降，但肿瘤无缩小反而变大，全身状态恶化，故停止术前化疗，行肿瘤广泛切除，切除的肿瘤骨术中蒸馏水浸泡加放射线照射，植回骨缺损处固定，同时行人工骨移植，术后继续改为异环磷酰胺化疗。

骨肉瘤诊疗流程（图 13-4-4）

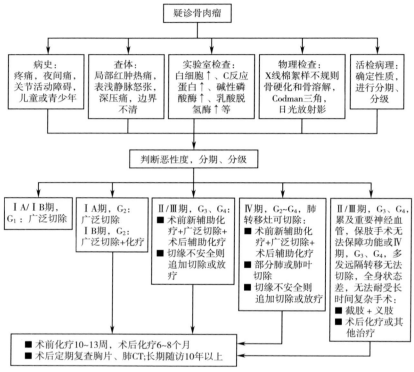

图 13-4-4　骨肉瘤诊疗流程

本节病例图片由日本新泻大学医学部骨外科友情提供。

（王文波）

第五节　颈椎病

临床病例

患者,男性,56 岁,职员。以"右手麻木半年,加重伴行走踏棉感 1 个月"为主诉入院。患者半年前无明确诱因出现右手桡侧半麻木,无精细运动障碍,近一个月麻木情况加重,并且行走时出现双下肢踏棉感,无头晕头痛等其他不适症状,行按摩理疗等保守治疗 1 个月无明显改善,遂来院就诊。饮食睡眠二便可,体重无明显变化。

病史采集要点

- 常见症状:手麻(常依据颈神经分布区呈不同表现)、行走踏棉感。
- 诱因:常无明显诱因,偶因外伤诱发或突然加重。
- 职业因素:长期伏案工作者。
- 与之鉴别的常见症状:有无头晕头痛、手指精细运动障碍。

本例患者:男性,职员,双手麻木伴踏棉感,无明显诱发因素,无头晕头痛、手指精细运动障碍。

体格检查

体温 36.7℃,血压 142/70mmHg,神清语明,一般状态良好。颈部压叩痛(-),右手桡侧半皮肤感觉减退,双侧股四头肌肌力Ⅳ级,余四肢肌力及肌张力正常。双侧桡骨膜反射活跃,跟膝腱反射活跃,双侧霍夫曼征(+)、巴宾斯基征(+)、踝阵挛(+)、髌阵挛(+)。双手蒂内尔征(-),夹纸试验(-)。

体格检查要点

重点关注感觉、运动及四肢腱反射和病理反射。

- 感觉:多有相应颈椎间盘压迫神经分布区麻木。
- 运动:压迫平面以下多有肌力降低,病程越长症状越重,严重者可出现肌萎缩。如同时出现肌张力增加应注意排除神经系统疾病。
- 生理反射:四肢腱反射多增强(活跃或亢进)。
- 病理反射:霍夫曼征(+)是脊髓型颈椎病的特征性表现,多同时伴有巴宾斯基征及等位征的阳性表现,踝阵挛及髌阵挛偶有阳性,提示脊髓压迫较重。
- 对于存在手麻木的患者,要与肘管综合征和腕管综合征相鉴别。可通过夹纸试验和蒂内尔征判断。必要时追加肌电图检查。

本例患者:右手颈 6 神经分布区麻木,下肢肌力降低,四肢腱反射活跃,病理反射(+)。

辅助检查

颈椎 X 线:颈椎曲度变直,颈 4~6 椎间隙变窄(图 13-5-1)。
颈椎 CT:颈 4~6 椎间盘突出(偏右侧)伴韧带骨化(图 13-5-2)。

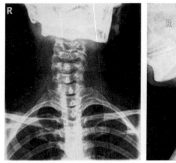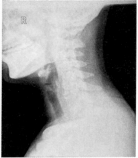

A B

图 13-5-1 颈椎 X 线示颈椎退变性改变

A. 正位片;B. 侧位片。

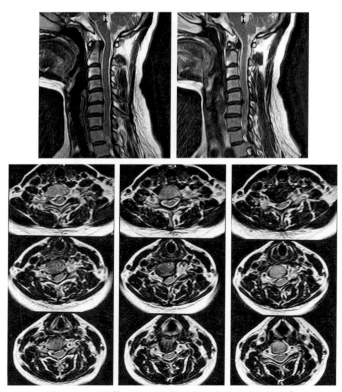

图 13-5-2 颈椎 MRI 示颈椎间盘突出伴脊髓信号增高

颈椎 MRI:颈 4~6 椎间盘突出伴相应节段脊髓 T$_2$ 高信号（图 13-5-3）。

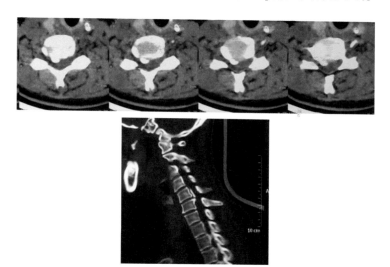

图 13-5-3　颈椎 CT 示颈椎间盘突出，颈 5 椎体后方韧带骨化

辅助检查要点

颈椎病的诊断多依赖于影像学检查，结合查体表现定位病灶。

● 颈椎 MRI 可以良好地显示间盘突出节段、大小、范围和脊髓受压情况，是在出现明显体征情况下准确定位的影像。

● 颈椎 CT 可以良好地显示椎管内侵占情况及突出间盘是否存在骨化，在门诊中是性价比较高的首选诊断影像。但一般只可扫描 4 个颈椎间隙，存在一定漏诊风险。

● 颈椎 X 线可查看颈椎序列，加拍颈椎过伸过屈位 X 线可以判断颈椎稳定性。

一般的住院患者，尤其是拟行手术治疗的患者，要求以上检查齐全。

本例关键线索：明确的感觉运动障碍，特征性"踏棉感"症状，生理反射活跃，霍夫曼征等病理反射（＋），蒂内尔征（－）提示神经卡压疾病被排除。辅助检查提示明确的间盘突出伴脊髓受压。

诊断标准

根据病史、体格检查，结合影像学检查一般能作出诊断。

分型

颈椎病分为 4 型。

● 神经根型颈椎病：发病率最高。多为颈肩痛及上肢放射痛，可出现麻木、过敏等皮肤感觉异常，上肢牵拉试验及压头试验阳性。

● 脊髓型颈椎病：本例患者为典型。严重时可出现二便功能障碍及截瘫表现。

● 椎动脉型颈椎病：椎基底动脉供血不全，出现头晕、恶心、耳鸣、偏头痛，多表现为转动颈椎眩晕。

● 交感型颈椎病：症状多，体征少。表现为交感神经兴奋或抑制的症状。

本例患者：脊髓型颈椎病，尚未出现双手精细运动障碍及截瘫表现。

鉴别诊断

● 神经根型颈椎病：与胸廓出口综合征、肘管综合征、尺管综合征、肩周炎等鉴别。行 X 线及肌电图检查可鉴别。

● 脊髓型颈椎病：肌萎缩侧索硬化症（突然发病，进展迅速，由远端向近端发展出现肩颈肌肉萎缩，肌电图检查胸锁乳突肌和舌肌出现自发电位），脊髓空洞症（青壮年，出现感觉分离：痛温觉消失，触压觉存在，MRI 可见脊髓内异常信号区）。

● 椎动脉型颈椎病：梅尼埃病、脑血管病、前庭功能疾患、眼肌疾患鉴别。

● 交感型颈椎病：心脑血管疾病、引起眩晕的其他疾病。

本例患者：该患者需与肌萎缩侧索硬化症、脊髓空洞症、肘管 / 腕管综合征相鉴别。

治疗原则和手术适应证

早期行非手术治疗：颈椎牵引、制动、理疗、改正不良工作体位和睡眠姿势，配合非甾体抗炎止痛药、神经营养药等。

手术适应证

● 神经根性疼痛剧烈保守治疗无效。

● 脊髓或神经根明显受压，伴有神经功能障碍。

● 症状不严重但半年以上保守治疗无效，影响工作和生活者。

手术方式

● 颈前路减压融合术（椎间盘切除、椎体次全切、椎间孔扩大减压），多适合累及椎间隙 <3 个，韧带及椎间盘无连续性骨化者。

● 后路减压术（半椎板切除、全椎板切除、单开门椎管扩大成形术、Centerpiece 固定）。

本例患者：该患者脊髓压迫症状严重，累及 <3 个节段，颈 5 椎体韧带存在骨化，可行颈前路椎体次全切除减压植骨融合内固定术（图 13-5-4）。

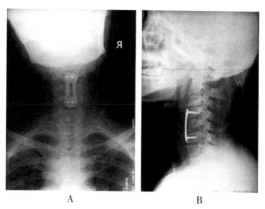

A B

图 13-5-4　术后颈椎 X 线

A. 正位片；B. 侧位片。

颈椎病诊疗流程（图 13-5-5）

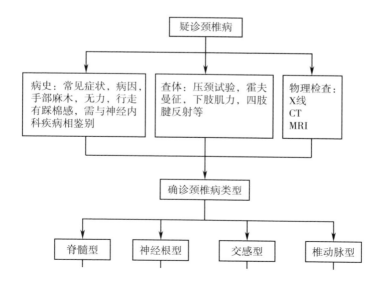

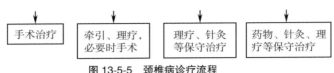

| 手术治疗 | 牵引、理疗，必要时手术 | 理疗、针灸等保守治疗 | 药物、针灸、理疗等保守治疗 |

图 13-5-5　颈椎病诊疗流程

（王文波）

第六节　腰椎间盘突出症

临床病例

患者，男性，45 岁。以"腰痛伴右下肢疼痛、麻木 3 个月，加重 1 周"为主诉入院。患者 3 个月前无明显诱因出现腰部及右下肢持续性疼痛，伴右小腿外侧麻木，久坐、劳累后加重，休息、口服非甾体抗炎药后上述症状可稍缓解，症状间断性发作，未行系统治疗，一周前无明显诱因上述症状明显加重，行腰椎 CT 示：腰 4~5 椎间盘向左后突出，硬膜囊受压，休息可稍缓解。为系统诊治入院。患者病程中饮食睡眠二便可，体重无明显变化。

既往体健。

病史采集要点

● 常见症状：腰痛伴一侧或两侧下肢放射性疼痛、下肢麻木无力、大小便功能障碍（巨大突出或中央型突出）、腰椎活动受限、姿势异常。

● 病因：腰椎间盘退行性改变、损伤、腰椎畸形等。

● 诱因：负重、腹压增加、妊娠、手术等。

● 诊治经过：应用非甾体抗炎药治疗。

● 与之鉴别的常见症状：腰痛、下肢麻木。

本例患者：中年男性，腰部伴右下肢疼痛、麻木，疼痛呈放射性，劳累后加重，休息可缓解。

体格检查

体温 36.4℃，血压 125/70mmHg，腰椎生理曲度存在，未见明显畸形，腰 4~5 棘突及棘旁压痛，叩击痛阳性，腰椎活动受限，右小腿前外侧皮肤浅感觉减退，右足踇背伸肌肌力较对侧减弱，双下肢肌张力不高，双侧膝腱反射、跟腱反射未见异常，右侧直腿抬高试验 40° 阳性，加强试验阳性，4 字试验阴性，病理反射未引出。

体格检查要点

● 立位检查:腰椎畸形,生理前凸变小、消失,甚至变为后凸,不同程度侧凸;腰部压痛点,可引发下肢放射痛或麻木感;腰椎活动受限。

● 仰卧位检查:直腿抬高加强试验阳性;下肢受累神经根支配区皮肤感觉、肌力及反射异常(表 13-6-1)。

表 13-6-1　腰 4、腰 5、骶 1 神经根受压的临床表现

受压神经	肌力减弱	感觉减退	反射减弱
腰 4 神经	股四头肌	大腿后外、膝前、小腿内侧	膝腱反射
腰 5 神经	伸踇肌	小腿前外、足背内侧	通常无异常
骶 1 神经	伸趾肌	小腿后外、足外侧、足跟	跟腱反射

● 俯卧位检查:腰部压痛点;股神经牵拉试验。

本例患者:腰部棘突及棘突旁压痛,叩击痛阳性,腰椎活动受限,右小腿外侧皮肤浅感觉减退,右足踇背伸肌肌力较对侧减弱,右侧直腿抬高试验 40° 阳性,加强试验阳性。

辅助检查

腰椎 X 线:腰椎生理曲线存在,腰 4~5 椎间隙变窄(图 13-6-1)。

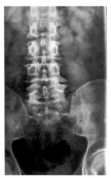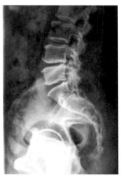

图 13-6-1　腰椎 X 线

腰椎 CT:腰 4~5 椎间盘向右后突出,硬膜囊受压(图 13-6-2)。

腰椎 MRI:腰 4~5 椎间盘向右后突出,硬膜囊受压,余椎体及间盘形态均未

见异常信号（图 13-6-3）。

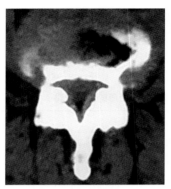

图 13-6-2 腰椎 CT

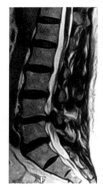

图 13-6-3 腰椎 MRI

辅助检查要点

● X 线可提供一些间接征象，对腰椎间盘突出症进行大致定位及初步诊断。同时为鉴别诊断腰椎其他疾病提供依据。

● CT 可显示椎间盘突出的大小及方向、骨性椎管形态，了解黄韧带是否肥厚。

● MRI 可清晰显示椎间盘突出的部位、大小、形态和神经根、硬膜囊受压移位情况。

● 电生理检查（肌电图、神经传导速度与诱发电位）可协助确定神经损害的范围及程度，观察治疗效果。

本例关键线索

腰椎 X 线：腰椎生理曲线存在，腰 4~5 椎间隙变窄。

腰椎 CT：腰 4~5 椎间盘向右后突出，硬膜囊受压。

腰椎 MRI：腰 4~5 椎间盘向右后突出，硬膜囊受压，余椎体及间盘形态均未见异常信号。

诊断标准

● 单侧腿痛大于腰痛。

● 疼痛放射至足或足趾。

● 同一区域存在麻木和感觉障碍。

● 直腿抬高试验诱发更为严重的腿痛。

- 局限性的神经病学改变——限于单一神经根。
- 影像学表现。在排除相关其他病后,可诊断腰椎间盘突出症。

本例患者:有腰痛、下肢疼痛及麻木症状,查体见腰4~5棘突及棘旁压痛,叩击痛阳性,腰椎活动受限,右小腿前外侧皮肤浅感觉减退,右足踇背伸肌肌力较对侧减弱,右侧直腿抬高试验40°阳性,加强试验阳性,结合腰椎影像学结果,故可确诊腰椎间盘突出症。

判断病情

诊断明确后进行临床分型,以便采取相应的治疗措施。

- 膨出型:纤维环部分破裂,而表层尚完整,此时髓核因压力而向椎管内局限性隆起,但表面光滑。这一类型经保守治疗大多可缓解或治愈。
- 突出型:纤维环完全破裂,髓核突向椎管,仅有后纵韧带或一层纤维膜覆盖,表面高低不平或呈菜花状,常需手术治疗。
- 脱垂游离型:破裂突出的椎间盘组织或碎块脱入椎管内或完全游离。此型不但可引起神经根症状,还容易导致马尾神经症状,非手术治疗往往无效。
- Schmorl结节:髓核经上下终板软骨的裂隙进入椎体松质骨内,一般仅有腰痛,无神经根症状,多不需要手术治疗。

本例患者:结合腰椎MRI,患者属突出型,已出现神经功能减退,应择期手术治疗,解除神经压迫,为神经功能的恢复创造条件。

鉴别诊断

- 腰椎结核:腰痛可伴有坐骨神经痛,常有全身症状,午后低热,乏力盗汗,腰部强直,血沉增快,下腹部可触及冷脓肿。X线片显示椎间隙模糊、变窄,椎体相对边缘有骨质破坏。
- 马尾神经瘤:发病较为缓慢但持续加重,无间歇性缓解,卧床时感到疼痛加重,夜不能眠。严重者可由肿瘤压迫马尾神经,发生下肢感觉和运动障碍,以及括约肌功能紊乱。脑脊液总蛋白量增高,脊髓造影显示有占位性改变。
- 第三腰椎横突综合征:主要表现为腰痛,少数可沿骶棘肌向下放射。检查见骶棘肌痉挛,第三腰椎横突尖压痛,无神经受累体征。局部封闭有很好的近期疗效。
- 梨状肌综合征:患者的主要症状是臀部痛或臀腿痛,患髋关节内收内旋活动时疼痛加重,严重者可有跛行。梨状肌肌腹体表投影处可有明显的压痛,并可向下肢放射,部分患者可触及深部的条索状结节或痉挛的肌块。梨状肌紧张试验阳性,即患髋关节内收内旋活动时疼痛加重,直腿抬高试验在小于60°时疼痛加重,而大于60°时疼痛反而减轻,梨状肌局部封闭后疼痛会消失。

● **本例患者**：该患者需与急性腰扭伤、第三腰椎横突综合征、梨状肌综合征、马尾神经瘤等相鉴别。

治疗原则及要点

（一）保守治疗

1. 适应证

● 初次发病，病程短的患者。

● 病程虽长，但症状及体征较轻的患者。

● 影像学检查显示椎间盘突出较小的患者。

● 由于全身性疾病或局部皮肤疾病，不能进行手术的患者。

2. 治疗方法

● 卧床休息：卧床休息可使疼痛症状明显缓解或逐步消失。

● 药物治疗：主要为非甾体抗炎药、营养神经药、活血化瘀中药。

● 牵引疗法：可使椎间隙增大及后纵韧带紧张，有利于突出髓核部分回纳。

● 物理治疗：具有消炎、镇痛、缓解痉挛、松解粘连、促进组织再生及兴奋神经肌肉的作用。

● 推拿疗法：可以缓解肌肉痉挛，松解神经根粘连，改变突出髓核与神经根的相对关系，减轻对神经根的压迫。

● 封闭疗法：常用痛点封闭、椎间孔神经根封闭、关节突关节封闭、硬膜外腔封闭。

● 针灸疗法。

（二）手术治疗

1. 手术指征

● 腰椎间盘突出症诊断明确，严格保守治疗 3 个月无效或保守治疗有效，但经常复发且疼痛较重者，影响日常生活和工作。

● 疼痛剧烈，尤以下肢症状明显，患者难以行动和入眠，处于强迫体位者，CT 或 MRI 显示有椎间盘纤维环破裂、髓核游离。

● 合并马尾神经受压表现，括约肌功能障碍者，应按急诊进行手术。

● 有明显神经受累表现者。

2. 手术方法

● 常规开放性手术（包括半椎板切除、全椎板切除、经腹椎间盘手术）。

● 椎间盘镜微创手术。

● 经皮穿刺切吸术。

● 人工腰椎间盘置换。

● 腰椎融合术。

本例患者：该患者病程超过三个月，患病期间行非甾体抗炎药治疗，症状恢复不明显，影响正常生活，结合影像学结果，并且患者已经出现神经受累表现，应行手术治疗。

腰椎间盘突出症诊疗流程（图 13-6-4）

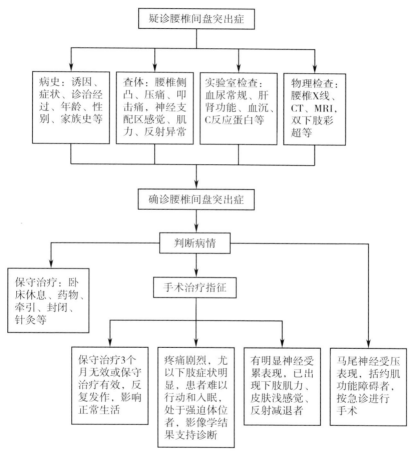

图 13-6-4 腰椎间盘突出症诊疗流程

（王文波）

第七节　狭窄性腱鞘炎

临床病例

患者,女性,48岁,面点工。以"右腕关节桡侧疼痛半年,逐渐加重1周"为主诉入院。患者半年前无明确诱因出现右腕关节桡侧疼痛,持续月余,自行缓解,后反复出现,未予诊治。一个月前长时间持续工作。近一周无明确诱因出现腕关节疼痛加重,无力提物。自行理疗未见明显疗效,为系统诊治入院。患者发病以来皮肤无红肿,无麻木。饮食睡眠二便可,体重无明显变化。

既往体健。其母亲有类风湿关节炎。

病史采集要点

● 常见症状

(1)弹响指:起病缓,初时晨起患指发僵、疼痛,缓慢活动后消失。病程延长逐渐出现弹响伴明显疼痛,严重者患指屈曲,不敢活动。中指及环指最多,示指拇指次之,小指最少。

(2)先天性弹响拇:常为双侧拇指屈伸发生弹响,或者指间关节绞锁于屈曲位。掌指关节掌皮下可触及痛性结节。

(3)桡骨茎突狭窄性腱鞘炎:腕关节桡侧疼痛,逐渐加重,无力提东西。皮肤无红肿、麻木,表面有压痛,有痛性结节。

● 诱因

(1)手部或者脚部腕关节长期保持固定单一的姿势:如司机,经常双脚踩着油门和刹车,活动时间比较少。还有办公室电脑打字员等人员,关节部位的血液还有肌肉组织得不到放松,所以引起了腱鞘炎。

(2)疲劳所引起的:在工作的时候由于疲劳导致的拉伤等情况,也会引起腱鞘炎。

(3)神经疾病所引起的:如痛风、风湿病等神经性疾病,也有可能引发腱鞘炎。

(4)与积累劳损也有关:腱鞘炎患者因手指劳作过度,频繁伸屈,积劳伤筋,屈指肌腱在骨性纤维管内受到反复摩擦挤压;或长期用力握持硬物,骨性纤维管受硬物与掌骨头的挤压,致使骨性纤维管发生局部充血、水肿。

(5)风寒,手指部遭受寒凉刺激:血运迟滞,瘀结不通,不通则痛,进而导致腱鞘炎的发作。

● 诊治经过:采用局部制动减少手指的活动,使局部得到休息,还可以热敷或理疗。

● 与之鉴别的常见症状

（1）急性化脓性腱鞘炎：发病急，有剧烈疼痛、红肿与压痛，红肿与疼痛等症状可沿肌腱向远近端蔓延。

（2）类风湿关节炎：为多发性，多发生在小关节，早期酸痛、活动不便，以后逐渐出现关节肿胀、皮肤发亮，此时即不难与本病鉴别。

（3）周围神经炎：呈手套麻木感，部分患者有触痛过敏表现；但活动尚可，肌腱处无局限性压痛可与本病鉴别。

● 运动系统相关疾病既往史，免疫系统疾病家族史。

本例患者：中年女性，常年手指用力活动，腕关节桡侧疼痛，逐渐加重，无力提东西。

体格检查

体温 36.4℃，血压 122/74mmHg，神清语明，无脱发，无口腔溃疡，皮肤黏膜无出血点。双肺及心脏听诊无异常。腹软无压痛，肝脾肋下未触及。双下肢无水肿。神经系统病理征阴性。右腕关节握拳外展时局部剧痛，在桡骨茎突可触及豆大结节，压痛明显。

体格检查要点

重点关注腕关节局部疼痛，伸屈受限。

● 桡骨茎突处疼痛，局部压痛，有时可扪及痛性结节。

● 握拳尺偏试验（Finkelstein 试验）：患者拇指屈曲握拳，将拇指握于掌心内，然后使腕关节被动尺偏倾斜，引起桡骨茎突处明显疼痛为阳性（图 13-7-1）。

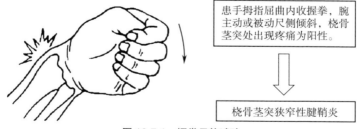

患手拇指屈曲内收握拳，腕主动或被动尺侧倾斜，桡骨茎突处出现疼痛为阳性。

桡骨茎突狭窄性腱鞘炎

图 13-7-1　握拳尺偏试验

本例患者：局部压痛、四指握住拇指并尺偏倾斜时引起腕部疼痛。

辅助检查

彩超:腱鞘周围慢性结缔组织增生、肥厚、粘连(图 13-7-2);腱鞘无菌性反应(图 13-7-3)。

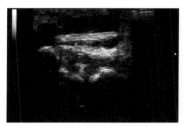

图 13-7-2　腱鞘周围慢性结缔组织增生、肥厚、粘连

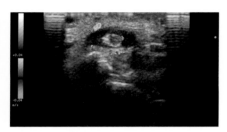

图 13-7-3　腱鞘由于机械刺激发生出血、水肿渗出等无菌性反应

辅助检查要点

- 腱鞘由于机械刺激发生出血、水肿渗出等无菌性反应。
- 慢性结缔组织增生、肥厚、粘连。
- 影像学检查可提示腱鞘肥厚致使腱鞘狭窄,腱鞘与肌腱之间发生不同程度的粘连,肌腱发生变性。对于不太典型的病例可行超声检查来确诊,虽然磁共振的灵敏度也很高,但是,考虑到其高昂的价格,仍不宜将其作为首选的辅助检查。

本例关键线索

运动系统损伤:桡骨茎突处疼痛,局部压痛,有时可扪及痛性结节。握拳尺偏腕关节时,疼痛加剧。

诊断标准

- 指屈肌腱腱鞘炎
(1)常见于妇女,好发于拇、中、环三指。
(2)局部有疼痛和压痛,并可扪及硬结。硬结可随手指屈伸而活动。
(3)可出现"弹响",严重时,患指屈伸活动受限,或是伸直位不能屈曲,或是屈曲位不能伸直。
- 桡骨茎突腱鞘炎
(1)腕桡骨茎突处有疼痛、压痛和局限性肿胀。拇指与腕关节活动时疼痛加重。

（2）桡骨茎突腱鞘炎试验：患手握拳，拇指屈于掌内，腕尺偏，若在桡骨茎突处产生疼痛加剧，表示有腱鞘炎。

● 通常情况下，有明确的劳损病史，加上渐进性的屈指酸胀、疼痛、弹响和绞锁表现，一般都可以比较容易地确立诊断。对于不典型的病例，还可行超声检查以助确诊。

本例患者：中年女性，常年手指用力活动，腕关节桡侧疼痛，逐渐加重，无力提东西。桡骨茎突处疼痛，局部压痛，有时可扪及痛性结节。握拳尺偏腕关节时，疼痛加剧。握拳尺偏试验阳性，彩超显示明确，故可确诊桡骨茎突狭窄性腱鞘炎。

治疗原则和药物治疗要点

● 保守治疗：对于初次发病的成人病例，保守治疗多可奏效。保守治疗包括患指制动、避免寒冷刺激、理疗，以及配合使用活血、消肿、镇痛类的药物。对于儿童患者，可行局部按摩，将患指扳直，配合支具固定等方法治疗，据报道大约有40%的此类病例可通过保守治疗治愈。

● 封闭治疗：可使用泼尼松龙类制剂配合少量局麻药注入A1腱鞘局部，以起到抗炎、消肿的作用，部分患者疗效明显，但是，封闭后如果继续劳损，容易复发，且封闭不宜多次、反复注射，因为已经有多次封闭注射导致肌腱断裂的病例报道。另外，对于儿童患者不宜采用封闭治疗。

● 小针刀或粗针头经皮松解治疗：此类治疗属于一种微创治疗，可在门诊完成，是用小针刀或粗针头经皮切割、松解A1滑车，此类操作需要有经验的医生操作，因为不是在直视下操作，有挑断肌腱、损伤周围神经和血管的风险。部分小儿拇指的桡侧指神经正好横跨A1滑车，所以，不建议使用小针刀或粗针头治疗小儿屈指肌腱鞘炎。

● 手术治疗：如果上述治疗无效，可行手术治疗。手术可在直视下保护指神经、血管束，并准确、彻底地松解A1滑车。如果是在局麻下手术的，术中还可让患者主动屈指来判断肌腱的滑动性和还有无弹响。手术后第二天即应开始屈、伸指功能锻炼，否则容易出现肌腱粘连而导致术后手指活动障碍。

预防

对于小儿屈指肌腱鞘炎目前尚没有明确的预防手段。但对于成年人的屈指肌腱鞘炎却是可以通过减少劳损，避免寒冷刺激，很好地控制血糖（对于糖尿病患者而言），早期治疗腱周滑膜炎和类风湿关节炎等方法来进行预防。

狭窄性腱鞘炎诊疗流程（图 13-7-4）

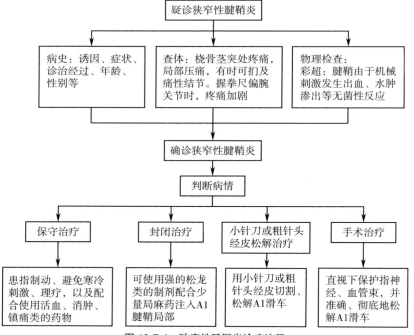

图 13-7-4　狭窄性腱鞘炎诊疗流程

（王文波）

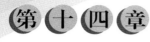

泌尿外科

第一节 泌尿生殖系统炎症

临床病例

患者,女性,28 岁,未婚。以"尿频、尿急 1 个月,加重 3 天"为主诉就诊。患者于 1 个月前劳累后出现尿频、尿急、尿痛,时伴下腹部不适。自行口服抗生素(具体不详)治疗 3 天后症状好转。5 天前患者上述症状再次出现。为求进一步诊治来院就诊。患者自发病以来尿色时有浑浊,尿量正常。饮食睡眠大便可,体重无明显变化。

既往无类似病史。

病史采集要点

- 症状:急性尿路感染尿路刺激征(尿频、尿急、尿痛)明显,可伴有脓尿,终末血尿,下腹不适,无发热。慢性尿路感染症状轻,反复发作。
- 病因:急性尿路感染上行感染最常见,发病率女性高于男性,女性新婚后可出现"蜜月膀胱炎"。慢性尿路感染可继发于膀胱出口梗阻性疾病(尿道狭窄、结石、异物,男性前列腺增生,女性处女膜伞,尿道旁腺积脓)。

本例患者:年轻女性,急性起病,尿路刺激征明显,无发热。

体格检查

体温 36.5℃,血压 120/80mmHg,双肺叩诊清音,呼吸音清,无干湿啰音,心率 68 次 /min,律齐,各瓣膜听诊区未闻及杂音。腹软,无压痛及反跳痛。耻骨上轻压痛。双侧肋脊角无叩击痛。双下肢无水肿。

体格检查要点

- 耻骨上压痛:提示急性尿路感染。
- 发热,肋脊角叩击痛:提示肾盂肾炎。

本例患者:耻骨上轻压痛,无发热,肋脊角无叩痛。

辅助检查

尿蛋白(±),尿红细胞 5~10/HP,形态均一,白细胞 20~25/HP,细菌计数 170/HP,亚硝酸盐阳性,白细胞酯酶阳性。

尿培养、药敏试验:大肠埃希菌菌落 >10^5/ml,药敏试验结果待回报。

血常规:无异常。血沉正常。肝肾功能无异常。

辅助检查要点

● 尿常规:白细胞增多、白细胞酯酶阳性提示尿路感染,亚硝酸盐阳性见于革兰氏阴性杆菌感染。

● 尿培养:中段尿培养是诊断尿路感染最可靠的指标。无法自行排尿的患者可导尿或耻骨上膀胱穿刺留取尿标本。

● 女性尿液标本可能受阴道污染造成假阳性。

● 复杂性尿路感染可出现血液白细胞计数和中性粒细胞升高,血沉增快。

本例患者:镜下血尿,白细胞 20~25/HP,亚硝酸盐阳性,白细胞酯酶阳性。尿培养菌落数 >10^5/ml。

分类

● 单纯性尿路感染:泌尿系统解剖结构功能正常且无糖尿病或免疫功能低下等的尿路感染。

● 复杂性尿路感染:尿培养阳性且存在泌尿生殖道的结构或功能异常(如:泌尿系统置管,间歇导尿,残余尿 >100ml;尿路梗阻;膀胱输尿管反流;尿流改道;放化疗损伤尿路上皮;围手术期尿路感染;肾功能不全,肾移植,糖尿病,免疫低下等)。

本例患者:年轻女性,泌尿系统解剖结构正常,无基础疾病,诊断为急性单纯性尿路感染。

鉴别诊断

● 肾盂肾炎:除膀胱刺激征外可伴有腰痛、肾区叩痛、发热寒战等症状,血中性粒细胞升高,影像学检查可见肾肿大。

● 泌尿系统结核:膀胱刺激征最先出现,常见终末血尿,病程长,抗生素治疗效果不佳,尿液呈酸性,可见脓尿,尿中可找到抗酸杆菌。患肾造影可见肾盏破坏如"虫蚀样"改变,肾盏扩张如"调色盘"样改变,晚期可见全肾钙化,又称"肾自截"。

● 间质性膀胱炎：尿液中无细菌，膀胱充盈有剧痛。麻醉下行膀胱水扩张术可见黏膜点状出血。

● 腺性膀胱炎：病因不明，常有顽固膀胱刺激征，久治不愈，膀胱镜可见黏膜粗糙、水肿，多发滤泡样肿物。可通过腔内手术切除配合术后膀胱灌注减少复发。

● 膀胱黏膜白斑：病因不明，可能为癌前病变。症状同尿路感染，尿常规可见镜下血尿、白细胞增多，细菌培养多为阴性。膀胱镜可见灰白色斑状隆起。可通过腔内手术切除。

● 前列腺炎：可有明显尿频尿急症状，部分患者可表现为反复发作的下尿路感染。前列腺液常规表现为白细胞增多、卵磷脂小体减少。取分段尿液和前列腺液行"四杯法"定位试验可鉴别诊断尿路感染及前列腺炎。

泌尿系统感染的治疗

目前临床治疗方案常依据《中国泌尿外科疾病诊断治疗指南（2019版）》。

● 对症治疗：多饮水，勤排尿，碱化尿液可缓解膀胱刺激征。

● 单纯性尿路感染治疗方案：见表14-1-1。

表 14-1-1　单纯性尿路感染治疗方案

疾病		用药	疗程
绝经前非妊娠妇女急性单纯性膀胱炎		磷霉素氨丁三醇、匹美西林、呋喃妥因、喹诺酮类、二/三代头孢	单剂疗法或3d疗法。3d疗法失败者延长至14d
绝经后女性急性单纯性膀胱炎		同上（可加用雌激素）	同上
男性急性单纯性泌尿道感染		同上	7d疗法，如有其他泌尿系统感染、反复感染则治疗2周
非妊娠妇女急性单纯性肾盂肾炎		三代喹诺酮、半合成广谱青霉素；对耐药严重地区，初次用药必须为β-内酰胺酶抑制剂、氨基糖苷类或碳青霉烯类	无高热者口服药物治疗2周。治疗3d无效延长疗程至6周。若有高热需静脉或肌内注射给药，退热72h后改用口服药完成2周疗程
复发性单纯性尿路感染	再感染	低剂量长程抑菌疗法（如左氧氟沙星100mg）	睡前或性交排尿后口服治疗半年。如复发则延长至1年治疗6周，如无效则延长疗程或改用注射用药
	复发（细菌持续存在）	根据药敏试验结果用药，用最大允许剂量	
无症状菌尿（ASB）		推荐对于孕妇和准备行尿道有创操作的患者进行治疗 不推荐对年轻女性、老年人、泌尿系统置管、脊髓损伤患者进行治疗	

● 复杂性尿路感染用药方案：用药选择见表 14-1-2。伴有下尿路症状的患者治疗时间通常为 7 天，有上尿路症状或脓毒症患者通常为 14 天。

表 14-1-2　复杂性尿路感染经验治疗的抗菌药物选择

类别	药物
推荐用于初始经验治疗的抗菌药物	氟喹诺酮 氨基青霉素 +β- 内酰胺酶抑制剂 头孢菌素（2 代或 3a 代） 氨基糖苷类 磷霉素氨丁三醇
推荐用于初始治疗失败后或严重病例经验治疗的抗菌药物	氟喹诺酮类（如果未被用于初始治疗） 脲基青霉素（哌拉西林）加 β- 内酰胺酶抑制剂 头孢菌素（3b 代） 磷霉素氨丁三醇 碳青霉烯类 联合用药：氨基糖苷类 +β- 内酰胺酶抑制剂或氨基糖苷类 +氟喹诺酮
不推荐用于经验治疗的抗菌药物	氨基青霉素，如阿莫西林、氨苄西林；甲氧苄啶 - 磺胺甲基异噁唑（除非药敏试验推荐）

本例患者：嘱患者多饮水，勤排尿，用药遵循绝经前非妊娠妇女急性单纯性膀胱炎治疗方案，予以左氧氟沙星 200mg 每日 2 次口服，3 天后复查尿常规，若治疗无效根据药敏试验结果改用敏感抗生素治疗 2 周。

（姜　涛　张志伟）

第二节　睾丸鞘膜积液

临床病例

患者，男性，30 岁。以"发现左侧阴囊内包块半年余"为主诉来院就诊。患者诉半年前无明显诱因出现左侧阴囊内包块，左侧睾丸不可触及，无肿胀疼痛，无发热，平卧不能消失。无明显不适症状，未予诊治，近一个月来包块逐渐增大，影响生活和劳动，遂来诊。发病以来饮食睡眠二便可，体重无明显变化。既往体健，否认外伤、结核、手术等病史，否认遗传病史。

病史采集要点

- 常见症状:发现阴囊内包块,无痛性,逐渐增大。
- 诱因:附睾、睾丸炎症,外伤,睾丸肿瘤,丝虫病,先天性因素。
- 与之鉴别症状:附睾、睾丸肿大伴疼痛,阴囊内包块能还纳入,平卧包块消失。
- 既往史:有无外伤、结核、手术、丝虫病等病史。

本例患者:阴囊内包块逐渐增大,睾丸不可触及,平卧不能消失。否认疾病史。

体格检查

体温 36.5℃,血压 124/75mmHg,神清语明。左侧阴囊内包块 80mm × 30mm 大小,表面光滑,无压痛,左侧睾丸触摸不清,平卧后不消失,透光试验(＋)。

体格检查要点

包块大小、质地、有无压痛,平卧能否消失,透光试验。

本例患者:包块无压痛,平卧不消失,透光试验(＋)。

辅助检查

阴囊彩超:左侧睾丸鞘膜腔内见液性暗区,范围 80mm × 31mm。

辅助检查要点

阴囊彩超可鉴别包块性质。

诊断标准

病史:阴囊包块逐渐增大,无压痛,平卧不消失。

体格检查:透光试验(＋)。

辅助检查:睾丸鞘膜腔内见液性暗区。

鉴别诊断

附睾、睾丸炎症:附睾、睾丸肿大伴疼痛,触痛,可有发热,病程较短。

睾丸肿瘤:包块多为实性,质地坚硬,表面常不光滑,患侧睾丸坠胀,透光试验(－)。

交通性鞘膜积液:多为先天性,鞘膜闭合不全导致,平卧积液流入腹腔,包块消失,睾丸可触及。

腹股沟斜疝:囊性肿块,平卧能消失,透光试验(－)。

鞘膜积血:多有外伤史,液体为血性,透光试验(-)。

治疗

睾丸鞘膜积液以手术治疗为主,实行鞘膜翻转术。

婴儿型鞘膜积液多能自行吸收,可不做治疗随诊观察。成人鞘膜积液如量少无明显症状,或由炎症、外伤引起的继发反应性鞘膜积液,可予抗炎、托高阴囊等对症治疗,观察积液能否吸收,如积液体积大不吸收,有明显症状的可行手术治疗。

(姜 涛 张志伟)

第三节 前列腺增生症

临床病例

患者,男性,80岁。以"进行性排尿困难4年,加重1个月"为主诉入院。患者于4年前无明显诱因出现进行性排尿困难,有尿线变细、尿等待、排尿滴沥症状,夜尿2~3次。无尿潴留,无腰痛发热,无血尿。曾服用中成药物治疗,效果不佳,症状进行性加重。1个月前出现排尿困难,尿频尿急症状加重,夜尿次数4~5次,无腰痛发热,无血尿。为求进一步诊治来院就诊。门诊以"前列腺增生"收入院。患者自发病以来饮食睡眠大便可,体重无明显变化。

既往史:冠心病史10年,未行系统诊治。糖尿病史3年,以注射胰岛素及口服阿卡波糖、瑞格列奈治疗。

病史采集要点

● 症状:高龄男性,排尿困难(尿线细、尿滴沥),尿路刺激征(尿频、尿急、尿痛),夜尿增多。症状进行性加重。

● 病因:高龄和有功能的睾丸。

本例患者:老年男性,排尿困难进行性加重,伴尿路刺激症状及夜尿增多。

体格检查

体温36.5℃,血压135/80mmHg,神清,精神可,眼睑无水肿,双肺叩诊清音,呼吸音清,无干湿啰音,心率84次/min,律齐,各瓣膜听诊区未闻及杂音。腹软,无压痛及反跳痛,移动性浊音阴性。肌力、肌张力正常,各生理反射存在,病理征未引出。膀胱区无充盈,无压痛,双侧肋脊角无叩击痛。双下肢无水肿。外生殖器正常。直肠指诊:肛门括约肌收缩力正常,前列腺增大饱满,质韧,中央沟变浅,未扪及质硬结节。

体格检查要点

- 耻骨上扪及或叩及固定浊音,提示尿潴留。
- 直肠指诊(DRE):腺体增大、表面光滑、中央沟变浅、质韧是前列腺增生典型表现。扪及质硬结节则需注意前列腺癌可能。指诊发现肛门括约肌松弛需注意神经源性膀胱可能。
- 神经系统查体发现病理征、肌力减退等神经系统症状者考虑神经源性膀胱可能。

本例患者:前列腺增大,中央沟变浅,质韧,未扪及质硬结节,肛门括约肌收缩力正常,病理征未引出。

辅助检查

尿常规:正常。

肾功能:肌酐正常。

血 PSA:TPSA 3.86μg/L,FPSA 0.68μg/L,F/T 0.18。

泌尿系统超声:双肾大小正常,双侧肾盂未见扩张,前列腺大小约 5.5cm×4.8cm×4.5cm,回声欠均匀,膀胱残余尿量 80ml(图 14-3-1)。

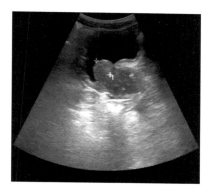

图 14-3-1 前列腺增生超声

尿动力学检查:膀胱感觉、逼尿肌顺应性正常,储尿期未见逼尿肌不自主收缩,膀胱出口重度梗阻,逼尿肌收缩力正常。

国际前列腺症状评分(IPSS):26 分(表 14-3-1)。

表 14-3-1 国际前列腺症状评分(IPSS)

最近一个月内是否有以下症状	无	在五次中					症状评分/分
		少于一次	少于半数	大约半数	多于半数	几乎每次	
尿不尽感	0	1	2	3	4	5	4
两次排尿间隔小于 2h	0	1	2	3	4	5	4

续表

最近一个月内是否有以下症状	无	在五次中					症状评分／分
		少于一次	少于半数	大约半数	多于半数	几乎每次	
排尿中断又开始	0	1	2	3	4	5	3
排尿不能等待现象	0	1	2	3	4	5	4
尿线变细	0	1	2	3	4	5	4
排尿费力	0	1	2	3	4	5	4
夜尿次数	没有	1次	2次	3次	4次	5次	3
	0	1	2	3	4	5	
症状总评分							

生活质量指数（QOL）评分：5分（表14-3-2）。

表14-3-2　生活质量指数（QOL）评分

问题	高兴	满意	大致满意	还可以	不太满意	苦恼	很糟
如果在您今后的生活中始终伴有现在的排尿症状,您认为如何	0	1	2	3	4	5	6
生活质量评分（QOL）							

辅助检查要点

- 尿常规：是否有血尿、蛋白尿、脓尿。
- 肾功能：前列腺增生伴血肌酐升高是上尿路影像学检查的适应证。评估肾积水、输尿管扩张情况。
- 血清前列腺特异性抗原（PSA）：总PSA（TPSA）>4μg/L或游离／总PSA（F/T）<0.16,提示前列腺癌可能。PSA化验受感染、导尿、前列腺按摩影响,应在以上操作前完成。
- 超声检查：前列腺体积 =0.52× 前列腺三个径的乘积。前列腺体积与排尿梗阻程度不一定成正比。
- 尿动力学检查：膀胱出口中重度梗阻为前列腺增生典型表现,若膀胱出口梗阻不重,逼尿肌收缩力减弱明显,则考虑排尿困难为神经源性。

- IPSS：1~7 分为轻度，8~19 分为中度，20~35 分为重度。
- QOL 评分：又称困扰评分。

本例患者：尿常规、血肌酐正常，PSA 正常，前列腺体积 62ml，残余尿增多，无上尿路积水。诊断：前列腺增生症。

鉴别诊断

- 膀胱颈挛缩：年龄较轻，排尿梗阻症状明显，前列腺不大，膀胱镜示膀胱颈后唇抬高，颈口缩窄。
- 前列腺癌：年龄偏大，直肠指诊可扪及质硬结节，PSA 明显升高，需前列腺穿刺活检确诊。
- 尿道狭窄：有尿道损伤、尿道感染、医源性操作病史。
- 膀胱癌：肿瘤位于膀胱颈口可引起排尿困难、尿路刺激征。影像学检查和膀胱镜检查可鉴别。
- 神经源性膀胱：症状多变，与前列腺增生难以鉴别（膀胱刺激征、排尿困难症状），多有神经损害病史、体征。确诊依据神经系统检查和尿动力学检查。
- 膀胱结石：多有排尿中断现象，伴尿痛、血尿。影像学检查可鉴别。

前列腺增生病理学

- 前列腺增生为前列腺移行带纤维和平滑肌组织增生。
- 前列腺外科包膜：增生的移行带将前列腺组织向外挤压变薄形成假包膜。
- 前列腺增生早期，膀胱逼尿肌增生，收缩力增强；梗阻继续加重，逼尿肌功能失代偿，膀胱收缩力减弱。病情继续发展，膀胱输尿管抗反流结构破坏，上尿路积水，肾功能受损。

治疗

1. 观察等待
- 观察等待适应证：IPSS<7 分；IPSS≥8 分，但 QOL 评分 <4 分。
- 患者教育：介绍前列腺增生及前列腺癌相关知识。
- 生活方式指导：限制乙醇、咖啡因摄入，适当饮水，精神放松，适当憋尿。
- 用药指导：避免充血性药物及抗组胺药等。
- 随访：IPSS，尿流率，残余尿量，直肠指诊，PSA。
2. 药物治疗
- 药物治疗目的：短期目标是缓解患者下尿路症状，长期目标是延缓临床进展，预防并发症发生（表 14-3-3）。

表 14-3-3 前列腺增生常用药物

类别	机制	常用药	优点	缺点
α 受体阻滞剂	松弛前列腺及膀胱颈平滑肌,缓解膀胱出口梗阻	特拉唑嗪 坦索罗辛	症状改善迅速,可长期应用,对血 PSA 值无影响	不良反应:头晕、头痛、乏力、体位性低血压、异常射精
5α 还原酶抑制剂	抑制双氢睾酮生成,长期应用缩小前列腺体积	非那雄胺度他雄胺	长程疗效,减少远期并发症,减少血尿	起效慢;单纯缩小前列腺体积不一定缓解症状;可降低 50% 血清 PSA 水平;影响性功能
M 受体拮抗剂	缓解逼尿肌过度收缩,改善储尿期症状(尿频尿急)	托特罗定 索利那新	缓解症状	降低膀胱收缩力;残余尿 >200ml 慎用;尿潴留、青光眼、逼尿肌收缩无力者禁用
植物制剂和中药治疗	机制复杂	植物提取物;中成药	效果良好,患者接受度良好	缺乏临床研究支持
联合治疗	常用 $α_1$ 受体阻滞剂联合 5α 还原酶抑制剂			

注:PSA,前列腺特异性抗原。

3. 手术治疗

● 手术治疗适应证

反复尿潴留。

反复血尿,药物治疗无效。

反复泌尿系统感染。

膀胱结石。

梗阻引起上尿路积水。

残余尿增多导致充溢性尿失禁。

合并腹股沟疝、痔疮、脱肛。

● 手术治疗方式:见表 14-3-4。

表 14-3-4 前列腺增生常见手术方式

手术	特点
经尿道前列腺电切术(TURP)	应用最广泛,是前列腺手术治疗的金标准;容易出现 TUR 综合征(水中毒,低钠血症)

续表

手术	特点
经尿道前列腺气化术	适合较小前列腺
经尿道前列腺等离子电切	冲洗液使用生理盐水,TUR 综合征发生率低
经尿道钬激光剜除	出血少,但依赖组织粉碎器,增加膀胱损伤风险
前列腺支架治疗	适合高危、不能耐受手术,非中叶增生患者;并发症有支架移位、感染
前列腺球囊扩张	适合高危、不能耐受手术者,但费用较高
开放手术	适合前列腺体积大于 80ml,合并膀胱结石、膀胱憩室;术中出血明显多于微创手术

本例患者:前列腺增生诊断明确,IPSS 提示症状为重度,QOL 评分提示生活质量受到严重影响。建议首先予药物治疗:坦索罗辛 0.2mg+ 非那雄胺 5mg 口服,每日一次。若药物治疗不满意,病情继续进展,则选择手术治疗。

(姜 涛 张志伟)

第四节 隐睾

临床病例

患者,男性,12 岁。以"发现右侧阴囊空虚 12 年"为主诉来院就诊。患者家属诉患者出生后即发现右侧阴囊空虚,未扪及睾丸,于当地医院诊断为"右隐睾",2 岁前曾予药物治疗(具体不详),右侧睾丸仍未降至阴囊,遂来诊。病来饮食睡眠二便可,体重无明显变化。既往体健,否认外伤、手术等病史,否认遗传病史。

病史采集要点

- 常见症状:发现阴囊空虚,腹股沟包块。
- 诱因:激素分泌异常、睾丸发育缺陷、解剖结构发育异常等先天性因素。
- 与之鉴别症状:天气寒冷、精神紧张睾丸上缩至腹股沟,平卧手轻推,睾丸可回到阴囊内。
- 家族史:兄弟、父亲是否曾有隐睾病史。

本例患者:发现右侧阴囊空虚,未扪及睾丸。

体格检查

一般生命体征平稳。右侧阴囊空虚,未触及睾丸,左侧睾丸可触及,大小、质地可。右腹股沟区外环口上方可触及 2.5cm×1.5cm 包块,质中等,边界清,活动度可,疑似睾丸。

体格检查要点

患侧阴囊空虚、不能触及睾丸。

本例患者:右侧阴囊空虚,未扪及睾丸,右腹股沟区可触及疑似睾丸包块。

辅助检查

阴囊彩超:右侧阴囊未及睾丸;右腹股沟区可见 25mm×13mm 睾丸样组织回声。

辅助检查要点

- 阴囊彩超:有助于隐睾的定位,操作简便、无创,首选检查方法。
- CT:可发现腹腔内隐睾。
- MRI:能精确定位腹腔内隐睾情况,也可判断隐睾发育情况。
- 腹腔镜检查:可用于未触及睾丸的患者,不仅能发现高位隐睾,也可确诊睾丸缺如。
- 染色体检查:如双侧隐睾伴尿道下裂,需行染色体检查,鉴别两性畸形。

本例关键线索:阴囊彩超发现隐睾。

诊断标准

根据病史及临床表现即可初步诊断隐睾,辅以影像学检查即可确诊。

鉴别诊断

- 睾丸上缩:天气寒冷或精神紧张,刺激提睾肌收缩,睾丸可缩至阴囊上方或腹股沟管,但当外界刺激消失或人为推动,睾丸可降至阴囊内。
- 睾丸缺如:腹股沟区或腹腔内未见睾丸样组织,需经过手术进行证实。
- 睾丸异位:睾丸已出腹股沟管外环,但未入阴囊,而是位于腹外斜肌、会阴部、腹部、阴茎及对侧阴囊内。

治疗

- 本病一经确诊,应尽早治疗。

- 内分泌治疗,主要应用于出生 10 个月至 2 周岁以内的婴幼儿。
- 绒毛膜促性腺激素:1 000~1 500 单位,隔日肌内注射,一个月后随访。
- 促黄体生成素释放激素:400μg 每次,每日三次喷鼻,4 周为一个疗程,3 个月随访。
- 手术治疗:睾丸牵引下降固定术是隐睾的主要治疗方法。
- 对初诊时已超过 2 周岁或激素治疗无效者,可行手术治疗;对于成年隐睾患者,行睾丸固定术时还应进行睾丸活检,以发现早期恶性病变。对于少数睾丸萎缩已无内分泌功能,或疑有恶变者,需行单侧隐睾切除术变。

本例患者:行右隐睾牵引下降固定术。

(姜　涛　张志伟)

第五节　精索静脉曲张

临床病例

患者,男性,22 岁,军人。以“发现左侧睾丸坠胀 1 月余”为主诉来院就诊。患者诉 1 个月前无明显诱因出现左侧睾丸坠胀不适,久站或训练后明显,平卧、休息后可缓解,左侧睾丸上方可见蚯蚓状血管团块,未诊治,遂来诊。病来无发热,饮食睡眠二便可,体重无明显变化。既往体健,未婚,否认遗传病史。

病史采集要点

- 常见症状:精索静脉曲张多数患者常无明显症状,多于体检时偶然发现,部分患者可出现患侧睾丸坠胀,久站或行走后加重,平卧休息时缓解或消失。
- 诱因

原发性精索静脉曲张:静脉瓣有防止静脉血反流的作用,当静脉瓣缺如或功能不良时可导致血液反流;精索静脉壁及其周围结缔组织薄弱或提睾肌发育不全;人的直立姿势影响精索静脉回流。左侧静脉曲张较右侧多见:左侧精索静脉行程长,呈直角汇入左肾静脉;精索静脉瓣缺如常见于左侧;左肾静脉在肠系膜上动脉与腹主动脉之间受压,影响左精索静脉回流甚至反流(称为“胡桃夹”现象)。

继发性精索静脉曲张:肾肿瘤、腹膜后肿瘤、盆腔肿瘤、左肾静脉或腔静脉癌栓阻塞。

- 与之鉴别症状:睾丸肿胀、疼痛。
- 既往史、个人史:患者职业,因精索静脉曲张多见于军人、体育训练者;生育史,精索静脉曲张可引起精液异常,导致不育。

本例患者:左侧睾丸坠胀不适,久站、训练后明显,平卧休息缓解,军人,未婚。

体格检查

一般生命体征平稳。包括站立位和卧位检查,并行 Valsalva 动作(深吸气后用力屏气,并做呼气动作增加腹压)。患者站立位:左侧阴囊松弛下垂,可扪及左侧精索内蚯蚓状血管团,Valsalva 动作后,曲张血管明显;平卧位:曲张血管团减小或消失。睾丸大小正常,质地可,附睾、输精管可触及,未见异常。

体格检查要点

● 症状重患者:阴囊松弛下垂,左侧精索内蚯蚓状血管团,平卧后减小或消失。

● 症状轻患者:检查精索静脉时配合 Valsalva 动作。

● 睾丸大小与质地,附睾、输精管情况,如患侧睾丸小于正常,质地软,考虑睾丸功能不全。

本例患者:左侧精索内蚯蚓状血管团,Valsalva 动作后,曲张血管明显。

辅助检查

阴囊彩超:左侧精索静脉迂曲扩张,内径 3.6mm。

性激素水平:睾酮、雌二醇、黄体生成素、促卵泡素、催乳素均在正常范围。

精液常规:密度、总数、pH、液化时间正常;前向运动精子 25%(正常值≥32%);正常精子形态率 3%(正常值≥4%)。

DFI 35%(正常 DFI≤15%;临界值为 15%<DFI<30%;异常 DFI≥30%)。

辅助检查要点

● 阴囊彩超:判断精索静脉曲张程度,分度。

● 精液常规、精子 DNA 碎片率(DFI):生育期男性重要检测指标。

● 激素水平:反映睾丸功能。

本例关键线索:阴囊彩超示精索静脉内径增宽;精液质量:弱精、畸精症;DFI 异常。

诊断标准

● 体格检查分度

临床型Ⅰ度:阴囊触诊时不明显,Valsalva 试验时可扪及曲张的精索静脉;临床型Ⅱ度:阴囊触诊可扪及曲张的精索静脉;临床型Ⅲ度:可看见阴囊内曲张静脉团块,精索触诊时可扪及明显增大、曲张的静脉团。

- 彩色多普勒超声(CDFI)分度

亚临床型精索静脉曲张:临床触诊阴性而超声平静呼吸检查提示直径(DR)1.8~2.1mm,但无反流,在 Valsalva 动作时有反流,反流时间(TR)1~2 秒。

临床型精索静脉曲张Ⅰ度:临床触诊阳性且超声平静呼吸检查提示 DR 2.2~2.7mm,在 Valsalva 动作时有反流,TR 2~4 秒。

临床型精索静脉曲张Ⅱ度:临床触诊阳性且超声平静呼吸检查提示 DR 2.8~3.1mm,在 Valsalva 动作时有反流,TR 4~6 秒。

临床型精索静脉曲张Ⅲ度:临床触诊阳性且超声平静呼吸检查提示 DR≥3.1mm,在 Valsalva 动作时有反流,TR≥6 秒。

鉴别诊断

- 胡桃夹综合征:是指左肾静脉经过肠系膜上动脉与腹主动脉之间的夹角(此夹角为 45°~60°,胡桃夹综合征患者此夹角小于 16°)时受到挤压。患者站立位可扪及曲张的血管团,平卧后不能消失;常伴有血尿、腰痛、直立性蛋白尿等。
- 附睾、输精管结核:输精管常呈串珠样增粗、硬化改变,部分患者可有肺结核或泌尿系统结核表现。
- 丝虫性精索炎:多有丝虫病高发区居住史,急性发作,常伴有腰痛或下腹痛。精索下端或输精管周围可有硬结。病理活检可见虫体及嗜酸性粒细胞、淋巴细胞浸润的肉芽肿。

治疗

1. 原发性精索静脉曲张

- 一般治疗:包括生活方式饮食调节、物理疗法等,如控制烟酒、避免增加腹压运动、降温、阴囊托法。
- 药物治疗:七叶皂苷类药物如迈之灵、非甾体抗炎药如吲哚美辛、布洛芬等。
- 手术治疗:包括传统精索静脉高位结扎术、腹腔镜下精索静脉结扎术、显微镜下精索静脉结扎术三种术式。

(1)成人型精索静脉曲张手术适应证

1)精索静脉曲张伴有相关症状较重,严重影响生活质量,经保守治疗无效。

2)Ⅱ、Ⅲ度精索静脉曲张,血清睾酮水平明显下降,且排除其他疾病所致者。

3)有生育要求的男性精子质量异常、存在不育者。

（2）青少年型精索静脉曲张手术适应证

1）Ⅱ度或Ⅲ度精索静脉曲张。

2）患侧睾丸萎缩，容积低于健侧 20% 者。

3）睾丸生精功能下降。

4）由精索静脉曲张引起较严重的相关症状。

5）双侧精索静脉曲张。

2. 继发性精索静脉曲张　积极寻找病因，治疗原发病。

本例患者：行显微镜下精索静脉结扎术。

（姜　涛　张志伟）

第六节　尿路结石

临床病例

患者，男性，50 岁，以"双侧腰部疼痛 3 个月"为主诉入院。患者 3 个月前无明显诱因突然出现双侧腰部疼痛，左侧较重，疼痛性质为胀痛，可自行缓解，劳累后加重，无恶心呕吐，无肉眼血尿，无血块。为求进一步诊治来院门诊，门诊行彩超检查回报：双肾结石。门诊以"双肾结石"收入院，发病以来无发热、盗汗，无恶心、呕吐，精神可，大便如常，夜眠差，饮食良好，近期体重无明显改变。

既往史：腰 3~4 椎间盘突出、腰椎管狭窄病史 10 年。

病史采集要点

● 常见症状：腰痛、血尿、发热、无尿、肾积水、肾功能不全及胃肠道反应等临床表现。

● 诱因：饮水饮食习惯、工作环境、个人生活习惯。

● 诊治经过：未予诊治。

● 与之鉴别的常见症状：腰痛、血尿、发热。

● 无泌尿系统结石家族史。

本例患者：老年男性，双侧腰部疼痛。腰 3~4 椎间盘突出、腰椎管狭窄病史 10 年。

体格检查

体温 36.8℃，血压 130/80mmHg，神清语明，正常面容，无脱发，无口腔溃疡，皮肤黏膜无出血点。双肺听诊无异常，各瓣膜听诊区无异常。腹软无压痛，肝脾肋下未触及。双下肢无水肿。神经系统病理征阴性。双肾区压痛叩击痛阳性，左侧较重；双侧输尿管走行区无压痛；耻骨上膀胱区无压痛。

体格检查要点

重点关注双肾区及输尿管走行区。

本例患者： 双肾区压痛叩击痛阳性，左侧较重；双侧输尿管走行区无压痛；耻骨上膀胱区无压痛。

辅助检查

血常规：WBC 4.94×10^9/L，Hb 136g/L，PLT 212×10^9/L，白蛋白 43.7g/L。

尿常规：尿 RBC 0~1/HP，尿 WBC 0~1/HP。

肾功能：肌酐 75μmol/L。

肺 CT：胸部 CT 平扫未见异常。

腹部 CT：左肾及左输尿管上段可见结节状致密影，径约 1.5cm，右输尿管膀胱入口处可见结节状致密影，径约 0.45cm。诊断意见：左肾及左侧输尿管上段结石，左侧肾盂肾盏扩张；右侧输尿管下段结石（图 14-6-1，图 14-6-2）。

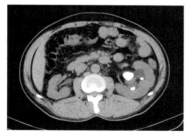 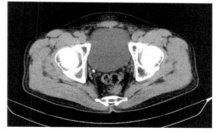

图 14-6-1　泌尿系统 CT 平扫：左肾结石　　图 14-6-2　泌尿系统 CT 平扫：右输尿管结石

心脏彩超：心内结构及血流大致正常。

腹部超声：左肾多发结石；左肾积水；右肾囊肿伴囊内结石；右肾结石；前列腺钙化灶；双输尿管、膀胱未见明显异常。

辅助检查要点

实验室指标及影像学检查可提示上尿路结石。

- 尿常规：尿中红细胞是诊断上尿路结石的重要依据，少量白细胞出现提示炎症。

- 结石成分分析：相当于结石的"病理"，不仅能诊断结石的病因，也是选择溶石和防石疗法的重要依据。

● 超声联合肾 - 输尿管 - 膀胱 X 线（KUB）：确诊上尿路结石的常规检查方法。

● 静脉尿路造影（IVU）：曾是尿路结石的标准诊断方法，能同时显示结石和尿路形态。

● CT：能分辨出 0.5mm 以下的微小结石，能够显示大部分成分的结石。

本例关键线索：腰痛 3 个月，泌尿系统 CT 提示左肾及左侧输尿管上段结石，左侧肾盂肾盏扩张；右侧输尿管下段结石；腹部超声：左肾多发结石；左肾积水；右肾囊肿伴囊内结石；右肾结石；前列腺钙化灶；双输尿管、膀胱未见明显异常。

诊断标准

目前临床普遍采用影像学检查及实验室检查辅助，并结合临床症状来诊断上尿路结石，推荐使用的影像学检查有超声、KUB、非增强 CT 扫描，常规的实验室检查包括血液分析、尿液分析和结石分析。在明确的影像学支持下，排除相关其他病后，可诊断上尿路结石。

本例患者：有腰痛；腹部 CT：左肾及左输尿管上段可见结节状致密影，径约 1.5cm，右输尿管膀胱入口处可见结节状致密影，径约 0.45cm。诊断意见：左肾及左侧输尿管上段结石，左侧肾盂肾盏扩张；右侧输尿管下段结石。故可确诊左肾结石、右输尿管结石。

判断病情

诊断明确后需判断患者的病情严重程度，结石的大小及位置，以及是否存在并发症，以便采取相应的治疗措施。

本例患者：结石位于左肾及左侧输尿管上段大小约 1.5cm，位于右输尿管膀胱入口处结石，大小约 0.45cm。

鉴别诊断

● 右侧上尿路结石与急性胆囊炎、胆石症、肾盂肾炎、异位妊娠、卵巢囊肿扭转等鉴别。

● 左侧上尿路结石与异位妊娠、卵巢囊肿扭转、肾盂肾炎等鉴别。

本例患者：该患者男性，左侧腰痛需主要与左侧肾盂肾炎鉴别。

治疗原则和药物治疗要点

● 肾绞痛的治疗：非甾体抗炎药（吲哚美辛），阿片类镇痛药（曲马多、哌替啶),解痉药(山莨菪碱)。

● 肾结石的治疗:结石直径小于 6mm,且结石未引起完全性的尿路梗阻,结石停留于局部的时间少于 2 周的采取药物排石治疗;小于 20mm 且位置位于肾中上盏的采取体外冲击波碎石术(ESWL)或逆行输尿管软镜手术(RIRS),大于 20mm 的采取经皮肾镜取石术(PCNL)。位于肾下盏且大于 10mm 的结石常采取 PNCL 或 RIRS;大于 20mm 的结石采取 PCNL;对于完全性鹿角性肾结石分期多次取石,采取 PCNL;对于上述方法存在禁忌证和上述手术治疗失败或出现并发症和存在同时需要开放手术处理的疾病需要开放手术。

● 输尿管结石的治疗:结石直径小于 6mm,且结石未引起完全性的尿路梗阻,结石停留于局部的时间少于 2 周的采取药物排石治疗;小于 10mm 的输尿管结石优先采取 ESWL,大于 10mm 的上段结石可采取 PCNL 或 RIRS,大于 10mm 的中下段结石采取输尿管镜。

● 双侧上尿路结石的治疗原则:双侧上尿路同时存在结石的患者约占 15%,其手术治疗原则如下。①双侧输尿管结石,应尽可能同时解除梗阻,可采用双侧输尿管镜碎石取石术,如果不成功,可行输尿管逆行插管或经皮肾穿刺造瘘术,条件许可也可行经皮肾镜取石术。②一侧肾结石,另一侧输尿管结石时,先处理输尿管结石。③双侧肾结石时,在尽可能保留肾的前提下,先处理容易取出且安全的一侧。若肾功能极差,梗阻严重,全身情况不良宜先行经皮肾造瘘。待患者情况改善后再处理结石。④孤立肾上尿路结石或双侧上尿路结石引起急性完全性梗阻无尿时,一旦诊断明确,只要患者全身情况许可,应及时施行手术。若病情严重不能耐受手术,亦应试行输尿管插管,通过结石后留置导尿管引流;不能通过结石时,则改行经皮肾镜造瘘。所有这些措施目的是引流尿液,改善肾功能。待病情好转后再选择适当的治疗方法。

本例患者:该患者左肾及左侧输尿管上段结石大小约 1.5cm,位于右输尿管膀胱入口处结石大小约 0.45cm,采取 RIRS。

(姜 涛 张志伟)

第七节 膀胱癌

临床病例

患者,男性,49 岁。以"全程无痛性肉眼血尿 1 个月"为主诉入院。患者 1 个月前无明显诱因出现全程无痛性肉眼血尿;无尿频、尿急、尿痛症状,夜尿 3~4 次,无腰酸、腰痛,无发热、寒战、头痛、头晕,无腹痛、腹胀,未经治疗。为求诊治来院就诊，门诊彩超显示：膀胱左侧壁占位病变，大小 21mm×18mm；门诊以"膀胱占位"收住院。患者发病以来食欲睡眠尚好，大便无异常，体重无明显变化。

既往体健。家族成员无肿瘤病史。吸烟史 20 余年，日均 20 支。

病史采集要点

● 常见症状：血尿（间歇性全程无痛血尿），尿频、尿急、尿痛等膀胱刺激症状和盆腔疼痛，尿潴留。

● 诱因：性别、环境致癌因素、吸烟。

● 诊疗经过：未予诊治。

● 与之鉴别的常见症状：尿痛，排尿困难，低热，盗汗。

● 吸烟史、肿瘤家族。

本例患者：中年男性，全程无痛性肉眼血尿 1 个月，吸烟 20 余年。

体格检查

体温 36.8℃，血压 130/80mmHg，神清语明，正常面容，皮肤黏膜无出血点。双肺听诊无异常，叩诊为清音；心脏各瓣膜听诊区无异常。腹软无压痛，肝脾肋下未触及包块。双下肢无水肿。神经系统病理征阴性。双肾区压痛叩击痛阴性；双侧输尿管走行区无压痛；耻骨上膀胱区无压痛；直肠指诊，前列腺体积稍大，质地韧，无压痛及结节，中央沟存在。

体格检查要点

重点关注双肾区、输尿管走行区及耻骨上膀胱区。因膀胱形态、容量、位置、大小随膀胱内尿液的多少及其邻近脏器的状态变化而不同，也与年龄密切相关。有可能通过男性直肠或女性阴道进行双合诊。

本例患者：双肾区压痛、叩击痛阴性；双侧输尿管走行区无压痛；耻骨上膀胱区无压痛。

辅助检查

血常规：WBC $5.34×10^9$/L，Hb 158g/L，PLT $201×10^9$/L，白蛋白 40.7g/L。

尿 RBC 满视野，尿 WBC 4~6/HP。

肌酐 98μmol/L。

尿脱落细胞学检查见肿瘤细胞。

肺 CT：双肺多发粟粒灶，左肺上叶浅结节。

泌尿系统彩超：膀胱左侧壁占位性病变，大小约 2.1cm×1.8cm。

泌尿系统 CT：膀胱左侧壁占位性病变，径约 2.0cm（图 14-7-1）。

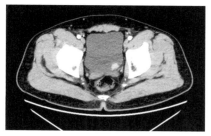

图 14-7-1 膀胱 CT

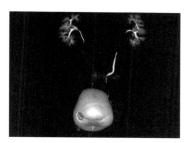

图 14-7-2 CT 尿路造影

CT 尿路造影(CTU):膀胱左侧壁占位性病变,径约 2.0cm(图 14-7-2)。

膀胱镜检查:膀胱左侧壁见大小约 2.0cm×2.0cm 占位性病变,外观呈菜花样,有蒂,距左侧输尿管口约 1.0cm。

辅助检查要点

实验室指标及影像学检查可提示膀胱肿瘤。

- 靶器官受损的指标:血常规、尿常规、肝肾功能等。
- 反映病理的指标:尿脱落细胞学。
- 反映体内感染水平的指标:C 反应蛋白、血沉、血常规、尿常规。
- 重要的影像学检查:泌尿系统彩超、泌尿系统 CT。

本例关键线索:全程无痛性肉眼血尿 1 个月。

泌尿系统超声及 CT:膀胱左侧壁占位性病变。

尿脱落细胞学检查见肿瘤细胞。

膀胱镜检查:膀胱左侧壁见大小约 2cm×2cm 占位性病变,外观呈菜花样,有蒂,距左侧输尿管口约 1.0cm。

诊断标准

- 病史、体格检查。
- 实验室检查:尿常规及尿脱落细胞学。
- 影像学检查:泌尿系统彩超,泌尿系统 CT。
- 金标准:膀胱镜。可直接看到肿瘤的大小、数目、部位及形态,是否有蒂,并可镜下取活检明确诊断。

本例患者:有全程无痛性肉眼血尿病史,泌尿系统超声及 CT 提示膀胱占位性病变,尿脱落细胞学检查可见肿瘤细胞。膀胱镜检查:膀胱左侧壁见大小约 2cm×2cm 占位性病变,外观呈菜花样,有蒂,距左侧输尿管口约 1.0cm。诊断为膀胱癌。

判断病情

诊断明确后需判断患者的肿瘤分级和肿瘤分期,以及是否存在并发症,以便采取相应的治疗措施。

- 肿瘤分级:恶性程度由低到高分别为低度恶性倾向尿路上皮乳头状瘤(PUMLMP)、低分级乳头状尿路上皮癌和高分级乳头状尿路上皮癌。
- 肿瘤分期

Tis:原位癌。

T_a 期:肿瘤比较表浅,局限于膀胱黏膜最上层,治疗效果较好。

T_1 期:侵犯膀胱黏膜下层,肿瘤细胞进入淋巴管,容易出现转移。

T_2 期:肿瘤侵犯深肌层,建议进行膀胱全切。

T_3 期:肿瘤侵蚀整个膀胱壁。

T_4 期:肿瘤侵犯膀胱周围组织,如侵犯直肠、子宫、附件等。

$N_{1\sim3}$ 为区域淋巴结浸润,M_1 为远处转移。

本例患者:从 CT 看属于 T_1 期,未见淋巴结浸润和远处转移,肿瘤分级需术后病理判断。

鉴别诊断

- 膀胱肿瘤有肉眼血尿,需与其他可引起肉眼血尿的泌尿系疾病相鉴别,如前列腺增生、泌尿系统结石、肾盂肿瘤、输尿管肿瘤、泌尿系统结核等。
- 膀胱肿瘤有膀胱刺激症状,需与不稳定膀胱、泌尿系统感染等疾病鉴别。

本例患者:该患者需与膀胱结石、前列腺增生、肾盂肿瘤、输尿管肿瘤、泌尿系统结核等泌尿系统疾病相鉴别。

治疗原则和药物治疗要点

- 非肌层浸润性膀胱癌(NMIBC)的治疗:经尿道膀胱肿瘤切除术(TURBT),术后辅助以膀胱灌注治疗;高危非肌层浸润性 T_1G_3 肿瘤或反复发作的 NMIBC 行根治性膀胱切除术。
- 肌层浸润性膀胱癌的治疗(MIBC):根治性膀胱切除术,同时行尿流改道,如输尿管腹壁造瘘术、回肠通道术、原位新膀胱术。
- 膀胱原位癌的治疗:TURBT 并辅以卡介苗灌注,卡介苗灌注无效时行根治性膀胱切除术。

本例患者:本患者属于非肌层浸润性膀胱癌,行经尿道膀胱肿瘤切除术治疗。

(姜 涛 张志伟)

第八节　肾肿瘤

临床病例

患者,男性,82岁。以"检查发现左肾占位5天"为主诉入院。患者5天前体检发现左肾占位,无明显腰腹部胀痛,无肉眼血尿等症状,为求进一步诊治入院。患者发病以来无乏力,无血尿,无腰痛,饮食睡眠二便可,体重无明显变化。

既往体健。

病史采集要点

- 常见症状:早期肾癌多数患者无明显症状,有时出现腰背部不适、发热、高血压等非特异性的临床症状。晚期表现有包块、腰痛、血尿。10%~40%的肾癌患者可出现副肿瘤综合征。

- 诱因:病因未明,可能与吸烟、肥胖、高血压、长期使用含非那西汀的镇痛药、某些职业(石油、皮革、石棉等)有关,大多数为非遗传因素引起的散发性肾癌,遗传性或家族性仅占肾癌总数的2%~4%。

- 诊治经过:未予治疗。

- 与之鉴别的常见症状:早期多无症状,晚期有血尿、腰痛和腹部包块。

- 肾癌的特殊表现:10%~40%的肾癌患者可出现副肿瘤综合征,主要是发生于肿瘤原发病灶和转移病灶以外由肿瘤引起的综合征,这容易与其他全身性疾病症状相混淆,必须注意鉴别。常见有发热、高血压、血沉增快、贫血、体重减轻、恶病质、肝功能异常、高钙血症、红细胞增多症、高血糖等。

- 胰腺、甲状腺等相关疾病既往史和家族史。

本例患者:无明显临床症状。

体格检查

体温36.5℃,血压120/82mmHg,神清语明,双肺听诊无异常,腹软无压痛,肝脾肋下未触及。四肢活动自如。生理反射存在,病理反射未引出。双肾区无明显叩击痛。双侧睾丸及附睾无明显肿大,双侧精索静脉无曲张;直肠指诊:前列腺体积稍大,质地软,无压痛及结节,中央沟存在。

体格检查要点

早期肾癌患者,体格检查常无明显阳性体征。正常人肾脏一般不易触及,最好的方法是嘱患者仰卧位,膝关节屈曲,检查者在前腹部的肋下缘做深部触诊。

本例患者：无明显阳性体征。

辅助检查

血常规、出凝血时间及肝肾功能和电解质均正常。

超声检查：左肾不均质的中低回声实性肿块，大小约 6.5cm×6.0cm×6.0cm。

CT 扫描：左肾肿块，考虑为透明细胞癌，左肾副肾动脉多条分支供血（图 14-8-1～图 14-8-3）。

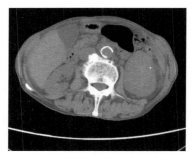

图 14-8-1　CT 平扫见左肾中下部可见类圆形等密度影

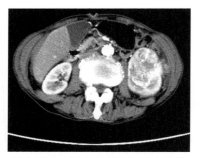

图 14-8-2　皮质期增强见不均匀强化

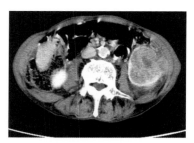

图 14-8-3　髓质期增强可见低密度无强化区

辅助检查要点

实验室指标及影像学检查可提示肾肿瘤的临床表现。

● 影响预后的指标：贫血，高钙血症，血沉加快，血清碱性磷酸酶升高等。

● 超声检查：超声是最简单而无创伤的检查方法，发现肾癌的灵敏度高，在常规体检中经常发现临床无症状、尿路造影无改变的早期肾肿瘤。超声常表现为不均质的实性中低回声肿块，体积小的肾癌有时表现为高回声。肾囊肿界限清楚,内部为无回声液性暗区。肾错构瘤的脂肪成分表现为强回声,容易与肾癌鉴别。

- X线检查:泌尿系统平片可观察肾脏外形异常及钙化性改变。静脉尿路造影或逆行肾盂造影的异常变化多发生于肿瘤生长至一定大小时将其周围的肾小盏破坏、压迫或牵拉变长、变形、变细、扭曲等,较大肿瘤可以导致肾盂及输尿管异位。当肿瘤侵犯肾盂后,肾盂内可出现充盈缺损,甚至引起肾积水。

- CT扫描:CT对肾癌的确诊率高,能显示肿瘤大小、邻近器官有无受累,是目前诊断肾癌最可靠的影像学方法。CT表现为肾实质内不均质肿块,平扫略低于或与肾实质相似,增强后动脉期肿瘤整体较肾实质高,静脉期肿瘤整体较肾实质低。肾囊肿表现为一圆形或椭圆形低密度病灶,CT密度与水相似,无增强,壁很薄而光滑。

- MRI检查:MRI对肾癌诊断的准确性与CT相仿。T_1加权像上常表现为不均质的低信号或等信号;T_2加权像则表现为高信号。MRI检查主要用于局部进展期肿瘤、静脉可能受累、肾功能不全,以及对碘对比剂过敏的患者。

本例关键线索:症状和体格检查无异常。超声和CT检查发现左肾肿瘤。

诊断标准

肾癌的分期:肾癌的TNM分期是决定治疗方式和影响预后的主要因素。综合影像学检查结果评价临床分期(clinical stage grouping,cTNM分期),根据其分期初步制订治疗方案。根据术后组织学确定的侵袭范围进行病理分期(pathological stage grouping,pTNM分期)评价,如两者分期有偏差,则采用pTNM分期结果。目前主要推荐2010年美国癌症联合委员会(AJCC)的TNM分期(表14-8-1)和AJCC分期组合(表14-8-2)。

表 14-8-1 2010 年 AJCC 肾癌的 TNM 分期

分期	标准
原发肿瘤(T)	
T_X	原发肿瘤无法评估
T_0	无原发肿瘤的证据
T_1	肿瘤局限于肾脏,最大径≤7cm
T_{1a}	肿瘤最大径≤4cm
T_{1b}	4cm<肿瘤最大径≤7cm
T_2	肿瘤局限于肾脏,最大径>7cm
T_{2a}	7cm<肿瘤最大径≤10cm

续表

分期	标准
T_{2b}	肿瘤最大径 >10cm
T_3	肿瘤侵及肾静脉或除同侧肾上腺外的肾周围组织,但是未超过肾周围筋膜
T_{3a}	肿瘤侵及肾静脉或侵及肾静脉分支的肾段静脉(含肌层的静脉)或侵犯肾周围组织和 / 或肾窦脂肪(肾盂旁脂肪),但是未超过肾周围筋膜
T_{3b}	肿瘤侵及横膈膜下的下腔静脉
T_{3c}	肿瘤侵及膈上的下腔静脉或侵及下腔静脉壁
T_4	肿瘤侵透肾周筋膜,包括侵及邻近肿瘤的同侧肾上腺
区域淋巴结(N)	
N_X	区域淋巴结无法评估
N_0	无区域淋巴结转移
N_1	有区域淋巴结转移
远处转移(M)	
M_0	无远处转移
M_1	有远处转移

表 14-8-2 2010 年 AJCC 肾癌分期组合

分期	肿瘤情况		
I	T_1	N_0	M_0
II	T_2	N_0	M_0
III	T_3	N_0 或 N_1	M_0
	T_1, T_2	N_1	M_0
IV	T_4	任何 N	M_0
	任何 T	任何 N	M_1

局限性肾癌(localized RCC)是指 TNM 分期中的 $T_1 \sim T_2 NM$ 期肾癌,临床分期为 I 、II 期。

局部进展性肾癌(locally advanced RCC):伴有区域内淋巴结转移和 / 或肾静脉瘤栓和 / 或下腔静脉瘤栓和 / 或肿瘤侵及肾周脂肪组织和 / 或肾窦脂肪组织(但未超过肾周筋膜),无远处转移的肾癌,临床分期为 III 期。

转移性肾癌(metastatic RCC)是指临床分期为Ⅳ期。

本例患者:从超声和 CT 检查结果来分析,为左肾单发肿瘤,位于左肾中部,根据肿瘤 CT 强化特点,考虑肾癌可能性大。考虑患者临床分期为 $cT_{1b}N_0M_0$,属于局限性肾癌。

判断病情

根据表 14-8-1 和表 14-8-2 的肾癌分期,可以判断患者病情,以便指导治疗和判断预后。

● 临床分期Ⅰ期不适合肾部分切除的患者、临床分期Ⅱ期和局部进展期肾癌的患者,可以采取根治性肾切除术。

● 临床分期Ⅰ期肾癌患者,根据肿瘤的大小、位置、患者情况、医师经验来决定是否行保留肾单位手术。

● 肾癌转移最多发生在肺,其次是骨、肝脏、肾上腺、皮肤和脑等。

本例患者:患者老年高龄男性,没有手术禁忌证,肿瘤大小超过 4cm,首选根治性左肾切除术。

鉴别诊断

● 肾囊肿:超声检查肾囊肿边界清楚,内部为无回声液性暗区。CT 上肾囊肿表现为一圆形或椭圆形低密度病灶,CT 密度与水相似,无增强,壁很薄而光滑。

● 肾错构瘤:超声检查典型肾错构瘤的脂肪成分表现为高回声,容易与肾癌鉴别。CT 上是肾错构瘤含有脂肪性低密度灶,其间夹杂着不同数量的软组织成分,增强后部分组织强化,尤其是血管组织,而脂肪组织不强化。

本例患者:该患者需要与肾囊肿和肾错构瘤相鉴别。

治疗原则和药物治疗要点

● 完善术前检查:心电图、胸部 X 线片或胸部 CT 检查,血常规、出凝血时间及肝肾功能和电解质、病毒学检查等。考虑有骨转移需要行核素骨扫描或 PET/CT,考虑脑转移应行头部 CT、MRI 检查。

● 手术治疗:外科手术是局限性肾癌的首选治疗方法,包括根治性肾切除术和保留肾单位手术。肾癌的临床分期是确定治疗方案的基础,同时需结合患者一般状况及伴随疾病等进行考虑。

● 手术方式有开放性手术、传统腹腔镜手术、机器人腹腔镜手术、单孔腹腔镜手术及小切口腹腔镜辅助手术等。

● 手术切除范围包括:患肾、肾周筋膜、肾周脂肪、区域肿大的淋巴结。术前 CT 检查发现肾上极异常或术中发现同侧肾上腺异常考虑肾上腺转移或直接侵犯时,需切除同侧肾上腺组织。肾静脉或下腔静脉内癌栓应同时取出。

- 转移性肾癌的治疗:肾癌转移最多发生在肺,其次是骨、肝脏、肾上腺、皮肤和脑等。转移性肾癌治疗应采用综合治疗。手术可以切除肾脏原发病灶(减瘤手术)和孤立的转移病灶切除,术后辅助细胞因子(IFN-α 和 IL-2)治疗和靶向治疗(索拉菲尼、舒尼替尼、依维莫司、帕唑帕尼等),部分患者可以行化疗和放疗。
- 肾癌的病理:目前采用的肾癌的病理组织学类型是 2004 年 WHO 推荐的分类标准,病理类型与肾癌预后相关。肾癌包括肾透明细胞癌、肾乳头状腺癌(Ⅰ型和Ⅱ型)、肾嫌色细胞癌、未分化肾细胞癌、多房囊性肾细胞癌、Bellini 集合管癌、髓样癌、Xp11 易位性肾癌、神经母细胞瘤伴发的癌、黏液性管状及梭形细胞癌。
- 局限性肾癌术后辅助治疗:尚无标准辅助治疗方案。不推荐手术后常规应用放、化疗。
- 随访工作:目的是检查是否有复发、转移和新生肿瘤。第一次随诊可在术后 4~6 周进行,主要评估肾脏功能、失血后的恢复状况及有无手术并发症。常规随诊内容包括:病史询问,体格检查,血常规和血生化检查,胸部 X 线片,腹部超声。

本例患者:该患者完善术前检查,无手术禁忌后行经后腹腔镜下根治性左肾切除术,术后病理是左肾透明细胞癌,Fuhrman Ⅱ~Ⅲ 级,大小为 6.5cm×6.0cm×6.0cm,累及肾被膜,未累及肾周脂肪、肾盂及肾窦脂肪,未见明确脉管神经侵犯。术后痊愈出院,密切随诊中。

(姜 涛 张志伟)

第九节 前列腺癌

临床病例

患者,男性,61 岁。以"检查发现血前列腺特异性抗原升高 1 个月"为主诉入院。患者 1 个月前例行体检发现血前列腺特异性抗原 15.5μg/L。患者无明显排尿困难,无尿频、尿急、尿痛,无血尿,无特殊不适。为求进一步诊治入院。患者病来无乏力,无血尿,无腰痛,饮食睡眠二便可,体重无明显变化。

既往:腰 3、4 椎体压缩性骨折 5 年。无手术外伤史。

病史采集要点

● 常见症状:早期前列腺癌多无明显症状,有些患者出现排尿困难,尿路刺激症状,多为伴发的前列腺增生症状。临床上发现早期前列腺癌主要依靠血前列腺特异性抗原(prostatic specific antigen,PSA),血 PSA 升高提示前列腺癌的可能性。晚期表现有包块、腰痛、血尿。10%~40% 的肾癌患者可出现副肿瘤综合征。

● 诱因:前列腺癌在欧美国家常见恶性肿瘤中居第二位,在美国前列腺癌发病率在所有恶性肿瘤中居第一位,而我国发病率远远低于西方国家,但近年来呈显著增长趋势。其原因与生活方式的改变、人们寿命的延长及医疗保健和诊断水平的提高有关。

● 诊疗经过:可在常规体检过程中发现。

● 与之鉴别的常见症状:尿路刺激症状,排尿困难,血尿,骨痛,骨折等。

● 全身骨骼系统,前列腺相关疾病既往史。

本例患者:老年男性,无排尿困难。

体格检查

体温 36.7℃,血压 125/72mmHg,神清语明,双肺听诊无异常,腹软无压痛,肝脾肋下未触及。四肢活动自如。生理反射存在,病理反射未引出。双肾区无明显叩击痛。双侧睾丸及附睾无明显肿大,双侧精索静脉无曲张;直肠指诊:前列腺体积Ⅰ度大,质地韧,无压痛及结节,中央沟存在。

体格检查要点

重点是前列腺直肠指诊。了解前列腺有无硬结,质硬的区域和范围,并评估肿瘤是否累及前列腺周围组织结构,如直肠、骨盆等。前列腺直肠指诊是前列腺癌临床分期的重要依据。指诊时如发现前列腺存在明显触痛,则高度提示存在前列腺炎症。

本例患者:前列腺指诊前列腺质地韧,无结节,界限清晰。

辅助检查

PSA:15.5μg/L。

超声检查:前列腺略大伴钙化,大小约 4.3cm×3.5cm×2.2cm。

CT 扫描:前列腺正常大小,未见盆腔淋巴结肿大。

MRI 检查:前列腺中央带前方偏右侧病灶,考虑恶性,T_2WI 低信号,径约 1.0cm,增强扫描动脉期病灶可见强化,DWI 呈高信号(图 14-9-1)。

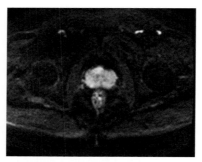

图 14-9-1　前列腺 MRI 的 DWI 图

全身骨扫描：未见骨转移病灶。

辅助检查要点

实验室指标及影像学检查可提示前列腺癌临床表现。

- 前列腺癌特异性血液生化指标：PSA。
- 重要的影像学检查：肺 CT、前列腺 MRI、全身骨扫描等。

本例关键线索：PSA 升高。

MRI 发现前列腺中央带前方偏右侧病灶，考虑恶性。

诊断标准

前列腺穿刺活检是目前确诊前列腺癌的主要方法。前列腺穿刺活检路径可分为经直肠途径和经会阴途径。设备可分为超声和核磁引导下，也可以将两者结合形成融合穿刺。由于前列腺癌的病灶分布散在，因此多采用系统活检。

本例患者：行经会阴超声引导下前列腺穿刺活检术，病理结果：前列腺穿刺 12 针，第 3、4 针穿刺可见前列腺癌，Gleason 评分 3+3＝6 分，肿瘤在各针中所占比例为 40%、60%，其余各针可见增生前列腺组织。

判断病情

诊断明确后需判断患者的病情严重程度，以及是否存在并发症，有无手术禁忌证，以便采取相应的治疗措施。根据血清 PSA、Gleason 评分和临床分期将前列腺癌分为低、中、高危三个等级，以便指导治疗和判断预后。

- 低危前列腺癌：PSA<10μg/L，Gleason 评分 ≤6 分且 ≤cT_{2a}。
- 中危前列腺癌：PSA 10~20μg/L，Gleason 评分 6 分和 / 或 cT_{2b}。
- 高危前列腺癌：PSA>20μg/L，Gleason 评分 8~10 分和 / 或 ≥cT_{2c}。

本例患者：患者为早期前列腺癌，没有淋巴结和骨转移，病理 Gleason 评分 3+3=6 分。首选治疗是前列腺癌根治术。

鉴别诊断

● 前列腺癌需要与前列腺增生相鉴别，临床表现相似。需前列腺穿刺活检鉴别。

● 与前列腺炎相鉴别，炎症也可导致 PSA 升高。需前列腺穿刺活检鉴别。

本例患者：该患者需要与前列腺炎和前列腺增生相鉴别。

治疗原则和药物治疗要点

● 等待观察：对于已明确前列腺癌诊断的患者，通过密切观察、随诊，直到出现局部或系统症状（下尿路梗阻、疼痛、骨相关事件等），才对其采取一些姑息性治疗如下尿路梗阻的微创手术，内分泌治疗，放疗来缓解转移病灶的一种保守治疗前列腺癌的方法。适合不愿意或体弱不适合接受主动治疗的前列腺癌患者。

● 前列腺根治性治疗：是治愈局限性前列腺癌最有效的方法之一。主要术式有传统的开放性经会阴、经耻骨后前列腺癌根治术及腹腔镜前列腺癌根治术和机器人辅助腹腔镜前列腺癌根治术。适用于可能治愈的前列腺癌，还取决于肿瘤的临床分期（表 14-9-1）、患者预期寿命和总体健康状况。

表 14-9-1 前列腺癌 TNM 分期

分期	标准
原发肿瘤（T）	
T_X	原发肿瘤无法评估
T_0	无原发肿瘤的证据
T_1	临床检查包括直肠指诊及影像学检查均未发现肿瘤，而病理检查证实有癌，即前列腺穿刺活检证实为癌
T_{1a}	在切除的前列腺组织中病理检查发现癌，癌的体积小于或等于切除组织的 5%
T_{1b}	在切除的前列腺组织中病理检查发现癌，癌的体积大于切除组织的 5%
T_{1c}	临床检查均未发现癌，仅血清前列腺特异性抗原增高
T_2	肿瘤局限于前列腺内
T_{2a}	肿瘤侵犯前列腺一叶的 1/2 或更少
T_{2b}	肿瘤侵犯前列腺一叶的 1/2 以上，但仅限于一叶

续表

分期	标准
T_{2c}	肿瘤侵犯前列腺两叶
T_3	肿瘤穿透前列腺被膜向外延伸
T_{3a}	肿瘤穿透前列腺被膜向外延伸（单侧或双侧）
T_{3b}	肿瘤侵犯精囊
T_4	肿瘤侵犯除精囊外的其他邻近组织并与之固定
区域淋巴结（N）	
N_X	依据目前的检查结果无法估测区域淋巴结的转移情况
N_0	无区域淋巴结转移
N_1	有区域淋巴结转移
远处转移（M）	
M_X	不能估测是否有远处转移
M_0	无远处转移
M_1	有远处转移
M_{1a}	有非区域淋巴结的转移
M_{1b}	有骨转移
M_{1c}	其他部位转移

注：TNM 分期系统（2002 年）依据原发肿瘤（T）局部情况、淋巴结转移情况（N）及远处脏器转移情况（M）对前列腺癌进行全面系统的分期。

● 内分泌治疗：适合晚期前列腺癌患者，前列腺癌根治术后切缘阳性、前列腺癌术后复发等患者，包括去势治疗（外科去势——切除睾丸，以及药物去势如戈舍瑞林、亮丙瑞林等），抗雄治疗（比鲁卡胺等）。
● 前列腺癌的外放射治疗和近距离照射治疗。
● 前列腺癌化疗。
● 前列腺癌的随访。

本例患者：该患者的前列腺癌分期为 $cT_{2a}N_0M_0$，中危患者，预期寿命超过 10 年，因此建议采用根治性治疗，考虑患者年龄轻，且为中危，根治性前列腺切除术更为合理。

（姜　涛　张志伟）

第十五章

神经外科

第一节　颅脑损伤

临床病例

患者,男性,38 岁,工人。以"右颞顶部外伤 2 小时"为主诉急诊入院。患者于 2 小时前于工地不慎被坠落砖块砸伤头部,致使右颞顶部头皮破裂出血,受伤当时意识清楚、言语欠流利,受伤后 30 分钟左右失神发作 1 次,发作时动作停止,双眼向前方凝视,流涎、对旁人呼唤无反应,持续约 2 分钟,事后不能回忆,头痛伴恶心,无呕吐及二便失禁。既往体健,否认高血压、糖尿病、心脏疾病及癫痫病史。

病史采集要点

- 外伤史:受伤部位、性质、是否为开放性伤口、有无活动性出血、有无异物、有无身体其他部位损伤等。
- 伤后病情变化:有无意识障碍、言语不清、肢体活动障碍,有无恶心、呕吐等高颅压症状,左右利手(简要判断优势半球及症状),有无熊猫眼、脑脊液耳漏及鼻漏、乳突处青紫瘀斑、抽搐、失神发作及发作时情况等。
- 既往病史:有无血液病、心脏病等,是否服用抗凝及抗血小板药物、有无癫痫病史等。

本例患者:青年男性,右颞顶部头外伤,失神发作。

体格检查

体温 37.5℃,脉搏 107 次 /min,呼吸 20 次 /min,血压 144/85mmHg,意识清楚、对答正确,双侧瞳孔等大、等圆,左∶右 =3mm∶3mm,双侧对光反射灵敏。右颞顶部可见约 3.5cm×3.0cm 头皮裂伤,见血痂形成,无活动性出血,伤口内未见骨片及异物,可触及凹陷。双侧外耳道及鼻腔未见异常液体流出,伸舌居中,无颈强。心肺听诊无著征,胸腹无压痛,腹平软、无反跳痛及肌紧张,四肢及骨盆无压痛。左利手,左侧肢肌力Ⅳ级,右侧肌力Ⅴ级,四肢肌张力正常。生理反射存在,病理反射未引出。右侧面部、手掌及腕部多处擦挫伤,全身未见明显活动性出血。

体格检查要点

● 患者意识、瞳孔(形状、大小及对光反射)+生命体征(呼吸、脉搏、体温、血压),六联观察。

● 是否有心肺功能障碍、其他部位的压痛、畸形及活动性出血。

● 伤口情况(大小、创缘情况、活动性出血、异物)。

● 是否有明显脑脊液漏(判断是否为开放性颅脑损伤)、四肢肌力及病理征等。

本例患者:右侧颞部头皮裂伤伴颅骨凹陷,继发性癫痫发作,左侧肢体肌力稍减弱,右侧面部、手掌及腕部擦挫伤。

辅助检查

血常规:WBC 7.96×10^9/L,中性粒细胞百分比75.44%,淋巴细胞百分比18.64%,PLT 186×10^9/L,RBC 4.51×10^{12}/L,Hb 131g/L。

凝血五项:无异常。

头CT:右侧颞部头皮肿胀伴皮下血肿形成,右侧颞骨质可见不连续,断端对位对线不良,局部向颅内凹陷,右侧颞叶可见点状片状高密度影,提示脑挫裂伤(图15-1-1)。

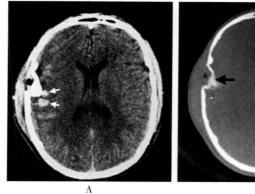
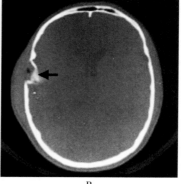

图 15-1-1 头 CT 平扫
A. 脑窗;B. 骨窗。

心电图:窦性心律。

心脏超声:LVEF 70%。

胸 X 线及肺 CT:无异常。

全腹部 CT:无异常。

泌尿系统彩超:无异常。

骨盆 X 线:无异常。

辅助检查要点

- 头部 CT:检查是否存在颅骨骨折及合并其他脑损伤。
- 为排除其他部位的潜在出血及损伤可能,外伤患者应行其他部位的影像学检查。
- 血液常规检查:血常规及凝血象检查是否有凝血功能障碍,同时提示是否有隐性出血引起休克的可能性,术前是否需要提前备血(红细胞、血浆及血小板)等。
- 急诊手术术前必须检查:血常规、血型、肾功能、离子、心电图和头 CT(病情进展时应及时重做),必要时可行肝功能、血糖、血脂、传染疾病(乙丙肝、梅毒、艾滋)检查等。

本例关键线索

明确外伤史及临床表现:右颞顶部外伤,失神发作。

头部 CT 示右颞顶部皮下血肿形成,右侧颞骨凹陷性骨折,右侧颞叶脑挫裂伤。

诊断要点

患者有明确颅脑外伤史伴高颅压及局灶损伤引起的症状,应高度怀疑颅脑损伤,影像学检查进一步明确损伤部位、类型(闭合性或开放性等)、程度(出血量、中线结构偏移程度等)。条件允许情况下,早期脑电图检查能够明确癫痫部位与受损部位的关系(本例患者术后未再次发作),另外开放性污染创口需尽快行清创,并早期应用抗生素预防感染。若患者出现意识障碍进行性加重,瞳孔散大及对光反射消失,则高度提示脑疝的发生。另外,颅脑外伤患者应注意是否伴有身体其他部位的复合伤,因此对多部位的实验室及影像学检查是必不可少的。

本例患者:根据患者明确外伤史、临床表现及影像学检查结果,诊断为闭合性颅脑损伤、继发性癫痫、右颞凹陷性骨折、右侧颞叶脑挫裂伤、右颞顶部皮下血肿、右颞头皮裂伤。

治疗原则和要点

（一）凹陷性骨折治疗原则及要点

1. 保守治疗
- 非功能区轻度凹陷。
- 无脑组织受压症状的跨硬脑膜静脉窦凹陷性骨折。

2. 手术治疗指征
- 开放性凹陷性骨折。
- 闭合性凹陷深度 >1cm。
- 闭合性功能区凹陷性骨折，出现神经功能障碍。
- 闭合性凹陷性骨折压迫硬脑膜静脉窦导致血液回流障碍，出现不可逆的高颅压症状。
- 凹陷型骨折影响容貌。

3. 治疗方法及选择
- 保守治疗：需在严密观察患者病情变化下，可行止血，止痛，抑酸，镇静，降颅压，控制性降压，清创缝合，抗破伤风治疗，抗生素治疗（污染创口），抗癫痫治疗（如癫痫发作），避免挤压骨折处及骨折处二次受伤等（表 15-1-1）。

表 15-1-1　一般治疗方法

措施	适应证	剂量及疗程④	风险
控制体温	降低脑代谢 脑保护	布洛芬、双氯芬酸、擦浴（温水、酒精）、冰毯（帽）、亚低温治疗	过敏反应、剥脱性皮炎、低血压、心律失常、离子紊乱、冻疮
畅通呼吸道①	纠正低氧血症（<60mmHg），维持正常二氧化碳分压（35~40mmHg）	面罩吸氧、气管插管、呼吸机辅助通气、气管切开	机械性损伤 呼吸机相关肺炎 低二氧化碳血症
补充血容量	纠正休克	晶体、胶体、血液成分制品等	心力衰竭 输血反应
止血	普适	卡络磺钠、新鲜冰冻血浆、氨甲环酸等	缺血梗死
抑酸	应激性消化道出血	奥美拉唑、兰索拉唑、泮托拉唑等	药物不良反应
镇静、镇痛	躁动、中重度疼痛	咪达唑仑、芬太尼、舒芬太尼、吗啡、右美托咪定、丙帕他莫、氟比洛芬酯等	掩盖病情 呼吸抑制 药物不良反应

续表

措施	适应证	剂量及疗程④	风险
降颅压	脑水肿、脑疝	20% 甘露醇、高渗盐水、呋塞米、白蛋白、甘油果糖	离子紊乱 肾功能损害 可能加重出血
控制性降压②	高血压	乌拉地尔、尼卡地平等	反跳性高血压 低血压 灌注不足
预防及控制感染	开放性损伤	青霉素、一至三代头孢类、万古霉素、碳青霉烯类等	细菌耐药 菌群紊乱
抗破伤风	开放性损伤	破伤风免疫球蛋白(试敏)	过敏(过敏性休克)等
抗癫痫③	各类癫痫发作及癫痫持续状态	地西泮、咪达唑仑、苯妥英钠、苯巴比妥、丙戊酸钠、左乙拉西坦	药物不良反应 癫痫复发

注:①一般情况下,与超过 10 天辅助通气相比,气管切开更有优势。临床上观察到,早期气管切开不仅能降低医院获得性肺炎的患病率,而且可以缩短辅助通气时间。临床实践中,辅助通气超过 7 天即有切开适应证,且最好在 14 天内行气管切开。

②如能口服且口服降压有效,应尽早加用口服降压药进行降压。

③颅脑创伤后癫痫治疗可参考 2017 年《颅脑创伤后癫痫防治中国专家共识》及《临床诊疗指南——癫痫病学分册》,癫痫持续状态治疗方案可参考 2018 年《成人全面性惊厥性癫痫持续状态治疗中国专家共识》。

④由于药品剂型等情况不同,具体药物使用剂量等问题请参考具体药品说明书(适应证、禁忌证、用量、用法)。

- 早期手术可减少感染,如无伤口污染,可行一期颅骨修补。
- 开放性粉碎性凹陷性骨折患者,应尽早行手术清创及骨片清除术,待二期颅骨修补手术。
- 二期颅骨修补在无感染条件下,可在伤后 3 个月施行;若为感染性伤口,可推迟至伤后 6 个月以上。
- 合并重度脑内血肿和脑挫裂伤患者应同时行血肿清除术等手术治疗。
- 闭合性凹陷性骨折压迫硬脑膜静脉窦需要手术治疗时,应在病情稳定、充分备血的情况下进行。

4. 手术相关注意事项

- 手术体位:根据骨折位置而定。
- 涉及静脉窦手术应术前备足量血。
- 术后重症观察至少 24 小时,复查头 CT 判断术后情况。

- 充分沟通交代可能出现的术中及术后风险及并发症,如麻醉意外呼吸心搏骤停、失血性休克、永久性脑损伤、癫痫、脑积水、感染(手术切口和颅内)、出血(颅内和消化道)等。
- 手术流程:骨折部位,去除破碎骨片和异物,清除坏死脑组织和血块,充分止血,缝合硬膜,可放置引流管引流,颅骨成形术手术时机见前述。

(二)脑挫裂伤治疗原则及要点

1. 保守治疗
- 严密观察病情变化。
- 一般处理:头位、体位(头部抬高15°~30°)、翻身、吸痰、气管切开、呼吸机维持呼吸道通畅、营养支持、预防癫痫和躁动、防治脑水肿。

2. 手术治疗指征
- 继发性脑水肿严重,脱水无效,病情恶化。
- 颅内血肿清除后,脑压持续增高。
- 脑挫裂伤灶或血肿清除后,病情好转后又恶化出现脑疝。

3. 手术方法 挫裂伤灶清除、去除骨瓣或颞肌下减压、额或颞极切除。

(三)头皮损伤治疗原则及要点
- 皮下血肿一般不需处理,数日后自行吸收。
- 头皮裂伤后24小时内均可清创一期缝合。

(四)复合伤治疗原则及要点
- 根据病情轻重缓急,优先处理危及生命的损伤,维持生命体征稳定,解除脑疝。
- 多系统损伤均威胁生命时,应同时进行手术。
- 对于休克早发现、早诊断、早纠正,尽快明确引起休克的原因。
- 生命支持并预防并发症。

本例患者:该患者无身体其他部位复合伤,只需神经外科专科治疗。该患者闭合性凹陷性骨折深度超过1cm且出现神经功能障碍及继发性癫痫发作,应行手术治疗。头皮裂伤清创后,摘除破碎骨瓣,行二期颅骨成形术,术后抗生素治疗。脑挫裂伤高度怀疑与患者失神发作相关,可按上述方法保守治疗,待病情稳定视病情变化后,再行后期治疗。颅脑创伤后癫痫的判定,临床医生应结合受伤病史、临床发作表现、影像学检查及脑电图检查确诊。根据癫痫发作次数及性质,选择单一、两种或多种药物联合治疗,定期监测患者血清中抗癫痫药物浓度以适时调整药物种类及用量,预防药物不良反应发生。对于部分难治性癫痫(病程2年以上、每月发作1次以上、两种抗癫痫药物正规治疗无效),经多学科专家评估后,可行手术治疗(疾病诊疗流程详见颅脑损伤诊疗流程)。

颅脑损伤诊疗流程（图 15-1-2）

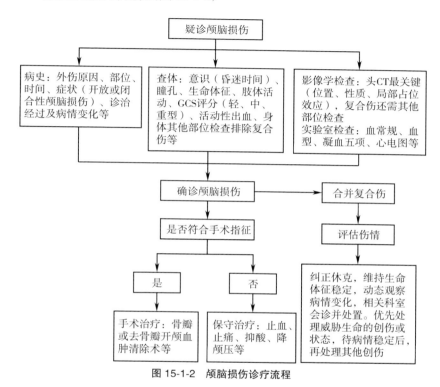

图 15-1-2　颅脑损伤诊疗流程

（滕　雷）

第二节　急性硬膜外血肿

临床病例

患者，男性，48 岁。以"车祸外伤 3 小时"为主诉入院，患者于 3 小时前因交通意外致右侧颞顶部外伤，伤后出现头痛头晕，伴有右手外伤出血，伤后出现短暂性意识障碍，持续约 5 分钟后逐渐转醒，言语欠流利。由 120 送至急诊途中，患者再次昏迷，意识障碍逐渐加深，不语，呕吐数次，呕吐物为咖啡色胃内容物。伤后患者无四肢抽搐，无大小便失禁。既往无疾病。

病史采集要点

外伤史、伤后病情变化及既往病史:同本章第一节。

本例患者:中年男性,右颞顶部闭合性颅脑外伤,意识障碍,中间清醒期,高颅压。

体格检查

体温 37.5℃,脉搏 110 次/min,呼吸 25 次/min,血压 151/86mmHg,昏迷,呼吸急促,血氧饱和度 92%,不语,刺痛睁眼,双侧瞳孔不等大,左:右=2.0mm:4.0mm,右侧瞳孔对光反射迟钝,左侧对光反射灵敏。右顶枕部局部隆起,头皮擦伤少量渗血。双侧外耳道及鼻腔未见异常液体流出,颈强可疑。心脏听诊无著征,双肺听诊:右肺闻及呼吸音明显减弱;右胸部压痛(+),腹平软、无压痛、反跳痛及肌紧张,四肢及骨盆无压痛。双侧上肢刺痛定位,左下肢巴宾斯基征(+),左下肢肌力Ⅱ级,其余肢体肌力Ⅳ级,四肢肌张力正常。右利手。右前臂长约 1cm 皮肤伤口,内有少量污物,未见畸形。全身多处擦挫伤。

体格检查要点

● 根据患者睁眼、语言及运动,迅速评分以简要判断颅脑损伤病情严重程度(表 15-2-1)。

表 15-2-1　GCS 评分及颅脑损伤严重程度分级

分类	反应情况	评分/分
睁眼反应 (eye opening,E)	自动睁眼	4
	呼唤睁眼	3
	刺痛睁眼	2
	无反应	1
语言反应 (verbal response,V)	正确回答	5
	回答错误	4
	言语混乱	3
	仅能发音	2
	不语	1
运动反应 (motor response,M)	遵嘱动作	6
	刺痛定位	5
	刺痛躲避	4

续表

分类	反应情况	评分 / 分
运动反应 （motor response，M）	刺痛肢体屈曲（去皮质状态）	3
	刺痛肢体过伸（去皮层状态）	2
	无反应	1

注：1. 最低分 3 分，最高分 15 分，正常人 15 分。

2. 轻度颅脑损伤：13~15 分，伤后昏迷时间 <20 分钟；中度颅脑损伤：9~12 分，伤后昏迷时间 20 分钟~6 小时；重度颅脑损伤：8 分以下，伤后昏迷时间 >6 小时或伤后 24 小时意识恶化并昏迷时间 >6 小时。

● 其他同本章第一节。

本例患者：昏迷 3 小时，GSC 评分 8 分（E2V1M5），重度闭合性颅脑损伤，右侧瞳孔散大并对光反射迟钝（提示即将脑疝），右胸呼吸音明显减弱伴压痛，左下肢肌力减退伴病理征阳性，右颞枕部头皮下血肿，右前臂外伤，全身擦挫伤。

辅助检查

血常规：WBC 10.16×10^9/L，中性粒细胞百分比 78.21%，淋巴细胞百分比 15.14%，PLT 184×10^9/L，RBC 5.01×10^{12}/L，Hb 149g/L。

凝血五项：无异常。

头 CT：右颞顶颅板下可见梭形高密度影，内部密度不均（提示可能有活动性出血可能），右颞可见片状高密度灶（提示脑挫裂伤），局部脑组织受压内移，右侧脑室受压变窄，中线结构左移，右颞枕部皮下血肿（图 15-2-1）。

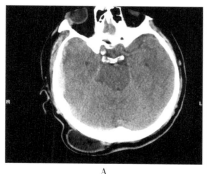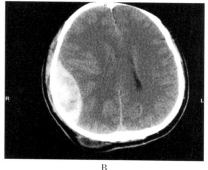

图 15-2-1　头 CT 平扫颞叶急性硬膜外血肿与脑挫裂伤（A）及顶叶急性硬膜外血肿脑窗（B）

心电图:窦性心律。

心脏超声:LVEF 68%。

胸部 X 线及肺 CT:胸廓对称,气管纵隔居中,纵隔内未见肿大淋巴结影,右侧胸腔内可见气体及液性密度影,可见气液平面,右肺受压体积缩小,右侧多根肋骨骨折(图 15-2-2)。

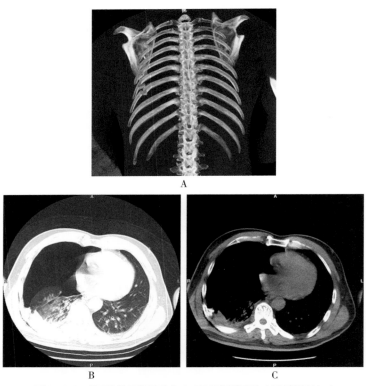

图 15-2-2　CT 肋骨三维重建(A),CT 平扫肺窗(B)及纵隔窗(C)

全腹部超声及 CT:无异常。

泌尿系统彩超:无异常。

右前臂及骨盆 X 线:无异常。

辅助检查要点

同本章第一节。

本例关键线索

明确外伤史及临床表现：右颞顶部外伤，昏迷，刺痛睁眼，不语，刺痛定位（GSC 评分 8 分），右侧瞳孔散大并对光反射迟钝，右胸呼吸音减弱伴压痛，左下肢肌力减退伴病理征阳性。

头及肺 CT 示右颞顶急性硬膜外血肿、右颞脑挫裂伤、右颞枕部皮下血肿、右侧血气胸、右侧多根肋骨骨折。

诊断要点

同本章第一节。

本例患者：患者有明确颅脑外伤史伴意识昏迷—清醒—昏迷特征性临床表现，应高度怀疑急性硬膜外血肿，但需注意"中间清醒期"并非是急性硬膜外血肿特异性临床表现，还需结合影像学检查进一步明确诊断。患者出现颅内压增高表现，随即意识障碍进行性加重，瞳孔散大及对光反射迟钝，影像学检查显示侧脑室受压及中线移位严重，高度提示即将发生脑疝，需急诊手术。同时，该患者还合并血气胸，呼吸受限，需行胸腔闭式引流术。

根据患者明确外伤史、临床表现及影像学检查结果，诊断为重度闭合性颅脑损伤、右颞顶急性硬膜外血肿，右颞枕部皮下血肿，右颞脑挫裂伤，右侧血气胸，右侧多根肋骨骨折。

鉴别诊断

硬膜外血肿主要与硬膜下血肿进行鉴别（表 15-2-2）。

表 15-2-2　硬膜外血肿与硬膜下血肿鉴别诊断

鉴别点	硬膜外血肿	硬膜下血肿
出血来源	脑膜中动（静）脉、硬膜静脉窦（上矢状窦、横窦）、板障静脉与导血管	脑皮质血管、桥静脉或静脉窦
CT 表现	1. 双凸透镜形 2. 血肿不跨骨缝，跨大脑镰或小脑幕 3. 多数伴颅盖骨骨折 4. 内有低密度区提示有活动性出血，预示血肿可能迅速扩大 5. 静脉源性硬膜外血肿压力低，血肿形态多样，可能较迟发	1. 新月形 2. 可跨颅缝，不跨大脑镰或小脑幕（多数在幕上） 3. 与颅盖骨骨折无一定关系 4. 血肿随时间密度会发生变化，亚急性期等密度较难辨认 5. 慢性血肿急性出血导致密度不均匀增高和体积迅速增大

鉴别点	硬膜外血肿	硬膜下血肿
临床表现	1. 一般有明确外伤史 2. 高颅压症状及生命体征改变比较明显，神经定位体征较明显 3. 出现昏迷较重，持续时间长 4. 中间清醒期可有	1. 急性硬膜下出血一般有明确外伤史，慢性硬膜下血肿多发于老年人常无明确外伤史 2. 年轻患者高颅压等症状重，老年人症状轻 3. 中间清醒期可有

治疗原则和要点

（一）急性硬膜外血肿治疗原则及要点

1. 保守治疗

● 血肿体积 <30cm³（血肿体积计算：CT 血肿最明显层面内血肿高度 × 前后径 × 血肿厚度 /2）。

● 血肿厚度 <15mm。

● 中线移位 <5mm。

● GCS 评分 >8 分。

● 无局灶性神经功能缺失。

2. 手术治疗指征

● 血肿体积 >30cm³ 时，无须考虑患者 GCS 评分均需急诊手术。

● 建议 GCS 评分 <9 分伴双侧瞳孔不等大患者行急诊手术。

3. 治疗方法及选择

● 保守治疗：同本章第一节。

● 若合并其他类型颅脑损伤，应综合考量手术指征（手术指征为脑疝、幕上血肿体积 >30cm³、颞部血肿体积 >20cm³、幕下血肿体积 >10cm³、中线移位 >10mm、CT 示占位效应明显、顽固性颅内压增高等），需密切观察患者状态，出现 GCS 评分持续下降即使未达到上述急性硬膜外血肿手术指征，也应考虑急诊手术。

4. 手术相关注意事项

● 手术体位：通常仰卧头偏位，具体位置根据血肿位置而定。

● 手术方法：骨瓣开颅硬膜外血肿清除术（常用），钻孔穿刺硬膜外血肿清除术（用于特急性硬膜外血肿缓解脑疝，为手术争取时间）。

● 常见出血来源：85% 为动脉出血，急性硬膜外血肿的最常见出血来源为脑膜中动脉，其他出血来源为脑膜中静脉、硬膜静脉窦（上矢状窦、横窦）、板障静脉与导血管。

● 严重硬膜外血肿需输血,术后重症观察至少 24 小时,复查头 CT 判断术后情况。

● 充分沟通交代可能出现的术中及术后风险及并发症(同本章第一节)。

● 手术流程:血肿部位定位,清除血凝块,降低颅内压,解除局部占位效应,充分止血(电凝止住血管性出血,骨蜡封闭板障出血),悬吊硬膜防止血肿复发,骨瓣复位。

(二)复合伤治疗原则及要点

见本章第一节。

本例患者:该患者除重度颅脑损伤外还合并右侧血气胸及多处肋骨骨折,故需神经外科和胸外科共同治疗。由于血肿体积 >30cm³、GCS 评分 8 分伴双侧瞳孔不等大,应行急诊开颅硬膜外血肿清除术,后行胸腔闭式引流术。待病情稳定后,由胸外科继续治疗肋骨骨折(图 15-2-3)(疾病诊疗流程详见本章第一节颅脑损伤诊疗流程)。

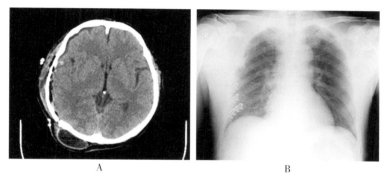

A   B

图 15-2-3 术后复查
A. CT 平扫脑窗;B. 胸部 X 线片。

(滕 雷)

第三节 急性硬膜下血肿

临床病例

患者,男性,56 岁。以"高处坠落头部外伤 2 小时"为主诉急诊入院,患者于 2 小时前因下楼时不慎跌倒导致右侧额顶部外伤,伤后立即昏迷。由 120 送至急诊途中,患者非喷射性呕吐数次,呕吐物为胃内容物。伤后患者无四肢抽搐,无大小便失禁。既往无疾病。

病史采集要点

● 外伤史、伤后病情变化及既往病史:同本章第一节。

本例患者:中年男性,右侧额顶部颅脑外伤,昏迷,高颅压。

体格检查

体温 37.7℃,脉搏 121 次/min,呼吸 21 次/min,血压 162/89mmHg,昏迷,刺痛不睁眼,不语,双侧瞳孔不等大,右侧瞳孔 4.0mm,对光反射消失,左侧瞳孔 2.0mm,对光反射灵敏。右额顶部局部隆起,双侧外耳道及鼻腔未见异常液体流出,颈强弱阳性。右利手。心肺听诊无著征,胸腹无压痛,腹平软、无反跳痛及肌紧张,四肢及骨盆无压痛。刺痛躲避,左侧肢体肌力Ⅱ级,右侧肢体肌力Ⅳ级,左下肢巴宾斯基征(+),四肢肌张力正常。双侧面部多处擦挫伤。

体格检查要点

同本章第一节。

本例患者:昏迷 2 小时,GSC 评分 6 分(E1V1M4),重度闭合性颅脑损伤,右侧瞳孔散大并对光反射消失,颈强弱阳性,左侧肢体肌力减退伴病理征阳性,右额顶部头皮下血肿,双侧面部擦挫伤。

辅助检查

血常规:WBC 11.08×10^9/L,中性粒细胞百分比 80.13%,淋巴细胞百分比 13.18%,PLT 180×10^9/L,RBC 5.21×10^{12}/L,Hb 151g/L。

凝血五项:无异常。

头 CT:右侧额顶骨质不连续,断端对位对线不良,右额顶颅板下可见新月形高密度影,脑实质内未见异常密度影,右侧脑室受压变形,脑沟裂不宽,中线结构左偏,右侧额顶头皮软组织肿胀(图 15-3-1)。需注意硬膜下血肿随时间其密度可发生变化,从而影响诊断(表 15-3-1)。

心电图:窦性心律。

心脏超声:LVEF 65%。

胸 X 线及肺 CT:无异常。

全腹部超声及 CT:无异常。

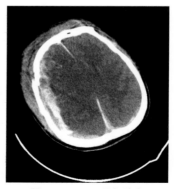

图 15-3-1　CT 平扫脑窗

表 15-3-1 急性硬膜下血肿 CT 密度动态变化

类型	时间	CT 密度变化
急性	1~3d	高密度
亚急性	4d~3 周	等密度
慢性	>3 周	低密度

泌尿系统彩超：无异常。

骨盆 X 线：无异常。

辅助检查要点

同本章第一节。

本例关键线索

明确外伤史及临床表现：右额顶部外伤，昏迷，刺痛不睁眼，不语，刺痛躲避（GSC 评分 6 分），颈强弱阳性，右侧瞳孔散大并对光反射消失（脑疝），左侧肢体肌力减退伴病理征阳性。

头 CT 示右额顶急性硬膜下血肿，右侧额顶颅骨骨折。

诊断要点

同本章第一节。

本例患者： 患者有明确颅脑外伤史伴昏迷和高颅压症状，影像学检查示急性硬膜下血肿形成压迫中线明显移位，同侧瞳孔散大及对光反射消失，同侧侧脑室明显受压，高度提示患者脑疝。同时患者无复合伤。

根据患者明确外伤史、临床表现及影像学检查结果，诊断为重度闭合性颅脑损伤、脑疝、右侧额顶急性硬膜下血肿，右侧额顶颅骨骨折。

鉴别诊断

硬膜下血肿鉴别诊断见本章第二节表 15-2-2。

治疗原则和要点

1. 急性硬膜下血肿治疗原则及要点

（1）保守治疗

1）血肿厚度 <10mm 并中线移位 <5mm，且无以下情况：

① GCS 评分在受伤后较入院时下降 2 分。

②和 / 或瞳孔不对称、固定、扩大。

③和 / 或颅内压 >20mmHg。

2）GCS 评分 <9 分患者需监测颅内压。

（2）手术治疗指征

● 血肿厚度 >10mm 或中线移位 >5mm。

● 血肿厚度 <10mm 并中线移位 <5mm，有以上情况。

（3）治疗方法选择及注意事项

● 保守治疗：同本章第一节。

● 手术时机：伤后 4 小时内手术治疗死亡率为 30%，4 小时以上达 90%，所以应尽可能在 4 小时内手术。

● 手术体位、术中和术后风险、并发症及手术准备注意事项：参照本章第二节。

● 手术方法：骨瓣开颅硬膜下血肿清除术（常用），去骨瓣减压术 / 颞肌下减压术（可应用于预计或发生颅内压再次升高者），钻孔冲洗引流术（用于术前来不及定位紧急钻孔探查）。

● 手术流程：血肿部位定位，清除血凝块，降低颅内压，解除局部占位效应，充分止血，引流管引流，悬吊硬膜，骨瓣复位或去骨瓣。

（4）GCS 评分与急性硬膜下血肿患者预后相关，相关程度见表 15-3-2。

2. 复合伤治疗原则及要点　见本章第一节。

本例患者：该患者除重度闭合性颅脑损伤无复合伤，故仅需神经外科治疗。由于血肿占位效应明显导致患者脑疝，应急诊行开颅硬膜下血肿清除术（图 15-3-2）（疾病诊疗流程详见本章第一节颅脑损伤诊疗流程）。

表 15-3-2　急性硬膜下血肿患者预后与入院 GCS 评分的关联性

GCS 评分	死亡率 /%	功能生存率 /%
3	90	5
4	76	10
5	62	18
6 和 7	51	44

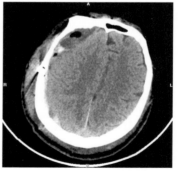

图 15-3-2　术后复查 CT 平扫脑窗

（滕　雷）

妇 产 科 部 分

第十六章

妇科

第一节　宫颈鳞状上皮内病变

临床病例

患者,女性,36 岁。以"体检发现宫颈病变 20 天"为主诉于 2022 年 3 月 4 日入院。患者 20 天前做宫颈癌筛查,结果提示:HPV 其余 12 种阳性,液基细胞 ASC-US,建议行宫颈组织活检,病理结果:(宫颈)HSIL/CIN Ⅱ～Ⅲ级,累及腺体,间质内见灶状淋巴细胞浸润。建议手术治疗。现患者为求手术治疗,遂来院,门诊以"CIN Ⅲ级"收入院。病程中无咳嗽、咳痰,无乏力、发热,无头晕、头痛,无恶心、呕吐,无腹痛、腹胀、腹泻及便秘,无尿频、尿急、尿痛及排尿困难。饮食、睡眠尚可,近期体重无明显改变。

既往体健。27 岁结婚,孕 3 产 1,人工流产 2 次,顺产 1 男婴,患者平素月经规律,15 岁初潮,3～4 天 /30 天,量适中,色暗红,血块(-),痛经(+),末次月经 2022 年 2 月 28 日。

病史采集要点

- 常见症状:无特殊症状。偶见阴道排液多、接触性出血(性接触或者妇科检查后)。
- 诱因:人乳头瘤病毒(HPV)感染、性活跃、性生活过早(<16 岁)、分娩时产妇的年龄比较小、多次分娩、吸烟、免疫抑制等。
- 诊治经过:宫颈癌筛查包括宫颈液基细胞学检查和高危型 HPV-DNA 检测。
- 与之鉴别的常见症状:阴道分泌物异味、阴道不规则流血。
- 婚育史、个人史、冶游史及性伴侣情况。

本例患者:育龄期女性,无特殊症状,HPV 感染,已婚已产,无不良嗜好。

体格检查

体温 36.6℃,血压 119/88mmHg,神清语明,一般状态良好,全身皮肤无黄染,无皮疹及皮下出血。全身浅表淋巴结未触及肿大,心肺听诊无异常。腹软无压痛,肝脾肋下未触及。双下肢无水肿。神经系统病理征阴性。

妇科检查:外阴发育正常,阴道通畅,黏膜皱襞弹性尚可,阴道分泌物中,白色,宫颈表面呈柱状上皮异位改变。宫体前位,正常大。双侧附件区未触及明显异常。

体格检查要点

重点关注宫颈表面及宫颈管的情况。
- 宫颈表面:可以表现为光滑、局部红斑、白色上皮、宫颈柱状上皮异位等。
- 宫颈管:可以正常、增粗或接触性出血。

本例患者:妇科检查仅见宫颈柱状上皮异位。

辅助检查

HPV:其余 12 种阳性。

液基细胞学检查:不明意义的非典型鳞状细胞(ASC-US)。

阴道镜下宫颈组织活检,病理结果:(宫颈)HSIL/CINⅡ~Ⅲ级,累及腺体,间质内见灶状淋巴细胞浸润。

辅助检查要点

遵循宫颈癌筛查的三阶梯原则,由面到点、由无创到有创的原则。
①首选细胞学/HPV 联合筛查。
②对于筛查结果异常者,转诊阴道镜检查。
③发现阴道镜下异常者,做组织病理学检查。
- 宫颈液基细胞学检查:诊断的特异度高,灵敏度稍差。对于有性生活的妇女应常规做宫颈细胞学检查,每 1~3 年定期复查一次,目前普遍采用 TBS 分类系统。
- 高危型 HPV-DNA 检测:高危型 HPV 与宫颈上皮内瘤变和宫颈癌有关,包括 16、18、31、33、35、39、45、52、51、56、58、59、68 等型别。目前的检测方法有三种:只能检测高危型 HPV 感染,不分型别,可定量;分 16/18 型和其他高危型 HPV 的两分法;分型检测高危型 HPV。三种方法各有优缺点,临床均有应用。
- 阴道镜检查:对于宫颈癌筛查有异常的应转诊阴道镜。中国阴道镜和宫颈病理学会(CSCCP)专家共识提出了三种情况的处理流程:HPV 检测作为初筛的处理流程(图 16-1-1),细胞学初筛的处理流程(图 16-1-2)和细胞学+HPV 联合筛查结果异常的处理流程(图 16-1-3)。

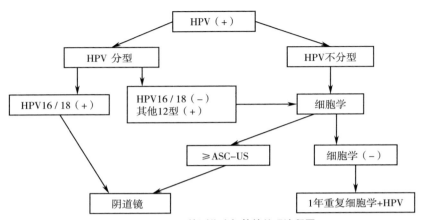

图 16-1-1　HPV 检测作为初筛的处理流程图

HPV. 人乳头瘤病毒；ASC-US. 不明意义的非典型鳞状细胞。

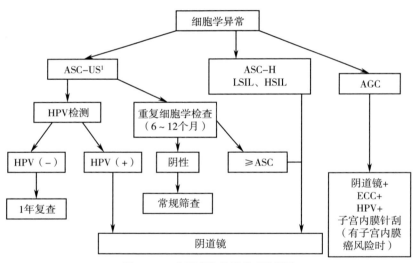

图 16-1-2　细胞学初筛的处理流程图

HPV. 人乳头瘤病毒；ASC-US. 不明意义的非典型鳞状细胞；ASC-H. 不能排除高级别鳞状上皮内病变的非典型鳞状细胞；LSIL. 低级别鳞状上皮内病变；HSIL. 高级别鳞状上皮内病变；AGC. 非典型腺细胞；ASC. 非典型鳞状细胞；ECC. 宫颈管搔刮术。

1. 不能做 HPV 时，可行阴道镜检查。

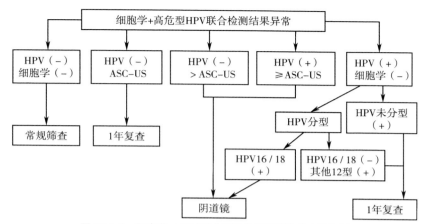

图 16-1-3　细胞学 +HPV 联合筛查结果异常的处理流程图

HPV. 人乳头瘤病毒；ASC-US. 不明意义的非典型鳞状细胞。

● 宫颈活组织检查：是确诊宫颈上皮内瘤变的可靠方法，最好是在阴道镜的指示下，经醋酸染色和碘试验来定点取材，以提高准确率。对于可疑宫颈管内病变，可以借助宫颈扩张器在阴道镜下取材，或者采用宫颈管搔刮术（endocervical curettage，ECC）来刮取宫颈管内组织，做病理学检查。

本例关键线索

高危型 HPV 检测：16/18 阴性，其余 12 种阳性。宫颈液基细胞学检查：不明意义的非典型鳞状细胞（ASC-US）。故转诊阴道镜，做宫颈活检，病理结果回报为：（宫颈）HSIL/CIN Ⅱ~Ⅲ级，累及腺体，间质内见灶状淋巴细胞浸润。

病理学诊断和分级

既往称为"宫颈上皮内瘤变（CIN）"，分为 3 级：

CIN Ⅰ 级：即轻度不典型增生，上皮下 1/3 层细胞核增大，深染，细胞极性正常。

CIN Ⅱ 级：即中度不典型增生，上皮下 1/3~2/3 层细胞核明显增大，深染，细胞极性尚存在。

CIN Ⅲ 级：即重度不典型增生和原位癌，病变细胞几乎累及全层，细胞核异常增大，深染，核质比明显增大，核分裂象增多，无极性。

2014 年 WHO 建议采用二级分类法，由于 P16 蛋白表达是高危型 HPV 感染是否影响细胞周期调控的替代生物标志物，CIN Ⅱ 级可用 P16 染色进行分流，P16 在 CIN Ⅰ、Ⅱ、Ⅲ 级中的表达情况见图 16-1-4，两分法对治疗的指导意义更明确。

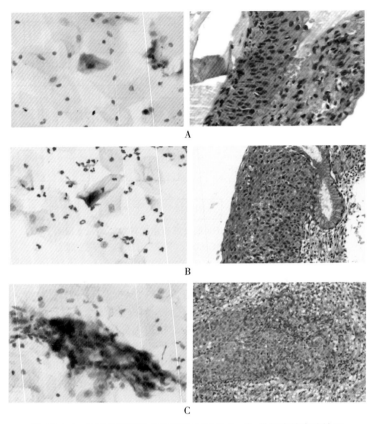

图 16-1-4　P16 在宫颈上皮内瘤变（CIN）Ⅰ、Ⅱ、Ⅲ级中的表达情况
A. CINⅠ级；B. CINⅡ级；C. CINⅢ级。

低级别鳞状上皮内病变（LSIL）：将 CINⅠ级和 CINⅡ级 /P16（-）纳入低级别上皮内病变。

高级别鳞状上皮内病变（HSIL）：CINⅡ级 /P16（+）和 CINⅢ级纳入高级别上皮内病变。

本例患者：病理结果回报为（宫颈）HSIL/CINⅡ~Ⅲ级，累及腺体，间质内见灶状淋巴细胞浸润。故临床诊断为：宫颈 HSIL。

治疗原则

● LSIL：60% 可自然消退，对于满意阴道镜检查、活检证实 LSIL 者，建议每

6 个月复查一次细胞学或高危型 HPV,可观察随访;如病情进展,或持续存在 2 年,应进行治疗。可选择冷冻或激光治疗。

● HSIL:20% CIN Ⅱ 级进展为原位癌,5% 进展为浸润癌,因此 HSIL 以上病变均需要治疗,根据患者的年龄、有无生育要求、病变的范围,可选择宫颈环形电切术(loop electrosurgical excision procedure,LEEP)、宫颈冷刀锥切术或者全子宫切除术。

本例患者:36 岁女性,已婚已产。宫颈活检病理为:(宫颈)HSIL/CIN Ⅱ~Ⅲ 级,累及腺体,间质内见灶状淋巴细胞浸润。经与患者和家属沟通,决定行宫颈冷刀锥切术。

宫颈鳞状上皮内病变诊疗流程(图 16-1-5)

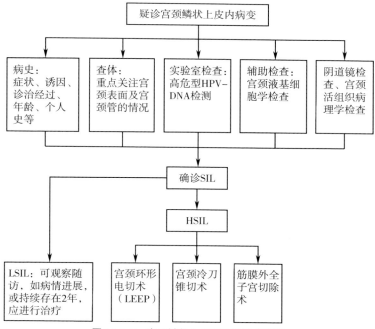

图 16-1-5 宫颈鳞状上皮内病变诊疗流程

HPV. 人乳头瘤病毒;SIL. 鳞状上皮内病变;LSIL. 低级别鳞状上皮内病变;HSIL. 高级别鳞状上皮内病变。

(贾 妍)

第二节　宫颈癌

临床病例

患者,女性,57 岁,以"绝经后阴道不规则流血 1 年"为主诉入院。患者 2 年前绝经,近 1 年无明显诱因出现阴道不规则出血,量少,有接触性出血,分泌物多,有异味,未在意。20 天前于当地医院行取环术及子宫内膜息肉摘除术,发现宫颈病变,取宫颈活检,病理回报:(宫颈)浸润性鳞状细胞癌。建议手术治疗。现患者为求手术治疗,遂来院,门诊以"宫颈癌Ⅱa2 期"收入院。病程中有左下腹痛,无腹胀,无咳嗽,有咳痰、乏力,无发热,有头晕、头痛,无恶心、呕吐,有腹泻及便秘,无尿急、尿频、尿痛及排尿困难。饮食、睡眠欠佳,近期体重无明显改变。

既往体健。29 岁结婚,孕 3 产 2,人工流产 1 次,足月顺产 2 次,既往月经规律,19 岁初潮,7 天 /28 天,量偏多,色暗红,血块(+),痛经(−)。

病史采集要点

● 常见症状:早期无明显症状,随着病情进展,可出现接触性出血、阴道流血、阴道排液。晚期患者还可以出现阴道大量出血,或者因癌组织的坏死伴感染,出现特有的似烂白菜样恶臭味。还可以出现继发性症状,如尿频、尿急、便秘、下肢肿痛等,如累及输尿管,可出现输尿管梗阻、肾盂积水及尿毒症;晚期可出现贫血、恶病质等症状。

● 诱因:性活跃、性生活过早(<16 岁)、高危型人乳头瘤病毒(HPV)感染、分娩损伤、吸烟等。

● 诊治经过:宫颈活检的取材方法有阴道镜下宫颈活检、肉眼可见新生物的活检,或者诊断宫颈锥切术活检。

● 与之鉴别的常见症状:阴道分泌物异味、阴道不规则流血。

● 婚育史、个人史、冶游史及性伴侣情况。

本例患者:绝经期女性,绝经后阴道不规则流血 1 年,有接触性出血,分泌物多,有异味。宫颈活检病理:(宫颈)浸润性鳞状细胞癌。

体格检查

体温 36.1℃,血压 156/85mmHg,神清语明,一般状态良好,全身皮肤无黄染,无皮疹及皮下出血。全身浅表淋巴结未触及肿大,心肺听诊无异常。腹软无压痛,肝脾肋下未触及。双下肢无水肿。神经系统病理征阴性。

妇科检查(三合诊):外阴萎缩,阴道通畅,黏膜皱襞萎缩,弹性差。阴道少量流血,阴道后穹隆变浅,可见病灶累及后穹隆。宫颈增粗,直径约 4cm,表面可见菜花样赘生物,质脆,触之易出血,宫颈可见活检后痕迹。宫体前位,活动性尚可,边界尚清,压痛(一)。双侧附件区未触及明显异常。双侧宫底韧带及主韧带未触及明显增厚、短缩。

体格检查要点

随着病情的发展,可出现不同的体征。

- 原位癌及微小浸润癌:可无肉眼可见病灶,宫颈表面光滑或宫颈柱状上皮异位。
- 外生型宫颈癌:可见息肉状、菜花状赘生物,质脆易出血。
- 内生型宫颈癌:宫颈肥大、质硬、宫颈管膨大。
- 晚期宫颈癌:溃疡、空洞、恶臭味。
- 阴道壁受累:阴道壁赘生物、阴道壁变硬。
- 宫旁受累:双合诊、三合诊可触及宫颈旁组织增厚、索条状、质硬,活动受限,或呈冰冻骨盆状。

本例患者:为外生型宫颈癌。妇科三合诊检查:阴道后穹隆变浅,可见病灶累及后穹隆。宫颈增粗,直径约 4cm,表面可见菜花样赘生物,质脆,触之易出血,双侧宫底韧带及主韧带未触及明显增厚、短缩。

辅助检查

- HPV:2 种(HPV 16/18)阳性。
- 液基细胞学检查:高度非典型鳞状细胞(ASC-H)。
- 阴道镜下宫颈组织活检,病理结果:(宫颈)浸润性鳞状细胞癌。

辅助检查要点

- 宫颈液基细胞学检查:诊断的特异度高,灵敏度稍差。对于有性生活的妇女应常规做宫颈细胞学检查,每 1~3 年定期复查一次,目前普遍采用 TBS 分类系统。
- 高危型HPV-DNA检测:高危型 HPV 与宫颈上皮内瘤变和宫颈癌有关,包括 16、18、31、33、35、39、45、52、51、56、58、59、68 等型别。目前的检测方法有三种:只能检测高危型 HPV 感染,不分型别,可定量;分 16/18 型和其他高危型 HPV 的两分法;分型检测高危型 HPV。三种方法各有优缺点,临床均有应用。
- 阴道镜检查:对于宫颈癌筛查有异常的应转诊阴道镜。中国阴道镜和宫颈病理学会（CSCCP）专家共识提出了三种情况的处理流程：HPV 检测作为初筛的处理流程（图 16-1-1）、细胞学初筛的处理流程（图 16-1-2）和细胞学 +HPV 联合筛查结果异常的处理流程（图 16-1-3）。

- 宫颈活组织检查：是确诊宫颈上皮内瘤变的可靠方法，最好是在阴道镜的指示下，经醋酸染色和碘试验来定点取材，以提高准确率。对于可疑宫颈管内病变，可以借助宫颈扩张器在阴道镜下取材，或者采用宫颈管搔刮术（endocervical curettage，ECC）来刮取宫颈管内组织，做病理学检查。

- 诊断性宫颈锥切术：适用于宫颈细胞学多次阳性而宫颈活检阴性，可采用冷刀锥切术、环形电切术或冷凝电切术，将切除的组织做连续病理切片，可以准确判断病变的范围。

- 组织活检病理学检查是宫颈癌诊断的金标准。

- 确诊后酌情选择胸部 X 线检查、静脉肾盂造影、膀胱镜检查、直肠镜检查、超声检查及 CT、MRI、PET 等影像学检查，以明确病变累及的范围。

本例关键线索：

宫颈活检病理结果提示（宫颈）浸润性鳞状细胞癌。

病理类型

- 鳞状细胞浸润癌：占 80%~85%。分为外生型、内生型、溃疡型和颈管型。

- 腺癌：占 15%~20%。起源于宫颈管，可以浸润管壁，可以向宫颈外口突出生长，可以浸润宫旁组织。因病灶位于宫颈管内，宫颈外观可以正常，表现为宫颈管增粗、膨大，呈桶状。分为黏液腺癌和恶性腺癌。黏液腺癌最常见，可分为高、中、低分化腺癌。恶性腺癌，又称微偏腺癌，预后极差。

- 腺鳞癌：占宫颈癌的 3%~5%。含有腺癌和鳞癌两种成分。

转移途径

- 直接蔓延：最常见。向下累及阴道壁，向两侧累及主韧带及宫颈旁、阴道旁组织直至骨盆壁，当癌症压迫或累及输尿管时，可出现输尿管梗阻、肾积水。晚期可累及膀胱和直肠，引起膀胱阴道瘘或直肠阴道瘘。

- 淋巴转移：一级组有宫旁、宫颈旁、闭孔、髂内、髂外、髂总、骶前淋巴结；二级组有腹股沟深淋巴结、腹主动脉旁淋巴结。

- 血行转移：少见。

临床分期

2018 年国际妇产科联盟（FIGO）对宫颈癌进行了分期的更新，详见表 16-2-1。

表 16-2-1　宫颈癌分期（FIGO 2018）

分期	病变部位
Ⅰ 期	宫颈癌局限在子宫（扩展至宫体被忽略）
Ⅰa	镜下浸润癌,浸润深度小于 5mm
Ⅰa1	间质浸润深度小于 3mm
Ⅰa2	间质浸润深度大于等于 3mm 且小于 5mm
Ⅰb	肿瘤局限于宫颈,镜下最大浸润深度大于等于 5mm
Ⅰb1	浸润深度大于等于 5mm,最大径线小于 2cm
Ⅰb2	最大径线大于等于 2cm 且小于 4cm
Ⅰb3	最大径线大于等于 4cm
Ⅱ 期	肿瘤超越子宫,但未达阴道下 1/3 或未达骨盆壁
Ⅱa	无宫旁浸润 Ⅱa1 癌灶最大径线小于 4cm Ⅱa2 癌灶最大径线大于等于 4cm
Ⅱb	有宫旁浸润
Ⅲ 期	肿瘤累及阴道下 1/3 和 / 或扩展至骨盆壁和 / 或引起肾盂积水或肾无功能和 / 或累及骨盆和 / 或腹主动脉旁淋巴结
Ⅲa	肿瘤累及阴道下 1/3,没有扩展到骨盆壁
Ⅲb	肿瘤扩展至骨盆壁和 / 或引起肾盂积水或肾无功能
Ⅲc	无论肿瘤大小和扩散程度,经影像学和病理证实累及盆腔和 / 或主动脉旁淋巴结
Ⅲc1	仅累及盆腔淋巴结
Ⅲc2	主动脉旁淋巴结转移
Ⅳa	肿瘤侵犯膀胱黏膜或直肠黏膜和 / 或超出真骨盆
Ⅳb	远处转移

本例患者:阴道后穹隆变浅,可见病灶累及后穹隆。宫颈增粗,直径约 4cm,表面可见菜花样赘生物,质脆,触之易出血,宫颈可见活检后痕迹。宫体前位,活动性尚可,边界尚清,压痛(－)。双侧附件区未触及明显异常。双侧宫底韧带和主韧带未触及明显增厚、短缩。故临床诊断为宫颈癌 Ⅱa2 期。

鉴别诊断

主要根据宫颈活组织病理检查结果来鉴别。

- 宫颈良性病变:宫颈柱状上皮异位、宫颈息肉、宫颈子宫内膜异位症和宫颈结核性溃疡等。
  - 宫颈良性肿瘤:宫颈黏膜下肌瘤、宫颈乳头瘤。
  - 宫颈恶性肿瘤:原发性恶性黑色素瘤、肉瘤及淋巴瘤、转移癌等。

本例患者:该患者需与原发性恶性黑色素瘤、肉瘤及淋巴瘤、转移癌等相鉴别。

治疗要点

根据临床分期、患者年龄、生育要求、全身情况、医疗水平及设备条件进行综合分析,制订个体化治疗方案。以手术、放疗为主,化疗为辅。

- 手术治疗:适用于早期宫颈癌(Ⅰa~Ⅱa期),年轻的患者可以保留卵巢,需保留生育功能的,Ⅰa1期可行宫颈锥切术,Ⅰa2~Ⅰb1鳞癌可行广泛宫颈切除术 + 盆腔淋巴结切除术;不需要保留生育功能的,Ⅰa1期可行筋膜外全子宫切除术,Ⅰa2~Ⅱa1可行广泛子宫切除术 + 盆腔淋巴结切除术。
- 放疗:Ⅱb~Ⅳ期的患者,Ⅰb3和Ⅱa2巨块型宫颈癌,首选同期放化疗。对于全身情况不适宜手术的早期患者也可以选择放疗,术后有高危因素或两个以上中危因素的,需补充放疗。
- 化疗:晚期或复发患者的姑息治疗。

本例患者:为宫颈癌Ⅱa2期,首选同期放化疗。

宫颈癌诊疗流程(图 16-2-1)

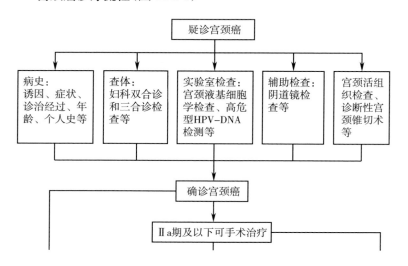

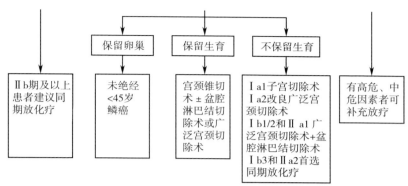

图 16-2-1　宫颈癌诊疗流程

HPV. 人乳头瘤病毒。

（贾　妍）

第三节　子宫肌瘤

临床病例

患者,44 岁,女性。以"经量增多伴经期延长 1 年"为主诉于 2022 年 10 月 25 日入院。患者 1 年前无明确诱因出现经量增多伴经期延长,现经量为原来 2 倍,经期较前延长 3~5 天,未予诊治。自觉下腹部稍膨隆,白带增多,有尿频及下腹部坠胀感。月经周期大致正常,无明显痛经及接触性出血症状,无雌激素、孕激素应用史,今日因月经量较多为系统诊治入院。患者病来偶有乏力。饮食睡眠二便可,体重无明显变化。

婚育史:14 岁初潮,7~10 天 /28~32 天,量多,色暗红,有血块。23 岁结婚,孕 1 产 1,13 年前经阴道分娩 1 女性活婴,配偶及女儿体健,末次月经 2022 年 10 月 20 日。

既往体健。母亲子宫肌瘤病史。

病史采集要点

● 常见症状:经量增多、经期延长、下腹部包块、白带增多、压迫症状如尿频或便秘等、下腹坠胀、腰酸背痛。

● 诱因:无明显诱因。

● 诊治经过:雌激素、孕激素应用情况。

- 与之鉴别的常见症状：不规则阴道流血、接触性出血、停经后下腹部膨隆、痛经等。
- 子宫肌瘤疾病家族史。

本例患者：30~50岁女性，经量增多伴经期延长，下腹部稍膨隆，白带增多，有尿频及下腹部坠胀感。母亲子宫肌瘤病史。

体格检查

体温37.1℃，血压132/74mmHg，神清语明，轻度贫血貌，外阴、阴道发育正常，阴道黏膜光滑润泽，分泌物较多，颜色透明，无异味。宫颈光滑，无触痛，无出血。子宫前位，增大，大小约9.0cm×8.0cm×7.0cm，质中无压痛，活动度可。子宫前壁可触及一大小约6.0cm×5.0cm×5.0cm的结节，质中，无压痛。双附件未见明显异常。

体格检查要点

重点关注肌瘤结节的大小和位置、个数，以及与周围组织关系，分泌物情况等。

本例患者：分泌物较多。子宫前壁可触及一大小约6.0cm×5.0cm×5.0cm的结节，质中，无压痛。

辅助检查

血常规：WBC $5.05×10^9$/L，Hb 100g/L，PLT $161×10^9$/L。
阴道超声：子宫前壁低回声结节，边界清晰。

辅助检查要点

实验室指标及影像学检查可提示子宫肌瘤的大小、个数、与周围关系及有无贫血合并感染等情况。

- 贫血感染指标：血常规。
- 重要的影像学检查：妇科超声等。

本例关键线索
查体：子宫前壁可触及一大小约6.0cm×5.0cm×5.0cm的结节。
超声辅助检查：子宫前壁低回声结节，边界清晰。
实验室检查血常规：WBC $5.05×10^9$/L，Hb 100g/L（降低），PLT $161×10^9$/L。
有明确意义。

诊断标准

根据病史、体征和超声检查，诊断多无困难。超声检查能区分子宫肌瘤与盆腔其他肿块。若有需要还可选择磁共振、宫腔镜、腹腔镜、子宫输卵管造影等辅助诊断。

本例患者：30~50 岁女性，经量增多伴经期延长，下腹部稍膨隆，白带增多，有尿频及下腹部坠胀感。母亲子宫肌瘤病史。查体：子宫前壁可触及一个大小约 6.0cm×5.0cm×5.0cm 的结节。超声辅助检查：子宫前壁低回声结节，边界清晰。实验室检查血常规：WBC 5.05×10^9/L，Hb 100g/L（降低），PLT 161×10^9/L。故可确诊子宫肌瘤。

判断病情

诊断明确后需判断患者的病情严重程度，以及是否存在并发症，以便采取相应的治疗措施。

- 邻近组织压迫程度。
- 贫血情况。

本例患者：有尿频及下腹部坠胀感，Hb 100g/L（下降），患者出现压迫和贫血症状，提示病情不轻。

鉴别诊断

- 子宫肌瘤因有肿物及月经改变的表现应与妊娠子宫、卵巢肿瘤、子宫腺肌病、子宫恶性肿瘤等疾病相鉴别。

本例患者：该患者需与以上疾病相鉴别。

治疗原则和药物治疗要点

- 无症状者一般无须治疗，特别是近绝经期女性。绝经后肌瘤多可萎缩，症状可消失。每 3~6 个月随访一次，若出现症状可考虑进一步治疗。
- 药物治疗：适用于症状轻者。近绝经尿路或全身状况不宜手术者，可采用促性腺激素释放激素类似物（gonadotropin-releasing hormone against，GNRH-a）、米非司酮等。GNRH-a 应用指征为：①缩小肌瘤以利于妊娠。②术前药物控制症状、纠正贫血。③术前用药缩小肌瘤，降低手术难度，或使经阴道或腹腔镜手术成为可能。④近绝经期女性，提前过渡到自然绝经避免手术，一般应用长效制剂每月一次；米非司酮为每日 10mg 或 12.5mg 口服，可作为术前用药或提前绝经使用。但不宜长期使用，有增加子宫内膜癌的风险。
- 手术治疗。手术指征：①因肌瘤导致月经过多，致继发贫血；②严重腹痛、性交痛或慢性腹痛、有蒂肌瘤扭转引起急性腹痛；③肌瘤体积大压迫膀胱、直肠引起相应症状；④因肌瘤造成不孕或反复流产；⑤疑有恶变。
- 其他治疗：主要适用于不能耐受或不愿意手术者。

本例患者: 30~50岁女性,经量增多伴经期延长,下腹部稍膨隆,白带增多,有尿频及下腹部坠胀感。查体:子宫前壁可触及一大小约6.0cm×5.0cm×5.0cm的结节。超声辅助检查:子宫前壁低回声结节,边界清晰。实验室检查血常规:WBC 5.05×10⁹/L,Hb 100g/L(下降),PLT 161×10⁹/L。应行手术治疗。

子宫肌瘤诊疗流程(图16-3-1)

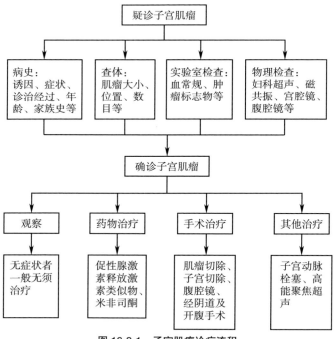

图 16-3-1 子宫肌瘤诊疗流程

(许天敏)

第四节 子宫内膜癌

临床病例

患者,女性,56岁,以"绝经6年,阴道不规则流血5个月"为主诉入院。患者绝经6年,5个月前无明显诱因出现阴道不规则流血,量少,未予诊治。2个月前阴道流血频繁,量增多。自行口服中成药对症治疗(具体用药及剂量不详),症状无明显缓解。今为求系统诊治来院,病程中偶有头晕、头痛、下腹痛,饮食睡眠尚可,近期体重无明显改变。

既往史:自诉高血压病史 10 余年,糖尿病病史 5 年,未正规治疗。

月经及婚育史:14 岁初潮,5~6 天 /28~30 天,绝经 6 年,量中,无痛经。21 岁结婚,孕 1 产 1,阴道分娩 1 男婴,配偶及孩子体健。

家族史:母亲结肠癌病史。

病史采集要点

- 常见症状:阴道流血、阴道排液、下腹胀痛及腰骶部疼痛等。
- 诱因:肥胖、高血压、糖尿病、某些药物(雌激素)、家族遗传病史等。
- 与之鉴别的常见症状:阴道不规则流血,阴道排液等。

本例患者:绝经后阴道流血,下腹及腰骶部疼痛。合并高血压及糖尿病。母亲结肠癌病史。

体格检查

体温 36.5℃,血压 175/95mmHg,身高 160cm,体重 77kg。

体态肥胖,神清语明。

妇科查体:外阴呈老年性改变,阴道黏膜皱襞萎缩,阴道内可见少量暗红色血,无异味,宫颈光滑,子宫前位,正常大,活动度可,无压痛、反跳痛。双附件区未见明显异常。

体格检查要点

关注阴道流血来源、子宫大小及宫旁组织情况。

本例患者:阴道内见少量暗红色血,宫颈光滑,子宫正常大,暗红色血来自宫腔。

辅助检查

血常规:Hb 109g/L,WBC 4.5×10^9/L。

空腹血糖:9.2mmol/L。

CA12-5:275U/ml,CA19-9:33.02U/ml。

D- 二聚体:1.2mg/L。

阴道彩超:子宫前位,正常大,宫腔内可见大小约 3.0cm×2.0cm 不均质低回声。CDFI:可见丰富血流信号。双附件区未见明显异常。超声影像诊断:宫腔内不均质回声。请结合临床。

盆腔磁共振：宫腔内见一最大约 30mm×22mm×20mm 的不均匀等 T_1 稍长 T_2 信号影，边缘不清，部分子宫结合带显示欠清，局部突破结合带，超过肌层二分之一，增强后病灶有轻度不均匀强化，宫颈及宫旁未见明显受侵。两侧盆壁及腹股沟区未见明显增大淋巴结。盆腔内未见明显积液。提示：子宫内膜恶性肿瘤。

刮宫病理结果：子宫内膜腺癌，癌组织呈乳头状生长。

辅助检查要点

实验室指标及影像学检查可提示内膜病灶良恶性，以及是否合并贫血、感染等。

- 贫血感染指标：血常规。
- 良恶性指标：肿瘤标志物检测。
- 重要的影像学检查：妇科彩超，盆腔磁共振。
- 金标准：病理学检查。

本例关键线索：肿瘤标志物糖类抗原 12-5（CA12-5）275U/ml。彩超及盆腔磁共振提示宫腔内占位性病变。刮宫病理结果：子宫内膜样腺癌。病理诊断即可明确临床诊断。

诊断标准

- 根据病史、临床表现，结合实验室化验及影像学检查可初步诊断。
- 诊断性刮宫：组织学检查是子宫内膜癌的确诊依据。
- 宫腔镜检查：观察宫腔及宫颈管有无癌灶存在，大小及部位，直视下活检，对局灶性子宫内膜癌的诊断和评估宫颈管是否受侵更为准确。

本例患者：绝经 6 年，阴道不规则流血 5 个月。肿瘤标志物 CA12-5 高于正常，彩超及盆腔磁共振提示宫腔内占位性病变。刮宫病理示：子宫内膜样腺癌。故可诊断：子宫内膜癌。

鉴别诊断

绝经后及绝经过渡期异常子宫出血为子宫内膜癌最常见症状，故子宫内膜癌应与引起阴道流血的各种疾病相鉴别，如萎缩性阴道炎、子宫黏膜下肌瘤或息肉、内生型宫颈癌、子宫肉瘤及输卵管癌。

本例患者：该患者刮宫病理已明确子宫内膜癌诊断。

分期

子宫内膜癌的分期，采用国际妇产科联盟（FIGO，2009 年）修订的手术 - 病理分期,见表 16-4-1。

表 16-4-1 子宫内膜癌手术病理分期(FIGO,2009 年)

分期	病变部位
Ⅰ期	肿瘤局限于子宫体
ⅠA	肿瘤浸润深度 <1/2 肌层
ⅠB	肿瘤浸润深度 ≥1/2 肌层
Ⅱ期	肿瘤侵犯宫颈间质,但无宫体外蔓延
Ⅲ期	肿瘤局部和 / 或区域扩散
ⅢA	肿瘤累及子宫浆膜和 / 或附件
ⅢB	肿瘤累及阴道和 / 或宫旁组织
ⅢC	盆腔淋巴结和 / 或腹主动脉旁淋巴结转移
ⅢC1	盆腔淋巴结转移
ⅢC2	腹主动脉旁淋巴结转移伴(或不伴)盆腔淋巴结转移
Ⅳ期	肿瘤侵及膀胱和 / 或直肠黏膜,和 / 或远处转移
ⅣA	肿瘤侵及膀胱和 / 或直肠黏膜
ⅣB	远处转移,包括腹腔内和 / 或腹股沟淋巴结转移

治疗原则

根据肿瘤累及范围及组织学类型,结合患者年龄及全身情况制订适宜的治疗方案。

早期:手术为主,术后根据高危因素选择辅助治疗。高危因素包括:非子宫内膜样腺癌、高级别腺癌、肌层浸润超过 1/2、脉管间隙受侵、肿瘤直径大于 2cm、宫颈间质受侵、淋巴结转移和子宫外转移等。

晚期:采用手术、放射、药物等综合治疗。

1. 手术治疗

● 病灶局限于子宫体者的基本术式是筋膜外全子宫切除术及双侧附件切除术;对年轻、无高危因素者,可考虑保留卵巢;对伴有高危因素者应同时行盆腔和腹主动脉旁淋巴结切除术。

● 病变侵犯宫颈间质者行改良广泛性子宫切除术、双侧附件切除术、盆腔淋巴结及腹主动脉旁淋巴结切除术。

2. 放疗 是治疗子宫内膜癌有效方法之一。

● 单纯放疗:仅用于有手术禁忌证的患者或无法手术切除的晚期患者。

● 放疗联合手术:Ⅱ期、ⅢC和伴有高危因素的Ⅰ期(深肌层浸润、G3)患者,术后应辅助放疗,可降低局部复发,改善无瘤生存期。

3. 化疗 适用于晚期或复发子宫内膜癌,也可用于术后有复发高危因素的治疗,以减少盆腔外的远处转移。

4. 孕激素治疗 主要用于保留生育功能的早期子宫内膜癌患者,也可作为晚期或复发子宫内膜癌患者的综合治疗方法之一。

本例患者:无手术禁忌证,子宫活动度良好,宫旁无浸润,选择手术治疗。根据术后病理结果确定手术病理分期,然后根据治疗指南决定是否补充放疗。

子宫内膜癌诊疗流程(图 16-4-1)

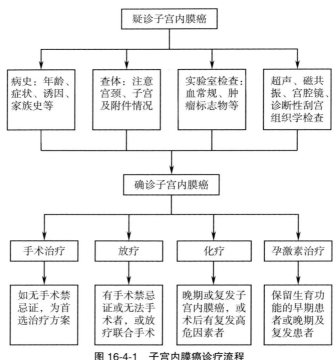

图 16-4-1　子宫内膜癌诊疗流程

(祝　贺)

第五节　卵巢肿瘤

临床病例

患者,女性,51 岁,以"腹胀伴间断性腹痛半个月"为主诉于 2022 年 6 月 19 日入院。患者缘于半月前无明显诱因出现腹胀,伴间断性腹痛,无寒战发热,伴恶心呕吐数次,呕吐物为胃内容物,无皮肤巩膜黄染。在当地医院做腹部彩超提示腹水,进而做腹水脱落细胞学检查提示腹水中见癌细胞。现患者为求进一步诊治来院,门诊以"腹水待查"收入普外科住院治疗。病程中,饮食睡眠可,二便大致正常,体重无明显变化。

既往有结核病史,已治愈;2007 年因乳腺癌行左侧乳腺切除;2010 年因乳腺癌行右侧乳腺切除术。已婚,孕 1 产 1,末次月经 2022 年 4 月 16 日。

病史采集要点

- 常见症状:由于卵巢位于盆腔的深部,卵巢肿瘤较小时常无症状。随着肿瘤的增大,可以出现下腹部包块、腹胀、食欲差,以及尿频、便秘、气急、心悸等压迫症状。若卵巢肿瘤扭转、破裂、感染时可出现急腹症症状。卵巢肿瘤有良性、交界性和恶性之分,恶性者占 10%,早期症状多不明显,缺乏典型性,一旦发现,70% 为晚期,可以出现腹水、淋巴结肿大、进行性消瘦、严重贫血等恶病质的表现。
- 危险因素:包括高龄、未孕,乳腺癌、结肠癌或子宫内膜癌病史、卵巢癌家族史。有临床研究显示绝经后激素替代治疗可略增加卵巢癌的发病率,接受辅助生殖增加卵巢肿瘤的风险,多数是交界性肿瘤。
- 诊治经过:卵巢良性肿瘤常体检时发现,而卵巢恶性肿瘤常因食欲差、腹水等首诊于消化科或普外科。
- 与之鉴别的常见症状:发热、下腹痛、白带异常、异常子宫出血、痛经、停经史等。

本例患者:围绝经期女性,腹胀伴间断性腹痛半月余,伴恶心呕吐数次,呕吐物为胃内容物,首诊于普外科;既往史:有双侧乳腺癌病史。

体格检查

体温 36.6℃,血压 134/72mmHg,神清语明,一般状态良好,全身皮肤无黄染,无皮疹及皮下出血。全身浅表淋巴结未触及肿大,心肺听诊无异常。腹软无压痛,肝脾肋下未触及,移动性浊音(+)。双下肢无水肿。神经系统病理征阴性。

妇科检查:外阴发育正常,阴道通畅,黏膜皱襞弹性尚可,阴道分泌物中,白色,宫颈表面尚光滑。宫体前位,正常大。于右侧附件区可触及一大小约3cm×2cm×2cm 的包块,活动性尚可,边界欠清,压痛(-),左侧附件区未触及明显异常。

体格检查要点

● 腹部包块:卵巢良性肿瘤妇科检查时常在子宫的一侧或双侧触及球形囊性或实性肿物,活动度好,表面光滑,界限清楚,与周围组织无粘连。若肿物巨大、占据整个盆腹腔,可见腹部膨隆,但移动性浊音多为阴性。卵巢恶性肿瘤查体时可在阴道后穹隆触及散在质硬结节,附件区肿物多为双侧,活动性差,表面凹凸不平,质地囊实混合。

● 腹水:移动性浊音(+)。常见于卵巢恶性肿瘤或者卵巢纤维瘤。

● 淋巴结肿大:腹股沟、腋下或锁骨上可触及肿大的淋巴结。

● 急腹症:全腹或局部压痛、反跳痛及肌紧张。常见于卵巢瘤蒂扭转、破裂、感染时。

本例患者: 移动性浊音(+),于右侧附件区可触及一大小约3cm×2cm×2cm 的包块,活动性尚可,边界尚清,压痛(-)。

辅助检查

肿瘤标志物:CA12-5>1 000U/ml,CA15-3 221.50U/ml。

妇科彩超:子宫前位,正常大,宫腔线清,内膜1.0cm,宫壁回声欠均匀。前壁见2.6cm×2.1cm 低回声结节。右附件区见1.9cm×1.7cm 的无回声,形态尚规则,界限尚清。右侧盆壁见2.3cm×1.4cm 的低回声,形态欠规则,界限欠清。左卵巢未显示。肝下隐窝积液6.8cm,脾肾隐窝积液4.1cm,盆液5.4cm。CDFI:未见异常。

腹水细胞学检查:(腹水)找到癌细胞,考虑腺癌。

辅助检查要点

● 影像学检查

(1)超声检查:有经腹超声、经阴道超声和经直肠超声检查,对盆腔肿物的检查方便、无创、直观、经济、实用,可以提示肿物的大小、部位、囊实性、是否有乳头回声,以及进行腹水的检查。利用彩色多普勒超声,可以观察肿瘤组织的血流变化,提高恶性肿瘤的诊断率。

(2)CT及MRI检查:CT检查可清晰地显示肿物,良性肿瘤多为囊壁薄、囊液均匀,表面光滑;恶性肿瘤则轮廓不规则,向周围浸润或伴有腹水。CT还可以显示腹膜后淋巴结、腹部转移病灶、肝脾转移病灶,但对于网膜、肠系膜和腹膜的种植或肠管浸润的诊断灵敏度较差。MRI 可显示肿瘤的侵犯范围,发现盆腹腔及远处的转移病灶。

(3)胸、腹部 X 线检查:对于畸胎瘤,腹部 X 线可显示牙齿、骨骼、钙化,胸、腹部 X 线检查可显示有无胸腔积液、腹水、肺转移和肠梗阻等。

(4)其他

①胃肠镜检查:当可疑胃肠来源的转移性肿瘤时,可做胃肠镜检查。

②乳腺超声或钼靶摄片:用于判断乳腺是否有肿瘤。

③放射免疫显像和正电子发射计算机断层成像(PET/CT):可用于卵巢恶性肿瘤的早期诊断与定性,以及术后复发的监测。

④肾图及静脉肾盂造影:了解肾脏的功能,是否存在泌尿系统压迫或梗阻。

● 血清肿瘤标志物。

● 细胞学检查:腹水或腹腔冲洗液可以进行细胞学检查,辅助诊断卵巢恶性肿瘤。

● 腹腔镜检查:对于高度怀疑卵巢恶性肿瘤的可以做腹腔镜检查明确诊断。腹腔镜检查的目的:①取腹水或腹腔冲洗液做细胞学检查;②直视下取肿瘤组织做活检,明确肿瘤的来源和病理类型;③做初步的临床分期,对于早期的患者可以直接做手术,对于晚期的患者可以根据病理类型,先行新辅助化疗以争取手术机会。

● 组织病理学检查:是确诊卵巢肿瘤的金标准。

本例关键线索

● 肿瘤标志物升高:糖类抗原 12-5(CA12-5)>1 000U/ml。

● 妇科彩超见盆腔包块:右侧盆壁见 2.3cm×1.4cm 的低回声,形态欠规则,界限欠清。腹水:肝下隐窝积液 6.8cm,脾肾隐窝积液 4.1cm,盆液 5.4cm。

● 腹水细胞学检查:(腹水)找到癌细胞,考虑腺癌。

诊断标准

● 常规程序:根据病史及症状、体征、辅助检查(影像学检查:超声检查、X 线、CT、MRI、PET/CT)等,进行初步的判断。

● 特殊辅助检查:肿瘤标志物、细胞学检查、受累器官相应的特殊检查、腹腔镜检查等。

本例患者:围绝经期女性,以腹胀、腹痛为主诉。有双侧乳腺癌病史。查体:移动性浊音(+),右侧附件区可触及一包块,活动性尚可,边界尚清,压痛(-)。肿瘤标志物升高:CA12-5>1 000U/ml。妇科彩超见盆腔包块:右侧盆壁见 2.3cm×1.4cm 的低回声,形态欠规则,界限欠清。腹水:肝下隐窝积液 6.8cm,脾肾隐窝积液 4.1cm,盆液 5.4cm。腹水细胞学检查:(腹水)找到癌细胞,考虑腺癌。故可以初步诊断为卵巢恶性肿瘤。

鉴别诊断

● 首先进行卵巢肿瘤的良、恶性的鉴别诊断(表 16-5-1),之后,分别进行卵巢良性肿瘤的鉴别诊断和卵巢恶性肿瘤的鉴别诊断。

表 16-5-1　卵巢良性肿瘤与卵巢恶性肿瘤的鉴别

鉴别点	卵巢良性肿瘤	卵巢恶性肿瘤
年龄	育龄期	幼女、青少年或围绝经期
病程	病程长,包块逐渐增大	病程短,包块迅速增大
一般情况	良好	逐渐出现恶病质
体征	多为单侧,活动良,囊性,表面光滑,多无腹水	多为双侧,活动差,囊实性,表面不平,伴有腹水,腹水细胞学阳性
血清肿瘤标志物	多正常	多明显升高
超声	多为无回声,可有分隔,边界清楚	无回声内有混杂回声,内壁可见乳头状回声,界限不清,彩色多普勒可见异常血流信号
腹腔镜	囊性包块,多为单侧,表面光滑,与周围无粘连,活动良,无腹水	囊实性包块,多为双侧,表面凹凸不平,与周围组织粘连,不活动,可见肿瘤播散,可伴有血性腹水

● 卵巢良性肿瘤的鉴别诊断

①卵巢瘤样病变:滤泡囊肿和黄体囊肿最多见,直径≤8cm,2~3 个月可自行消失。

②输卵管积水和输卵管卵巢囊肿:是盆腔炎性疾病后遗症,呈不规则腊肠状囊性包块,界限尚清,不活动。

③子宫肌瘤:与子宫相连,可有月经的改变,超声检查有助于鉴别诊断。

④妊娠子宫:子宫增大质软,宫体与宫颈似不相连。

⑤腹水:与肝、心脏、肾脏等疾病相鉴别,腹型呈蛙状腹,移动性浊音阳性,而巨大卵巢瘤腹部叩诊呈浊音,两侧为鼓音,移动性浊音阴性。

● 卵巢恶性肿瘤的鉴别诊断

①子宫内膜异位症:常引起盆腔严重的粘连,子宫直肠窝有触痛的结节,有进行性痛经、月经量多等改变。

②盆腔炎性包块:有流产或产褥感染病史,表现为发热、下腹痛,妇科检查时

附件区可触及肿块、组织增厚、压痛,经抗感染治疗后症状缓解,肿块缩小。

③结核性盆、腹膜炎:常伴有腹水,由于粘连,可在妇科检查时触及肿块,但位置较高,界限不清楚,活动度差,多见于不孕、月经量极少或闭经的患者,可有肺结核病史,表现为乏力、盗汗、午后低热等。

④生殖道以外的肿瘤:腹膜后肿瘤、直肠癌、乙状结肠癌等。

⑤转移性卵巢肿瘤:常为双侧、中等大、肾形、活动度好的实性包块,有消化道癌、乳腺癌等病史。

本例患者:该患者初步诊断为卵巢恶性肿瘤,需与子宫内膜异位症、盆腔炎性包块、结核性腹膜炎、生殖道以外的肿瘤,以及转移性卵巢肿瘤等相鉴别。

组织学类型

卵巢的组织结构与成分复杂,原发性卵巢肿瘤的组织学类型众多,不同组织学类型的生物学行为差异巨大。原发性卵巢恶性肿瘤中 60%~90% 是上皮性的,此外还包括生殖细胞肿瘤、性索间质肿瘤和转移性肿瘤等。各种类型的卵巢肿瘤具有相当特异的肿瘤标志物,可用于辅助诊断和病情的监测。常见的肿瘤标志物有以下几种:

- 糖类抗原 12-5(CA12-5):对卵巢上皮性癌最为敏感,其消长常与病情变化呈正相关,可用于术前的辅助诊断及术后病情的监测,但特异性差,在炎症、子宫内膜异位症、妊娠等情况均可以有 CA12-5 的升高。

- 糖类抗原 19-9(CA19-9):对于卵巢黏液性癌及透明细胞癌的灵敏度较高。

- 人附睾蛋白 4(HE4):对于卵巢癌的诊断灵敏度为 70%,特异度为 95%,如 HE4 联合 CA12-5 检查,灵敏度可以增加到 90% 以上。

- 癌胚抗原(CEA):是黏液性癌的标记物,但特异性不高,还见于胃肠来源的肿瘤、恶性 Brenner 瘤。

- 甲胎蛋白(AFP):是胚胎的卵黄囊和不成熟的肝细胞所产生的一种特异性的蛋白质,在内胚窦瘤、未成熟畸胎瘤、混合性无性细胞瘤中 AFP 水平可以升高。

- 人绒毛膜促性腺激素(HCG):是由滋养细胞产生的,在滋养细胞肿瘤、卵巢原发绒癌、胚胎癌和某些生殖细胞肿瘤中呈阳性。

- 性激素:产生雌激素的卵巢肿瘤有颗粒细胞瘤、卵泡膜细胞瘤等,产生雄激素的卵巢肿瘤有睾丸母细胞瘤、脂质细胞瘤、性腺母细胞瘤等。

本例患者:肿瘤标志物升高,CA12-5>1 000U/ml,故考虑卵巢上皮性肿瘤的可能性最大。

治疗原则和要点

- 一经发现卵巢恶性肿瘤,应手术治疗。

- 手术目的:明确诊断、切除肿瘤、恶性肿瘤进行手术病理分期。
- 可以做腹腔镜手术或者剖腹探查术,对于卵巢上皮癌的术式选择为:早期癌(Ⅰ、Ⅱ期)做全面分期手术,晚期癌(Ⅲ、Ⅳ期)做肿瘤细胞减灭术。
- 术后根据卵巢的组织学类型、手术病理分期等因素决定是否需要辅助治疗。

本例患者

- 首先做了腹腔镜探查术,镜下见:大量腹水,腹水呈淡黄色,子宫萎缩,右侧卵巢表面可见菜花状肿物,大小约 3.0cm × 2.0cm,双侧输卵管及左侧卵巢表面未见明显异常。盆壁可见病灶侵及,弥漫性分布,向上探查,大网膜呈饼状(图 16-5-1)。初步判断是晚期卵巢癌。

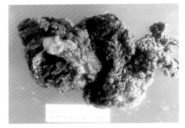

图 16-5-1　卵巢癌患者的大网膜挛缩呈饼状

- 决定先行右侧卵巢组织取样术,取右侧卵巢组织送检快速病理。快速病理回报:(右侧卵巢)送检卵巢见异型细胞巢,形态符合低分化腺癌,待石蜡切片及免疫组化染色进一步分型。
- 本例患者做了满意的肿瘤细胞减灭术(无肉眼可见的残留肿瘤组织,即R0)。
- 根据术后病理,诊断为上皮性卵巢癌ⅢC,决定术后辅助化疗,TC 方案(紫杉醇联合卡铂)6~8 疗程。

卵巢肿瘤诊疗流程(图 16-5-2)

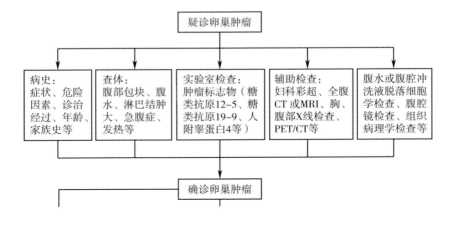

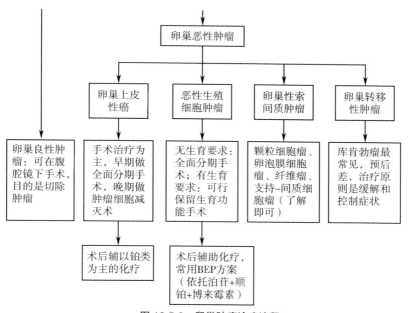

图 16-5-2 卵巢肿瘤诊疗流程

（贾　妍）

第六节　异常子宫出血

临床病例

患者,女性,48岁,已婚,因"月经周期紊乱半年,经期延长伴经量增多10天"为主诉入院。患者平素月经规律,近半年月经周期不规律,25~50天,经期延长至8~9天,无血块,无明显痛经,本次停经约50天月经来潮,经期持续10天,血量多,有血块。病程中无发热,偶有头晕,无头痛,无咳嗽、咳痰,无鼻出血,偶有胸闷、心悸、气短,无胸痛,无腹痛、腹胀,饮食、二便无明显异常,体重无明显增减。

既往体健,顺产1次,人工流产2次。宫内节育器半年前已取出。

病史采集要点

● 常见症状:经期出血量过多及持续时间过长、月经周期时间时长时短、不可预计,或出血量不多但淋漓不止。

- 临床类型:异常子宫出血临床上分为两类。

①器质性疾病引起:如全身系统性疾病、凝血功能障碍、各种异位妊娠、流产、避孕药具、生殖系统器质性疾病、炎症、肿瘤、外伤。

②功能失调引起:由于生殖内分泌轴功能紊乱造成的子宫异常出血,又可分为有排卵性出血,有周期性排卵、月经过后、经间出血;无排卵性出血,无周期性排卵、青春期无排卵性功能失调性子宫出血、绝经过渡期无排卵性功能失调性子宫出血。

- 诱因:无明显诱因,无服药史,无外伤史。
- 诊治经过:未系统诊治,收入院后需止血、纠正贫血、预防感染、对症治疗。
- 与之鉴别的常见症状:有无器质性病变和了解卵巢的排卵功能情况,还需要注意鉴别妊娠并发症、全身疾病导致月经过多,特别是血液病决不能忽略。
- 血液、消化、心脏系统相关疾病既往史。

本例患者:围绝经期女性,月经周期紊乱半年,经期延长,经量增多,无血液、消化系统疾病史。

体格检查

体温 36.7℃,脉搏 100 次/min,呼吸 25 次/min,血压 90/60mmHg,神清语明,中度贫血貌,眼结膜苍白,口唇略苍白,心率 100 次/min,律整,双肺听诊呼吸音清,腹平坦,腹软,无压痛,双下肢无明显水肿。

体格检查要点

- 贫血的表现:面色苍白、脉搏增快微弱、血压偏低等。
- 全身检查:口唇无自发性出血,牙龈无出血,全身无瘀血、瘀斑,腹平坦,脐周无血管征,全身无外伤。
- 妇科检查:阴道通畅,少量暗红色血块,宫颈光滑,质中,子宫前倾,偏向右侧,大小约 6cm×5cm×4cm,质中,表面光滑,活动度可,无明显压痛,双侧附件区未触及明显异常。

本例患者:中度贫血表现,肝、脾不大,腹平坦,脐周无血管,全身无出血征象。

辅助检查

血常规:白细胞计数 11.1×10^9/L,淋巴细胞百分比 24.4%,中性粒细胞百分比 71.5%,红细胞计数 3.0×10^{12}/L,血红蛋白 80.0g/L,血小板计数 310×10^9/L,血细胞比容 28%。

凝血功能正常。

尿 HCG（－）。

内分泌性激素六项、生化检查正常。

心电图正常。

阴道超声：子宫前位，大小 5.6cm×3.9cm×4.6cm，内膜厚 9mm，子宫肌层回声欠匀，前壁可见低回声结节，大小约 1.5cm×2cm，界限清晰，未突向宫腔，双侧附件未见异常包块。初步诊断：子宫小肌瘤，请结合临床。

辅助检查要点

● 妇科超声的检查：超声可以清楚地显示子宫的大小，子宫肌瘤的有无及大小，以及是否突向宫腔，子宫内膜的厚度及异常回声，双侧附件区有无异常包块。

● 血常规：红细胞计数及血红蛋白下降，凝血功能、生化检查、内分泌六项检查未见明显异常。

● 可以行宫腔镜检查：宫腔镜检查可以直视宫腔内膜的形态及厚度，并可进行刮宫止血的同时，送检内膜病理。

诊断标准

月经周期频率、周期规律性、经期长度、经期出血量四要素之一出现异常即为异常子宫出血（AUB）（表 16-6-1）。

排除以下疾病：

1. 妊娠相关问题。
2. 妇科炎症 阴道炎、宫颈炎等。
3. 器质性 AUB 内膜息肉、肌腺症、肌瘤、内膜恶变或不典型增生。
4. 全身性疾病（血液病、其他）。
5. 医源性问题 宫内节育器（IUD）、药物。

表 16-6-1 月经的临床评价指标

月经的临床评价指标	术语	范围
周期频率	月经频发	<21d
	月经稀发	>35d
周期规律性（近 1 年周期的变化）	规律月经	<7d
	不规律月经	≥7d
	闭经	≥6 个月无月经
经期长度	经期延长	>7d
	经期过短	<3d

续表

月经的临床评价指标	术语	范围
月经量	月经过多	>80ml
	月经过少	<5ml

本例患者:患者系围绝经期女性,无外伤史,无用药史,无血液及消化系统疾病史,无恶性肿瘤家族史,无宫腔操作史,无手术史,查体无全身出血倾向,超声提示无器质性改变,宫腔内无节育器。属排卵功能障碍相关的 AUB(表 16-6-2)。

表 16-6-2　正常子宫出血(月经)与异常子宫出血(AUB)术语的范围

分类	术语
器质性改变 AUB	子宫内膜息肉所致 AUB(AUB-P)
	子宫腺肌病所致 AUB(AUB-A)
	子宫肌瘤所致 AUB(AUB-L)
	子宫内膜恶变和不典型增生所致 AUB(AUB-M)
现有影像学技术或组织病理学尚无法确诊 AUB	全身凝血相关疾病所致 AUB(AUB-C)
	排卵功能障碍相关的 AUB(AUB-O)
	子宫内膜局部异常所致 AUB(AUB-E)
	医源性 AUB(AUB-I)
	未分类 AUB(AUB-N)

鉴别诊断(表 16-6-3)

表 16-6-3　无排卵性和有排卵性功能失调性子宫出血的鉴别诊断

鉴别点	无排卵	有排卵	
		月经过多	经间出血
好发年龄	青春期,绝经过渡	育龄	育龄
病因	因年龄不同卵巢轴异常	子宫内膜局部异常	排卵功能轻微异常
病理生理	孕酮缺乏	纤溶亢进 不同前列腺素(PG)之间失衡	稀排,黄体功能不足(LPD),内膜脱落或萎缩不全,内膜修复不良

鉴别点	无排卵	有排卵	
		月经过多	经间出血
月经模式	完全不规则 无痛经,经前期综合征(PMS)	规则周期 PG>80nmol/L 可有痛经,PMS	规则周期 围排卵期、经前、经后点滴出血 可有痛经,PMS
鉴别诊断重点	各种器质,医源病	肌瘤、腺肌症、息肉、甲状腺功能减退、血液病	生殖道轻度炎症、息肉、宫内节育器
治疗	孕激素	抗纤溶、非甾体抗炎药、子宫内膜切除术	人绒毛膜促性腺激素、孕激素

本例患者:该患者系围绝经期女性,月经周期不规律,经期延长,经血淋漓不断,偶有经血量明显增多,无痛经,无器质性疾病或医源性疾病,宫腔内无节育器,孕酮降低,需与有排卵性功能失调性子宫出血相鉴别。

治疗原则和要点

治疗原则是出血期止血并纠正贫血,血止后调整周期预防子宫内膜增生和 AUB 复发,有生育要求者促排卵治疗。青春期少女以止血、调整月经周期为主;生育期妇女以止血、调整月经周期和促排卵为主;绝经过渡期妇女则以止血、调整月经周期、减少经量、防止子宫内膜癌变为主。常用性激素药物止血和调整月经周期。出血期可辅以促进凝血和抗纤溶药物,促进止血。必要时手术治疗。

异常子宫出血诊疗流程(图 16-6-1)

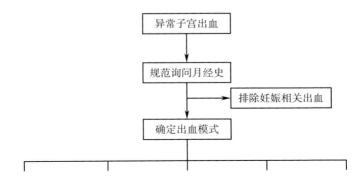

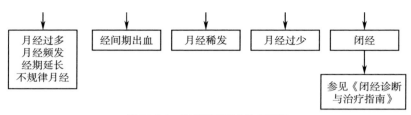

图 16-6-1　异常子宫出血诊疗流程

（林　杨）

第七节　闭经

临床病例

患者,女性,28 岁,以"闭经 5 年"为主诉就诊。患者 5 年前自然分娩后因子宫收缩乏力出现产后出血并发休克,经促进宫缩、输血、对症治疗,未切除子宫。产后 5 年无月经来潮,产后无泌乳。患者神志清,精神欠佳,饮食欠佳,有全身乏力、脱发严重、低血压、畏寒、食欲减退、性欲减退等症状,睡眠可,二便正常。

既往史:既往体健,否认高血压、糖尿病、肝炎、结核等病史,无手术史、过敏史等。无服药史,无减肥史,顺产 1 次。

月经及婚育史:14 岁月经初潮,平素月经正常,5~6 天 /30 天,闭经 5 年。

家族史:无。

病史采集要点

- 常见症状:闭经。闭经分为原发性闭经和继发性闭经。原发性闭经是指年龄超过 13 岁,第二性征未发育,或年龄超过 15 岁,第二性征已发育,无月经来潮者。继发性闭经是指正常月经建立后月经停止 6 个月,或按自身原来月经周期计算停经 3 个周期以上者。诱因:产后出血和休克导致的腺垂体急性梗死和坏死,可引起腺垂体功能低下。
- 诊治经过:应用雌孕激素情况。
- 与之鉴别的常见症状:低血压、畏寒、嗜睡、食欲减退、贫血、消瘦、产后无泌乳、脱发。
- 减肥史、运动员经历,血液系统相关疾病既往史,卵巢功能早衰家族史。

本例患者:育龄期女性,非运动员,无节食、厌食、减肥史,无服药史,无子宫手术史,既往月经规律,5 年前产后出血并发休克,未切除子宫。产后 5 年无月经来潮,产后无泌乳,有全身乏力、脱发严重、低血压、畏寒、食欲减退、性欲减退等症状。

体格检查

脉搏 112 次 /min,呼吸 28 次 /min,血压 91/56mmHg,体温 36.7℃,神清,精神差,皮肤黏膜苍白,面部轻度水肿,消瘦,睑结膜略苍白,口唇无发绀,乳房无溢乳。专科检查:阴毛稀少,阴道畅,分泌物少,宫颈光滑,子宫体小,活动好,附件无异常。

体格检查要点

● 体格检查:包括智力、身高、体重、第二性征发育情况、有无发育畸形,有无甲状腺肿大,有无乳房溢乳,皮肤色泽及毛发分布。

● 妇科检查:外生殖器发育情况及有无畸形;已婚妇女可通过检查阴道及宫颈黏液了解体内雌激素的水平。

● 垂体梗死。

本例患者:育龄期女性,神清,身高中等,体型偏瘦,贫血貌,体温、血压偏低,毛发少,嗅觉正常,甲状腺无肿大,乳房无溢乳。专科检查:外阴发育正常,阴毛稀少,宫体偏小,分泌物少。垂体梗死(希恩综合征):产后大出血→休克未及时纠正→垂体前叶缺血坏死→腺垂体功能减退的一系列症状,无乳、闭经、畏寒、低血压等。

辅助检查

血常规:Hb 73g/L,WBC $5.56×10^9$/L,RBC $2.23×10^{12}$/L,PLT $100×10^9$/L。

超声:子宫大小约 4.5cm×3cm×3.5cm,内膜厚约 0.3cm,肌层回声均匀。右侧卵巢大小约 2mm×25mm,左侧卵巢大小约 19mm×18mm,未见发育卵泡。

内分泌六项:PRL 26.05μg/L,FSH 5.13mU/ml,LH 7.62mU/ml,P 0.31μg/L,T 0.07μg/L,E_2 32.83ng/L。

辅助检查要点

有性生活史的妇女出现闭经,必须首先排除妊娠。

● 评估雌激素水平以确定闭经程度

(1)孕激素试验:孕激素试验方法(表 16-7-1)。

表 16-7-1 孕激素试验方法

药物	剂量及用法	用药时间 /d
孕酮	20mg/d,肌内注射	3~5
醋酸甲羟孕酮	10mg/d,口服	8~10
地屈孕酮	10~20mg/d,口服	10
微粒化孕酮	100mg/ 次,每天 2 次,口服	10

（2）雌 - 孕激素试验:服用雌激素如戊酸雌二醇或 17β- 雌二醇或结合雌激素,20~30 天后再加用孕激素;停药后如有撤退性出血者可排除子宫性闭经;停药后无撤退性出血者可确定子宫性闭经。

● 激素水平测定

（1）催乳素（PRL）及促甲状腺激素（TSH）的测定:血 PRL>1.1nmol/L（25mg/L）诊断为高 PRL 血症;PRL、TSH 水平同时升高提示甲状腺功能减退引起的闭经。

（2）促卵泡素（FSH）、促黄体素（LH）的测定:FSH>40U/L,提示卵巢功能衰竭;FSH>20U/L,提示卵巢功能减退;LH<5U/L 或者正常范围提示病变环节在下丘脑或者垂体。

（3）其他激素的测定:肥胖或临床上存在多毛、痤疮等高雄激素血症体征时尚需测定其他激素。

● 垂体性闭经

垂体梗死（pituitary cachexia）:希恩综合征（Sheehan syndrome）。产后大出血→休克未及时纠正→垂体前叶缺血坏死→腺垂体功能减退的一系列症状,无乳、闭经、畏寒、低血压等。

本例关键线索

激素水平测定:FSH、LH 的测定。FSH>40U/L（相隔 1 个月,两次以上测定）,提示卵巢功能衰竭;FSH>20U/L,提示卵巢功能减退;LH<5U/L 提示病变环节在下丘脑或者垂体,雌、孕激素水平均明显降低。

超声检查:盆腔内无占位性病变、子宫偏小、子宫内膜厚度薄、卵巢偏小,无发育卵泡。

无宫腔操作史,未行宫腔镜检查。垂体梗死:FSH↓→雌二醇（E_2）、孕酮（P）↓,TSH↓,PRL↓。

诊断标准

首先查找原因,再确定是哪种疾病引起。

- 病史:详细询问月经史、生长发育及既往史、家族史;青春期:精神创伤、紧张等;生育期:流产、刮宫史,排除妊娠;产后:大出血、产褥感染及哺乳期长短。
- 全身检查、妇科检查:生殖器发育、第二性征、有无畸形。
- 辅助诊断方法:评估雌激素水平以确定闭经程度。

本例患者:既往体健,月经无异常,无卵巢功能早衰家族史,剖宫产时因宫缩乏力出现阴道流血量多并发休克,产后无乳汁,术后无月经5年,食欲减退,消瘦,畏寒、血压低,辅助检查 FSH、LH 均 <5U/L,雌孕激素水平均明显降低,结合病史、查体及辅助检查,符合垂体性闭经的诊断。

鉴别诊断

- 下丘脑性闭经

(1)功能性闭经:此类闭经是因各种应激因素抑制下丘脑促性腺激素释放激素(GnRH)分泌引起的闭经,治疗及时可逆转。

①应激性闭经

②运动性闭经

③神经性厌食所致闭经

④营养相关性闭经

(2)基因缺陷或器质性闭经

(3)药物性闭经

- 垂体性闭经:是由于垂体病变致使促性腺激素(Gn)分泌降低而引起的闭经。

①垂体肿瘤

②空蝶鞍综合征

③先天性垂体病变

④希恩综合征:是由产后出血和休克导致的腺垂体急性梗死和坏死。

- 卵巢性闭经:是由于卵巢本身原因引起的闭经。卵巢性闭经时 Gn 水平升高,分为先天性性腺发育不全、酶缺陷、卵巢抵抗综合征及后天各种原因引起的卵巢功能减退。

- 子宫性及下生殖道发育异常性闭经

①子宫性闭经。

②下生殖道发育异常性闭经:下生殖道发育异常性闭经包括宫颈闭锁、阴道横隔、阴道闭锁及处女膜闭锁等。

- 其他

①雄激素水平升高的疾病:包括多囊卵巢综合征(PCOS)、先天性肾上腺皮质增生症(CAH)、分泌雄激素的肿瘤及卵泡膜细胞增殖症等。

②甲状腺疾病:常见的甲状腺疾病为桥本病及毒性弥漫性甲状腺肿（Graves 病）。

本例患者:该患者下丘脑闭经、卵巢性闭经、子宫性闭经,以及其他原因导致的垂体性闭经相鉴别。

治疗原则和药物治疗要点(表 16-7-2)

表 16-7-2 闭经的治疗

闭经类别	卵巢功能	促卵泡素 /促黄体素	雌二醇(E_2)	孕酮(P)	治疗
子宫性	有卵泡发育,有排卵	正常	+	+	分离粘连 + 上环 + 激素替代疗法
卵巢性	无卵泡发育,无排卵	升高	_	_	E_2+P
垂体性	无卵泡发育,无排卵	降低	_	_	E_2+P
下丘脑性	无卵泡发育,无排卵	降低	_	_	E_2+P
下丘脑性	有卵泡发育,无排卵	正常	+	_	P

● 全身治疗

①精神安慰与情绪疏导

②饮食调节

③体育锻炼

● 垂体、下丘脑性闭经的治疗

1. 病因治疗

2. 内分泌治疗

(1)靶腺激素替代治疗:垂体功能减低者应用,定期检查激素浓度,调节剂量。

①雌、孕激素替代治疗

②糖皮质激素

③甲状腺素

(2)促排卵治疗

①氯米芬

②绝经期促性腺激素(HMG)

③纯促卵泡素(FSH)

本例患者：该患者依据病史、查体及辅助检查支持垂体性闭经的诊断，因患者年轻，考虑雌二醇＋孕酮治疗方案，并适当地给予甲状腺素，定期检查激素浓度，调节剂量。

闭经诊疗流程（图 16-7-1）

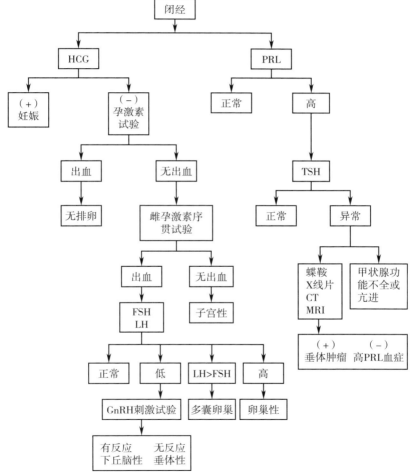

图 16-7-1　闭经诊疗流程

HCG. 人绒毛膜促性腺激素；PRL. 催乳素；TSH. 促甲状腺激素；FSH. 促卵泡素；LH. 促黄体素；GnRH. 促性腺激素释放激素。

继发性闭经诊断流程（图 16-7-2）

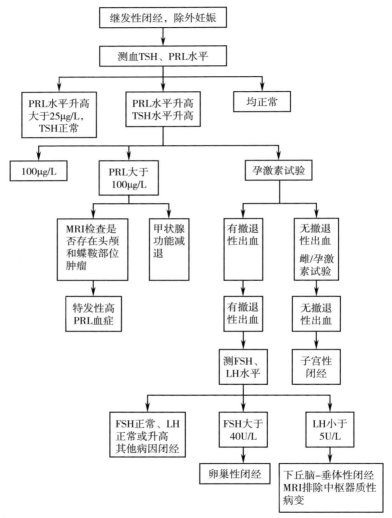

图 16-7-2 继发性闭经诊断流程
TSH. 促甲状腺激素；PRL. 催乳素；FSH. 促卵泡素；LH. 促黄体素。

（林　杨）

第八节 盆腔炎性疾病

临床病例

患者，女性，40岁。以"渐进性左下腹疼痛伴发热3天"为主诉于2022年10月15日入院。患者3天前无明显诱因出现左下腹部持续性钝痛，可忍受，同时伴有发热，最高体温38.2℃，自行口服解热镇痛药，服药后疼痛及发热暂时性缓解，后仍腹痛及发热。因疼痛逐渐加重，为系统治疗入院。患者自述近期阴道分泌物增多，有异味。病程中偶有尿频，无尿急、尿痛。无腹泻及便秘。偶有恶性，无呕吐。饮食睡眠尚可，体重无明显变化。

既往体健。婚育史：14岁初潮，5天/30天，末次月经2022年10月8日，月经量中，无痛经、血块。23岁结婚，孕4产2，人工流产2次。配偶及子女均体健。

病史采集要点

- 常见症状：下腹痛、阴道分泌物增多。严重者可出现高热、寒战、头痛。伴腹膜炎时出现消化系统症状，伴泌尿系统感染时可有尿频、尿急、尿痛。脓肿形成时有下腹包块和局部压迫刺激症状。
- 诱因：下生殖道感染、宫腔内手术操作史、性生活频繁、多个性伴侣、性卫生不良、邻近器官炎症、既往有盆腔炎性疾病病史等。
- 诊治经过：使用抗生素及解热镇痛药等药物情况。
- 与之鉴别的常见症状：各种原因引起腹部疼痛症状，如转移性右下腹疼痛、下腹撕裂样疼痛或牵拉性疼痛、痉挛性腹痛等。

本例患者：育龄期妇女，左下腹疼痛伴加重3天，发热，阴道分泌物增多，有异味，伴尿频。既往人工流产2次。

体格检查

神志清，痛苦病容，体温38.5℃，脉搏90次/min，血压120/70mmHg，呼吸20次/min。下腹轻度肌紧张，下腹压痛(+)，反跳痛(+)，以左下腹为重。妇科查体：阴道分泌物较多，呈脓性，有臭味。宫颈光滑，宫颈举痛阳性。子宫正常大，质中，有压痛。左附件区可触及一囊性肿物，大小约7.0cm×5.0cm×5.0cm，边界不清，无活动度，压痛明显，右附件区未及明显包块，轻压痛。

体格检查要点

- 生命体征。
- 体格检查:腹痛的部位,有无肌紧张、压痛及反跳痛等腹膜炎体征。妇科体格检查重点关注阴道、宫颈分泌物情况,有无宫颈举痛,有无宫体压痛,附件区有无包块、大小、性质、活动度及有无压痛。

本例患者:体温 38.5℃,下腹轻度肌紧张,下腹压痛(+),反跳痛(+),以左下腹为重。妇科查体:阴道内有较多的脓性分泌物,有臭味。宫颈举痛阳性。子宫有压痛。左附件区可触及一较大的囊性肿物,边界不清,无活动度,压痛明显。右附件区轻压痛。

辅助检查

血常规:WBC 15×10^9/L,中性粒细胞百分比 91.8%。

高敏 C 反应蛋白:187mg/L。

血沉:30mm/h。

尿 HCG:阴性。

妇科超声:子宫前位,正常大小,宫腔线清晰,内膜厚 0.6cm,回声均匀,肌层回声均匀。左侧附件区见大小约 7.5cm×5.3cm×4.5cm 迂曲管状囊性回声,其内透声差,内见密集点状回声漂浮,右附件区未见明显异常。提示左附件区囊性包块,考虑输卵管积脓。

MRI:左附件区见一囊性异常信号影,呈管状迂曲结构,约 8.0cm×5.5cm×4.0cm,呈 T_1 低信号 T_2 高信号影。囊壁厚,内无分隔,可见液 - 液平面。考虑囊性占位。

辅助检查要点

- 感染指标:血常规、血沉、C 反应蛋白。
- 重要的影像学检查:妇科超声、CT 及磁共振可帮助明确病变的位置及其性质。

本例关键线索:实验室检查均提示感染状态。妇科超声及 MRI 均提示左附件区囊性占位性病变。

诊断标准

根据病史、症状、体征和辅助检查,可作出初步诊断。2015 年美国疾病预防和控制中心(CDC)推荐盆腔炎性疾病(PID)的诊断标准(表 16-8-1),旨在提高对 PID 的认识,对可疑患者进一步评价,及时治疗,减少后遗症的发生。

表 16-8-1　盆腔炎性疾病（PID）的诊断标准（美国 CDC 诊断标准，2015 年）

诊断标准	内容
最低标准 （minimum criteria）	宫颈举痛或子宫压痛或附件区压痛
附加标准 （additional criteria）	体温超过 38.3℃（口温表） 宫颈异常黏液脓性分泌物或脆性增加 阴道分泌物湿片出现大量白细胞 血沉升高 血清 C 反应蛋白升高 实验室证实的宫颈淋病奈瑟菌或衣原体阳性
特异标准 （specific criteria）	子宫内膜活检组织学证实子宫内膜炎 阴道超声或磁共振检查显示输卵管增粗，输卵管积液，伴或不伴有 盆腔积液、输卵管卵巢肿块，腹腔镜检查发现盆腔炎性疾病征象

注：最低诊断标准提示在性活跃的年轻女性或者具有性传播疾病的高危人群，若出现下腹痛，并可排除其他引起下腹痛的原因，妇科检查符合最低诊断标准，即可给予经验性抗生素治疗；附加标准可增加诊断的特异性；特异标准基本可诊断 PID。

本例患者：育龄期女性，渐进性左下腹疼痛伴发热 3 天。查体有腹膜炎体征，左附件区可触及一较大囊性肿物，边界不清，无活动度，明显压痛。实验室检查均提示感染状态。妇科超声及 MRI 均提示左附件区囊性占位性病变。根据 PID 附加诊断标准，临床诊断为左侧输卵管卵巢脓肿。

判断病情

诊断明确后需判断患者的病情严重程度，是否存在并发症，以便采取相应的治疗措施。

- 轻度 PID：一般状况好，症状轻，可门诊给予抗生素治疗（非静脉应用）。
- 重度 PID：一般情况差，病情严重者，伴发热、恶心、呕吐，或有盆腔腹膜炎、输卵管卵巢脓肿等，住院给予抗生素综合治疗。

本例患者：患者下腹痛 3 天，发热 38.5℃，痛苦病容，有急性腹膜炎体征，实验室检查提示感染状态，影像学提示左附件区肿物，病情较重，需住院治疗。

鉴别诊断

盆腔炎性疾病应与急性阑尾炎、输卵管妊娠流产或破裂、卵巢囊肿蒂扭转或破裂等急症相鉴别。急性阑尾炎常常为转移性右下腹痛，阴道分泌物一般无异味，影像学可提示右下腹有肿物。输卵管妊娠者尿人绒毛膜促性腺激素（HCG）阳性，破裂时会出现撕裂样腹痛。卵巢囊肿蒂扭转或破裂者查体盆腔肿物有活动度。

本例患者：尿 HCG 阴性,查体及影像学均提示左附件区肿物,无活动度。

治疗原则和药物治疗要点

盆腔炎性疾病主要为抗生素药物治疗,抗生素治疗的原则是经验性、广谱、及时和个体化。必要时手术治疗。

● 门诊治疗:一般状况好,症状轻,能耐受口服抗生素可门诊治疗。见表 16-8-2。

表 16-8-2　盆腔炎性疾病非静脉给药方案

方案	内容
方案 A	头孢曲松钠 250mg,单次肌内注射;或头孢西丁钠 2g,单次肌内注射(也可选用其他三代头孢类抗生素,如头孢噻肟、头孢唑肟钠) 为覆盖厌氧菌,加用硝基咪唑类药物:甲硝唑 0.4g,每 12h 1 次,口服 14d 为覆盖沙眼衣原体或支原体,可加用: 多西环素 0.1g,每 12h 1 次,口服,10~14d;或 米诺环素 0.1g,每 12h 1 次,口服,10~14d;或 阿奇霉素 0.5g,每日 1 次,连服 1~2d 后改为 0.25g,每日 1 次,连服 5~7d
方案 B	氧氟沙星 400mg 口服,每日 2 次,连服 14d;或 左氧氟沙星 500mg 口服,每日 1 次,连服 14d,同时加用 甲硝唑 0.4g,每日 2~3 次,口服,连服 14d

● 住院治疗:一般情况差,病情严重者需住院给予抗生素药物治疗为主的综合治疗。

(1)支持治疗:半卧位休息,补液,纠正水电解质酸碱平衡紊乱,对症治疗。

(2)抗生素治疗:静脉滴注收效快。见表 16-8-3。

表 16-8-3　盆腔炎性疾病静脉给药方案

方案	内容
方案 A	头霉素或头孢菌素类药物 头孢替坦 2g,每 12h 1 次,静脉滴注或头孢西丁钠 2g,每小时 1 次,静脉滴注;加多西环素 100mg,每 12h 1 次,静脉滴注或口服 临床症状、体征改善至少 24~48h 后改为口服药物治疗,多西环素 100mg,每 12h 1 次,口服 14d;或米诺环素 0.1g,每 12h 1 次,口服 14d;或阿奇霉素 0.25g,每日 1 次,口服 7d(首次剂量加倍)。对输卵管卵巢脓肿者,需加用克林霉素或甲硝唑从而更有效的抗厌氧菌

续表

方案	内容
方案 A	其他头孢类药物如头孢噻肟钠、头孢唑肟、头孢曲松钠等也可以选择,但这些药物的抗厌氧菌作用稍差,必要时加用抗厌氧菌药物
方案 B	克林霉素与氨基糖苷类联合方案 克林霉素 900mg,每 8h 1 次,静脉滴注或林可霉素剂量 0.9g,每 8h 1 次,静脉滴注;加用硫酸庆大霉素,首次负荷剂量为 2mg/kg,每 8h 1 次,静脉滴注或肌内注射,维持剂量 1.5mg/kg,每 8h 1 次 临床症状、体征改善后继续静脉应用 24~48h,克林霉素改为口服 450mg,每日 4 次,连用 14d;或多西环素 100mg,口服,每 12h 1 次,口服 14d
方案 C	青霉素类与四环素类联合方案 氨苄西林钠舒巴坦钠 3g,每 6h 1 次,静脉滴注或阿莫西林克拉维酸钾 1.2g,每 6~8h 1 次,静脉滴注;加用 多西环素 0.1g,每 12 小时 1 次,口服 14 日;或 米诺环素 0.1g,每 12 小时 1 次,口服 14 日;或 阿奇霉素 0.25g,每日 1 次,口服 7d(首次剂量加倍)
方案 D	氟喹诺酮类药物与甲硝唑联合方案 氧氟沙星 0.4g,每 12h 1 次,静脉滴注或左氧氟沙星 0.5g,每日 1 次,静脉滴注;加用硝基咪唑类药物 甲硝唑 0.5g,每 12h 1 次,静脉滴注

(3) 手术治疗:适用于抗生素控制不满意的输卵管卵巢脓肿或盆腔脓肿。手术指征:①脓肿经药物治疗无效;②脓肿持续存在;③脓肿破裂。

● 中药治疗:活血化瘀、清热解毒的药物。

● 其他:注意性伴侣的治疗。

本例患者:左下腹疼痛伴发热 3 天,痛苦病容,有急性腹膜炎体征,实验室检查提示感染状态。需立即给予抗生素治疗,根据抗炎疗效,决定手术时机。

盆腔炎性疾病诊疗流程(图 16-8-1)

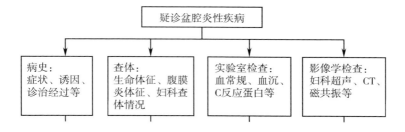

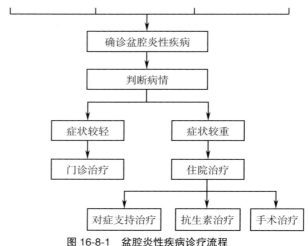

图 16-8-1　盆腔炎性疾病诊疗流程

（祝　贺）

第九节　子宫内膜异位症

临床病例

　　患者,女性,33 岁,以"继发性渐进性痛经 10 个月,发现盆腔肿物 4 个月"为主诉于 2022 年 10 月 8 日入院。于 10 个月前无明显诱因开始出现月经期双侧下腹坠痛,呈持续性,月经第 1 天较明显,后逐渐减轻。因不影响日常生活未在意。随后痛经逐渐加重。于 4 个月前患者体检发现盆腔肿物,大小约 3cm×3cm（未见报告单）,建议定期复查。遂定期复查,见肿物逐渐增大。现患者为求明确诊治而入院。病程中,无发热,无头晕、头痛,无腹胀及异常阴道流血。精神食欲良好,睡眠佳,大小便正常。体重无明显变化。

　　既往体健。月经史:平素月经尚规律,13 岁初潮,6 天 /28 天,量中,色暗红,痛经（+）,血块（+）,末次月经 2022 年 9 月 28 日。婚育史:30 岁结婚,孕 1 产 1,2 年前剖宫产分娩一女性活婴。

病史采集要点

- 常见症状:痛经、下腹痛、不孕、性交痛、月经异常等。
- 诊治经过:药物治疗或手术治疗经过。

本例患者:已婚育龄期女性,呈继发性渐进性痛经 10 个月,发现盆腔肿物 4 个月,未治疗。

体格检查

体温 36.2℃,脉搏 78 次 /min,呼吸 17 次 /min,血压 110/67mmHg。神志清楚,查体合作,心肺听诊未见异常。下腹正中见一长约 10cm 的陈旧性手术瘢痕。妇科检查:外阴发育正常,已婚未产型,阴道通畅,黏膜弹性良好。宫颈表面光滑,子宫后位,正常大,质韧,活动差,压痛(−),左附件区可触及一个大小约 5cm×4cm×4cm 的肿物,呈囊性,边界不清,活动度差,轻压痛。右附件区可触及大小约 4cm×4cm×3cm 的肿物,呈囊性,边界不清,活动度差,轻压痛。

体格检查要点

● 子宫后倾位固定,直肠子宫陷凹、宫骶韧带或子宫后壁下方可扪及触痛性结节,一侧或双侧附件处触及囊实性包块,活动度差。

● 病变累及直肠阴道间隙时,可在阴道后穹隆触及、触痛明显,或直接看到局部隆起的小结节或蓝紫色斑点。

● 若卵巢异位囊肿较大,妇科检查可扪及与子宫粘连的肿块。

● 囊肿破裂时,腹膜刺激征阳性。

本例患者:妇科检查提示子宫后位,正常大,质韧,活动差,双附件区可触及肿物,呈囊性,边界不清,活动度差,轻压痛。肿物特征符合卵巢子宫内膜异位囊肿的表现。

辅助检查

血常规:WBC $5.3×10^9$/L,Hb 124g/L,PLT $184×10^9$/L。

肿瘤标志物:CA12-5 138.6U/ml,CA19-9 25.8U/ml。

妇科彩超:子宫后位,正常大,宫腔线清,内膜厚 1.2cm,回声均匀,肌层回声均匀。左附件区见 4.4cm×3.3cm 低回声,内见密集中等回声颗粒及分隔,形态尚规则,界限尚清,右卵巢 4.2cm×4.1cm 低回声,内见密集中等回声颗粒,形态尚规则,界线尚清,超声提示:双附件囊性包块,巧克力囊肿可能。

辅助检查要点

● 超声检查是诊断卵巢异位囊肿和膀胱、直肠子宫内膜异位症的重要方法。

● 盆腔 CT 及磁共振对盆腔子宫内膜异位症有诊断价值。

● 血清糖类抗原 12-5(CA12-5)、糖类抗原 19-9(CA19-9)和人附睾蛋白 4(HE4)测定。

- 腹腔镜检查是目前公认的子宫内膜异位症诊断的最佳方法。

本例关键线索: 血清 CA12-5、CA19-9 均轻度升高,妇科彩超提示双附件区见囊性肿物,内见密集中等回声颗粒,符合卵巢子宫内膜异位囊肿的超声表现。

诊断标准

生育期女性有继发性痛经且进行性加重、不孕或慢性盆腔痛,妇科检查扪及与子宫相连的囊性包块或盆腔内有触痛性结节,即可初步诊断为子宫内膜异位症。确诊多借助超声检查、血清 CA12-5、CA19-9、HE4 测定和腹腔镜检查。

本例患者: 已婚育龄期女性,呈继发性渐进性痛经 10 个月,发现盆腔肿物 4 个月。妇科检查显示子宫后位,正常大,质韧,活动差,双附件区可触及肿物,呈囊性,边界不清,活动度差,轻压痛。血清 CA12-5、CA19-9 均轻度升高,妇科彩超提示双附件区见肿物,内见密集中回声颗粒,形态尚规则,界限尚清,符合卵巢子宫内膜异位囊肿的超声表现。

鉴别诊断

- 卵巢恶性肿瘤:血清 CA12-5 多显著升高,病情发展快,一般情况差。
- 盆腔炎性包块:多有急性或反复发作的盆腔感染史,可伴发热和白细胞增高等,抗生素治疗有效。
- 子宫腺肌病:痛经剧烈,子宫增大,经期检查时,子宫触痛明显。盆腔无明显包块。

治疗原则

治疗目的是"缩减和去除病灶,减轻和控制疼痛,治疗和促进生育,预防和减少复发"。

- 药物治疗:非甾体抗炎药、口服避孕药、孕激素、孕激素受体拮抗剂、达那唑及促性腺激素释放激素激动剂。
- 手术治疗:切除病灶、恢复解剖。腹腔镜手术为首选。
- 腹腔镜确诊、手术 + 药物为子宫内膜异位症的"金标准"治疗。

本例患者: 该患者盆腔肿物诊断明确,不考虑盆腔炎性包块。血清 CA12-5、CA19-9 均升高,有手术探查适应证,排除手术禁忌证后行腹腔镜探查术。手术方式选择腹腔镜下肿物剥除术,术中行冰冻病理切片检查,排除子宫内膜异位症恶性变,术后追加药物治疗,预防复发。

子宫内膜异位症诊疗流程（图 16-9-1）

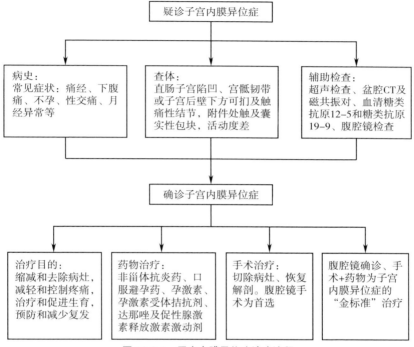

图 16-9-1　子宫内膜异位症诊疗流程

（付　莉）

第十节　子宫腺肌病

临床病例

　　患者，女性，48 岁。因"继发性、渐进性痛经 5 年，月经量增多 1 年，大量阴道流血 10 天"为主诉于 2022 年 10 月 25 日入院。患者自述 5 年前开始出现经期下腹痛，向两侧大腿内侧放射，伴腰背部酸痛。痛经逐年加重，月经间期也逐渐出现腹痛，持续时间逐年加长，自服镇痛药物及艾灸理疗，稍有缓解。1 年前开始出现月经量逐渐增多，现为原月经量的 2 倍，未系统治疗。10 天前患者开始月经血量进一步增多,时感头晕,乏力。为求进一步明确诊治而入院。病程中无恶心、呕吐,无发热、盗汗,大小便正常,饮食、睡眠尚可,近期体重无明显改变。

既往体健。婚育史:平素月经规律,13 岁初潮,4~7 天 /24~28 天,末次月经2022 年 10 月 10 日,量多,痛经(+)、血块(+),孕 2 产 1,经阴道分娩 1 次,人工流产 1 次。

病史采集要点

- 常见症状:经量增多、经期延长、逐渐加重的进行性痛经。长期经量增多可继发贫血,出现头晕、乏力、心悸、口唇苍白等症状。
- 诱因:多次妊娠及分娩、人工流产、慢性子宫内膜炎等造成子宫内膜基底层损伤与腺肌病发病密切相关。
- 诊治经过:抑制疼痛的对症治疗如前列腺素合成酶抑制剂等。促性腺激素释放激素激动剂、孕激素治疗等。
- 与之鉴别的常见症状:无周期性的慢性盆腔痛。

本例患者:5 年前开始继发性、渐进性痛经,月经血量逐渐增多。

体格检查

体温 36.5℃,血压 123/74mmHg,呼吸 19 次 /min,心率 98 次 /min。神清语明,面色及口唇黏膜苍白,皮肤黏膜无出血点,双肺听诊无异常。腹软无压痛,肝脾肋下未触及。神经系统病理征阴性。四肢无畸形,无杵状指 / 趾,无静脉曲张、肌肉萎缩及骨折,活动正常,关节活动不受限。

妇科检查:外阴发育正常,已婚已产型,阴道通畅,有暗红色血液自宫颈口流出。宫颈光滑,子宫前位,大小约 9cm×8cm×7cm,活动性尚可,质硬,压痛(+)。双附件区未见明显异常,压痛(-)。

体格检查要点

重点关注妇科检查子宫呈均匀增大或有局限性结节隆起,质硬且有压痛,经期压痛明显。部分患者有贫血貌。

本例患者:明显贫血貌,妇科检查子宫较正常子宫大,质硬且有压痛。

辅助检查

妇科彩超:子宫前位,大小 9.5cm×8.5cm×7.6cm,内膜厚 0.3cm。宫壁回声不均匀,肌层见中等量点状强回声,后壁肌层明显增厚。超声提示:子宫腺肌病。

血常规:WBC $4.05×10^9$/L,Hb 79g/L。

辅助检查要点

- 妇科影像学检查对诊断子宫腺肌病有一定的帮助。
- 血常规可明确贫血程度。

本例关键线索:妇科彩超提示子宫增大 9.5cm×8.5cm×7.6cm,宫壁回声不均匀,肌层见中等量点状强回声,后壁肌层明显增厚。Hb 79g/L。

诊断标准

依据典型的进行性痛经和月经过多史,妇科检查子宫均匀增大或局限性隆起,质硬且有压痛,可作出初步临床诊断。影像学检查有一定帮助,可酌情选择。

本例患者:继发性、渐进性痛经 5 年,月经量增多 1 年,大量阴道流血 10 天。妇科检查子宫增大,质硬且有压痛。妇科彩超提示:子宫增大,宫壁回声不均匀,肌层见中等量点状强回声,后壁肌层明显增厚。Hb 79g/L。故可初步诊断为子宫腺肌病,继发性贫血(中度)。

鉴别诊断

- 妊娠子宫:有停经史。无腹痛。子宫体逐渐增大,质软。妇科彩超可于宫腔内见到妊娠囊。
- 盆腔炎性疾病:多有急性或反复发作的盆腔感染史。疼痛无周期性。平时亦有下腹部隐痛,可伴发热和白细胞增高等。抗生素治疗有效。
- 子宫肌瘤:多数患者有月经的改变,常表现为周期缩短,经量增多,经期延长,不规则阴道流血等。可有白带增多。肌瘤较大时下腹可触及包块,可有压迫症状。流血过多,可导致继发性贫血。但多无痛经。子宫腺肌病可合并子宫肌瘤。

本例患者:主要表现为继发性、渐进性痛经,月经量增多,应注意和盆腔炎性疾病及子宫肌瘤相鉴别。

治疗原则

- 应视患者症状,年龄和生育要求而定。
- 对于症状较轻,有生育要求及近绝经期患者,可试用达那唑、孕三烯酮或促性腺激素释放激素激动剂、左炔诺孕酮宫内缓释系统等治疗,均可缓解症状。但需要注意药物的不良反应,并且停药后症状可复现。促性腺激素释放激素激动剂治疗时,注意患者骨钙丢失的风险,可给予反向添加治疗和钙剂补充。
- 年轻或希望生育的子宫腺肌瘤患者,可试行病灶切除术,但术后有复发风险。

● 症状严重,无生育要求或药物治疗无效者,应行全子宫切除术。

本例患者:近绝经期女性,痛经严重,无生育要求,可行全子宫切除术。

子宫腺肌病诊疗流程(图 16-10-1)

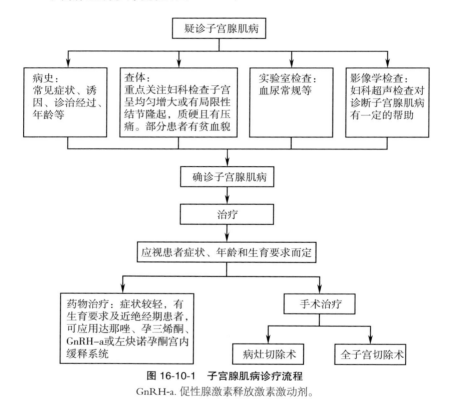

图 16-10-1 子宫腺肌病诊疗流程

GnRH-a. 促性腺激素释放激素激动剂。

(付 莉)

第十一节 葡萄胎

临床病例

患者,女性,28 岁。因停经 50 天,恶心、呕吐 10 天,阴道流血 1 周疑为葡萄胎入院。

患者婚后 3 个月,平素月经规律,末次月经 2022 年 1 月 4 日,停经 40 天出现厌食、胃不适、恶心、呕吐等症状,就诊于当地医院,检查尿妊娠试验阳性,随即行腹部彩色超声检查,提示:子宫增大,宫内可见液性暗区,未见明显妊娠囊。1 周前无明显诱因,出现阴道流血,淋漓不断,时多时少,并见有葡萄粒样物流出,无腹痛及发热,仍有恶心、呕吐,食欲不佳,二便正常。

既往健康,无高血压、糖尿病等慢性病史,无血液系统疾病,曾于 2015 年因急性阑尾炎行腹腔镜下阑尾切除术。否认既往妊娠史。12 岁月经初潮,5~8 天 /30~32 天,经量正常。

病史采集要点

- 常见症状:停经、早孕反应、腹痛、阴道异常出血。
- 月经史:既往月经周期、经期、经量、痛经情况。
- 婚姻及生育史:婚姻状态(未婚有性生活史 / 已婚)、流产、早产、足月产、异常妊娠史。
- 其他:手术史(剖宫产、子宫肌瘤剔除术、外科手术史等)、血液系统疾病史。
- 诊治经过:是否行超声、血或尿人绒毛膜促性腺激素(HCG)检查、用药情况等。
- 与之鉴别的常见症状:异常阴道出血、腹痛、闭经、恶心、呕吐。

本例患者:已婚育龄期女性,停经 50 天,有早孕反应,阴道异常出血。

体格检查

体温 36.7℃,血压 100/70mmHg,脉搏 72 次 /min,意识清楚,无明显贫血貌,双肺听诊无异常,腹部平软,无压痛,肝脾肋下未触及,双下肢无水肿,生理反射存在,未引出病理反射。妇科检查:阴道内少量暗红色血及水泡样物,擦拭后,见宫颈光滑、质软、无触痛及举痛,阴道、宫颈呈紫蓝色,宫体前倾前屈,超手拳大,软,无压痛,活动尚好,双附件区分别可触及鸡蛋大小的包块,活动、无压痛。

体格检查要点

重点关注妇科及腹部情况。
- 下腹部是否隆起、有无压痛。
- 妇科体征:阴道内流出物及流出物特点,阴道、宫颈色泽、有无赘生物,子宫位置、质地、有无压痛,子宫大小是否与停经天数相符、质地、压痛及附件区有无包块。

本例患者:宫颈及阴道着色,阴道血液内有水泡样物,子宫体积大于停经天数,双附件区可触及包块。

辅助检查

血常规:WBC $2.99 \times 10^9/L$,Hb 98g/L,PLT $197 \times 10^9/L$。

尿妊娠试验(+++)。

血 HCG:112 000U/L。

超声:子宫增大,宫内见低回声反射,其内可见多个大小不等的无回声,宫内未见妊娠囊及胎心搏动。双附件区均可探及囊性、多房的肿物,大小分别为 6.0cm×5.1cm(右)和 5.8cm×5.3cm(左)(图 16-11-1)。

头部及肺 CT:未见异常。

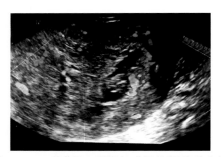

图 16-11-1　葡萄胎 B 型超声:典型的"蜂窝样改变"

辅助检查要点

实验室检查和影像学检查可明确是否妊娠及妊娠部位(宫内/宫外)、区分正常妊娠/流产/妊娠滋养细胞疾病。

● 确定妊娠的实验室检查:尿妊娠试验,血 HCG。

● 区分妊娠部位及是否为异常妊娠:经腹或经阴道彩超。

● 评估是否累及远处器官,区分葡萄胎或妊娠滋养细胞肿瘤:胸部正侧位片,肺、脑 CT 或 MRI。

● 其他:血常规、尿常规、肝肾功能,评估是否有贫血或因呕吐引发的酸碱平衡或电解质紊乱等。

本例关键线索:尿妊娠试验阳性,血 HCG 显著升高,超声检查宫内见蜂窝样改变、未见典型妊娠囊,肺、脑影像学检查正常。提示:非正常妊娠,葡萄胎。

诊断标准

葡萄胎诊断主要依据月经史和症状,以及辅助检查。

1. **月经史及症状**　既往月经规律,停经后出现不规则流血,排除异位妊娠或流产后,应考虑葡萄胎的可能,若有葡萄样水泡组织流出则支持此诊断。

2. **辅助检查**　①尿妊娠试验阳性,血清 HCG 值常明显高于正常孕周的相应值(少数部分性葡萄胎 HCG 升高不明显)。②B 型超声:完全性葡萄胎典型的征象。子宫明显大于相应妊娠周数/月份,宫腔内见不到典型的妊娠囊、胚胎或胎心,宫内呈"落雪样"或"蜂窝样"改变,可见子宫动脉血流丰富,但子宫肌层内无血流或仅稀疏血流信号;双侧卵巢多可见多房囊性影像。部分性葡萄胎无上述典型征象,仅在胎盘部位呈现水泡状胎块所致的不均质密集状或短条状回声。③胸部正侧位片及肺 CT:主要用于与妊娠滋养细胞肿瘤相鉴别。其中血 HCG 和超声是诊断葡萄胎最重要的辅助检查。

本例患者:有停经史,停经后阴道出血并有葡萄粒样物流出,血 HCG 明显高于相应的妊娠周数,超声提示:宫内无典型妊娠囊或胎儿胎心,但见典型的"蜂窝样"改变,双侧卵巢有黄素化囊肿改变,符合完全性葡萄胎诊断。

判断病情

诊断葡萄胎后,需区分完全性葡萄胎和部分性葡萄胎,两者虽然在临床症状、诊断方法和处理原则相同,但在发生相关因素、病理、辅助检查等许多方面不同(表 16-11-1)。

表 16-11-1　完全性葡萄胎和部分性葡萄胎的特征比较

葡萄胎种类/特征	完全性葡萄胎	部分性葡萄胎
染色体核型/来源	多为二倍体/全部来自父方	多为三倍体/多余一套来自父方
水泡状胎块	占满整个宫腔	仅部分绒毛呈水泡状
临床症状	典型	除停经后阴道流血外,其他症状少,程度轻
子宫局部侵犯	15%	4%
远处转移概率	4%	一般无转移
高危因素	常存在	缺乏或不明显
超声	无妊娠囊/胎儿/胎心 典型蜂窝样改变	局灶性水泡状胎块图像与胎儿附属物并存典型"落雪状"或"蜂窝状"及附属物并存

葡萄胎种类/特征	完全性葡萄胎	部分性葡萄胎
血人绒毛膜促性腺激素	多在 100 000U/L 以上	少数升高不明显
病理特征		
胎儿组织	无	存在
胎儿附属物	无	存在
滋养细胞增生	弥漫,轻至重度	局限,轻至中度
滋养细胞异型性	弥漫,明显	局限,轻度

本例患者: 血 HCG 大于 100 000U/L,超声宫内未见胚胎,显示特征的"蜂窝状"改变,符合完全性葡萄胎特征。

鉴别诊断

● 葡萄胎为异常妊娠,典型临床表现是停经后阴道异常出血,需与妊娠早期阴道异常出血的病理妊娠鉴别。

● 子宫异常增大,与妊娠天数不符也是其特征之一,需与子宫异常增大的妊娠状态相鉴别。

● 葡萄胎为妊娠滋养细胞疾病,还需与同类疾病相鉴别。

本例患者: 阴道异常出血症状需与妊娠早期的流产、异位妊娠、子宫瘢痕部位妊娠相鉴别;子宫异常增大,与妊娠天数不符需与双胎妊娠相鉴别,超声是主要的鉴别方法;诊断葡萄胎后,尚需与妊娠滋养细胞肿瘤相鉴别,CT、MRI 及宫内容物的病理检查为主要鉴别方法。

治疗原则和方法要点

● 清宫:是葡萄胎主要的治疗方法,一经诊断,应尽快实施。通常一次清宫即可,如有妊娠物残留,需行二次清宫。每次清除/刮出的内容物,均需送病理行组织学检查。

● 黄素化囊肿:若存在,一般不需要处理,可自行消退,急性蒂扭转时需紧急手术处理。

● 预防性化疗:不常规推荐。仅适合于有高危因素和随访困难的完全性葡萄胎患者,部分性葡萄胎不做预防性化疗。

● 密切随访是葡萄胎清宫后的重要项目。目的:

(1)判定清宫效果,决定是否行二次清宫。

(2)动态监测继葡萄胎后可能发生的妊娠滋养细胞肿瘤。包括:①定期测定 HCG,是主要的随访内容。清宫后每周一次,直至连续 3 次阴性,以后每个月一次共 6 个月,然后再每 2 个月一次共 6 个月。②病史及相应症状。③妇科检查及超声,以及必要时的 CT 等影像学检查。随访期间,应可靠避孕 6 个月。其中血 HCG 和超声是常用且重要的检查项目。

本例患者:首选的治疗方法是在建立静脉通路和备血的情况下清宫,根据术后复查是否有残留,决定是否行二次刮宫。双侧卵巢黄素囊肿暂不处理。因存在高危因素(血 HCG>100 000U/L,子宫明显大于孕周),故应选择单药预防性化疗,直至 HCG 转阴,定期随访。

葡萄胎诊疗流程(图 16-11-2)

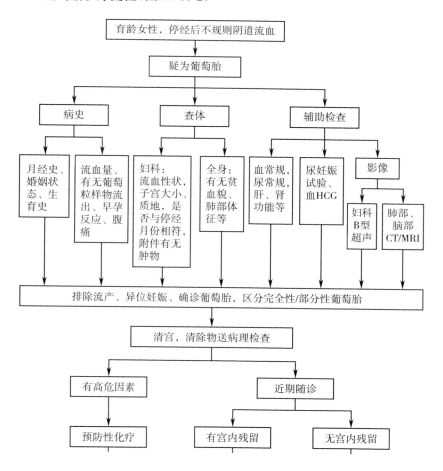

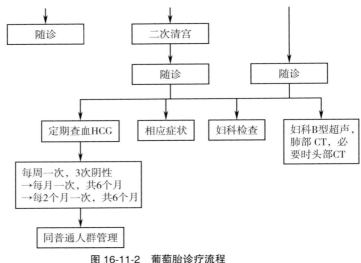

图 16-11-2　葡萄胎诊疗流程

HCG. 人绒毛膜促性腺激素。

（崔满华）

第十二节　妊娠滋养细胞肿瘤

临床病例

患者,女性,33 岁。停经 46 天,阴道淋漓流血 2 周,疑为妊娠滋养细胞肿瘤入院。

该患 10 年前足月顺产 1 胎,7 年前自然流产 1 次,因有妊娠计划,故未采取避孕措施,现停经 46 天,末次月经 2022 年 9 月 2 日,近 2 周无明显诱因出现阴道出血,淋漓不断,不超过月经量,偶有恶心,无呕吐,无胸痛、咳嗽、咯血及呼吸困难,无腹痛及发热,二便正常。

13 岁月经初潮,3~7 天 /28~30 天,经量正常,偶有痛经,否认血液病史,10 年前经阴道顺产 1 次,7 年前孕 2 个月自然流产 1 次。

病史采集要点

● 常见症状:停经、腹痛、阴道异常出血。相应器官受累症状:咳嗽、咯血、胸闷、头部不适。

- 月经史:既往月经周期、经期、经量、痛经情况等。
- 婚姻及生育史:婚否、是否有性生活史、流产、早产、足月产、分娩方式、异常妊娠史。
- 既往史:血液系统疾病史、葡萄胎病史。
- 诊治经过:是否行超声、血或尿人绒毛膜促性腺激素(HCG)检查、肺或脑 CT 等。
- 与之鉴别的常见症状:月经失调、异常子宫出血。

本例患者:育龄期女性,足月顺产 1 次,自然流产 1 次,有生育需求,停经后阴道流血,无腹痛、胸闷等症状。

体格检查

体温 36.3℃,血压 110/80mmHg,脉搏 80 次 /min,无贫血貌,球结膜无水肿,对光反射正常,双肺呼吸音清,无干湿啰音,腹部平软,无压痛及反跳痛,肝脾肋下未触及,四肢活动自如,生理反射存在,未引出病理反射。妇科检查:阴道内少量暗红色血,色泽正常,宫颈轻度糜烂样改变、质软,无异常物流出,宫体前位,增大如孕 70 天,质软,双附件区未触及明显包块,无压痛。

体格检查要点

重点关注子宫大小、质地,妊娠相关征象,是否有流产或异位妊娠相应体征及滋养细胞肿瘤转移可能累及的器官(肺、阴道、脑)情况。
- 宫颈、阴道色泽、有无异常,宫口是否有胚物。
- 子宫:大小、质地、有无压痛。
- 附件区有无包块。
- 可能转移的器官情况:阴道、肺部、头部。

本例患者:阴道及宫颈口无异常改变,子宫增大、质软,双侧附件区未触及包块。心肺听诊正常,无头部占位性病变表现。

辅助检查

血常规:WBC 3.10×10^9/L,Hb 101g/L,PLT 133×10^9/L。
血 HCG:168 000U/L。
超声:子宫增大,8.1cm×5.4cm×3.3cm,子宫内膜回声不均,宫内未见妊娠囊,子宫右前壁见 3.9cm×2.6cm 不均质稍强回声,紧贴近内膜,形态欠规则,界限欠清楚,内见丰富血流,RI=0.20。宫腔镜检查:子宫腔增大,靠近前壁可见糟脆组织突入宫腔,取出部分组织做病理;病理报告:取出物内见大量滋养细胞及坏死组织,未见绒毛。

胸部 X 线片及肺部和头部 CT 未见明显异常改变。

辅助检查要点

HCG 检测可提示是否妊娠及与可能妊娠相关的疾病,超声可探查宫内情况(有无妊娠囊或胚胎、有无异常回声),胸部 X 线片及肺部和头部 CT 可判定妊娠滋养细胞肿瘤是否有转移。

● 妊娠滋养细胞肿瘤最重要的辅助检查为血 HCG。

● 妇科超声可以协助 HCG 增高的患者确定是否正常妊娠或有无妊娠相关的异常情况。

● 肺部和头部 CT 或头部 MRI 可以评估滋养细胞肿瘤患者是否有相应部位的转移:如确定有肺部转移,可行胸部正侧位片用于滋养细胞肿瘤预后评分。

● 其他:血常规、尿常规(评估是否有贫血或因呕吐引发的酸碱平衡或电解质紊乱等)。

本例关键线索:有足月分娩和自然流产病史,血 HCG 异常增高,超声显示子宫增大,子宫肌壁近内膜可见不规则的异常反射区域,宫内未见典型妊娠囊,肺部和头部 CT 正常。

诊断标准

妊娠滋养细胞肿瘤分为临床诊断和组织学诊断。

1. 临床诊断　依据血 HCG 及影像学检查(妇科超声,胸部 X 线片,胸部、肺部及头部 CT 或 MRI)。HCG 异常升高是主要的诊断依据,影像学检查可支持诊断。确定为滋养细胞肿瘤后,还需进行临床分期。

(1)血清 HCG 测定:葡萄胎后滋养细胞肿瘤和非葡萄胎后滋养细胞肿瘤的诊断标准有所不同。

1)葡萄胎后滋养细胞肿瘤的诊断标准:葡萄胎清宫后,符合下列标准中的任何一项且排除妊娠物残留或再次妊娠即可诊断。① HCG 测定 4 次呈高水平平台状态(±10%),并持续 3 周或更长时间(即 1、7、14、21 日);② HCG 测定 3 次上升(>10%),并至少持续 2 周或更长时间(即 1、7、14 日);③ HCG 水平持续异常达 6 个月或更长。

2)非葡萄胎后滋养细胞肿瘤的诊断标准:有流产、足月产、异位妊娠史,出现异常阴道流血或腹腔、肺、脑等脏器出血,或肺部及神经系统症状等,HCG 异常升高,在除外妊娠物残留或再次妊娠后,结合临床表现,即可诊断。

(2)影像学检查

1)超声检查:显示子宫大小正常或不同程度增大,肌层内可见高回声、回声不均的区域或团块,边界清或不清但无包膜;或呈现整个子宫弥漫性增高回声,内部伴不规则低回声或无回声。彩色多普勒超声显示丰富的血流信号和低阻力型血流频谱。

2)胸部 X 线片:为妊娠滋养细胞肿瘤常规检查,用于判定有无肺转移及肺转移病灶计数的依据。典型的肺转移 X 线征象为多发棉球状或团块状阴影的转移灶。

3)CT 和 MRI 检查:胸部 CT 可以发现肺部较小病灶,是诊断肺转移的依据。对胸部 X 线片阴性者,应常规检查胸部 CT。对胸部 X 线或肺部 CT 阳性者,应常规检查脑、肝 CT 或 MRI。MRI 主要用于脑、腹腔和盆腔转移灶的诊断。

2. 组织学诊断 在子宫肌层内或子宫外转移灶组织中若见到绒毛或退化的绒毛阴影,则诊断为侵蚀性葡萄胎;若仅见成片滋养细胞浸润及坏死出血,未见绒毛结构者,则诊断为绒癌。

滋养细胞肿瘤的诊断主要依据临床表现和辅助检查,因取材常常不理想,因此,组织学诊断不是必需的,但如有组织学标本,诊断依然以组织学为准。

本例患者:有自然流产史,短期停经后出现不规则阴道出血,血 HCG 升高显著。超声提示:子宫内膜回声不均,未见妊娠囊,肌层可见不规则、血流丰富的异常回声。胸部 X 线片、肺 CT、脑 CT 未见异常。宫腔镜检查见到肌壁内突的异常物质,活检病理报告为大量滋养细胞及坏死组织,未见绒毛结构。符合妊娠滋养细胞肿瘤(绒癌)的诊断标准。

判定病情

诊断确定后,需依据临床分期判定病情严重程度,评估预后,制订治疗方案。

临床分期包括解剖学分期和预后评分系统两个部分(表 16-12-1 和表 16-12-2),解剖学分期有助于明确肿瘤进程和各医疗单位之间比较治疗效果;预后评分是妊娠滋养细胞肿瘤治疗方案制订和预后评估的重要依据(≤6 分者为低危,≥7 分者为高危)。

表 16-12-1 滋养细胞肿瘤解剖学分期(FIGO,2000 年)

分期	病变范围
Ⅰ 期	病变局限于子宫
Ⅱ 期	病变扩散,但仍局限于生殖器(附件、阴道、阔韧带)
Ⅲ 期	病变转移至肺,有或无生殖系统病变
Ⅳ 期	所有其他转移

表 16-12-2 FIGO/WHO 预后评分系统（2000 年）

评分	0	1	2	4
年龄 / 岁	<40	≥40	—	—
前次妊娠	葡萄胎	流产	足月产	—
距前次妊娠时间 / 月	<4	4~<7	7~12	>12
治疗前血 HCG/（U·L^{-1}）	≤10^3	>10^3~10^4	>10^4~10^5	>10^5
最大肿瘤大小（包括子宫）	—	3~<5cm	≥5cm	
转移部位	肺	脾、肾	胃肠道	肝、脑
转移病灶数目	—	1~4 个	5~8 个	>8 个
先前失败化疗	—	—	单药	两种或两种以上药物

注：HCG，人绒毛膜促性腺激素。

本患者解剖学分期为 I 期（病变限于子宫），预后评分 8 分，临床诊断：妊娠滋养细胞肿瘤（绒癌）（I：8）。

鉴别诊断

同葡萄胎。

治疗原则

依据解剖学分期和预后评分系统采用以化疗为主、手术或放疗为辅的综合治疗。

1. 化疗 根据临床分期和预后评分，决定选用单一或联合化疗。低危患者选择单一药物化疗，高危患者选择联合化疗（表 16-12-3、表 16-12-4）。

表 16-12-3 常用单药化疗药物及其用法

药物	剂量、给药途径、疗程日数	疗程间隔
甲氨蝶呤（MTX）	0.4mg/（kg·d）肌内注射，连续 5d	2 周
MTX	50mg/m^2 肌内注射	1 周
MTX+ 四氢叶酸（CF）	1mg/（kg·d）肌内注射，第 1、3、5、7 日 0.1mg/（kg·d）肌内注射，第 2、4、6、8 日（24h 后用）	2 周
MTX	250mg 静脉滴注，维持 12h	

续表

药物	剂量、给药途径、疗程日数	疗程间隔
放线菌素 D（Act-D）	10~12μg/（kg·d）静脉滴注,连续 5d	2 周
5- 氟尿嘧啶（5-FU）	28~30mg/（kg·d）静脉滴注,连续 8~10d	2 周

注:疗程间隔一般指上一疗程化疗的第 1 日至下一疗程化疗的第 1 日之间的间隔时间。这里特指上一疗程化疗结束至下一疗程化疗开始的间隔时间。

表 16-12-4　联合化疗方案及用法

方案	剂量、给药途径、疗程日数	疗程间隔
EMA-CO		2 周
第一部分　EMA		
第 1 日　依托泊苷（VP16）100mg/m²	静脉滴注	
Act-D 0.5mg	静脉注射	
甲氨蝶呤（MTX）100mg/m²	静脉注射	
MTX 200mg/m²	静脉滴注 12h	
第 2 日　VP16 100mg/m²	静脉滴注	
Act-D 0.5mg	静脉注射	
四氢叶酸（CF）15mg	肌内注射	
（从静脉注射 MTX 开始算起 24h 给药,每 12h 1 次,共 2 次）		
第 3 日　四氢叶酸 15mg,肌内注射,每 12h 1 次,共 2 次		
第 4~7 日　休息（无化疗）		
第二部分　CO		
第 8 日　长春新碱（VCR）1.0mg/m²	静脉注射	
环磷酰胺（CTX）600mg/m²	静脉注射	
5- 氟尿嘧啶（5-FU）+ 更生霉素（KSM）		3 周
5-FU 26~28mg/（kg·d）	静脉滴注 8d	
KSM 6μg/（kg·d）	静脉滴注 8d	

注:疗程间隔特指上一疗程化疗结束至下一疗程化疗开始的间隔时间。

疗效评估:在每一疗程化疗结束后,应每周一次测定血清 HCG,并结合妇科检查和影像学检查。在每疗程化疗结束至 18 日内,血 HCG 下降至少 1 个对数称为有效。

停药指征:HCG 正常后,低危患者至少巩固化疗 1 疗程,通常为 2~3 疗程;高危患者继续化疗 3 个疗程,其中第一疗程必须为联合化疗。

2. 手术　主要用于化疗的辅助治疗。对控制大出血等并发症、切除耐药病灶、减少肿瘤负荷和缩短化疗疗程等有作用。根据患者年龄、生育需求、有无子宫穿孔和耐药,以及转移情况,选择子宫切除、子宫病灶挖出或肺叶切除等。

本例患者:临床诊断为妊娠滋养细胞肿瘤(Ⅰ:8),为高危人群,故选择联合化疗中的 EMA-CO 方案。

第一个疗程后,血 HCG 1 648.87mU/ml;第二个疗程:血 HCG 36.20mU/ml;第三个疗程,血 HCG 2.10mU/ml,需巩固 3 个疗程后密切随访。

妊娠滋养细胞肿瘤诊疗流程(图 16-12-1)

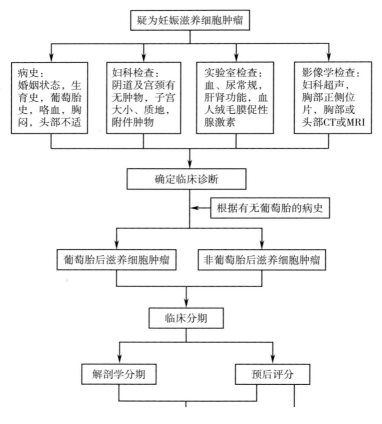

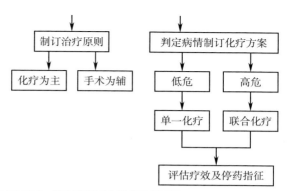

图 16-12-1 妊娠滋养细胞肿瘤诊疗流程

（崔满华）

第十七章

产科

第一节　自然流产

临床病例

患者,女性,28岁。以"停经 63 天,阴道少量流血 3 天,血量增多伴腹痛 2 小时"为主诉于 2022 年 12 月 20 日入院。患者平素月经规律,末次月经 2022 年 10 月 17 日。停经 50 天时于医院就诊,尿 HCG 阳性,妇科超声提示宫内妊娠囊 15mm×10mm,可见卵黄囊,可及胎心搏动,诊断宫内早孕。3 天前无明显诱因出现阴道少量流血,呈暗红色,伴轻微下腹不适,未予重视未诊治。2 小时前阴道流血逐渐增多,约平素月经量 2 倍,伴头晕乏力,下腹阵发性疼痛急诊入院。否认发热,否认泌尿系统结石史及腹部外伤史,否认阴道组织物排出。

既往体健。婚育史:13 岁月经初潮,5 天 /28 天,量中,无痛经、血块。22 岁结婚,孕 1 产 0。配偶体健。

病史采集要点

- 常见症状:停经后阴道流血,阵发性腹痛。
- 诱因:胚胎因素、母体因素、父亲因素和环境因素。
- 诊治经过:血、尿人绒毛膜促性腺激素(HCG),超声检查诊断宫内早孕,保胎药物应用情况,阴道流血量,有无妊娠物排出,腹痛部位、性质及程度。
- 与之鉴别的常见症状:不规则阴道出血,急性腹痛。

本例患者:育龄期女性,停经 50 天时妇科超声确诊为宫内早孕,后期出现阴道大量流血伴阵发性下腹痛。

体格检查

神志清,面色略苍白,痛苦病容。体温 36.9℃、血压 120/80mmHg,脉搏 84 次 /min,呼吸 24 次 /min。全腹软,下腹轻压痛,无反跳痛及肌紧张。妇科查体:阴道内较多新鲜血流出,窥器见阴道内大量积血,棉拭子擦拭积血后,可见胚胎样组织物堵塞于宫口。子宫前位,略增大,质软,活动度良。双附件区未触及异常。

体格检查要点

- 体温、脉搏、呼吸、血压情况,注意有无贫血及感染征象。
- 妇科检查:阴道流血情况,宫口有无扩张,宫口有无妊娠物堵塞,子宫大小与停经周数是否相符。

本例患者:生命体征尚平稳,妇科查体见阴道内较多积血,宫口可见胚胎样组织物堵塞。子宫略增大,质软,双附件区未触及异常。

辅助检查

血常规:血红蛋白 110g/L,白细胞总数 12×10^9/L,中性粒细胞百分比 78.0%。

尿 HCG:阳性。

妇科彩超:子宫前位,正常大,宫腔线清,内膜厚 0.8cm,回声欠均匀,肌层回声均匀。宫颈管内可见 2.5cm×1.5cm 的妊娠囊样回声,未及胎心。双附件区未见明显异常。超声影像诊断:早孕流产? 请结合临床。

辅助检查要点

- 血常规:评估患者贫血状态,是否存在感染征象。
- 尿、血 HCG:尿 HCG 协助妊娠诊断,血 HCG 判断妊娠转归。
- 妇科超声:明确妊娠囊位置和形态,协助确诊,指导治疗及判断预后。

本例关键线索:尿 HCG 阳性。超声示子宫正常大,宫腔线清,内膜厚 0.8cm。宫颈管内可见 2.5cm×1.5cm 的妊娠囊样回声,未及胎心。超声影像诊断:早孕流产?

诊断标准

根据患者病史和临床表现多能确诊,辅助检查可协助明确其临床类型。按自然流产发展的不同阶段,分为先兆流产、难免流产、不全流产、完全流产 4 种流产类型。另外,还有稽留流产、复发性流产及流产合并感染 3 种特殊流产情况。

- 病史:停经史,阴道流血和下腹痛,有无妊娠物排出。
- 体格检查:阴道流血及腹痛情况,宫口有无扩张,宫口有无妊娠物堵塞,子宫大小情况,协助判断流产阶段。
- 超声检查:明确妊娠囊的位置、形态及有无胎心,确定妊娠部位及胚胎存活状态。协助判断流产阶段。
- 尿、血 HCG 测定:可以明确是否妊娠。
- 各类型流产的临床表现,见表 17-1-1。

表 17-1-1　各类型流产的临床表现

类型	病史			妇科检查	
	出血量	下腹痛	组织排出	宫口	子宫大小
先兆流产	少	无或轻	无	闭	与妊娠周数相符
难免流产	中→多	加剧	无	扩张	相符或略小
不全流产	少→多	减轻	部分排出	扩张或有组织物堵塞	小于妊娠周数
完全流产	少→无	无	全部排出	闭	正常或略大

本例患者: 停经 50 天已确诊为宫内妊娠,停经 63 天时突然大量阴道流血伴阵发性下腹痛,窥器检查见宫口有胚胎样组织堵塞,可确诊为难免流产。

判断病情

需重点评估的内容是流产处于哪个临床阶段,属于哪种临床类型,依此选择相应的治疗措施。评估主要依据如下:

● 病史及症状:停经后阴道流血量的多少,下腹痛的程度,是否有组织物排出。

● 窥器检查:宫口闭合还是扩张,有无胚胎样组织堵塞。

● 妇科超声:了解宫腔妊娠囊的位置、形态及有无胎心搏动。

本例患者: 生命体征尚平稳,窥器检查宫口有胚胎样组织堵塞,难免流产类型已确诊。因难免流产出血多,需立即处理。

鉴别诊断

早期自然流产有停经阴道流血及下腹痛症状,需与异位妊娠、葡萄胎及子宫肌瘤相鉴别。

本例患者: 停经 50 天时超声已见宫内妊娠囊,并可见胎儿心搏,确诊为宫内早孕,子宫肌层及双附件区未见异常,排除异位妊娠、葡萄胎及子宫肌瘤。

治疗原则

应根据自然流产的不同类型进行相应处理。

● 先兆流产:适当休息,对症保守治疗,胚胎发育不良时应终止妊娠。

● 难免流产:一旦确诊,尽早使胚胎及胎盘组织完全排出。

● 不全流产:尽快行刮宫术或钳刮术,清除宫内残留组织,同时给予输血、输液及预防感染治疗。

● 完全流产:流产症状消失,超声证实宫内无残留妊娠物。如无感染征象,无须特殊处理。

稽留流产:晚期流产稽留时间过长可能发生凝血功能障碍,导致弥散性血管内凝血,造成严重出血,应完善相关实验室检查。若凝血功能正常,<12孕周的可行刮宫术,≥12孕周的应用药物促使胚物流出。若出现凝血功能障碍,应尽早输注新鲜血、血浆、纤维蛋白原等,待凝血功能好转后,再处理。

● 复发性流产:查明病因后对因治疗。

● 流产合并感染:控制感染的同时尽快清除宫内残留物。

本例患者:该患者为难免流产,出血多,立即给予清宫术,完整取出胚胎组织,绒毛完整,术后送检病理,抗生素预防感染。

自然流产诊疗流程(图 17-1-1)

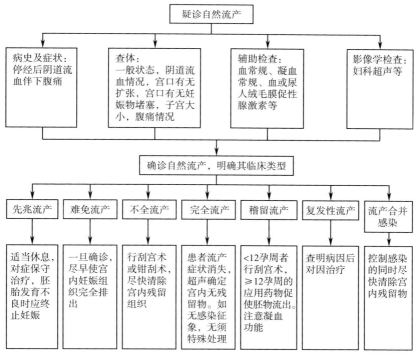

图 17-1-1 自然流产诊疗流程

(祝 贺)

第二节　异位妊娠

临床病例

患者,女性,34 岁。以"停经 43 天,左下腹痛伴阴道流血 1 天"为主诉于 2022 年 10 月 25 日入院。患者既往月经规律,5~6 天 /30 天,量中,无痛经。末次月经 2022 年 9 月 12 日,1 天前无明确诱因出现左下腹部胀痛,伴阴道少量流血,未予诊治。今日因疼痛无缓解,为系统诊治入院。患者发病以来有恶心、呕吐等症状。饮食睡眠二便可,体重无明显变化。

婚育史:14 岁初潮,5~6 天 /30 天,量中,无痛经。23 岁结婚,孕 4 产 1,6 年前经阴道分娩 1 女性活婴,人工流产 3 次。配偶及女儿体健。末次月经 2022 年 9 月 12 日。

病史采集要点

- 常见症状:停经后腹痛伴阴道流血。
- 诱因:外伤、剧烈活动、宫腔操作病史、炎症病史。
- 诊治经过:药物治疗情况。
- 与之鉴别的常见症状:右下腹痛。

本例患者:育龄期女性,停经后阴道流血,多次宫腔操作史。

体格检查

体温 37.0℃,血压 112/64mmHg,神清语明,无贫血貌,腹软。外阴阴道发育正常,阴道黏膜光滑润泽,阴道少量咖啡色分泌物,无异味。宫颈光滑,宫颈举痛、摇摆痛阳性。子宫前位,增大,质软。左侧附件区增厚,伴压痛、反跳痛。右附件未见明显异常。

体格检查要点

重点关注宫颈举痛、摇摆痛阳性、腹部压痛、反跳痛、肌紧张、后穹隆饱满。
- 皮肤黏膜表现:贫血貌等。
- 患者一般状态。

本例患者:神清语明,无贫血貌,宫颈举痛、摇摆痛,左侧附件区增厚,伴压痛、反跳痛。

辅助检查

血常规：WBC $3.05 \times 10^9/L$，Hb 120g/L，PLT $161 \times 10^9/L$。

血 HCG：3 400U/L。

阴道超声：左附件区低回声直径约 3.5cm，且见卵黄囊及原始心管搏动，子宫后方可及深约 1cm 的液性暗区。

辅助检查要点

实验室指标及影像学检查可提示异位妊娠病情程度。

● 腹腔内出血的指标：血常规、血人绒毛膜促性腺激素（HCG）、超声提示盆腔液性暗区深度等。

本例关键线索：停经后腹痛伴阴道流血。宫颈举痛、摇摆痛阳性，左附件区压痛、反跳痛。超声于左附件区见妊娠囊及原始心管搏动。血 HCG 3 400U/L。

诊断标准

输卵管妊娠未发生流产或破裂时，临床表现不明显，诊断较困难，需采用辅助检查方能确诊。输卵管妊娠流产或破裂后，诊断多无困难。

● 超声检查

异位妊娠声像特点：宫腔内未探及妊娠囊。若宫旁探及异常低回声，且见卵黄囊、胚芽及原始心管搏动，可确诊异位妊娠；若宫旁探及混合回声区，子宫直肠窝有游离暗区，虽未见胚芽及胎心搏动，也应该高度怀疑异位妊娠；即使宫外未探及异常回声，也不能排除异位妊娠。

● HCG 测定：血或尿 HCG 测定对早期诊断异位妊娠至关重要。血 HCG 阳性，若经阴道超声可以见到孕囊、卵黄囊甚至胚芽部位，即可明确宫内或异位妊娠。

● 血清孕酮测定：对于预测异位妊娠意义不大。

● 腹腔镜检查：腹腔镜检查不再是异位妊娠诊断的"金标准"。

● 经阴道后穹隆穿刺：是一种简单可靠的诊断方法，适用于怀疑有腹腔内出血的患者。阴道后穹隆穿刺阴性不能排除输卵管妊娠。

● 诊断性刮宫：很少应用。

本例患者：停经后腹痛伴阴道流血。宫颈举痛、摇摆痛阳性，左附件区压痛、反跳痛阳性。超声于左附件区见妊娠囊及原始心管搏动。血 HCG 3 400U/L。故可确诊异位妊娠。

判断病情

诊断明确后需判断患者的病情严重程度,以便采取相应的治疗措施。

- 神清语明,无贫血貌。
- 血常规:Hb 120g/L。血 HCG:3 400U/L。左附件区低回声直径约 3.5cm,且见卵黄囊及原始心管搏动,子宫后方可及深约 1cm 的液性暗区。

本例患者:一般状态良好,无贫血,无休克表现提示预后佳。

鉴别诊断

异位妊娠存在腹痛的临床表现须与相应疾病相鉴别。

本例患者:该患者需与流产、急性输卵管炎、急性阑尾炎、黄体破裂及卵巢囊肿蒂扭转相鉴别(表 17-2-1)。

治疗原则和药物治疗要点

- 手术治疗。适用于:①生命体征不稳定或有腹腔内出血征象者;②异位妊娠有进展者(如血 HCG>3 000U/L 或持续升高、有胎心搏动、附件区包块大等);③随诊不可靠者;④药物治疗禁忌证或无效者;⑤持续性异位妊娠者。保守手术适用于有生育要求的年轻女性,特别是对侧输卵管已经切除或明显病变者。根治性手术适用于无生育要求的输卵管妊娠、内出血并发休克的急症患者;目前的循证证据支持对侧输卵管正常者行患侧输卵管切除术更合适。
- 药物治疗:适用于病情稳定的输卵管妊娠患者及保守性手术后发生持续性异位妊娠者。需符合以下条件:①无药物治疗的禁忌证;②输卵管妊娠未发生破裂;③妊娠囊直径 <4cm;④血 HCG<2 000U/L;⑤无明显内出血。禁忌证为:①生命体征不稳定;②异位妊娠破裂;③妊娠囊直径≥4cm 或≥3.5cm 伴胎心搏动;④药物过敏、慢性肝病、血液系统疾病、活动性肺部疾病、免疫缺陷、消化性溃疡等。

主要的药物治疗方案:甲氨蝶呤。

全身用药:常用计量 0.4mg/(kg·d),肌内注射,5 日为一疗程。

若单次计量肌内注射常用 50mg/m²,在治疗第 4 日和第 7 日测血 HCG,若治疗后 4~7 日血 HCG 下降 <15%,应重复治疗,然后每周测血 HCG,直至血 HCG 降至 5U/L,一般需 3~4 周。

局部用药:超声引导下或在腹腔镜下将甲氨蝶呤直接注入输卵管的妊娠囊内。

- 期待治疗:适用于病情稳定、血清 HCG 水平较低(<1 500U/L)且呈下降趋势。期待治疗必须向患者说明病情及征得同意。

表17-2-1　异位妊娠的鉴别诊断

鉴别点	输卵管妊娠	流产	急性输卵管炎	急性阑尾炎	黄体破裂	卵巢囊肿蒂扭转
停经	多有	有	无	无	多无	无
腹痛	突然撕裂样剧痛，自下腹部一侧开始向全腹扩散	下腹中央阵发性坠痛	两下腹持续性疼痛	持续性疼痛，从上腹部开始经脐周至右下腹	下腹一侧突发性疼痛	下腹一侧突发性疼痛
阴道流血	量少，暗红色，可有蜕膜管型排出	开始量少，后增多，鲜红色，有小血块或绒毛排出	无	无	无或如月经量	无
休克	程度与外出血不成比例	程度与外出血成比例	无	无	无或有轻度休克	无
体温	正常，有时低热	正常	升高	升高	正常	稍高
盆腔检查	宫颈举痛，直肠窝有肿块	无宫颈举痛，宫口稍开，子宫增大变软	举宫颈时两侧下腹疼痛	无肿块触及，直肠指诊右侧高位压痛	无肿块触及，一侧附件压痛	宫颈举痛，两侧肿块达边缘清晰，蒂部触痛明显
白细胞计数	正常或升高	正常	升高	升高	正常或稍高	稍高
血红蛋白	下降	正常或稍低	正常	正常	下降	正常
阴道后穹窿穿刺	可抽出不凝血液	阴性	可抽出渗出性或脓液	阴性	可抽出血液	阴性
HCG检测	多为阳性	多为阳性	阴性	阴性	阴性	阴性
超声	一侧附件区低回声，其内有妊娠囊	宫内可见妊娠囊	两侧附件区低回声	子宫附件区无异常回声	一侧附件区低回声	一侧附件区低回声，边缘清晰，有条索状蒂

注：HCG，人绒毛膜促性腺激素。

本例患者：该患者存在药物治疗禁忌证，应行手术治疗，生命体征平稳可行腹腔镜手术治疗，根据患者生育要求及对侧输卵管情况决定行保守性手术或根治性手术。

异位妊娠诊疗流程（图 17-2-1）

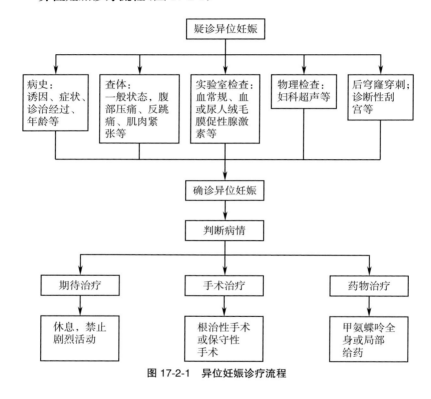

图 17-2-1　异位妊娠诊疗流程

（许天敏）

第三节　妊娠期高血压疾病

临床病例

患者，女性，22 岁，以"停经 40 周，发现血压升高 1 个月，加重伴头痛 1 天"为主诉入院。患者现停经 40 周，孕 1 月余自测尿 HCG（+），停经 4 月余始觉胎动，至今良好。停经期间无有害物质接触史,无病毒感染史,无用药史,无腹痛、阴道流血、流水史。1 个月前无明显诱因出现双下肢水肿,无头痛等不适症状,测血压 145/90mmHg,尿常规检查尿蛋白阴性,未用药,近 1 个月自觉水肿加重,休息后无明显缓解。1 天前患者自觉头痛,无眼花、恶心呕吐,无胸闷心慌,外院测血压 160/110mmHg,尿常规检查提示尿蛋白(+++),急诊转入本院。现患者头痛无明显加重,无腹痛,无阴道流血、流水。

既往体健,否认"高血压、糖尿病、肝炎、结核、癫痫"等病史。否认药物过敏史。无手术外伤史。婚育史:21 岁结婚,爱人体健。生育史:孕 1 产 0,13 岁初潮。家族史:有高血压家族史,否认糖尿病、癫痫、恶性肿瘤等病史。

病史采集要点

- 常见症状:高血压、蛋白尿及水肿。
- 临床分类

(1)妊娠期高血压:血压≥18.7/12kPa(140/90mmHg),妊娠期出现,并于产后 12 周内恢复正常;尿蛋白阴性;可有上腹部不适或血小板减少,产后方可确诊。

(2)子痫前期:妊娠 20 周后出现≥18.7/12kPa(140/90mmHg),且尿蛋白≥300mg/24h 或(+)。可伴有上腹部不适、头痛、视力模糊等症状。

(3)子痫:子痫前期孕产妇抽搐,且不能用其他原因解释。

(4)慢性高血压并发子痫前期:高血压女性在孕 20 周前无蛋白尿,孕 20 周后出现尿蛋白≥300mg/24h;或孕 20 周前突然出现尿蛋白增加、血压进一步升高或血小板减少。

(5)妊娠合并慢性高血压:妊娠前或孕 20 周前发现血压升高,但妊娠期无明显加重。或孕 20 周后首次诊断高血压,并持续至产后 12 周后。

- 诱因:子痫前期病史、孕妇年龄大于 40 岁、多胎妊娠、首次妊娠、妊娠间隔时间≥10 年,妊娠早期收缩压≥130 或舒张压≥80mmHg,妊娠期高血压疾病史或家族史、慢性高血压、慢性肾炎、抗磷脂抗体阳性、糖尿病、营养不良及低社会经济状况。
- 诊治经过:应用降压药情况。
- 与之鉴别的常见症状:头痛、昏迷、眼花、视物模糊、失明、恶心、呕吐、心悸、气短、胸闷、呼吸困难、水肿、抽搐。
- 神经、精神、心脑血管、泌尿、内分泌系统及妊娠期高血压疾病相关疾病既往史,高血压、糖尿病疾病家族史。

本例患者:年轻女性,首次妊娠,妊娠早中期血压检测未发现异常,妊娠晚期无明显诱因出现水肿。发现血压升高,尿蛋白阴性,未治疗,水肿渐进性加重,休息后无缓解。测量血压进一步升高，尿蛋白阳性。既往无高血压、肾病、癫痫病史，有高血压家族史。

体格检查

体温 37℃，脉搏 90 次 /min，呼吸 20 次 /min，血压 160/110mmHg。一般情况可，神志清楚；皮肤黏膜无黄染，无皮疹及出血点；浅表淋巴结未触及肿大；头颅五官正常，巩膜无黄染；甲状腺无肿大；胸廓无畸形，两侧乳房丰满；心肺检查未发现异常；妊娠腹型，肝脾肋下未及；四肢活动正常，下肢水肿（++）；外阴无瘢痕溃疡，无静脉曲张，肛门无痔疮。专科检查：宫高 36cm，腹围 96cm，胎位枕左前，胎心 140 次 /min，先露头，已衔接，胎膜未破，未触及宫缩，宫颈管长约 3cm，质中，居后，宫口未开；骨盆外测量：髂棘间径 25cm，髂前上棘间径 27cm，骶耻外径 19cm，坐骨结节间径 9cm。

体格检查要点

重点关注妊娠期高血压疾病易累及的靶器官。

- 神经系统异常体征表现：头痛、眼花、视物模糊、视力下降、恶心、呕吐、抽搐等。
- 产科体征：下腹痛、腹胀、阴道流血。
- 血液系统受累：贫血、血小板下降导致相应体征。
- 泌尿系统（肾病）：导致水肿、高血压、少尿、蛋白尿等表现。
- 消化系统（肝病）：导致黄疸、低蛋白血症。
- 心力衰竭引发的相应体征。

本例患者：血压升高，头痛，双下肢水肿。

辅助检查

血常规：WBC 8.05×10^9/L，Hb 103g/L，PLT 211×10^9/L。白蛋白 25.2g/L。

尿常规：尿蛋白（+++），尿 RBC 60~70/HP，24 小时尿蛋白定量 3.2g。

心电图：正常心电图。

心脏彩超及心功能：未见明显异常，无心包积液。

腹部超声：双肾略大，右肾及右输卵管轻度扩张，结构清晰。

产科超声：胎儿双顶径 9.4cm；胎心 140 次 /min；胎盘Ⅱ＋级，位于宫底部，厚 43mm；羊水指数 101mm，脐动脉血流 S/D 3.2。

胎心监护：反应良好，评 10 分。

眼底检查：A：V=1：3，视网膜未见水肿，未见渗出及出血。

辅助检查要点

实验室指标及影像学检查可提示妊娠期高血压疾病受累靶器官表现。

- 靶器官受损的指标:血常规、尿常规、凝血功能、肌酸激酶、肝肾功能等。
- 重要的影像学检查:产科超声、心脏超声、腹部超声、眼底检查等。
- 眼底检查:对妊娠期高血压疾病的诊断、治疗和判断预后均有价值。

本例关键线索

系统损伤:肾脏、眼底。

眼底检查提示视网膜小动脉痉挛,反映高血压的严重程度。尿蛋白的多少也标志着妊娠期高血压疾病的严重程度,该患者蛋白(+++),提示蛋白丢失较严重,已达到子痫前期重度的标准。

诊断标准

子痫的诊断标准:发生在 20 周后;血压升高≥140/90mmHg;蛋白尿:尿蛋白(+),尿蛋白定量≥300mg/24h;可伴有上腹部不适、头痛、视力模糊症状。

下列标准至少有一条符合者诊断为重度子痫前期:

- 中枢神经系统异常表现:视力模糊、头痛、头晕;严重者神志不清、昏迷等。
- 肝包膜下血肿或肝破裂的症状:包括上腹部不适或右上腹持续性疼痛等。
- 肝细胞损伤的表现:血清转氨酶升高。
- 血压改变:收缩压≥160mmHg,或舒张压≥110mmHg。
- 血小板减少:<100×10^9/L。
- 蛋白尿:≥5g/24h,或间隔 4 小时两次尿蛋白(+++)。
- 少尿:24 小时尿量<500ml。
- 肺水肿。
- 脑血管意外。
- 血管内溶血:贫血、黄疸或乳酸脱氢酶升高。
- 凝血功能障碍。
- 胎儿生长受限或羊水过少。

本例患者:发生在 36 周后;血压升高≥140/90mmHg;蛋白尿:尿蛋白(+),符合妊娠期高血压诊断标准,并伴有头痛症状,符合重度子痫前期诊断标准中的中枢神经系统异常表现及血压改变(收缩压≥160mmHg,或舒张压≥110mmHg),故可确诊妊娠期高血压疾病,重度子痫前期。

判断病情

诊断明确后需判断患者的病情严重程度,以及是否存在母儿并发症,是否出现先兆临产、临产等产科情况,以便采取相应的治疗措施。

终止妊娠的指征:

- 重度子痫前期者。
- 妊娠 <26 周经治疗病情不稳定者建议终止妊娠。
- 妊娠 26~28 周根据母胎情况及当地诊治能力决定是否期待。
- 妊娠 28~34 周经积极治疗 24~48 小时无明显好转用地塞米松促肺成熟后终止妊娠。
- 子痫前期患者孕龄大于 34 周,胎盘功能减退,胎儿已成熟者。
- 妊娠 37 周后的患者。
- 子痫控制后 2 小时的孕妇。

本例患者:患者孕 40 周,除血压升高外,存在肾脏、眼底受累,属重度子痫前期,宜终止妊娠。

鉴别诊断

- 妊娠期高血压疾病、重度子痫前期存在多系统受累,每种临床表现均须与相应的各系统疾病相鉴别。
- 妊娠期高血压疾病应与慢性肾炎相鉴别。
- 子痫与癫痫、脑出血、癔症、糖尿病所致酮症酸中毒、高渗性昏迷、低血糖昏迷相鉴别。

本例患者:该患者需与导致头痛的中枢神经系统疾病和其他原因导致的肾炎等相鉴别。

治疗原则和药物治疗要点

治疗目的和原则:争取母体完全恢复健康,胎儿生后存活,采取对母儿影响最小的方式终止妊娠。

- 妊娠期高血压治疗原则:休息、镇静、密切监护母儿状态、间断吸氧、饮食。
- 子痫前期的治疗原则:休息、镇静、解痉、降压、合理扩容、必要时利尿、密切监测母胎状态、适时终止妊娠。

降压药和硫酸镁仍是主要的治疗方案。

- 降压药。目的:延长孕周或改变围生期结局。用于血压≥160/110mmHg 或舒张压≥110mmHg 或平均动脉压≥140mmHg 者,以及原发性高血压、妊娠前高血压已用降压药者。
- 解痉药:首选药物硫酸镁。硫酸镁用药指征:控制子痫抽搐及防止再抽搐;预防重度子痫前期发展成为子痫;子痫前期临产前用药预防抽搐。

本例患者:该患者妊娠期高血压疾病,重度子痫前期。孕足月,胎儿已成熟,休息、镇静、解痉、降压、密切监测母胎状态、适时终止妊娠。

妊娠期高血压疾病诊疗流程（图 17-3-1）

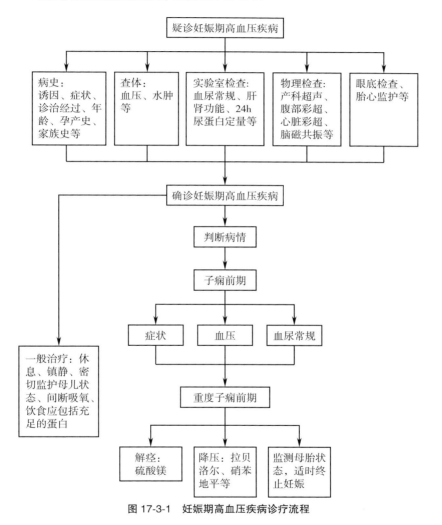

图 17-3-1 妊娠期高血压疾病诊疗流程

（林 杨）

第四节　早产

临床病例

　　患者,女性,33岁,以"停经31^{+4}周,阴道流液24小时,阵发性腹痛2小时"为主诉于2022年3月7日入院。患者平素月经规律,12岁初潮,5~6天/26~30天,量中,痛经,血块(+/-),末次月经2021年7月28日,预产期2022年5月4日。停经30余天测尿HCG(+),后于当地医院行彩超提示"宫内早孕、单胎芽"。妊娠早期无恶心、呕吐等早孕反应,停经3个月无明显诱因出现阴道流血1天,口服保胎丸半个月行保胎治疗(具体剂量不详)。孕5月余自觉胎动,渐活跃至今。孕期孕检欠规律,NT彩超未见异常,唐氏筛查未见异常,四维彩超未见异常,口服葡萄糖耐量试验未做。24小时前无明显诱因出现阴道流液,色清亮,2小时前开始出现阵发性腹痛逐渐加重,5~6分钟1次。现为求诊治入院。妊娠期无头晕、头痛、眼花,无胸闷、气短,无毒物、放射线接触史,无腹痛,无尿频及尿急。孕期饮食可,睡眠欠佳,大便正常,体重增加16kg。

　　既往体健。婚育史:适龄结婚,孕2产1,7年前行剖宫产术。

病史采集要点

- 常见症状:①孕周;②阵发性腹痛;③阴道流液。
- 高危因素:母体感染、宫内感染、子宫过度膨胀及胎盘因素、妊娠合并症及并发症、早产史、母胎应激反应、宫颈内口松弛、体质量指数<19.0kg/m^2、生殖系统发育畸形、缺乏产前保健等。
- 病史:应用宫缩抑制剂、控制感染及促胎肺成熟等情况。需与妊娠晚期出现的生理性子宫收缩相鉴别。

　　本例患者:停经31^{+4}周,24小时前无明显诱因出现阴道流液,色清亮,提示为胎膜早破。阵发性下腹痛,逐渐加重,现5~6分钟1次,每次持续30秒,是先兆早产的典型症状。

体格检查

　　产科情况:宫高30cm,腹围91cm,胎心145次/min,胎动可及,胎位枕左前位,宫缩间歇期5~6分钟,每次持续30秒。骨盆外测量:髂棘间径24cm,髂嵴间径26cm,骶耻外径19cm,坐骨结节间径9cm,耻骨弓角度90°。内诊:外阴已婚未产型,阴道通畅,宫颈朝后,质中,S>-3,宫口已开约2cm,见清亮液体自宫颈口流出,可见胎脂,无异味。

体格检查要点

重点关注胎儿、宫缩、阴道流液及宫颈情况。

- 宫缩：规律性、持续时间、强度及间歇时间。
- 阴道流液：液体自宫颈口内流出，增加腹压时增多，可见胎脂、胎粪。
- 宫颈情况：宫颈扩张 1cm 以上，宫颈容受≥80%。

本例患者：规律宫缩，胎心、胎动良好。产科检查提示胎儿大小与孕周相符，早产临产、胎膜早破。

辅助检查

超声检查：

胎位：头位，胎心：158 次/min，胎动：可及，双顶径：8.3cm，头围：29.7cm，腹围：27.3cm，大腿骨长：6.5cm，羊水指数：12.5cm，脐动脉血流 S/D：2.7，胎儿颈部可见"U"形压迹。孕妇宫颈管长约 1.0cm，宫口已开约 2cm。超声提示：宫内单活胎，胎儿脐带绕颈 1 周。

宫颈分泌物生化检查：fFN（+）。

辅助检查要点

- 超声检查：宫颈管长度及宫颈内口扩张情况。
- 宫颈分泌物生化检查：胎儿纤连蛋白（fFN），磷酸化胰岛素样生长因子结合蛋白 1（phIGFBP-1），胎盘 α 微球蛋白 -1（PAMG-1）。
- 宫颈长度和 fFN 联合应用：有先兆早产症状者，胎膜未破，宫颈长度 < 3.0cm 者可以进一步检测 fFN，如果 fFN 阳性，则早产风险增加。

本例关键线索：超声检查提示胎儿大小与孕周相符，羊水量正常，宫口已开。宫颈分泌物生化检查：fFN（+）。

诊断标准

1. 早产　指妊娠达到 28 周但不足 37 周分娩者。
2. 先兆早产　有规则或不规则宫缩，伴有宫颈管进行性缩短。
3. 早产临产　①出现规则宫缩，伴有宫颈管进行性缩短；②宫颈扩张 1cm 以上；③宫颈容受≥80%。

本例患者：规则宫缩，伴有宫口扩张 2cm，可诊断为早产临产。

鉴别诊断

妊娠晚期出现的生理性子宫收缩。

治疗原则

● 若胎膜完整,在母胎情况允许的情况下尽量保胎至 34 周,根据应用宫缩抑制剂、控制感染及促胎肺成熟等治疗后的母胎情况,适时停止早产的治疗。

● 适当休息;母胎监护;妊娠 <35 周,1 周内有可能分娩的孕妇,应使用糖皮质激素促胎儿肺成熟。

● 早产儿尤其是 <32 周早产儿应提早转运至有早产儿救治能力的医院。早产儿应延长至娩出 60 秒后断脐带,可减少新生儿输血的需要和脑室内出血的发生率。

本例患者:该患者给予抗生素预防感染、地塞米松促胎肺成熟。入院 5 小时后,孕妇顺利经阴道分娩一早产儿,体重 2 000g,评分 8—9—9,胎盘完整,产时出血 160ml。

早产诊疗流程(图 17-4-1)

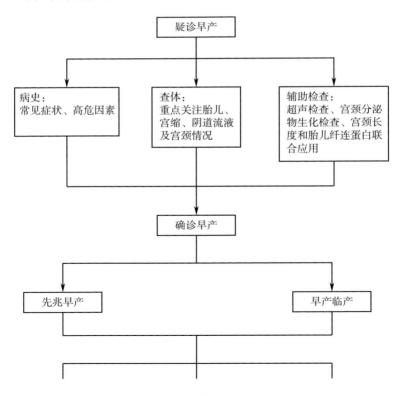

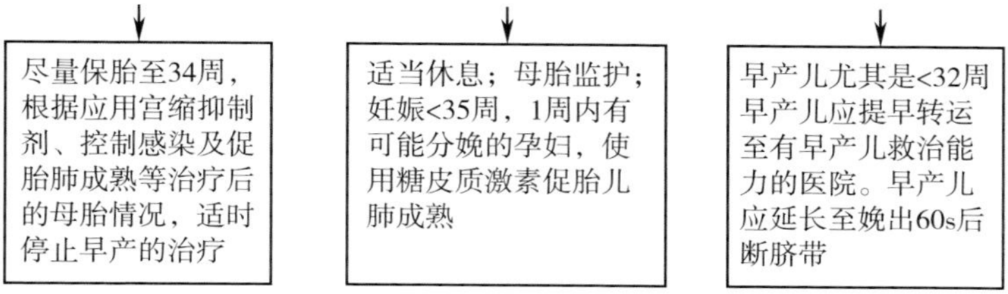

尽量保胎至34周,根据应用宫缩抑制剂、控制感染及促胎肺成熟等治疗后的母胎情况,适时停止早产的治疗	适当休息;母胎监护;妊娠<35周,1周内有可能分娩的孕妇,使用糖皮质激素促胎儿肺成熟	早产儿尤其是<32周早产儿应提早转运至有早产儿救治能力的医院。早产儿应延长至娩出60s后断脐带

图 17-4-1 早产诊疗流程

（付　莉）

第五节　过期妊娠

临床病例

患者,女性,30 岁,孕 42 周,末次月经 2021 年 7 月 5 日,预产期 2022 年 4 月 12 日,于 2022 年 4 月 26 日入院。停经 30 余天自测尿妊娠试验阳性,停经 40 余天行腹部超声提示:宫内早孕。妊娠早期无明显恶心、呕吐等早孕反应,无放射线接触史。妊娠早期无病毒感染,未接触其他有害物质。停经 4 个月自觉胎动,渐活跃至今。孕期行正规孕检,NT 彩超未见明显异常,唐氏三联筛查:21- 三体低风险,四维彩超及葡萄糖糖耐量试验均未见明显异常。各次查胎心、血压均正常。患者现孕 42 周,无腹痛,无阴道流血及流液,自觉胎动正常,为待产入院。停经以来患者无发热,无头痛、头晕,无眼花、视物模糊,无腹痛、腹部坠胀,无阴道流血、流液,无肢体水肿及抽搐,饮食睡眠良好,二便正常,孕期体重增加约 13kg。

既往体健。婚育史:平素月经规律,13 岁初潮,5~6 天 /28 天,26 岁结婚,孕 1 产 0,配偶体健。

病史采集要点

- 停经史、早孕反应。
- 诊治经过:定期孕检。
- 月经史。

本例患者:孕龄期女性,平素月经规律,13 岁初潮,5~6 天 /28 天,孕 42 周。停经 30 余天自测尿妊娠试验阳性,停经 40 余天行腹部超声提示宫内早孕。

体格检查

腹部膨隆,孕足月腹型,无压痛,未及宫缩,双下肢无水肿。宫高 35cm,腹围

98cm,胎儿估重 3 630g,胎位枕左前位,胎心率 146 次 /min,先露头,已入盆。骨盆外测量:髂棘间径 24cm,髂嵴间径 28cm,骶耻外径 20cm,坐骨结节间径 9cm。内诊:宫颈管消退 30%,质软,居中,宫口未开,先露头,S=−1,Bishop 宫颈评分 5 分,阴道内可见少量黏性分泌物。

体格检查要点

- 宫高、腹围、胎位。
- 宫颈成熟度。
- 骨盆外测量。

本例患者:宫高、腹围与孕周相符,胎位枕左前位,宫颈 Bishop 评分 5 分,骨盆外测量大致正常。

辅助检查

产科超声:单胎宫内妊娠;双顶径 9.6cm;肱骨长 33.8cm;腹围 32.3cm;股骨长 7.2cm。胎盘:前壁 Ⅱ 级;羊水指数 12.8cm;脐动脉血流 S/D 2.09。

胎心监护:NST 反应型。

辅助检查要点

- 电子胎心监护。
- 超声检查。

本例关键线索:NST 反应型。产科超声检查大致正常。

诊断标准

1. 准确核实孕周　平时月经周期规则,妊娠达到或超过 42 周(≥294 日)尚未分娩者,称为过期妊娠。

(1)病史:根据末次月经、性交日期、排卵日、辅助生殖技术(如人工授精、体外受精胚胎移植术)日期推算妊娠周数。

(2)临床表现:早孕反应时间、胎动开始时间、妊娠早期妇科检查子宫大小有助于推算妊娠周数。

(3)辅助检查:根据超声,妊娠早期血、尿人绒毛膜促性腺激素(HCG)增高的时间推算妊娠周数。

2. 判断胎儿安危状况

(1)胎动计数:如胎动明显减少提示胎儿宫内缺氧。

(2)胎儿监护仪检测:如无应激试验(NST)为无反应型,需做缩宫素激惹试验(OCT),OCT 多次反复出现胎心晚期减速者,提示胎儿有缺氧。

（3）超声监测：观察胎动、胎儿肌张力、胎儿呼吸运动及羊水量。

本例患者：孕 42 周,胎动正常；羊水指数 12.8cm,脐动脉血流 S/D 2.09,胎心监护 NST 反应型。

治疗原则

根据胎儿安危状况、胎儿大小、宫颈成熟度综合分析,选择适当的分娩方式。

● 终止妊娠指征：若妊娠 41 周后无任何并发症（妊娠期高血压疾病、妊娠期糖尿病、胎儿生长受限、羊水过少等）,也可密切观察,继续等待。一旦妊娠过期,则应终止妊娠。

● 引产：①宫颈条件成熟、Bishop≥7 分者,应引产。胎头已衔接者,通常先人工破膜,1~2 小时后可开始静脉滴注缩宫素,在严密监护下经阴道分娩；② Bishop<7 分者,引产前先促宫颈成熟,目前常用方法主要有前列腺素 E_2 阴道制剂或宫颈扩张球囊。

● 产程处理：进入产程,应鼓励产妇左侧卧位、吸氧。最好连续监测胎心,注意羊水性状,必要时取胎儿头皮血测 pH,及早发现胎儿窘迫,并及时处理。若羊水胎粪污染严重且黏稠者,在胎儿娩出后应立即在喉镜指导下行气管插管吸出气管内容物,以减少胎粪吸入综合征的发生。

● 剖宫产术：胎盘功能减退,胎儿储备能力下降,可适当放宽剖宫产指征。

本例患者：现患者宫颈不成熟,胎儿无宫内窘迫,可应用前列腺素 E_2 阴道制剂促宫颈成熟。

过期妊娠诊疗流程（图 17-5-1）

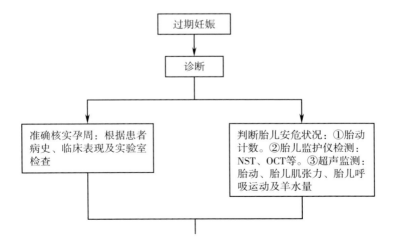

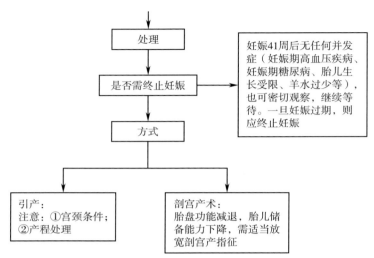

图 17-5-1　过期妊娠诊疗流程
NST. 无应激试验；OCT. 缩宫素激惹试验。

（付　莉）

第六节　妊娠期糖尿病

临床病例

　　患者，女性，42 岁。以"停经 34^{+4} 周，多饮、多食、多尿 3 个月"为主诉于 2022 年 1 月 3 日入院。患者平素月经欠规律，末次月经 2021 年 5 月 6 日，根据超声推算预产期 2022 年 2 月 13 日。患者停经 40 天自测尿 HCG 阳性，后做超声确诊为宫内妊娠。孕 2 月余有恶心、呕吐等早孕反应，持续 3 个月后缓解。孕 5 个月自觉胎动，渐活跃至今。孕期正规孕检，孕 5 个半月产检时，因多饮、多食、多尿行空腹血糖测定结果为 8.3mmol/L，后住院治疗，皮下注射胰岛素至今，诺和锐早餐前 30U，午餐前及晚餐前各 26U，精蛋白生物合成人胰岛素注射液（预混 30R）睡前 30U，6 天前彩超提示羊水过多，现患者要求入院待产，门诊以"5 胎 0 产，孕 34^{+4} 周，纵产式枕左前位待产，妊娠期糖尿病，羊水过多，高龄初产妇"收入院。孕期无腹痛史，偶有头晕，休息后可缓解，无头痛、视物模糊等症状，病程中饮食睡眠尚可，二便正常，孕期体重增加约 30kg。身高 155cm，体重 120kg。BMI=49.9kg/m^2，极度肥胖。

既往:否认高血压、糖尿病、冠心病史,孕 5 产 0,自然流产 1 次,药物流产 2 次,胎停育 1 次。

病史采集要点

- 常见症状:妊娠期有三多症状者:多饮、多食、多尿,外阴阴道假丝酵母菌病反复发作,孕妇体重 >90kg,合并羊水过多,巨大胎儿等。
- 诱因:无明显诱因。
- 诊治经过:糖代谢异常孕妇的管理,包括饮食治疗和药物治疗。
- 与之鉴别的常见症状:乏力、发热、头晕、头痛、视物模糊、双下肢水肿。
- 糖尿病家族史、年龄≥35 岁、肥胖、孕前超重或肥胖、多囊卵巢综合征(PCOS)、巨大儿分娩史、无原因反复流产史、死胎、死产、足月新生儿呼吸窘迫综合征分娩史,胎儿畸形史等。

本例患者:高龄初产妇(42 岁),有多饮、多食、多尿的典型症状,身高 155cm,体重 120kg。BMI=49.9kg/m²,极度肥胖,孕前体重 90kg,BMI=37.46kg/m²,孕前亦肥胖,合并羊水过多,孕期血糖控制较为理想,有反复流产和胎停育病史。

体格检查

体温 36.3℃,血压 154/94mmHg,身高 155cm,体重 120kg。BMI=49.9kg/m²,极度肥胖,神清语明,一般状态尚可,全身皮肤无黄染,无皮疹及皮下出血。全身浅表淋巴结未触及肿大,心肺听诊无异常。腹软无压痛,肝脾肋下未触及。双下肢无水肿。神经系统病理征阴性。

产科检查:宫高 30cm,腹围 136cm,预测胎儿体重 2 500g,胎心 130 次/min,胎动可及,胎位枕左前位,胎头半固定,跨耻征(±),无规律宫缩。骨盆外测量:髂棘间径 24.0cm,髂嵴间径 26.0cm,骶耻外径 19.0cm,坐骨结节间径 9.0cm,耻骨弓角度 90°。内诊:先露为头,宫颈居中,质中,宫颈管消退 50%,宫口无扩张,S=−3,胎膜未破。

体格检查要点

重点关注糖尿病对孕妇及胎儿的影响,以及糖尿病易累及的靶器官。

- 对孕妇的影响

①高血糖可以导致胚胎发育异常或胎停育。

②妊娠期高血压疾病的风险增加。

③若血糖控制不佳易合并感染。

④羊水过多的风险增加。

- 对胎儿的影响

①巨大胎儿。

②胎儿生长受限。

③流产和早产。

④胎儿窘迫和胎死宫内。

⑤胎儿畸形。

- 对靶器官的影响

①对眼睛的影响：单纯性视网膜病、眼底有增生性视网膜病变、玻璃体积血等。

②对肾脏的影响：糖尿病肾病，有肾移植史。

③对心脏的影响：冠状动脉粥样硬化性心脏病。

本例患者：高血压（血压 154/94mmHg），极度肥胖（BMI=49.9kg/m^2），羊水过多，血糖控制较理想，靶器官影响不大。

辅助检查

血常规：WBC 8.5×10^9/L，中性粒细胞百分比 55.6%，Hb 132g/L，PLT 331×10^9/L。

尿常规检查：尿糖（−）、尿酸体（−）、尿蛋白（−）。

血液生化检查：ALT 19U/L，AST 28U/L；肾功能、血尿酸及血钙、磷、钾、钠、氯均正常。TC 5.95mmol/L，TG 2.46mmol/L，HDL-C 0.99mmol/L，LDL-C 3.58mmol/L。甲状腺功能正常。糖化血红蛋白 5.8%。

产科超声：宫内孕，单活胎，胎儿各径线大小符合孕周，羊水量未见异常。

眼底检查未见异常。

辅助检查要点

- **尿糖测定**：尿糖阳性可见于妊娠期生理性尿糖，进一步需做空腹血糖检查及糖筛查试验。

- **空腹血糖测定**：空腹血糖≥7.0mmol/L，可诊断孕前糖尿病（PGDM）。空腹血糖≥5.1mmol/L，可诊断妊娠期糖尿病（GDM）。

- **75g 口服葡萄糖耐量试验**（oral glucose tolerance test，OGTT）：空腹 12 小时后，口服葡萄糖 75g，2 小时血糖≥11.1mmol/L，可诊断孕前糖尿病。正常值为空腹血糖 <5.1mmol/L，1 小时血糖 <10.0mmol/L，2 小时血糖 <8.5mmol/L，达到或者超过正常值即为妊娠期糖尿病。

- 有多饮、多食、多尿的典型症状，任意血糖≥11.1mmol/L，可诊断孕前糖尿病。糖化血红蛋白≥6.5%，可诊断孕前糖尿病。

- 应区分是孕前糖尿病，还是妊娠期糖尿病。

- 孕前已经确诊糖尿病的患者直接诊断为孕前糖尿病。
- 存在高危因素者,如极度肥胖、糖尿病家族史、妊娠期糖尿病史、巨大儿分娩史、多囊卵巢综合征、妊娠早期空腹尿糖反复阳性,要检查空腹血糖、OGTT、随机血糖及糖化血红蛋白等指标。
- 孕 24~28 周应常规查 75g OGTT,及时发现妊娠期糖尿病。

本例关键线索:该患者有典型的多饮、多食、多尿的症状,孕前未检查过空腹血糖,孕 5 个月查空腹血糖为 8.3mmol/L,可诊断为孕前糖尿病。

妊娠合并糖尿病的分期(White 分类法)

A 级:妊娠期糖尿病。

A1 级:饮食控制,空腹血糖 <5.3mmol/L,餐后 2 小时血糖 <6.7mmol/L。

A2 级:饮食控制,空腹血糖 ≥5.3mmol/L,餐后 2 小时血糖 ≥6.7mmol/L。

B 级:显性糖尿病,20 岁以后发病,小于 10 年。

C 级:发病年龄 10~19 岁,或 10~19 年。

D 级:10 岁前发病,或 ≥20 年,或单纯性视网膜病。

F 级:糖尿病肾病。

R 级:眼底增生性视网膜病变,或玻璃体积血。

H 级:冠状动脉粥样硬化性心脏病。

T 级:肾移植病史。

本例患者:孕前未检查过空腹血糖,孕 5 个半月产检时,因多饮、多食、多尿行空腹血糖测定为 8.3mmol/L,结合本病的高危因素(肥胖),可诊断为孕前糖尿病(PGDM)。但患者的发病年龄和病程长短无从考证,目前无靶器官的损害。

糖尿病患者能否继续妊娠的评估指标

- 孕前根据糖尿病的严重程度,判断能否妊娠,对于未治疗的 D、F、R 级糖尿病不宜妊娠,严格避孕。
- 血糖控制较好,器质性病变轻者,可严密监护、积极治疗下妊娠。
- 整个孕期及产后,请内分泌科医生协助控制血糖。

本例患者:该患者孕前未诊断过糖尿病,孕 5 个月诊断为孕前糖尿病,积极治疗,门冬胰岛素(诺和锐)早餐前 30U,午餐前及晚餐前各 26U,精蛋白生物合成人胰岛素注射液(预混 30R)睡前 30U,孕期血糖控制良好,无器质性病变,在严密监护、积极治疗下继续妊娠,孕期顺利,目前发现羊水过多而入院待产。

妊娠期血糖控制的目标

- 妊娠期糖尿病(GDM)患者:空腹血糖 ≤5.3mmol/L,餐后 2 小时血糖 ≤

6.7mmol/L；夜间不低于 3.3mmol/L；糖化血红蛋白 <5.5%。

● 孕前糖尿病（PGDM）患者：妊娠早期不能太严格，警惕低血糖的发生；空腹血糖、餐前及夜间血糖应在 3.3~5.6mmol/L；餐后峰值 5.6~7.1mmol/L；糖化血红蛋白 <6.0%。

● 妊娠期糖尿病患者和孕前糖尿病患者，若通过控制饮食和适量运动仍不能达标者，及时应用胰岛素或口服降糖药来控制血糖。

本例患者：该患者是孕前糖尿病患者，空腹血糖为 8.3mmol/L，孕期血糖控制良好，无严重并发症。

治疗原则和要点

● 控制饮食、适当运动。

● 对于不能达到血糖控制标准的，首先推荐胰岛素治疗，从小剂量开始，逐渐调整，使血糖控制在正常范围，推荐"三短一长"，即三餐前用短效胰岛素，睡前用长效胰岛素。

● 口服降糖药目前缺乏循证医学证据，孕期可用二甲双胍。

● 妊娠期糖尿病酮症酸中毒的处理

（1）血糖 >16.6mmol/L，先一次性静脉注射胰岛素 0.2~0.4U/kg。

（2）胰岛素维持静脉滴注（生理盐水 + 胰岛素）：0.1U/（kg·h）或 4~6U/h。

（3）监测血糖：每小时测一次，逐渐调整胰岛素用量，每小时血糖下降 3.9~5.6mmol/L。

（4）当血糖降至 13.9mmol/L 时，改为 5% 葡萄糖 + 胰岛素（2~4g+1U），至血糖小于 11.1mmol/L，改为餐前皮下注射胰岛素。

● 分娩期处理

（1）分娩时机的选择：个体化的原则，无母儿并发症者，可以严密监测至预产期；孕前糖尿病和胰岛素治疗的妊娠期糖尿病，可以严密监测至 39 周；若血糖控制不理想或出现母儿并发症，可视病情随时终止妊娠。

（2）分娩方式的选择：糖尿病不是剖宫产的指征，但应适度放宽剖宫产指征。

（3）分娩期：根据血糖及时调整胰岛素的用量。

（4）产后：大部分妊娠期糖尿病不再需要胰岛素，监测血糖。

（5）新生儿：预防新生儿低血糖的发生。

本例患者：该患者诊断为孕前糖尿病，入院后测空腹血糖为 5.1mmol/L，合并羊水过多，极度肥胖，高龄初产妇，既往有自然流产和胎停育等不良孕产史，估计胎儿体重≥4 250g，故决定剖宫产结束分娩。

妊娠合并糖尿病诊疗流程（图 17-6-1）

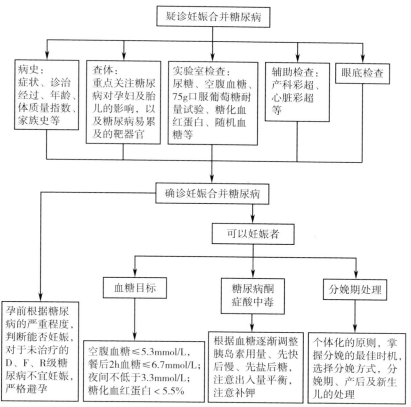

图 17-6-1　妊娠合并糖尿病诊疗流程

（贾　妍）

第七节　胎儿窘迫

临床病例

患者,女性,26 岁。以"停经 40^{+2} 周,规律腹痛 8 小时"为主诉于 2022 年 1 月 27 日入院。患者平素月经规律,末次月经 2021 年 4 月 20 日,预产期 2022 年

1月27日。患者停经30天诊断为"宫内妊娠"。无明显早孕反应。孕4个月自觉胎动，渐活跃至今。孕期正规孕检，未发现明显异常。现患者出现规律性腹痛8小时，自觉胎动频繁，继而胎动减少，要求入院分娩，门诊以"1胎0产，孕40⁺²周，纵产式枕左前位临产"收入院。孕期无腹痛史，无阴道流液及流血史，无头痛、头晕、视物模糊等症状，孕期无毒物及放射线接触史，病程中饮食睡眠尚可，二便正常，孕期体重增加约19kg。

既往体健。已婚，孕0产0，13岁初潮，4~5天/28~30天，痛经（−），末次月经2021年4月20日。

病史采集要点

- 常见症状：急性胎儿窘迫多在分娩期发生，慢性胎儿窘迫多在妊娠晚期发生，临产后发展成为急性胎儿窘迫。缺氧早期，胎动频繁，继而胎动减少，甚至消失。常常在胎动消失24小时后胎心消失。正常胎动≥10次/2h，当胎动<10次/2h或减少50%考虑为胎儿缺氧。
- 诱因：急性胎儿窘迫多由于脐带异常、宫缩过强、前置胎盘、胎盘早剥、产程延长、休克、缩宫素使用不当、孕妇麻醉药及镇静剂过量等原因。
- 诊治经过：当出现胎动减少时，及时全面检查评估母儿情况，及时终止妊娠。
- 与之鉴别的常见症状：羊水胎粪污染、胎动过频等。
- 孕妇先天性心脏病、肺内感染、哮喘、重度贫血、妊娠期高血压疾病、慢性肾炎、糖尿病、过期妊娠、胎儿畸形、母儿血型不合、胎儿宫内感染等病史。

本例患者：初产妇，停经40⁺²周，规律腹痛8小时，自觉胎动频繁，继而胎动减少。

体格检查

体温36.3℃，血压132/84mmHg，神清语明，一般状态良好，全身皮肤无黄染，无皮疹及皮下出血。全身浅表淋巴结未触及肿大，心肺听诊无异常。腹软，肝脾肋下未触及。双下肢无水肿。神经系统病理征阴性。

产科检查：宫高32cm，腹围100cm，预测胎儿体重3 400g，胎心130次/min，胎动可及，胎位枕左前位，胎头半固定，跨耻征（±），规律宫缩。骨盆外测量：髂棘间径24.0cm，髂嵴间径26.0cm，骶耻外径19.0cm，坐骨结节间径9.0cm，耻骨弓角度90°。内诊：先露为头，宫颈居中，质中，宫颈管消退80%，宫口扩张3cm，S=−3，胎膜未破。

体格检查要点

- 患者的一般状态,心率、血压等。
- 胎心率及胎动的监测。
- 如果胎膜早破,应注意是否有羊水胎粪污染,羊水胎粪污染不是胎儿窘迫的征象,分3度:Ⅰ度浅绿色、Ⅱ度黄绿色、浑浊、Ⅲ度棕黄色、黏稠。当羊水胎粪污染合并胎心监护异常时,应考虑为胎儿窘迫。
- 骨盆的内外测量,了解是否存在头盆不称。
- 内诊或者肛诊检查,了解宫颈和先露部的情况。

本例患者:胎心130次/min,胎动可及,胎头半固定,跨耻征(±),规律宫缩。宫颈管消退80%,宫口扩张3cm,S=−3,胎膜未破。

辅助检查

三维彩超:宫内单活胎,头位,胎心142次/min,胎动可及,双顶径10.1cm,头围34.5cm,腹围33.3cm,股骨长7.2cm。胎盘:前壁Ⅱ级。羊水指数20.7cm,脐动脉血流S/D 1.9。

胎心监护:NST反应型,反复出现晚期减速。

辅助检查要点

- 胎儿多普勒超声血流异常:S/D比值升高,可能存在胎盘灌注不足;若出现脐动脉舒张期血流为0或者倒置、静脉导管反向"a"波,随时可能发生胎死宫内。
- 胎心监护异常:无应激试验(NST)异常考虑有胎儿缺氧。胎心率异常:胎心率基线无变异、反复晚期减速、变异减速、胎心过缓(胎心率基线<110次/min)。
- 酸中毒:胎儿头皮血做血气分析,pH<7.20(参考值7.25~7.35),PaO_2<10mmHg(参考值15~30mmHg),$PaCO_2$>60mmHg(参考值35~55mmHg)。
- 胎儿生物物理评分低:≤4分为胎儿缺氧,5~6分为可疑胎儿缺氧。

本例关键线索:产科彩超提示脐动脉血流S/D 1.9。胎心监护:NST反应型,反复出现晚期减速。

诊断标准

- 急性胎儿窘迫:多在分娩期发生,与脐带、宫缩过强、胎盘早剥等因素有关。

①胎心监护异常:分娩过程中,胎心率的变化是急性胎儿窘迫的重要征象。胎心率异常包括:胎心率基线无变异、反复晚期减速、变异减速、胎心过缓(胎心率基线<110次/min)等。

②羊水胎粪污染:羊水胎粪污染不是胎儿窘迫的征象。分3度:Ⅰ度浅绿色,

Ⅱ度黄绿色、浑浊，Ⅲ度棕黄色、黏稠。当羊水胎粪污染合并胎心监护异常时，应考虑为胎儿窘迫。

③胎动异常：缺氧早期表现为胎动频繁，进一步发展为胎动减少，甚至消失。

④酸中毒：酸中毒对新生儿缺血、缺氧性脑病的阳性预测值为 3%，临床上很少应用。

● 慢性胎儿窘迫：多在妊娠晚期发生，与妊娠期高血压疾病、糖尿病、慢性肾炎等疾病有关。

①胎动减少或消失：正常胎动≥10 次 /2h，当胎动 <10 次 /2h 或减少 50% 考虑为胎儿缺氧。在胎动消失 24 小时后常伴随胎心消失。

②胎心监护异常：NST 异常考虑有胎儿缺氧。

③胎儿生物物理评分低：≤4 分为胎儿缺氧，5~6 分为可疑胎儿缺氧。

④胎儿多普勒超声血流异常：S/D 比值升高，可能存在胎盘灌注不足；若出现脐动脉舒张期血流为 0 或者倒置、静脉导管反向 "a" 波，随时可能发生胎死宫内。

本例患者：停经 40^{+2} 周，规律腹痛 8 小时，自觉胎动频繁，继而胎动减少，胎心率的变化发生在分娩过程中。胎心监护：NST 反应型，反复出现晚期减速。故该患者初步诊断为急性胎儿窘迫。

治疗原则和药物治疗要点

● 急性胎儿窘迫

①一般处理：孕妇取臀高位，吸氧，停止缩宫素，纠正孕妇低血压等，并迅速查找原因，如脐带脱垂、胎盘早剥、子宫破裂等。经上述处理，如果不能改善胎儿窘迫，应立即终止妊娠。

②分娩方式的选择：对于宫口未开全，预计短期内不能阴道分娩者，应立即剖宫产；对于宫口开全，无头盆不称，胎头双顶径达到坐骨棘平面以下，应阴道助产结束分娩。

③做好新生儿窒息抢救的准备。

● 慢性胎儿窘迫

①一般治疗：如果患者自觉胎动减少，应全面评估母儿状况，如 NST、胎儿生物物理评分，侧卧位，低流量吸氧，积极治疗原发病，加强胎心监护，观察胎动变化。

②期待治疗：尽量延长胎龄，促胎肺成熟，争取胎儿成熟后终止妊娠。在期待过程中，可能出现胎死宫内、胎儿生长受限等。

③终止妊娠：接近孕足月，胎儿已经成熟，胎心基线异常、频繁晚期减速、变异减速、胎盘功能减退，胎儿生物物理评分≤4 分，应剖宫产终止妊娠。

本例患者：急性胎儿窘迫，宫口未开全，预计短期内不能阴道分娩者，应立即剖宫产。

胎儿窘迫诊疗流程（图 17-7-1）

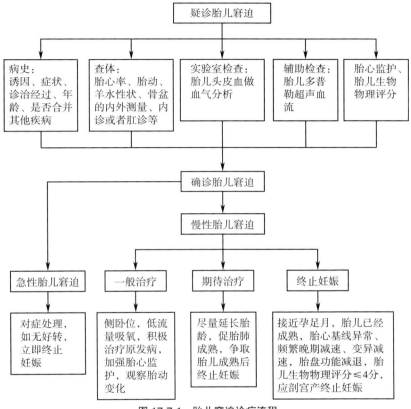

图 17-7-1　胎儿窘迫诊疗流程

（贾　妍）

第八节　前置胎盘

临床病例

患者，女性，36 岁，因"停经 33^(+4) 周，反复无痛性阴道出血 3 次，加重 1 天"为主诉于 2022 年 11 月 12 日入院。患者平素月经规律，孕 1 月余自测尿 HCG（＋），孕 4 个月感胎动，定期产检，于孕 28 周余突然出现阴道大量出血，明显多于月经量，就诊于当地医院予输血、防感染、保胎治疗，住院期间曾多次少量阴道出血，今又出现活动性出血，量如月经，转入院。

既往体健，顺产 1 次，自然流产 1 次，人工流产 1 次，死产 1 次，余无特殊。

病史采集要点

- 常见症状：妊娠晚期或临产时，发生无诱因、无痛性反复阴道流血。
- 临床类型：前置胎盘临床上分为三类，根据胎盘下缘与宫颈内口的关系，分为完全性前置胎盘、部分性前置胎盘和边缘性前置胎盘。
- 诱因：子宫内膜的病变或者是损伤、胎盘异常、受精卵滋养细胞发育迟缓。
- 诊治经过：抑制宫缩、止血、纠正贫血、预防感染和适时终止妊娠。根据阴道流血量有无休克，妊娠的周数，胎儿是否存活，是否临产，以及前置胎盘的类型，而采取相应的处理。
- 与之鉴别的常见症状：胎盘早剥、脐带帆状附着、前置血管破裂、胎盘边缘血窦破裂、宫颈病变等产前出血。
- 多次流产及刮宫、高龄初产妇（大于 35 岁）、产褥感染、剖宫产史、多孕产次、孕妇不良生活习惯（吸烟或吸毒妇女）、辅助生殖技术受孕、子宫形态异常、妊娠中期 B 型超声检查提示胎盘前置状态。

本例患者：妊娠期女性，高龄产妇，有过生育史、流产史，妊娠晚期反复无诱因、无痛性阴道出血。

体格检查

体温 36.5℃，血压 100/70mmHg，脉搏 86 次 /min，神清语明，无明显贫血貌，心肺听诊无异常，子宫大小与妊娠周数相符，宫高 31cm，腹围 93cm，未触及宫缩，胎心 145 次 /min，宫颈口未开，有少量的阴道流血，血色鲜红。

体格检查要点

- 大量出血的表现：面色苍白、脉搏增快微弱、血压下降等。
- 腹部检查：子宫软、无压痛，大小与妊娠周数相符。由于子宫下段有胎盘占据，影响胎先露部入盆，故胎先露高浮，常并发胎位异常。
- 对胎儿的影响：反复出血或一次出血量过多可使胎儿宫内缺氧，严重者胎死宫内。
- 其他体征：当前置胎盘附着子宫前壁时，可在耻骨联合上方闻及胎盘杂音。临产时检查见宫缩为阵发性，间歇期子宫完全松弛。

本例患者:妊娠晚期反复无痛性阴道出血,子宫大小与妊娠周数相符,未触及宫缩,胎心良好,宫口未开,有少量阴道流血。

辅助检查

血常规:白细胞计数 11.5×10^9/L,淋巴细胞百分比 24.4%,中性粒细胞百分比 71.5%,红细胞计数 3.0×10^{12}/L,血红蛋白 87.0g/L,血小板计数 315×10^9/L,血细胞比容 30%。

凝血功能正常。

胎心监护:NST 反应良好,评分 9 分。

产科超声提示:晚孕,单活胎,横位。胎盘Ⅱ级,由后向前覆盖宫颈内口,向前壁延伸 80mm,以右侧为主。覆盖宫颈处胎盘厚度为 50mm,局部胎盘与肌层分界不清,羊水指数 101mm,脐动脉血流 S/D2.2。胎儿双顶径 8.2cm;胎心 140 次/min;宫颈长度 3cm。

辅助检查要点

● 超声的检查:超声可以清楚地显示子宫壁、宫颈、胎先露部及胎盘的关系,并根据胎盘下缘与宫颈内口的关系,确定前置胎盘类型。阴道超声能更准确确定胎盘边缘和宫颈内口的关系,但在已有阴道流血时应谨慎使用。超声诊断前置胎盘时,必须注意妊娠周数。妊娠中期胎盘占据子宫壁一半面积,因此胎盘贴近或覆盖宫颈内口机会较多;妊娠晚期胎盘占据宫壁面积减少到三分之一或四分之一,子宫下段形成及伸展增加宫颈内口与胎盘边缘间的距离,大部分胎盘可随宫体上移而成为正常位置胎盘。妊娠中期超声检查发现胎盘前置者,不宜诊断为前置胎盘,而应称为前置胎盘状态。

● MRI 检查:MRI 因对软组织分辨率高有优越性,可全面、立体观察。全方位显示解剖结构,而且不依赖操作者的技巧,也不需要膀胱充盈,综合评价有利于对病变定性,尤其是胎盘位于子宫后壁及羊水较少的产妇。

● 产后检查胎盘及胎膜:对产前出血患者,产后应仔细检查胎盘胎儿面边缘有无血管断裂,可提示有无副胎盘。

● 血常规:红细胞计数及血红蛋白下降,凝血功能检查未见明显异常。

诊断标准

1. 高危因素　既往有多次流产史、宫腔操作史、产褥感染史、高龄、剖宫产史、多孕产次等。

2. 临床表现

(1)症状:典型症状是妊娠晚期或临产时,发生无诱因、无痛性反复阴道流血。患者一般情况与出血量有关,大量出血呈现面色苍白、脉搏增快微弱、血压下降等休克表现。

(2)腹部检查:子宫软,轮廓清楚,无压痛,子宫大小与孕周相符。胎位清楚,胎先露高浮或伴有胎位异常。

(3)阴道检查:应采用超声检查确定胎盘位置,若前置胎盘诊断明确,无须再行阴道检查。若必须通过阴道检查明确诊断或选择分娩方式时,可在输液、输血及做好紧急剖宫产的手术条件下进行。禁止肛诊。

3. 影像学检查

(1)超声检查:可清楚显示子宫壁、胎盘、胎先露部及宫颈的位置,有助于确定前置胎盘类型。阴道超声检查能更准确地确定胎盘边缘和宫颈内口的关系,准确性明显高于腹部超声检查,故对怀疑胎盘位置异常的患者均推荐阴道超声检查。

(2)磁共振检查:怀疑合并胎盘植入者,有条件的医院可选择 MRI 检查,以了解胎盘植入子宫肌层的深度,是否侵及膀胱等,对凶险性前置胎盘的诊断更有帮助。

本例患者:停经 33^{+4} 周,反复无痛性阴道出血,于孕 28 周余突然出现阴道大量出血,明显多于月经量,住院期间曾多次少量阴道出血。阴道超声提示:晚孕,单活胎,横位。胎盘由后向前覆盖宫颈内口,向前壁延伸 80mm,以右侧为主。覆盖宫颈处胎盘厚度为 50mm,局部胎盘与肌层分界不清,宫颈长度 3cm。故可确诊前置胎盘。

判断病情

诊断明确后需判断患者的病情严重程度,以及是否存在并发症,以便采取相应的治疗措施。

- 阴道流血量的多少。
- 有无休克。
- 孕周、胎位、产次。
- 胎儿是否存活、是否临产。
- 前置胎盘类型。

本例患者:阴道少量流血,一般状态良好,生命体征尚平稳,子宫大小与孕周相符,胎儿存活,胎心未闻及异常,胎头高浮,横位,宫口闭合,未触及宫缩,超声提示胎盘由后向前覆盖宫颈内口,向前壁延伸 80mm,是完全性前置胎盘。

鉴别诊断

- 胎盘早剥。

- 胎盘边缘血窦破裂。
- 脐带帆状附着。
- 前置血管破裂。
- 宫颈病变。

本例患者:该患者需与胎盘早剥、胎盘边缘血窦破裂、脐带帆状附着、前置血管破裂等相鉴别。

治疗原则和治疗要点

抑制宫缩、纠正贫血、预防感染和适时终止妊娠。

- 期待疗法:一般处理、纠正贫血、止血、糖皮质激素。
- 终止妊娠。
- 阴道分娩。

本例患者:该患者停经 33^{+4} 周(小于 36 周),阴道少量流血,一般状态良好,生命体征尚平稳,子宫大小与孕周相符,胎儿存活,胎心未闻及异常,胎头高浮,横位,宫口闭合,未触及宫缩,超声提示胎盘由后向前覆盖宫颈内口,向前壁延伸80mm,以右侧为主。患者病情尚可,胎儿存活,与孕周相符,孕周未达 36 周,可抑制子宫收缩、纠正贫血、对症治疗,期待治疗。

前置胎盘诊疗流程(图 17-8-1)

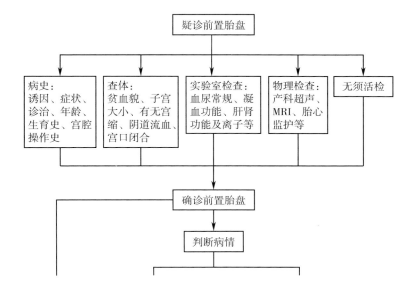

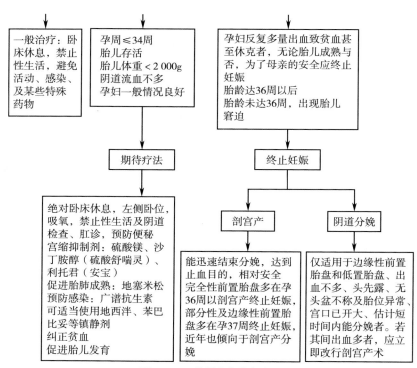

图 17-8-1　前置胎盘诊疗流程

（林　杨）

第九节　胎盘早剥

临床病例

患者,30 岁,女性,以"停经 38 周,下腹部持续性坠胀伴阴道不规则流血 1 小时"为主诉入院。患者既往月经规律,因停经 40 余天到医院就诊查尿妊娠试验结果为阳性,停经后无不适感,停经 4 月余感觉胎动至今;孕 26 周时行腹部超声检查未发现明显异常;定期行产前检查,未发现明显异常。一天前外出散步时不慎摔倒,腹部着地,无重体力活动史及性生活史,1 小时前突然出现持续性下腹坠胀,伴阴道不规则流血,量多于月经量,休息后无好转。为进一步诊治入院。

既往体健,顺产 1 次,自然流产 1 次,人工流产 1 次,死产 1 次,余无特殊。

病史采集要点

- 典型症状:妊娠中期突发持续性腹痛,伴或不伴阴道流血,严重时出现休克、弥散性血管内凝血。
- 根据病情严重程度将胎盘早剥分为 3 度:

Ⅰ度:以外出血为主,多见于分娩期。胎盘剥离面积小,常无腹痛或腹痛轻微,贫血体征不明显。腹部检查:子宫软,大小与妊娠周数相符,胎位清楚,胎心正常。

Ⅱ度:胎盘剥离面占胎盘面积 1/3 左右。突然发生持续性腹痛、腰酸或腰背痛,疼痛程度与胎盘后积血量成正比。无或仅少量阴道流血,贫血程度与阴道流血量不符。腹部检查:子宫大于妊娠周数,宫底常因内出血而增高。胎盘附着处压痛明显(胎盘位于后壁则不明显),宫缩有间歇,胎位可扪清,胎儿存活。

Ⅲ度:胎盘剥离面超过胎盘面积的 1/2,可出现恶心、呕吐、面色苍白,甚至出冷汗、脉搏细数、血压下降等休克征象。腹部检查:子宫板状硬,宫缩间歇时不能松弛,胎位扪不清,胎儿死亡。

- 诱因:孕妇血管病变、宫腔内压力骤减、机械性因素、其他高危因素。
- 治疗原则:早期识别、积极处理休克、及时终止妊娠、控制弥散性血管内凝血、减少并发症。
- 与之鉴别的常见疾病:前置胎盘、先兆子宫破裂。
- 胎盘早剥孕妇并发妊娠期高血压疾病、肾脏疾病,尤其已有全身血管病变者。外伤(特别是腹部直接受撞击或摔倒腹部直接触地等)、胎位异常行外倒转术矫正胎位、脐带过短或脐带绕颈、在分娩过程中胎先露部下降。高龄孕妇、经产妇、吸烟、可卡因滥用、孕妇代谢异常孕妇有血栓形成倾向、子宫肌瘤等。

本例患者:妊娠期女性,持续性腹痛伴阴道不规则流血,外伤(腹部着地)。

体格检查

体温 36.7℃,脉搏 100 次 /min,呼吸 19 次 /min,血压 120/90mmHg。神志清楚,皮肤黏膜未见出血点;心肺检查无明显异常。妇科检查:下腹轻度压痛,宫底脐上三指,宫体稍硬,有宫缩、持续不缓解;内诊见较多鲜红色血液自宫颈口流出,宫口未开。

体格检查要点

- 皮肤黏膜未见出血点,下腹轻度压痛,轻度板状腹,宫体稍硬,有宫缩、持续不缓解,阴道检查见较多鲜红色血液流出,宫口未开。
- 阳性体征:主要表现为下腹轻度压痛,宫体稍硬,阴道检查见较多鲜红色血液流出,宫口未开。

本例患者:皮肤黏膜未见出血点。妇科检查:下腹轻度压痛,宫底脐上三指,宫体稍硬,有宫缩、持续不缓解;内诊:见较多鲜红色血液自宫颈口流出,宫口未开。

辅助检查

血常规:RBC 3.58×10^{12}/L,WBC 4.9×10^{9}/L,Hb 95g/L,PLT 105×10^{9}/L。

凝血功能检查:3P 试验阴性,凝血酶原时间 8 秒。

超声检查:胎头双顶径为 9.3cm,胎心规律,羊水中可见浮动的细小光点和光块,胎盘位于宫底前壁,左下方与宫壁间见一 4.5cm×1.7cm 的不规则液性暗区。

胎心监护:胎心基线 110~120 次/min,20 分钟出现一次中度及一次重度变异减速。

辅助检查要点

通过影像学检查及实验室检查可进一步确诊胎盘早剥。

● 超声检查:可协助了解胎盘的部位及胎盘早剥的类型,并可明确胎儿大小及存活情况。

● 实验室检查:血气分析、弥散性血管内凝血筛查(包括血小板计数、凝血酶原时间、血纤维蛋白原测定)、纤溶确诊试验(包括凝血酶时间、优球蛋白溶解时间和血浆鱼精蛋白副凝试验)等。

本例关键线索:血常规提示轻度贫血,盆腔超声提示胎盘位置正常,但其左下方与宫壁间见一 4.5cm×1.7cm 不规则的液性暗区,羊水中可见浮动的细小光点和光块的血性羊水征象。胎心监护提示胎儿宫内窘迫。

诊断标准

诊断主要根据病史、临床症状及体征。轻型胎盘早剥由于症状与体征不够典型,需要借助 B 型超声检查来确定。重型胎盘早剥的症状与体征比较典型,诊断多无困难。应判断其严重程度,必要时进行相应的实验室检查,确定有无凝血功能障碍及肾衰竭等并发症,以便制订合理的处理方案。

本例患者:妊娠期女性,持续性腹痛伴阴道不规则流血,外伤(腹部着地)。妇科检查:下腹轻度压痛,宫底脐上三指,宫体稍硬,有宫缩、持续不缓解;内诊:见较多鲜红色血液自宫颈口流出,宫口未开。血常规:RBC 3.58×10^{12}/L,WBC 4.9×10^{9}/L,Hb 95g/L,PLT 105×10^{9}/L。凝血功能检查:3P 试验阴性,凝血酶原时间 8 秒。超声检查:胎头双顶径为 9.3cm,胎心规律,羊水中可见浮动的细小光点和光块,胎盘位于宫底前壁,左下方与宫壁间见一 4.5cm×1.7cm 的不规则液性暗区。患者病史、临床症状及体征、辅助检查均符合胎盘早剥的诊断,故可确诊胎盘早剥。

判断病情

诊断明确后需判断患者的病情严重程度和活动度,以及是否存在并发症,以便采取相应的治疗措施。根据病情严重程度将胎盘早剥分为 3 度,具体见上文"病史采集要点"处。

本例患者:妊娠期女性,下腹轻度压痛,内诊:见鲜红色血液自宫颈口流出,宫口未开。血常规示 Hb 95g/L,胎儿胎心规律。患者腹痛轻微,贫血体征不明显,胎心正常,属于Ⅰ度胎盘早剥。

鉴别诊断

● 前置胎盘:轻型胎盘早剥也可为无痛性阴道出血,体征不明显,行超声检查确定胎盘下缘,即可确诊。子宫后壁的胎盘早剥,腹部体征不明显,不易与前置胎盘区别,超声检查亦可鉴别。重型胎盘早剥的临床表现极典型,不难与前置胎盘相鉴别。

● 先兆子宫破裂:常发生于分娩过程中,出现强烈宫缩、下腹疼痛拒按、烦躁不安、少量阴道流血、有胎儿窘迫征象等。以上临床表现与重型胎盘早剥较难区别。但先兆子宫破裂多有头盆不称、分娩梗阻或剖宫产史,检查可发现子宫病理缩复环,导尿有肉眼血尿等。

本例患者:该患者需与前置胎盘、先兆子宫破裂等相鉴别。

并发症

● 胎儿宫内死亡。
● 弥散性血管内凝血。
● 产后出血。
● 急性肾衰竭。
● 羊水栓塞。

治疗原则和要点

治疗原则为早期识别、积极处理休克、及时终止妊娠、控制弥散性血管内凝血、减少并发症。

● 纠正休克:建立静脉通道,迅速补充血容量,改善血液循环。
● 及时终止妊娠:
阴道分娩:Ⅰ度患者,一般情况良好,病情较轻,以外出血为主,宫口已扩张,估计短时间内可分娩,应选择阴道分娩。

剖宫产:Ⅱ度胎盘早剥,不能在短时间内结束分娩;Ⅰ度患者,出现胎儿窘迫征象者;Ⅲ度胎盘早剥,产妇病情恶化,胎儿已死,不能立即分娩者;破膜后产程无进展者。

● 重视并发症的处理。

本例患者:该患者属于Ⅰ度胎盘早剥,一般情况良好,病情较轻,可选择经阴道分娩。

胎盘早剥诊疗流程(图 17-9-1)

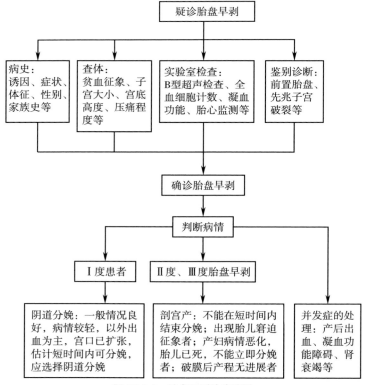

图 17-9-1　胎盘早剥诊疗流程

(林　杨)

第十节　胎膜早破

临床病例

患者,女性,38 岁,因"停经 33^{+6} 周,阴道流液 11 小时"于 2022 年 10 月 10 日 17:38 入院。该患平素月经规律,16 岁初潮,7 天 /30 天,量中,痛经(+),血块(+),末次月经 2022 年 2 月 15 日,预产期 2022 年 11 月 22 日。停经 30 余天自测尿 HCG(+),后于当地医院测血 HCG(+),停经 40 余天于当地医院行腹部超声诊断为"宫内妊娠"。妊娠早期恶心、呕吐等早孕反应明显,持续 4 个月缓解,孕 4 个月自觉胎动,渐活跃至今。自述妊娠早期有外阴瘙痒史,行白带常规检查提示细菌性阴道病,未治疗。孕期未行正规孕检,入院一周前行产科三维彩超提示停经时间与胎儿孕周相符。现患者 11 小时前无明显诱因出现阴道少量流液,不伴腹痛、无阴道流血,为求明确诊治而入院。妊娠期无头晕、头痛、眼花、无胸闷、气短,无毒物、放射线接触史,无腹痛、阴道流血,有夜间尿频、无尿急尿痛。孕期饮食可,睡眠欠佳,大便正常。体重增加约 20kg。

既往体健。婚育史:32 岁结婚,孕 3 产 1,5 年前自然分娩一女婴,行人工流产术 2 次。

病史采集要点

- **典型症状**:临产前孕妇突感较多液体自阴道流出,增加腹压后阴道流液增多。
- **诱因**:生殖道感染、羊膜腔压力升高、胎膜受力不均、创伤、营养因素。
- **诊治经过**:入院前是否行正规治疗。
- **鉴别诊断**:妊娠期合并尿失禁、遗尿。

本例患者:患者系高龄产妇,停经 33^{+6} 周,无诱因出现阴道流液,无腹痛及阴道流血。患者孕期合并细菌性阴道病,未治疗,可能是导致胎膜早破的诱因。

体格检查

体温 36.7℃,脉搏 94 次 /min,呼吸 17 次 /min,血压 120/71mmHg。神志清楚,查体合作,心肺听诊未见明显异常。四肢、神经等系统检查未见异常。产科情况:腹部膨隆,宫高 32cm,腹围 94cm,经腹壁未触及明显宫缩,胎心 145 次 /min,胎动良,胎位枕左前位。内诊:外阴已婚已产型,阴道通畅,宫颈管未容受;见清亮液体自宫颈口流出,无异味。

体格检查要点

- 内诊见液体自宫颈口流出。
- 产科查体情况。

本例患者：未触及明显宫缩，尚未临产。体温不高，羊水清亮，孕妇心率正常，胎心率正常，尚无绒毛膜羊膜炎的临床表现。产科检查提示胎儿大小与孕周相符。

辅助检查

超声检查：宫内单活胎；胎位为头位；胎心 145 次 /min；胎动可及；双顶径8.5cm；头围 31.2cm；腹围 28.3cm；股骨长 7.0cm；胎盘为后壁Ⅱ级早期；羊水指数9.7cm。脐动脉血流 S/D 2.12。

阴道液 pH 试纸检测：阳性。

胰岛素样生长因子结合蛋白 -1 检测：阳性。

辅助检查要点

- 超声检查：可发现羊水量较破膜前减少。
- 阴道液 pH 测定：阴道液 pH≥6.5 时支持胎膜早破诊断；正常妊娠阴道液pH 为 4.5~5.5，羊水 pH 为 7.0~7.5。
- 阴道后穹隆积液涂片见到羊齿植物状结晶。
- 阴道生化检查：胰岛素样生长因子结合蛋白 -1、可溶性细胞间黏附分子 -1、胎盘 α 微球蛋白 -1。

本例关键线索：胰岛素样生长因子结合蛋白 -1 和阴道液 pH 试纸检查阳性。

诊断标准

1. 胎膜早破的诊断

（1）临床表现：孕妇阴道流液的症状及查体见宫颈口有液体流出或阴道后穹隆有液池形成。

（2）辅助检查：超声检查发现羊水量较破膜前减少；阴道液 pH 测定阳性；阴道后穹隆积液涂片见到羊齿植物状结晶；阴道生化检查：胰岛素样生长因子结合蛋白 -1、可溶性细胞间黏附分子 -1、胎盘 α 微球蛋白 -1 测定。

2. 绒毛膜羊膜炎的诊断　临床表现：①母体体温≥38℃；②阴道分泌物异味；③胎心率或母体心率增快；④母体外周血白细胞计数≥15×10⁹/L；⑤子宫呈激惹状态、宫体有压痛。母体体温升高的同时伴有上述②～⑤任何一项表现可诊断绒毛膜羊膜炎。

本例患者：本例患者停经 33^{+6} 周，阴道流液 11 小时，属于未足月，内诊见清亮羊水自宫颈口流出，体温脉搏正常，胎儿胎心率正常，胰岛素样生长因子结合蛋白 -1 试纸检查结果阳性。可确诊为胎膜早破，尚不支持绒毛膜羊膜炎的临床诊断。

鉴别诊断

少量间断不能自控的阴道流液需与尿失禁、阴道炎溢液相鉴别。

治疗原则

孕周是决定未足月胎膜早破处理方案的第一要素。妊娠 24~31^{+6} 周出现的未足月胎膜早破，如无期待治疗的禁忌，应尽量选择期待治疗至 32 周以后。对于 32~33^{+6} 周，只要不是早产不可避免，一般进行期待治疗至 34 周后终止妊娠。而 34~36^{+6} 周则属于近足月的未足月胎膜早破，此阶段的新生儿患病率略高于足月儿。

本例患者：嘱臀高位，密切监测胎心、胎动变化及产程进展情况，适时、适式终止妊娠，给予抗生素预防感染、地塞米松促胎肺成熟。

胎膜早破诊疗流程（图 17-10-1）

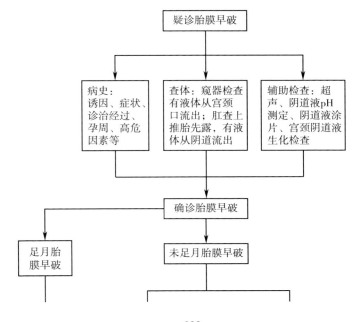

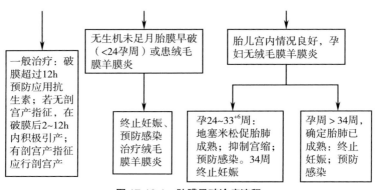

图 17-10-1　胎膜早破诊疗流程

（付　莉）

第十一节　新生儿窒息

临床病例

患者，女性，39岁。以"停经38^{+2}周，不规律下腹痛5小时，见红2小时"为主诉于2022年2月5日入院。患者今晨3时出现不规律宫缩，产程发动，先兆临产，入院待产。结合产妇产科情况、辅助检查，综合产妇产力、产道及胎儿等情况，可行阴道试产。Bishop评分8分，引产和加强宫缩成功率80%，现宫缩不规律，强度不足，产力欠佳，给予缩宫素静脉滴注，密切观察患者产程进展及胎儿宫内情况，患者于06:00时出现规律性宫缩，于09:45时宫口开全，于09:50以枕左前位经阴道分娩一男性活婴。新生儿Apgar评分：1分钟5分，5分钟7分。身长50cm，体重3 210g。新生儿转入新生儿科。

既往体健。吸烟史22年，4~5支/d，无饮酒史。孕4产2，23年前经阴道分娩一女性活婴，15年前经阴道分娩一男性活婴，人工流产1次。

病史采集要点

● 常见症状：新生儿出生后皮肤青紫或苍白；肌张力减低或消失，对外界刺激反应减弱或无反应；呼吸不规律，过于浅表或无呼吸；心率减慢或无心跳。

● 诱因：胎儿宫内窘迫、母亲使用镇静剂或麻醉剂、分娩时宫缩过强、胎盘或脐带异常、胎儿呼吸道畸形等。

● 诊治经过：孕期检查时出现胎心异常的情况及处理。

- 与之鉴别的常见症状:新生儿出生时的苍白可能是失血性休克所致,寒冷也可使新生儿肤色发绀、苍白。
- 母亲重度子痫前期、糖尿病、心力衰竭、严重贫血、感染等病史。

本例患者:经产妇,孕期检查未见异常,足月分娩,产程中宫缩不规律,强度不足,经评估后给予缩宫素引产,产程进展顺利,新生儿出生后活力差,表现为皮肤青紫,肌张力低,反射弱,呼吸浅表,心率慢,经抢救后好转,转入新生儿科继续治疗。

体格检查

体温 36.5℃,血压 140/86mmHg,神清语明,一般状态良好,全身皮肤无黄染,无皮疹及皮下出血。全身浅表淋巴结未触及肿大,心肺听诊无异常。腹软,肝脾肋下未触及。双下肢无水肿。神经系统病理征阴性。

产科检查:宫高 30cm,腹围 98cm,胎心 142 次/min,胎动可及,胎位枕左前位,无宫缩。骨盆外测量:髂棘间径 24cm,髂嵴间径 26cm,骶耻外径 19cm,坐骨结节间径 9cm,耻骨弓角度 90°。内诊:先露为头,宫颈居中,质软,宫口开大 2.0cm,宫颈管消退 50%,S=-3,未破膜。

胎心监护:NST 反应型。

新生儿出生后皮肤青紫,肌张力低,对外界刺激反应弱;呼吸不规律,过于浅表;心率慢。经抢救后好转,转入新生儿科继续治疗。

体格检查要点

- 分娩前及分娩中胎儿监护异常:胎心增快、减慢,胎儿无应激试验(NST),脐血流异常等。
- 新生儿出生后皮肤青紫或苍白;肌张力减低或消失,对外界刺激反应减弱或无反应;呼吸不规律,过于浅表或无呼吸;心率减慢或无心跳。

本例患者:NST 反应型。新生儿出生后皮肤青紫;肌张力低,对外界刺激反应弱;呼吸不规律,过于浅表;心率慢。经抢救后好转,转入新生儿科继续治疗。

辅助检查

产科三维彩超:宫内单胎;胎位为头位;胎心 145 次/min;胎动可及;双顶径 8.9cm;头围 30.6cm;腹围 32.4cm;股骨长 6.9cm;胎盘为后壁Ⅱ级;脐动脉血流 S/D 1.9;羊水指数 17.0cm。

胎心监护:NST 反应型。

辅助检查要点

- 产科三维彩超:了解胎儿宫内情况。

● Bishop 评分法：了解宫颈成熟度，判断引产的成功率。据宫口开大、宫颈管消退、先露位置、宫颈硬度、宫口位置情况，评价宫颈成熟度，判断引产的成功率。

● 产时胎心监护：了解产程中胎儿是否缺氧。

本例关键线索：无急性胎儿宫内窘迫，产程进展顺利。

诊断标准

根据 Apgar 评分（表 17-11-1）评价窒息的程度。

表 17-11-1　新生儿评分（Apgar 评分）

体质	0 分	1 分	2 分	1min 评分	5min 评分
心率	0	<100 次 /min	>100 次 /min		
呼吸	0	浅表漫、不整	哭声响		
肌张力	松弛	四肢屈曲四	肢活动		
弹足底或导管插鼻反应	无反应	稍有反应	哭，打喷嚏		
皮肤颜色	青紫苍白	躯干红，四肢青紫	红润		
总分					

● 轻度窒息

（1）新生儿面部与全身皮肤青紫。

（2）呼吸浅表或不规律。

（3）心跳规则，强而有力，心率 80~120 次 /min。

（4）对外界刺激有反应，肌肉张力好。

（5）喉反射存在。

具备以上表现为轻度窒息，Apgar 评分 4~7 分。

● 重度窒息

（1）皮肤苍白，口唇暗紫。

（2）无呼吸或仅有喘息样微弱呼吸。

（3）心跳不规则，心率 <80 次 /min，且弱。

（4）对外界刺激无反应，肌肉张力松弛。

（5）喉反射消失。

具备以上表现为重度窒息，Apgar 评分 0~3 分。

本例患者：新生儿 Apgar 评分 1 分钟 5 分，5 分钟 7 分，为轻度窒息。

治疗原则和药物治疗要点

● 出生前做好窒息复苏的准备

①预热辐射台。

②随手可及的全套复苏设备。

③复苏常用药物:肾上腺素、扩容用晶体液、碳酸氢钠、纳洛酮。

④两名经过复苏训练的医务人员。

● 复苏的步骤

①防止热量散失:新生儿置辐射保温区,迅速擦干羊水,移走湿毛巾。

②建立通畅的呼吸道:摆正体位,头略后仰,立即吸痰,先口后鼻。

③触觉刺激:轻拍足底,轻弹足跟,摩擦背部。

④新生儿评价:呼吸、心率及皮肤颜色。

⑤面罩气囊复苏:人工呼吸的速率为 40 次 /min,人工呼吸 15~30 秒后听诊心率,若心率 >100 次 /min,停止人工呼吸;心率 60~100 次 /min,并有上升趋势,继续人工呼吸;心率低于 80 次 /min,开始胸外按压。

⑥胸外按摩:部位在胸骨下 1/3,胸廓下陷 1.3~1.8cm,120 次 /min,一般 3 次按压,一次人工呼吸。

⑦气管插管:需长时间正压通气,气囊面罩正压呼吸无效,需气管内吸痰等情况。

⑧药物:肾上腺素、扩容剂、碳酸氢钠、纳洛酮。

本例患者:该新生儿 Apgar 评分 1 分钟 5 分。皮肤青紫;肌张力低,对外界刺激反应弱;呼吸不规律,过于浅表;心率慢。给予保温、触觉刺激、面罩气囊复苏、胸外按摩、气管插管正压通气后,5 分钟 Apgar 7 分,为进一步治疗,转入新生儿科病房。

新生儿复苏流程(图 17-11-1)

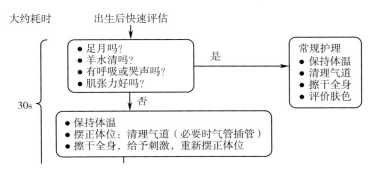

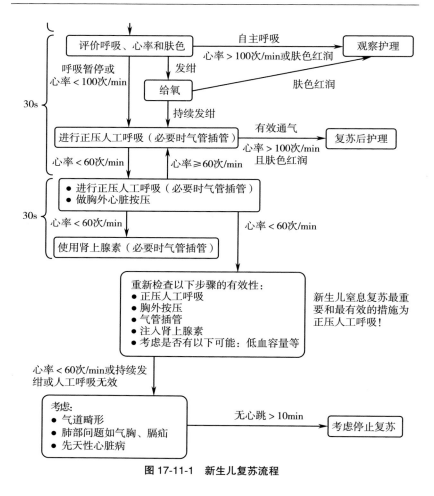

图 17-11-1 新生儿复苏流程

（贾 妍）

第十二节 产后出血

临床病例

患者,女性,30 岁,以"停经 39^{+5} 周,规律下腹痛 2 小时"为主诉于 2022 年 10 月 12 日凌晨 2:00 入院。平素月经规律,末次月经 2022 年 1 月 7 日,预产期 2022 年 10 月 14 日。孕期规律产检,无异常。入院后查体规律宫缩,宫颈扩张 1cm,临床诊断:孕足月、临产。12:00 宫口近开全,胎膜自然破裂。13:40 因胎心减慢产钳助产分娩一女活婴,重 4 205g。20 分钟后胎盘胎膜完整娩出,胎儿面无断裂血管。检查软产道未见裂伤,常规缝合侧切切口。产后半小时血压 130/86mmHg,心率 80 次/min,宫缩偏差,子宫轮廓欠清晰,出血约 250ml,给予按摩宫底,子宫轮廓渐清晰。产后 1 小时阴道流血逐渐增多,患者出现头晕,打哈欠,出冷汗,血压 80/60mmHg,心率 100 次/min,产垫出血量约 100ml。查体:子宫底位于脐上一横指,子宫质软,轮廓不清,按压宫底排出血液及血块 350ml。立即给予按摩子宫,缩宫素 10U 静脉入壶及 20U 静脉滴注,阴道流血逐渐减少。

既往体健。

病史采集要点

- 常见症状:胎儿娩出后 24 小时内,阴道分娩者出血量≥500ml,剖宫产者≥1 000ml,严重时出现贫血及失血性休克等一系列症状。
- 诱因:产科因素、子宫因素、临产后镇静麻醉药物的使用、经阴道助产术、原发或继发凝血功能障碍。
- 诊治经过:出血量的估计,出血原因的判断及针对原因的处理。

171201

正常分娩

本例患者:产妇第一产程 12 小时,体力消耗较多,经阴道产钳助产分娩一巨大儿(新生儿重 4 205g)。

体格检查

体温 36.5℃,脉搏 100 次/min,血压 80/60mmHg,呼吸 24 次/min。胎盘胎膜完整娩出,胎儿面无断裂血管。阴道出血量多,有凝血块,软产道无裂伤,阴道壁及会阴侧切切口无血肿,子宫底位于脐上一横指,子宫质软,轮廓不清,按压宫底排出血液及血块 350ml。产后 1 小时阴道出血总量约 700ml。

体格检查要点

- 生命体征。
- 妇科检查:阴道出血的时间、出血量、颜色,是否有凝血块。有无会阴、宫颈及阴道裂伤,有无血肿。子宫底位置、子宫轮廓及质地。
- 胎盘是否娩出,娩出后的胎盘、胎膜是否完整。

本例患者:血压低,心率快。胎盘完整娩出,胎儿面无断裂血管。软产道无裂伤,无血肿。宫底升高,子宫软,轮廓不清,表明子宫收缩乏力。产后 1 小时阴道出血总量大于 500ml。

辅助检查

实验室检查:血常规提示血红蛋白 98g/L(下降);凝血常规化验未见明显异常。

辅助检查要点

- 血常规可提示失血严重程度。
- 凝血常规化验可明确产后出血是否由凝血功能障碍所致。

本例关键线索:血常规提示轻度贫血,凝血常规化验正常可排除凝血功能障碍所致的产后出血。

诊断标准

产后出血诊断关键在于对出血量的正确测量和估计;根据阴道流血发生时间、出血量与胎儿、胎盘娩出的关系等可初步诊断,完善相关检查检验可明确病因。

- 产后出血:胎儿娩出 24 小时内,阴道分娩者出血量≥500ml,剖宫产者≥1 000ml。

估测失血量:称重法、容积法、面积法、休克指数法、血红蛋白测定。

- 失血原因的诊断:子宫收缩乏力、胎盘因素、软产道裂伤、凝血功能障碍。

本例患者:患者既往体健,第一产程略延长,分娩一巨大儿,产后 1 小时阴道出血 >500ml。血压低,心率快。胎盘、胎膜完整。查体:软产道无裂伤,宫底升高,子宫软,轮廓不清。给予按摩子宫及缩宫素后阴道流血减少,可确诊为因子宫收缩乏力导致的产后出血。

判断病情

诊断明确后需判断患者的病情严重程度,以及是否存在并发症,以便采取相应的治疗措施。

- 阴道流血量、颜色、持续时间、有无凝血块。
- 生命体征是否平稳,有无严重贫血、低血压、失血性休克等症状。
- 凝血功能是否正常。

本例患者:阴道流血量约 750ml,有凝血块,化验凝血功能正常。患者头晕,出冷汗,血压脉搏 100 次 /min,血压 80/60mmHg,轻度失血性休克。

鉴别诊断

其他原因引起的产后出血。

● 胎盘因素:胎儿娩出数分钟后出现阴道流血,色暗红,应考虑胎盘因素。可能为胎盘滞留、植入或胎盘部分残留。

● 软产道裂伤:胎儿娩出后立即出现阴道流血,色鲜红。检查可发现会阴、阴道或宫颈处有裂伤。

● 凝血功能障碍:主要是失血过多引起的继发性凝血功能障碍。表现为胎儿或胎盘娩出后阴道持续流血,血液不凝。实验室检查提示凝血功能异常。

本例患者:娩出的胎盘胎膜完整,软产道无裂伤,凝血功能正常,故可排除因上述三个原因引起的产后出血。

治疗原则

产后出血应针对出血原因,迅速止血,补充血容量,纠正失血性休克,防止感染。

● 一般处理:积极补充血容量,密切监测生命体征及阴道出血量,留置尿管,记录尿量。

● 根据产后出血原因进行处理。

1. 子宫收缩乏力　加强子宫收缩可迅速止血。

(1)按摩或按压子宫。

(2)应用宫缩剂。

(3)宫腔填塞。

(4)子宫压缩缝合术:用于宫缩剂和按压子宫无效者。

(5)结扎盆腔血管:适用于以上均无效者。

(6)经导管动脉栓塞术:保守治疗无效的难治性产后出血且生命体征平稳者。

(7)切除子宫:抢救无效,危及产妇生命时。

2. 胎盘因素　怀疑胎盘滞留者应做宫腔检查。胎盘已剥离者,立即取出胎盘;胎盘粘连者,试行徒手剥离胎盘后取出。剥离困难疑有胎盘植入者,不要强行剥离,根据胎盘情况选择保守清宫治疗或手术治疗。

3. 软产道裂伤　彻底止血,缝合裂伤,必要时引流。

4. 凝血功能障碍　补充凝血因子,纠正休克。

5. 失血性休克　密切监测生命体征,补充血容量,维持血压,纠正酸碱失衡和电解质紊乱,防治肾衰竭、心力衰竭,预防感染。

● 输血治疗:血红蛋白 <60g/L 需输血,血红蛋白 <70g/L 可考虑输血。若评估继续出血风险较大,可适当放宽输血指征。

本例患者：该患者为子宫收缩乏力引起的产后出血，立即按摩子宫，同时给予缩宫素，随后子宫变硬，阴道流血逐渐减少而停止。

产后出血诊疗流程（图 17-12-1）

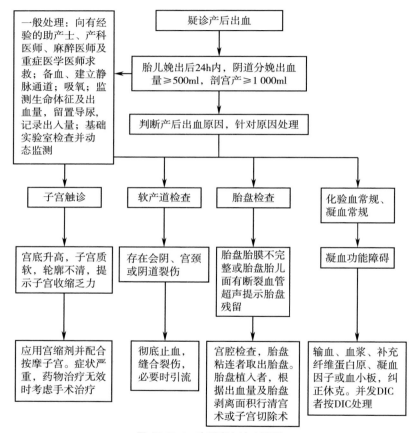

图 17-12-1　产后出血诊疗流程
DIC. 弥散性血管内凝血。

（祝　贺）

第十三节　羊水栓塞

临床病例

患者,31岁,女性,以"停经38^{+4}周,下腹胀痛半天"为主诉于2022年5月22日入院,预产期2022年6月2日。入院查体:生命体征平稳,听诊未闻及异常,耻骨联合上二横指见一长约14cm横行陈旧性瘢痕,无压痛,双下肢无水肿;宫高35cm,腹围114cm,估计胎儿大小3 200g,胎位枕左前位,宫缩无,先露头,未衔接,胎心音140次/min。未行阴道检查。2022年2月26日口服葡萄糖耐量试验空腹及口服糖后1小时、2小时的血糖值分别为5.14mmol/L、7.11mmol/L、5.88mmol/L,血常规、尿常规、凝血4项、肝功能8项、生化8项及致畸5项(TORCH 5项)等检查均未见明显异常。5月15日超声提示宫内妊娠35$^+$周,单活胎,双顶颈89mm,羊水指数141mm,羊水暗区45mm。

诊断:①孕3产1,宫内妊娠38^{+4}周,枕左前位,单活胎,先兆临产;②瘢痕子宫;③妊娠期糖尿病。

治疗经过:入院后完善相关检查,未见明显异常。心电图提示:窦性心律,频发期前收缩。于2022年5月22日18:10行子宫下段剖宫产术。于18:30助娩出一3 180g活女婴,无新生儿窒息。胎儿娩出后静脉给予催产素20U、宫肌注射20U,胎盘、胎膜娩出完整。18:35患者突然恶心、胸闷、呼吸困难,随之意识不清,呼之不应,查体:口唇发绀,心电监护提示血压降至76/45mmHg(1mmHg=0.133kPa),血氧饱和度降至80%,心率154次/min,宫缩差,出血多,考虑羊水栓塞。立即予以气管插管正压给氧,开放两条静脉通道给予地塞米松40mg、罂粟碱60mg、阿托品0.5mg、麻黄碱15mg;抽血查血气分析、血常规、弥散性血管内凝血(DIC)指数、肝功能、外周血细胞形态,于18:55静脉再予罂粟碱30mg、地塞米松20mg。中心静脉压11cmH$_2$O(1cmH$_2$O=0.098kPa),心电监护提示血压上升至113/72mmHg,血氧饱和度上升至98%~99%,心率114次/min,患者生命体征平稳,宫缩好,阴道出血减少,手术口无明显渗血。实验室检查:血红蛋白78g/L,血浆鱼精蛋白副凝试验阳性,血浆D-二聚体9 870μg/L,血浆纤维蛋白原1.5g/L,血气分析结果无明显异常,K$^+$ 3.24mmol/L,Ca^{2+} 1.91mmol/L,总蛋白43.6g/L,白蛋白22.7g/L。急诊床边胸部X线片口头回报:双肺见渗出病灶,考虑肺水肿或炎性渗出。颈内静脉血冰冻报告可见较多上皮细胞团等羊水中的有形成分,病理结果可见较多柱状上皮、鳞状上皮细胞团及脱落的鳞状上皮表层,符合羊水栓塞表现。术中及术后3小时补充晶体液3 650ml、胶体液1 000ml,尿量1 450ml、色清,术中出血250ml。于2022年5月22日23:41转入重症监护病房治疗,经治疗后患者病情稳定,于 2022 年 5 月 29 日转产科继续监护,5 月 30 日患者病情稳定,胸部 X 线片显示心肺膈未见明显异常,痊愈出院。

病史采集要点

- 常见症状:呼吸循环衰竭、全身出血症状。多系统脏器损伤。
- 诱因:经产妇居多;多有胎膜早破或人工破膜史;常见于宫缩过强或缩宫素(催产素)应用不当;胎盘早期剥离、前置胎盘、子宫破裂或手术史。
- 诊治原则:羊水栓塞抢救成功的关键在于早诊断、早处理,以及早用肝素和及早处理妊娠子宫。
- 鉴别诊断:子痫抽搐、充血性心力衰竭、脑血管意外、癫痫、其他非 DIC 原因引起的产后出血、血栓栓塞性疾病。
- 发生于胎膜破裂后、分娩时或分娩后,以及在催产素静脉滴注引产或在钳夹等情况下。

本例患者:经产妇,既往剖宫产 1 次,有妊娠期糖尿病史,剖宫产术后患者突然恶心、胸闷、呼吸困难,随之意识不清,呼之不应。

体格检查

查体:口唇发绀,体温 38.0℃,心电监护提示血压降至 76/45mmHg,血氧饱和度降至 80%,心率 154 次 /min。

体格检查要点

- 呼吸循环衰竭:根据病情分为暴发型和缓慢型两种。
- 全身出血倾向:表现为大量阴道流血为主的全身出血倾向,如黏膜、皮肤、针眼出血及血尿等,且血液不凝。
- 多系统脏器损伤:本病全身脏器均受损害,除心脏外,肾脏是最常受损害的器官。

本例患者:剖宫产后患者突然出现口唇发绀,呼吸困难,无咳嗽、咳痰,体温 38.0℃,心电监护提示血压降至 76/45mmHg,血氧饱和度降至 80%,心率 154 次 /min。表现为血压下降,血氧降低。

辅助检查

血红蛋白 98g/L。

血浆鱼精蛋白副凝试验阳性,血浆 D- 二聚体 9 870μg/L,血浆纤维蛋白原 1.5g/L。

血气分析结果无明显异常,K^+ 3.24mmol/L,Ca^{2+} 1.91mmol/L,总蛋白 43.6g/L,

白蛋白 22.7g/L。

胸部 X 线片：双肺见渗出病灶，考虑肺水肿或炎性渗出。

颈内静脉血冰冻报告可见较多上皮细胞团等羊水中的有形成分，病理结果可见较多柱状上皮、鳞状上皮细胞团及脱落的鳞状上皮表层。

辅助检查要点

- 心电图：多伴有心动过速。
- 胸部 X 线片：70% 的患者可有轻度的肺水肿症状。心影可能会增大。
- 血氧饱和度。
- 凝血功能的检查：①血小板计数 <100×10^9/L；②凝血酶原时间延长，大于 10 秒即有诊断意义；③血浆纤维蛋白原 <1.5g/L；④凝血块观察；⑤出血时间及凝血时间延长；⑥纤维蛋白降解产物的增加，血浆鱼精蛋白副凝试验（3P 试验）及乙醇胶试验阳性。
- 母体循环或肺组织中羊水成分的检测：在母血、子宫血管中和肺组织中找到来自胎儿的成分如胎儿鳞状上皮细胞、毳毛、黏液作为诊断标准。

本例关键线索：血红蛋白 98g/L，血浆鱼精蛋白副凝试验阳性，血浆 D- 二聚体 9 870μg/L，血浆纤维蛋白原 1.5g/L，血气分析结果无明显异常，K$^+$ 3.24mmol/L，Ca^{2+} 1.91mmol/L，总蛋白 43.6g/L，白蛋白 22.7g/L。

胸部 X 线片：双肺见渗出病灶，考虑肺水肿或炎性渗出。

颈内静脉血冰冻报告可见较多上皮细胞团等羊水中的有形成分，病理结果可见较多柱状上皮、鳞状上皮细胞团及脱落的鳞状上皮表层。

诊断标准

（一）主要根据临床表现及发病诱因

（二）辅助检查

1. 凝血功能障碍及有关纤溶活性增高的检查

（1）血小板计数：迅速下降至 100×10^9/L，病情加重，随之下降可达 50×10^9/L。

（2）血纤维蛋白原测定：一般低于 1.6g/L，重症可低于 1g/L。

（3）凝血酶原时间测定：延长，正常为 13 秒，如延长 3 秒以上则为异常。

（4）血浆鱼精蛋白副凝固试验（3P 试验）：DIC 高凝期时 3P 试验为阳性，但当纤溶亢进时，3P 试验为阴性，3P 试验可预测 DIC 不同阶段。

（5）纤维蛋白降解产物（FDP）：DIC 时 >40~80mg/L。

2. 血涂片找羊水中有形物质

3. 胸部 X 线检查

4. 肺动脉造影术

本例患者：经产妇，有剖宫产史，妊娠期糖尿病史，剖宫产术中突然出现呼吸困难，血压下降，心率增快，辅助检查血红蛋白、血浆纤维蛋白原下降，血浆鱼精蛋白副凝试验阳性。胸部 X 线片：双肺见渗出病灶，考虑肺水肿或炎性渗出。颈内静脉血冰冻报告可见较多上皮细胞团等羊水中的有形成分，病理结果可见较多柱状上皮、鳞状上皮细胞团及脱落的鳞状上皮表层，故可确诊羊水栓塞。

判断病情

诊断明确后需判断患者的病情严重程度和活动度，以及是否存在并发症，以便采取相应的治疗措施。羊水栓塞起病急骤、来势凶险，典型病例三阶段按顺序出现，不典型者可仅有大量阴道流血和休克。

本例患者：患者剖宫产术中，突然出现发绀，呼吸困难，心率增快，血压下降，昏迷，无凝血功能障碍表现，尿量中，无血尿，所以属于阶段一，急性呼吸循环衰竭。

鉴别诊断

- 肺栓塞。
- 空气栓塞。
- 急性心肌梗死。
- 感染性休克。
- 围生期心肌病。
- 过敏性休克。
- 麻醉并发症。
- 产科并发症。
- 胎盘早剥，子痫，子宫破裂，产后出血。

本例患者：该患者需与肺栓塞空气栓塞、急性心肌梗死、感染性休克、围生期心肌病导致的呼吸困难、心率增快等相关疾病相鉴别。

治疗原则和药物治疗要点

- 怀疑羊水栓塞的即刻给予急救措施：吸氧 + 开通静脉通路（0.9% 氯化钠注射液 500ml 静脉滴注）+ 地塞米松 20mg 加入 25% 葡萄糖注射液静脉推注 + 心肺复苏（若出现心搏骤停）。
- 抢救用药同时完善检查。
- 改善低氧血症。

- 抗过敏。
- 解除肺动脉高压。
- 抗休克。
- 防治 DIC。
- 纤溶亢进。
- 其他处理。
- 产科处理原则：迅速结束分娩。

若为第一产程——剖宫产。

若为第二产程：

考虑能够迅速分娩——阴道助产。

考虑不能迅速分娩——剖宫产。

若产后出血不能止血者——子宫切除。

本例患者：该患者剖宫产术中出现羊水栓塞，以呼吸循环衰竭表现为主，没有出现出血征象，即刻处理，组织抢救团队，吸氧 + 开通静脉通路，抢救用药同时完善检查，抗过敏、解除肺动脉高压、抗休克，补充血容、新鲜血及平衡液。

羊水栓塞诊疗流程（图 17-13-1）

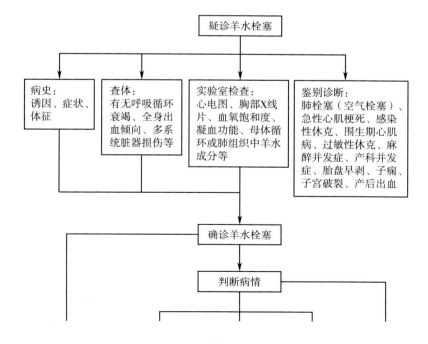

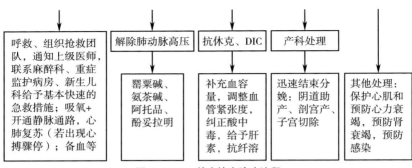

图 17-13-1 羊水栓塞诊疗流程

DIC. 弥散性血管内凝血。

（林　杨）

第十四节　子宫破裂

临床病例

患者, 女性, 26 岁。以"停经 39⁺⁵ 周, 下腹痛伴阴道流血 3 小时加重半小时"为主诉于 2022 年 11 月 25 日入院。3 小时前无明显诱因出现下腹痛伴阴道流血, 起初频率为每 10~20 分钟疼痛 20~30 秒, 后逐渐加重, 近半个小时无明显间歇, 烦躁不安, 心率、呼吸加快, 伴血尿。规律孕检, 无明显异常。

既往体健。14 岁初潮, 5~6 天 /30 天, 量中, 无痛经。23 岁结婚, 孕 2 产 1, 19 个月前剖宫产分娩 1 女性活婴。

病史采集要点

● 常见症状: 强直性或痉挛性子宫收缩过强, 产妇烦躁不安, 呼吸、心率加快, 下腹剧痛症状。

● 诱因: 子宫手术史, 先露部下降受阻, 子宫收缩药物应用不当, 产科手术损伤等。

● 诊治经过: 应用宫缩药物情况。

● 与之鉴别的常见症状: 背部疼痛。

● 子宫发育异常等其他宫腔操作史。

本例患者: 育龄期女性, 下腹剧痛, 烦躁不安, 心率、呼吸加快, 伴血尿。剖宫产手术史。

体格检查

体温 37.1℃，血压 132/74mmHg，心率 120 次 /min，呼吸 26 次 /min，肉眼血尿。烦躁不安，下腹正中可见一长约 10cm 的横行手术瘢痕，子宫强直收缩，可及病理缩复环。胎心 190 次 /min，无法触及胎体。阴道检查有鲜血流出，宫口开大 3cm，宫颈质中，位置居中，先露为臀，S>−3。

体格检查要点

- 子宫强直收缩，产妇烦躁不安，下腹剧痛难忍，呼吸、心率增快。
- 可及病理缩复环。
- 血尿及排尿困难。
- 无法触及胎体，胎心率加快或减慢或听不清。

本例患者：心率 120 次 /min，呼吸 26 次 /min，血尿。烦躁不安，下腹剧痛难忍。子宫强直收缩，可及病理缩复环。胎心 190 次 /min，无法触及胎体。

辅助检查

血常规：Hb 98g/L。

尿红细胞（+++）。

腹部超声：宫内妊娠，子宫前壁连续性中断。

辅助检查要点

实验室指标及影像学检查可提示出血情况、子宫破裂类别及胎位异常。

171401

产道异常

本例关键线索

血常规：Hb 98g/L（降低）；尿红细胞（+++）；腹部超声：宫内妊娠，子宫前壁连续性中断，有明确意义。

诊断标准

典型的子宫破裂根据病史、体征、症状，容易诊断。但若子宫切口瘢痕破裂，体征症状不明显，应结合前次剖宫产史、子宫下段压痛、胎心异常、胎先露部上升、宫口缩小等综合判断，超声检查能协助诊断。

本例患者：心率 120 次 /min，呼吸 26 次 /min，血尿。烦躁不安，下腹剧痛难忍。子宫强直收缩，可及病理缩复环。胎心 190 次 /min，无法触及胎体。剖宫产手术史。

鉴别诊断

子宫破裂腹痛症状需要与胎盘早剥、难产并发宫内感染、妊娠临产合并急性胰腺炎相鉴别。

本例患者:该患者需与上述疾病相鉴别。

治疗原则和药物治疗要点

● 先兆子宫破裂:应立即抑制宫缩,肌内注射哌替啶 100mg,或静脉全身麻醉,尽快手术。

● 子宫破裂:在抢救休克的同时无论胎儿是否存活均应尽快手术治疗。子宫破口整齐、距破裂时间短、无明显感染者,可行破口修补术。子宫破口大、不整齐、有明显感染者,应行次全子宫切除术。破口大裂伤累积宫颈者,应行全子宫切除术。手术前后足量足疗程使用广谱抗生素。严重休克者应尽可能就地抢救,若必须转院,应输血、输液、抗休克后方可转送。

本例患者:该患者先兆子宫破裂,应立即抑制宫缩,肌内注射哌替啶 100mg,或静脉全身麻醉,尽快手术。

子宫破裂诊疗流程(图 17-14-1)

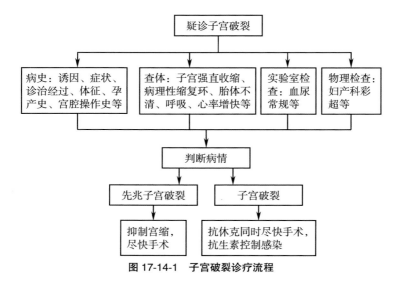

图 17-14-1　子宫破裂诊疗流程

(许天敏)

第十五节 产褥感染

临床病例

患者,女性,32岁,因"剖宫产术后13天,发热1天"入院。患者13天前于当地医院因孕足月、瘢痕子宫行剖宫产。3天前出现阴道脓性分泌物,量少,有异味,伴下腹部持续性隐痛,无畏寒、发热,未予重视。今晨出现发热,体温最高达39.8℃,伴下腹痛加重,呈持续性坠痛,伴阴道少量流血,少于月经量。为求明确诊治而入院。病程中无头晕、头痛,无咳嗽、咳痰,无恶心、呕吐,无心慌、气短,无乳房胀痛,无尿频、尿急、尿痛,饮食睡眠可,大便正常。

既往史:于产前10天左右在当地医院查阴道分泌物为细菌性阴道病,未予系统治疗。否认其他疾病史。

婚育史:平素月经规律,13岁初潮,4~5天/28天,量中,痛经(−),血块(−),21岁结婚,孕2产2,10年前剖宫产一女婴。

病史采集要点

● 典型症状:产褥感染三大主要临床症状是发热、疼痛、异常恶露。
● 诱因:产妇体质虚弱、营养不良、孕期贫血、孕期卫生不良、胎膜早破、羊膜腔感染、慢性疾病、产科手术、产程延长、产前产后出血过多、多次宫颈检查等。
● 诊治经过:发热后是否用药及种类、剂量,症状是否缓解。
● 鉴别诊断:上呼吸道感染、急性乳腺炎、泌尿系统感染。

本例患者:患者产前有细菌性阴道病,未治疗,产后阴道有脓性分泌物,后出现高热,下腹痛,考虑产褥感染。

体格检查

体温37.8℃,脉搏94次/min,呼吸19次/min,血压123/81mmHg。神志清楚,查体合作,心肺听诊未见明显异常。乳房无红肿及压痛,四肢、神经等系统检查未见异常。产科情况:腹部略膨隆,下腹正中见一纵行瘢痕,切口愈合良好,无红肿。宫底脐下三指,子宫压痛,反跳痛,略有肌紧张。内诊:外阴已婚未产型,阴道通畅,宫颈口闭合,有稀薄脓血性液体自宫口流出,有臭味。子宫增大,约11cm×7cm×8cm,质略软,有压痛,双侧附件区增厚,有压痛。

体格检查要点

● 生命体征:一般状态及生命体征检查。

- 腹部检查：下腹部是否有压痛、反跳痛及肌紧张。
- 妇科检查：外阴、会阴是否有裂伤、感染，宫颈口是否裂伤、感染，是否有脓液流出，子宫复旧程度，宫旁是否增厚、压痛，是否有压痛性肿物。

本例患者：体温升高，产科检查子宫复旧不良，有压痛、反跳痛，双侧附件区增厚，有压痛，阴道有脓性分泌物，有臭味。

辅助检查

血常规：RBC 4.2×10^{12}/L，WBC 21.5×10^{9}/L，Hb 123g/L，中性粒细胞百分比 86.1%，PLT 196×10^{9}/L。血清 C 反应蛋白 27.2mg/L。

血 HCG：4.0mU/ml。

超声检查：子宫前位，大小 10.9cm×6.8cm×7.3cm，肌壁回声不均，沿宫腔内走行见宽约 0.6cm 的条状强回声。彩色多普勒超声（CDFI）：未见异常血流信号。

辅助检查要点

- 血清 C 反应蛋白升高，有助于早期诊断感染。
- 宫颈口血液、分泌物进行涂片、细菌培养、药敏试验。
- 超声检查，了解子宫复旧情况，以及有无妊娠物残留。同时对感染形成的包块，进行定位和定性诊断。

本例关键线索：本例患者，白细胞计数明显增高，血清 C 反应蛋白升高，超声检查沿宫腔内走行见宽约 0.6cm 的条状强回声。

诊断标准

根据分娩后发热的病史，结合腹部及妇科查体确定感染部位和严重程度，应用影像学检查对炎性肿物进行定位及定性，白细胞计数和 C 反应蛋白升高有助于早期诊断感染。

本例患者：考虑为产褥感染，子宫感染，产后子宫复旧不良。

鉴别诊断

主要与上呼吸道感染、急性乳腺炎、泌尿系统感染相鉴别。

本例患者：主要与上述疾病鉴别。

治疗原则

- 一般治疗：取半卧位，利于恶露引流，使炎症局限于盆腔。清除胎盘、胎膜残留组织。纠正贫血、水、电解质紊乱。
- 胎盘、胎膜残留处理：在有效抗感染同时，清除宫腔内残留物。

● 应用抗生素：未确定病原体时，根据临床经验，选择广谱抗生素。若已确定病原体，根据细菌培养、药敏试验结果选用有效抗生素。

● 抗凝治疗：血栓静脉炎时，应用抗生素同时，加用肝素钠。

● 手术治疗：盆腔脓肿形成者，切开引流或后穹隆穿刺引流；会阴和腹部伤口感染者，及时切开引流。

● 病情危重者，引起中毒性休克、肾衰竭者，行抢救治疗。

本例患者：考虑本例患者为产褥感染，产后子宫复旧不良可能性大，暂给予头孢曲松钠 + 甲硝唑治疗，待细菌培养 + 药敏试验结果回报后，进一步调整抗生素用药。同时给予缩宫素、益宫颗粒促进子宫复旧及退热补液等对症治疗。

产褥感染诊疗流程（图 17-15-1）

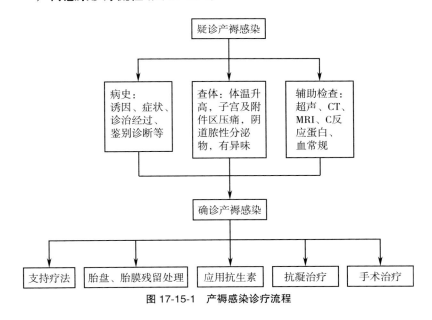

图 17-15-1　产褥感染诊疗流程

（付　莉）

缩 略 词 表

缩写	英文	中文
ACL	anticardiolipin antibody	抗心磷脂抗体
ACTH	adrenocor ticotropic hormore	促肾上腺皮质激素
ADA	adenosine deaminase	腺苷脱氨酶
AFP	α-fetoprotein	甲胎蛋白
ALP	alkaline phosphatase	碱性磷酸酶
ALT	alanine aminotransferase	丙氨酸转氨酶
AMA	antimitochondrial antibody	抗线粒体抗体
ANA	antinuclear antibody	抗核抗体
ANC	absolute neutrophil count	中性粒细胞绝对值
ANCA	antineutrophil cytoplasmic antibodies	抗中性粒细胞胞质抗体
APTT	activated partial thromboplastin time	活化部分凝血活酶时间
ASC	atypical squamous cells	非典型鳞状细胞
AST	aspartate aminotransferase	天冬氨酸转氨酶
BALF	bronchoscopic lavage fluid	支气管镜灌洗液
BE	base excess	碱剩余
BMI	body mass index	体质量指数
BNP	Brain natriuretic peptide	B 型钠尿肽
CA12-5	carbohydrate antigen 12-5	糖类抗原 12-5
CA15-3	carbohydrate antigen 15-3	糖类抗原 15-3
CA19-9	carbohydrate antigen 19-9	糖类抗原 19-9
CCP	anti-cyclic peptide containing citrulline	抗环瓜氨酸肽抗体
CDFI	color Doppler flow imaging	彩色多普勒超声显像
CEA	carcinoembryonic antigen	癌胚抗原
CK	creatine kinase	肌酸激酶

缩写	英文	中文
CMR	cardiac magnetic resonance	心脏磁共振
Cr	creatinine	肌酐
CRP	C-reactive protein	C 反应蛋白
CTPA	CT pulmonary angiography	CT 肺动脉造影
CTU	CT urography	CT 尿路造影
CTV	CT venography	CT 静脉造影
DBIL	direct bilirubin	直接胆红素
DL_{CO}	carbon monoxide diffusing capacity	一氧化碳弥散量
ds-DNA	double-stranded DNA	双链 DNA
E_2	estradiol	雌二醇
EBUS	endobronchial ultrasound-guided transbronchial needle aspiration	支气管内超声引导针吸活检
EBV	Epstein-Barr virus	EB 病毒
ECC	endocervical curettage	宫颈管搔刮术
EF	ejection fraction	射血分数
ENA	extractable nuclear antigen	抗可溶性抗原
ERCP	endoscopic retrograde cholangio pancreatography	内镜逆行胰胆管造影
ESR	erythrocyte sedimentation rate	血沉
FDP	fibrin degradation products	纤维蛋白降解产物
FEV_1	forced expiratory volume in one second	第 1 秒用力呼气容积
fFN	fetal fibronectin	胎儿纤连蛋白
FISH	fluorescence in situ hybridization	荧光原位杂交
FPSA	free prostate specific antigen	血清游离前列腺特异性抗原
FSH	follicle-stimulating hormone	促卵泡素
FT_3	free triiodothyronine	游离三碘甲腺原氨酸
FT_4	free thyroxine	游离甲状腺素
FVC	forced vital capacity	用力肺活量
GBM	glomerular basement membrane	肾小球基底膜
GFR	glomerular filtration rate	肾小球滤过率

缩写	英文	中文
GGT	r-glutamyle transpeptidase	谷氨酰转肽酶
GnRH	gonadotropin releasing hormone	促性腺激素释放激素
Hb	hemoglobin	血红蛋白
HbA1c	glycosylated hemoglobin	糖化血红蛋白
HBcAb	hepatitis B core antigen	乙肝核心抗体
HBV	hepatitis B virus	乙肝病毒
HCG	human chorionic gonadotropin	人绒毛膜促性腺激素
HCT	hematocrit	血细胞比容
HCV	hepatitis C virus	丙肝病毒
HDL-C	high density lipoprotein cholesterol	高密度脂蛋白胆固醇
HE4	human epididymis protein 4	人附睾蛋白 4
HIV	human immunodeficiency virus	人类免疫缺陷病毒
HLA	human leukocyte antigen	人白细胞抗原
Hp	Helicobacter pylori	幽门螺杆菌
HPV	human papillomavirus	人乳头瘤病毒
INR	international normalized ratio	国际标准化比值
LA	lupus anticoagulant	狼疮抗凝物
LDH	lactate dehydrogenase	乳酸脱氢酶
LDL-C	low density lipoprotein cholesterol	低密度脂蛋白胆固醇
LH	luteinizing hormone	促黄体素
LVD	left ventricular diameter	左室内径
LVEF	left ventricular ejection fraction	左室射血分数
LVPW	left ventricular posterior wall	左室后壁厚度
LVS	left ventricular end-systolic dimension	收缩末期内径
MCH	mean corpuscular hemoglobin	平均红细胞血红蛋白含量
MCHC	mean corpuscular hemoglobin concentration	平均红细胞血红蛋白浓度
MCV	mean corpuscular volume	平均红细胞体积
MMEF	maximum midexpiratory flow	最大呼气中期流量

缩写	英文	中文
MRCP	magnetic resonance cholangiopancreatography	磁共振胰胆管成像
MRI	magnetic resonance imaging	磁共振成像
MTB	M.tuberculosis	结核分枝杆菌
NSE	neuron-specific enolase	神经特异性烯醇化酶
NST	non-stress test	无应激试验
NT-proBNP	N-terminal-pro-B-type natriuretic peptide	N 末端 B 型钠尿肽前体
OCT	oxytocin challenge test	缩宫素激惹试验
OGTT	oral glucose tolerance test	口服葡萄糖耐量试验
PCI	percutaneous coronary intervention	经皮冠脉介入术
PCT	procalcitonin	降钙素原
PEF	peak expiratory flow	最大呼气流量
PET	positron emission tomography	正电子发射计算机断层成像
PG	prostaglandin	前列腺素
PLT	platelet	血小板（计数）
PRL	prolactin	催乳素
PSA	prostate specific membrane antigen	前列腺特异性抗原
PT	prothrombin time	凝血酶原时间
PTA	prothrombin activity	凝血酶原活动度
PTH	parathyroid hormone	甲状旁腺激素
RBC	red blood cell	红细胞（计数）
RF	rheumatoid factor	类风湿因子
SCC	squamous cell carcinoma antigen	鳞状细胞癌抗原
SMA	anti-smooth muscle antibody	抗平滑肌抗体
SPECT	single photon emission computed tomography	单光子发射计算机断层成像
TBIL	total bilirubin	总胆红素
TBLB	transbronchial lung biopsy	支气管镜肺活检术
TC	total cholesterol	总胆固醇
TG	triglyceride	甘油三酯

缩写	英文	中文
TGAb	anti-thyroglobulin antibody	抗甲状腺球蛋白抗体
TPOAb	thyroid peroxidase antibody	甲状腺过氧化物酶抗体
TPSA	total prostate specific antigen	总前列腺特异性抗原
TRAb	thyrotropin receptor antibody	促甲状腺素受体抗体
TRH	thyrotropin-releasing hormone	促甲状腺素释放激素
TSH	thyrotropin	促甲状腺素
TT	thrombin time	凝血酶时间
TT_3	total triiodothyronine	总三碘甲腺原氨酸
TT_4	total thyroxine	总甲状腺素
US	ultrasonography	超声检查
WBC	white blood cell	白细胞（计数）
β_2-MG	beta-2-microglobulin	β_2-微球蛋白

79检